两宋金元名家医案

主编　李成文　周明丽　王松慧

河南科学技术出版社
·郑州·

内容提要

本书汇集两宋金元时期 400 多年间著名医家钱乙、许叔微、寇宗奭、张从正、李杲、陈自明、王璆、王好古、罗天益、张杲、朱震亨、滑寿、戴思恭及其他医家的医案近 1500则，涵盖内科、妇科、儿科、外科、五官科常见病与多发病的临证心得与用药特色。本书适用于中医院校师生、临床各科医师及中医爱好者学习参考之用。

图书在版编目(CIP)数据

两宋金元名家医案 / 李成文，周明丽，王松慧主编. —郑州：
河南科学技术出版社,2016.4
ISBN 978 - 7 - 5349 - 8091 - 6

Ⅰ.①两… Ⅱ.①李…②周… ③王… Ⅲ.①医案 - 汇编 - 中国 -
辽宋金元时代 Ⅳ.①R249.1

中国版本图书馆 CIP 数据核字(2016)第 024169 号

出版发行:河南科学技术出版社
地址:郑州市经五路 66 号　　邮编:450002
电话:(0371)65737028　65788627
网址:www. hnstp. cn
责任编辑:邓　为
责任校对:柯　姣
封面设计:中文天地
版式设计:中文天地
责任印制:朱　飞
印　　刷:郑州瑞光印务有限公司
经　　销:全国新华书店
幅面尺寸:170mm×240mm　　印张:34.25　　字数:420 千字
版　　次:2016 年 4 月第 1 版　　2016 年 4 月第 1 次印刷
定　　价:59.80 元

《两宋金元名家医案》编写人员

主　编　李成文　周明丽　王松慧

副主编　孔沈燕　孟长海　王治英

前言
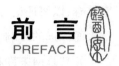

PREFACE

两宋金元时期（960—1368 年），中医学经过近千年的长期积累，本草与方剂文献大量增加，急需在基础理论上取得重大突破，用以指导临床，提高疗效。受宋代理学"新学肇兴"学术思潮的影响，著名医家庞安时、许叔微、严用和、陈无择、钱乙、王惟一、刘完素、张元素、李杲、张从正、王好古、罗天益、朱震亨、滑寿、戴思恭、危亦林等著名医家在继承前人经验的基础上，结合自己的临床实践，均以《内经》为指归，从解剖学、《内经》与《难经》的校勘和注释、脏腑、经络、气血、病因病机、养生等诸多方面对中医基础理论进行了全面的阐发，相继提出三因说、火热论、脏腑辨证说、攻邪说、脾胃内伤学说、阴证论、阳有余阴不足论及相火论等新观点，犹如花叶递荣，交相辉映，促进了中医基础理论的发展，开创了中医学的新时代。中医基础理论的突破性进展，极大地促进并推动了中医临床医学的发展与进步，临证墨守《伤寒论》陈规，滥用《局方》的局面被打破，含有医案的综合性医著、方书、本草纷纷问世，如《小儿药证直诀》《普济本事方》《本草衍义》《儒门事亲》《脾胃论》《兰室秘藏》《东垣试效方》《妇人大全良方》《外科精要》《是斋百一选方》《阴证略例》《汤液本草》《医垒元戎》《卫生宝鉴》《医说》《格致余论》《金匮钩玄》《局方发挥》《推求师意》《秘传证治要诀及类方》等，或立医案专篇，或论中附案，或论后附案，或病中附案，或病后附案，或方后附案，或药后附案，或选录他人医案，这种论案结合、病案结合、药案结合、以案证论、以案证病,对理解中医理论、掌握疾病辨治规律产生了重大而深远的影响。

尤其是南宋许叔微编纂的《伤寒九十论》,不仅是第一部医案专著,而且还是第一部伤寒医案、第一部经方医案,开启后世编纂医案专著的先河,明清医家受其影响编纂了大量的医案专著,更是促进了临床医学的发展与进步。

另外,南宋张杲编纂《医说》类集医案的方法,为后世编纂中医类案奠定了基础,并成为明代江瓘编纂《名医类案》、清代魏玉璜编纂《续名医类案》之嚆矢。

总之,两宋金元时期中医基础理论的创新突破,临床医学的发展进步与医家对医案的高度重视密不可分,三者鼎足结合为中医学的发展创新提供了新的模式。总结两宋金元时期名家钱乙、许叔微、寇宗奭、张从正、李杲、陈自明、王璆、王好古、罗天益、张杲、朱震亨、滑寿、戴思恭等先贤的医案,探究其临证辨病/辨证思路、用药特色对当今具有重要的启示。

李成文

2015 季秋,时年五十有六

凡 例

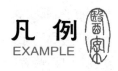

EXAMPLE

　　本书以两宋金元医家为纲,按历史顺序排列。

　　医案不加评析,原文照录。对部分医案或承上启下,或附于医论,或附于方剂,或附于本草,或案中只有方剂名称而无组成和剂量,采用加"编者注"的形式,将原书中疾病名称、病机分析、方剂组成、方义分析、用法、作者按语或评价等用现代语言或原文解释,有助于理解和掌握医案。

　　医案标明出处(包括作者、书名、卷次或章节等),被后世医家所收录的医案也一并标注出处,可方便快捷地查找医案原文,避免误读或错引。

　　医案分类参考中医教材,按内科、妇科、儿科、外科、五官科分类,并按音序排列,方便查阅。死亡医案照录,选录他人医案排在最后。

　　内科医案按肺系、心系、脾胃、肝胆、肾系、气血津液、肢体经络、其他排列,血证医案按衄血、吐血、咳血/咯血、尿血、便血、外伤出血、瘀血排列。

　　妇科医案按月经病、带下病、妊娠病、生产与产后病、乳房疾病、妇科杂病排列,并将传统外科疾病中与妇科相关的乳痈、乳癖、乳核、乳岩及便毒、杨梅疮等医案调整到妇科,对儿科疾病中涉及的妇科医案也调整到妇科,以满足临床需要。

　　儿科医案年龄限定十四岁以下,包括十四岁;对于部分医案中"一小儿"的提法则视医案出处的具体情况确定。

　　外科医案按疮疡、丹毒、流注、瘰疬、乳痈、瘿、瘤/岩、皮肤病、性传播疾病、肛门直肠疾病、男性疾病、其他排列,其中疮疡医案包括疖、疔、痈、发、有头疽、发颐、无头疽、走黄与内陷、臁疮、脱疽、黄水疮等,根据发病部位按头面、上肢、胸背、腹腰臀、下肢、足、全身排列。

五官科医案如不能单独分科,则按眼、鼻、耳、口齿、咽喉顺序排列。

目 录
CONTENTS

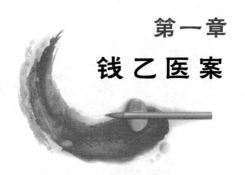

第一章
钱乙医案

　　钱乙(1035—1117),字仲阳,北宋山东郓城(今山东省东平县)人。著《小儿药证直诀》3卷,由门人阎季忠整理。另有明代熊宗立加注本《类证注释钱氏小儿方诀》、薛己加注本《校注钱氏小儿直诀》、民国张寿颐加注本《小儿药证直诀笺注》。钱氏治学主张汇通古今,不拘古法,阐发小儿生理、病理特点,在《内经》《中藏经》《金匮要略》《备急千金要方》基础上,创立小儿五脏辨证纲领,善于化裁创制新方,重视脾胃,喜用丸散膏丹。对后世张元素创立脏腑辨证及其儿科学的发展产生了重要影响。故明代宋濂评论说:"钱乙深得张机之玄奥,而撷其精华,建五脏之方,各随其宜。"

　　《小儿药证直诀》首次将医案列为专卷(卷中),共收录23个医案,论案结合,案以证论,方剂(卷下)殿后,理论与实践并举。这种编纂方法对宋、金、元时期张从正、李杲、王好古、罗天益、朱震亨、戴思恭及明清医家产生了重大影响。

第一节　小儿内科医案

咳嗽医案

东都药铺杜氏，有子五岁，自十一月病嗽，至三月未止。始得，嗽而吐痰，乃外风寒，搐入肺经，今肺病，嗽而吐痰，风在肺中故也。宜以麻黄辈发散，后用凉药压之即愈。时医以铁粉丸、半夏丸、褊银丸诸法下之，其肺即虚而嗽甚，至春三月间尚未愈。召钱氏视之，其候面青而光，嗽而喘促，哽气，又时长出气。钱曰：痰困十已八九。所以然者，面青而光，肝气旺也。春三月者，肝之位也，肺衰之时也。嗽者，肺之病。肺之病自十一月至三月，久即虚麝。又曾下之，脾肺子母也，复为肝所胜，此为逆也。二故嗽而喘促，硬气，长出气也。钱急与泻青丸泻，后与阿胶散实肺。次日，面青而不光。钱又补肺，而嗽如前。钱又泻肝，泻肝未已，又加肺虚唇白如练。钱曰：此病必死，不可治也。何者？肝大旺而肺虚绝，肺病不得其时而肝胜之。今三泻肝，而肺病不退。三补肺，而肺证犹虚，此不久生，故言死也。此证病于秋者，十救三四。春夏者，十难救一，果大喘而死。（钱乙《小儿药证直诀·卷中·记尝所治病二十三证》）

【张寿颐笺正】

肺为娇脏，况在稚龄，初是感邪，止宜轻疏宣展肺壅，治之甚易。钱谓先用发散，后以凉药压之，盖指清肃肺家之品，以复金令右降之常，非谓大苦大寒之凉药也。医用铁粉、褊银，何尝非凉压之药？然不知疏泄新感而乃金石重坠；镇压太过，已非稚子所能堪。何况巴豆猛攻，徒伤脾肾，贼邪不去，而根本已，伤风不醒便成痨。诚非微风之果能杀人，固无一非医家用药不当，阶之厉也。迨至面青而光，喘促哽气，劳已成矣。钱谓肝旺，岂真肝气有余之旺？亦是真气已竭，阴不涵阳，遂令怒木陡升，一发而不可遏耳。窃恐泻青之法，亦未尽然；且钱氏阿胶散中，尚有牛蒡、杏仁，亦非纯粹补肺之药，岂唇白如练者，果能一一符合？仲阳用药，尚未免囫囵吞吐之弊。末谓此证在秋，十救三四，春夏十难救一，拘泥四时五行消长之说，亦止以常理言之。若此证面青唇白，喘嗽哽气，已到劳损末传，纵在秋时，亦难挽救，仲阳亦未免徒托空言之弊。总之五行生克，多属空谈，原非生理病理之正轨。自唐以上医家者言，本无子母生克，如涂涂附之空泛套语，而独盛于金元之所谓诸大医家，至今日而遂为世所诟病，寿颐诚不敢为耆贤讳，然仲阳此书，已开其例，要之终是瑕点，后有明哲，当亦不能为仲阳护法者矣。（张寿颐《小儿药证直诀笺正·记尝所治病二十三证·杜氏子五岁病嗽死证》）

京东转运使李公，有孙八岁，病嗽而胸满短气。医者言肺经有热，用竹叶汤、牛黄膏，各二服治之，三日加喘。钱曰：此肺气不足，复有寒邪，即使喘满。当补肺脾，勿服凉药。李曰：医已用竹叶汤、牛黄膏。钱曰：何治也？医曰：退热，退涎。钱曰：何热所作？曰：肺经热而生嗽，嗽久不除生涎。钱曰：本虚而风寒所作，何热也？若作肺热，何不治其肺而反调心？盖竹叶汤、牛黄膏治心药也。医有惭色。钱治愈。（钱乙《小儿药证直诀·卷中·记尝所治病二十三证》）

【张寿颐笺正】

未出治病之药，颇似缺典。然案中明言风寒所作，则治疗大法，固亦可想而知。（张寿颐《小儿药证直诀笺正·记尝所治病二十三证·转运使李公孙八岁风寒喘嗽》）

咳喘医案

东都张氏孙，九岁，病肺热。他医以犀、珠、龙、麝、生牛黄治之，一月不愈。其证嗽喘,闷乱,饮水不止,全不能食。钱氏用使君子丸、益黄散。张曰:本有热,何以又行温药?他医用凉药攻之一月尚无效。钱曰:凉药久则寒不能食,小儿虚不能食,当补脾。候饮食如故,即泻肺经,病必愈矣。服补脾药二日,其子欲饮食,钱以泻白散泻其肺,遂愈十分。张曰:何以占不虚?钱曰:先实其脾,然后泻肺,故不虚也。(钱乙《小儿药证直诀·卷中·记尝所治病二十三证》)

【张寿颐笺正】

此症饮水不止,肺胃明有蕴热,其不能食者,且有积滞在内,所以一派寒凉无效。仲阳先用使君子丸,其旨在此。更以益黄散相助为理,则滞气已行,而脾胃振动,饮食既进,则肺得母气,而后可泻,是为节制之师。(张寿颐《小儿药证直诀笺正·记尝所治病二十三证·张氏孙九岁病肺热》)

发热医案

朱监簿子,三岁,忽发热,医曰:此心热。腮赤而唇红,烦躁引饮,遂用牛黄丸三服,以一物泻心汤下之。来日,不愈,反加无力而不能食,又便利黄沫。钱曰:心经虚,而有留热在内,必被凉药下之致此,虚劳之病也。钱先用白术散生胃中津,后以生犀散治之。朱曰:大便黄沫如何?曰:胃气正,即泻自止,此虚热也。朱曰:医用泻心汤何如?钱曰:泻心汤者,黄连性寒,多服则利,能寒脾胃也。坐久,众医至曰:实热。钱曰:虚热。若实热,何以泻心汤下之不安,而又加面黄颊赤,五心烦躁,不食而引饮?医曰:既虚热,何大便黄沫?钱笑曰:便黄沫者,服泻心汤多故也。钱后与胡黄连丸治愈。(钱乙《小儿药证直诀·卷中·记尝所治病二十三证》)

【张寿颐笺正】

夜热朝冷,已非实症,先投凉药,亦足损其真阳。喜睡多涎,脾气困矣。而复妄与镇坠,中气受戕,脾胃重蒙其害,大渴引饮,津液欲竭,七味白术,健脾升清,芳香醒胃,全从中土着手。所谓培中央以灌溉四旁者,最是幼科和平培补之妙药。而用于误药损伤脾阳之后,尤其巧合分寸。不用散而用汤饮,大剂以灌溉者,一者土气重伤,药末渣滓,多投之恐不易消化,少与之则病重药轻,不如浓汁频沃为佳,一则本在引饮之时,迎其机而导之,尤易投其所好。看似一个板方,轻微淡远,何能起病?实是苦心斟酌,惨淡经营,用法之灵,选方之当,推为圣手,吾无间然。(张寿颐《小儿药证直诀笺正·记尝所治病二十三证·脾虚发热》)

朱监簿子,五岁,夜发热,晓即如故。众医有作伤寒者,有作热治者,以凉药解之,不愈。其候多涎而喜睡,他医以铁粉丸下涎,其病益甚。至五日,大引饮。钱氏曰:不可下之。乃取白术散末,煎一两,汁三升,使任其意,取足服。朱生曰:饮多不作泻否?钱曰:无生水不能作泻,纵泻不足怪也,但不可下耳。朱生曰:先治何病?钱曰:止泻、治痰、退热、清里,皆此药也。至晚服尽,钱看之曰:更可服气升。又煎白术散三升,服尽得稍愈。第三日,又服白术散三升,其子不渴无涎。又投阿胶散,二服而愈。(钱乙《小儿药证直诀·卷中·记尝所治病二十三证》)

抽搐医案

广亲宅七太尉,方七岁,潮热数日,欲愈。钱谓其父二大王曰:七使潮热将安,八使预防惊搐。王怒曰:但使七使愈,勿言八使病。钱曰:八使过来日午间,即无苦也。次日午前,果作急搐。召钱治之,三日而愈。盖预见目直视而腮赤,必肝心俱热,更坐石机子,乃欲冷,此热甚也。肌肤素肥盛,脉又急促,故必惊搐。所言午时者,自寅至午,皆心肝所用事时,治之泻心肝补肾,自安矣。

【张寿颐笺正】

此证先有吐泻,本是胃热实症。止以误服凉惊之剂,而脾气重困,胃液更伤,所以闷乱、硬哽、呃逆,然胃热尚盛,且肠中尚有积滞未行。观仲阳三层用药,证情显然。但既是脾气不运,胃津不充,钱氏家法,当用七味白术散为佳。而此条乃选用使君子丸，不授七味者，以白术散中有葛根，升动胃气，宜于清气下陷之证，而胃家浊气上升者，即是禁剂。此儿本吐，又且呃逆，故不可投。仲阳选方，何等细密。惟论吐泻症之当补当下，以时令月节为准则，拘泥之说，必不可听。末后又用温胃益脾，似与前此之石膏汤不符。然前时胃家尚有蕴热，自应清胃。厥后硫汞下之，积滞已去，脾胃乃虚，则自宜温养。此始传末传，病情变化，随症择药，一定不易之理。而"温胃益脾"四字，用之于吐泻后呃逆之证，尤为切当之至。（张寿颐《小儿药证直诀笺正·记尝所治病二十三证·吐泻》）

皇都徐氏子，三岁，病潮热，每日西则发搐，身微热，而目微斜反露睛，四肢冷而喘，大便微黄。钱与李医同治，钱问李曰：病何搐也？李曰：有风。何身热微温？曰：四肢所作。何目斜露睛？曰：搐则目斜。何肢冷？曰：冷厥必内热。曰：何喘？曰：搐之甚也。曰：何以治之？曰：嚏惊丸鼻中灌之，必搐止。钱又问曰：既谓风病温壮，搐引目斜露睛，内热肢冷，及搐甚而喘，并以何药治之？李曰：皆此药也。钱曰：不然。搐者，肝实也，故令搐。日西身微热者，肺潮用事。肺主身温，且热者，为肺虚。所以目微斜露睛者，肝肺相胜也。肢冷者，脾虚也。肺若虚甚，母脾亦弱，木气乘脾，四肢即冷，治之当先用益黄散、阿胶散，得脾虚证退，后以泻青丸、导赤散、凉惊丸治之，后九日平愈。（钱乙《小儿药证直诀·卷中·记尝所治病二十三证》）

【张寿颐笺正】

潮热发搐，实热为多。苟是急惊，必须清泄，以定肝阳，则脑神经不受震激，而抽搐斯定。乃此儿仅是微热，已非实证，睡中露睛，不足之态亦显，四肢又冷，皆与虚寒之慢脾风相近，则气喘亦非实热之壅塞，大便微黄，则必淡黄不结，可知脾肺两虚，肝风暗煽，虽非大虚大寒之慢脾风，而症非实火，却已彰明较著。李医所说，纯是浮辞，固不必说。然钱谓肝实，亦非大实大热可比。日西身热，谓当肺气用事之时。洵然，然仅止微热，则肺金不旺，又是显然。钱之所谓肺虚者以此，故不用泻白，而用益黄以助脾、阿胶以助肺，必须脾气来复，而后稍稍清凉，以退其热。用药大有斟酌，但阿胶散中有牛蒡、杏仁，对于此症不足之喘，尚未细腻熨贴，此现成丸散之未能尽美尽善处。然病情药理，固已铢两相称，实非心粗气浮者，所可几及。此惊搐症之介于虚实间者，可备学者量病用药之治。（张寿颐《小儿药证直诀笺正·记尝所治病二十三证·惊搐》）

李司户孙病，生百日，发搐三五次。请众医治，作天钓，或作胎惊、痛，皆无应者。后钱用大青膏如小豆许，作一服发之，复与涂自法封之，及浴法，三日而愈。何以然？婴儿初生，肌骨嫩怯，被风伤之，子不能任，故发搐。频发者，轻也。何者？客风在内，每遇不任即搐。搐稀者，是内脏发病，不可救也。搐频者，宜散风冷，故用大青膏，不可多服。盖儿至小，易虚易实，多即生热，只一服而已。更当封浴，无不效者。（钱乙《小儿药证直诀·卷中·记尝所治病二十三证》）

【张寿颐笺正】

幼孩惊搐，总是稚阴本薄，孤阳上浮，激动脑经为病。钱谓客风在内，以里病认作外感，实是根本之差。且谓大青膏是发散之药，试考本书下卷本方，何一物是散风之药？聚珍本附录引阎氏集保生信效方，且有大青一味，合之方中天麻、青黛、蝎尾、竹黄，清凉泄降，退热化痰，明是为内热生风，挟痰上涌而设，制方本意，一望可知。而钱氏竟能认作疏散外风，自盾自矛，更不可解。寿颐谓是书集于阎氏之手，本自搜辑而来，或者仲阳原文，未必如是。又谓搐频者宜散风冷，故用大青膏，则以寒凉降泄之方，而谓发散风冷，更是北辙南辕，尤其可怪。至谓搐频者病轻，搐稀者反是病重不可救口粗心读之，几不可解。要知搐搦频仍者，是即急惊，病属实热，尚为易治。若搐稀则是慢惊，病属正虚，所以虽抽搐而不能有力，百日之婴，本根已拔，钱谓是内脏发病不可救，其理固有可得而言者，然仲阳则尚不能说明其所以然之故，盖阅历经验得之，而实则犹未能悟彻病理之真相，宜其笔下之恍惚而不甚可解也。（张寿颐《小儿药证直诀笺正·记尝所治病二十三证·李司户孙百日发搐》）

李寺承子，三岁，病搐，自卯至巳，数医不治，后召钱氏视之。搐目右视,大叫哭。李曰:何以搐右? 钱曰:逆也。李曰:何以逆? 曰:男为阳而本发左,女为阴而本发右。若男目左视,发搐时无声,右视有声。女发时右视无声,左视有声。所以然者,左肝右肺,肝木肺金,男目右视,肺胜肝也,金来刑木,二脏相战,故有声也。治之泻其强而补其弱。心实者,亦当泻之,肺虚不可泻。肺虚之候,闷乱硬气,长出气,此病男反女,故男易治于女也。假令女发搐目左视,肺之胜肝,又病在秋,即肺兼旺位,肝不能任,故哭叫。当大泻其肺,然后治心续肝。所以俱言目反直视,乃肝主目也。凡搐者,风热相搏于内,风属肝,故引见之于目也。钱用泻肺汤泻之,二日不闷乱,当知肺病退。后下地黄丸补肾,三服后,用泻青丸、凉惊丸各二服。凡用泻心肝药,五日方愈,不妄治也。又言:肺虚不大泻者,何也? 曰:设令男目右视,木反克金,肝旺盛肺而但泻肝。若更病在春夏,金气极虚,故当补其肺,慎勿泻也。(钱乙《小儿药证直诀·卷中·记尝所治病二十三证》)

【张寿颐笺正】

男左视无声,右视有声;女右视无声,左视有声。仲阳书中,每以此为必然之事。当是屡经阅历,实有所验,而后有此确凿之论。然观其所持之理,则曰男本发左,女本发右,盖以左升右降,左阳右阴言之。似乎男以左为主,女以右为主,虽至今俗谚,妇孺皆知有"男左女右"四字,实则生理之真,谁能说明其所以当左当右之原理,则此说已觉不可证实。而谓男目右视,为肺胜肝,女目左视,为肝胜肺,则其理又安在? 又谓金来刑木,二脏相战,故有声;则假令反之者为木来刑金,岂二脏不相战而无声耶? 究竟发搐之实在病情,无非肝火上凌,激动气血,上冲入脑,震动神经,以致知觉运动,陡改其常。近今之新发明,固已凿凿有据。则古人理想空谈,本是向壁虚构,所以扞格难通,不必再辨。

钱氏此案,上半节,自当存而不论。其下半节,谓肺胜肝,而病在秋,即肺当旺位,肝不能任,治当泻肺,其理尚属醇正。然又谓治心续肝,则不可解,盖谓后治肝火,更清心火之意,观下文用泻青、凉惊二丸可知。究竟"续肝"二字,必不可通。宋金元明医书,多此语病,义字之疏,不可为古人讳。

又谓"所以俱言目反直视"一句，亦未条畅。又谓凡搐者风热相搏于内，诚是确论，然不能知震动脑神经之原理，而以风属肝，引之见于目，强为附会，仍是肤浅之见。所投方药，先泻其当旺之热，后以六味顾其水源，更投泻青、凉惊以清余焰，皆是实热惊搐平妥治法。末段谓设令男目右视，木反克金，则"右"字必是"左"字之讹，否则与上文右视肺胜肝一层自相矛盾矣。（张寿颐《小儿药证直诀笺正·记尝所治病二十三证·李寺承子三岁病搐》）

惊搐医案

四大王宫五太尉，因坠秋千，发惊搐。医以发热药治之，不愈。钱氏曰：本急惊，后生大热，当先退其热。以大黄丸、玉露散、惺惺丸，加以牛黄、龙、麝之。不愈，至三日，肌肤尚热。钱曰：更二日不愈，必发斑疮，盖热不能出也。他医初用药发散，发散入表，表热即斑生。本初惊时，当用利惊药下之，今发散，乃逆也。后二日，果斑出，以必胜膏治之，七日愈。（《小儿药证直诀·卷中·记尝所治病二十三证》）

【张寿颐笺正】

胃热而吐泻完谷，古人本有邪热不杀谷之一说，然必有其他见证可据。固不得仅以六月炎天而谓必无寒症。仲阳此案，叙症太不明白，殊不可训。然用药如是而竟得效，则症情固可想而知。（张寿颐《小儿药证直诀笺正·记尝所治病二十三证·伏热吐泻》）

目直视医案

王驸马子，五岁，病目直视而不食，或言有神祟所使，请巫师祝神烧纸，病不愈。召钱至，曰：脏腑之疾，何用求神？钱与泻肝丸愈。（钱乙《小儿药证直诀·卷中·记尝所治病二十三证》）

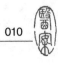

慢惊风医案

东都王氏子，吐泻，诸医药下之至虚，变慢惊。其候睡露睛，手足瘈疭而身冷。钱曰：此慢惊也，与瓜蒌汤。其子胃气实，即开目而身温。王疑其子不大小便，令诸医以药利之。医留八正散等，数服不利，而身复冷。令钱氏利小便，钱曰：不当利小便，利之，必身冷。王曰：已身冷矣。因抱出，钱曰：不能食而胃中虚，若利大小便即死。久即脾肾俱虚，当身冷而闭目，幸胎气实而难衰也。钱用益黄散、使君子丸四服，令微饮食。至日午，果能饮食。所以然者，谓利大小便，脾胃虚寒，当补脾，不可别攻也。后又不语，诸医作失音治之。钱曰：既失音，何开目而能饮食？又牙不紧，而口不紧也。诸医不能晓，钱以地黄丸补肾。所以然者，用清药利小便，致脾肾俱虚。今脾已实，肾虚，故补肾必安。治之半月而能言，一月而痊也。（钱乙《小儿药证直诀·卷中·记尝所治病二十三证》）

【张寿颐笺正】

慢惊乃脾肾虚寒之病，睡中露睛，瘈疭身冷，皆是确证。病者必肌肤㿠白，唇舌无华，近贤治之，必用温补，以保元汤为不易之规范，乃钱则用瓜蒌汤，药止蒌根、蚤休二物，皆是清凉。且谓此药能令胃气实，即开目而身温，殊与药理相反。观后文以八正散误伤津液，溲不利而身复冷，则此儿确是虚寒之质，又何以服蒌根、蚤休而得效？此中疑窦，妄不可听。惟谓脾胃虚寒者，当补脾不当利大小便，又谓失音是肾虚，以既开目而能饮食，又牙关不紧，明非急惊实热之舌本强可比，则与此症之虚寒者针对，是可法也。（张寿颐《小儿药证直诀笺正·记尝所治病二十三证·王氏子吐泻慢惊》）

伤食医案

冯承务子，五岁，吐泻，壮热，不思食。钱曰：目中黑睛少而白睛多，面色㿠白,神怯也。黑睛少,肾虚也。黑睛属水,本怯而虚,故多病也。纵长成,必肌肤不壮,不耐寒暑,易虚易实,脾胃亦法。更不可纵酒欲,若不保养,不过壮年。面上常无精神光泽者,如妇人之失血也。今吐利不食,壮热者,伤食也,不可下,下之虚。入肺则嗽,入心则惊,入脾则泻,入肾则益虚。此但以消积丸磨之,为微有食也。如伤食甚,则可下,不下则成癖也。实食在内,乃可下之。下毕,补脾必愈。随其虚实者,无不效者。(钱乙《小儿药证直诀·卷中·记尝所治病二十三证》)

【张寿颐笺正】

此先天不足之体质,议论句句中肯,"毕补脾"三字不相贯,盖有脱误。(张寿颐《小儿药证直诀笺正·记尝所治病二十三证·虚体吐泻壮热》)

癖症医案

曹宣德子,三岁,面黄,时发寒热,不欲食而饮水及乳。众医以为潮热,用牛黄丸、麝香丸不愈,及以止渴干葛散服之,反吐。钱曰:当下白饼子,后补脾。乃以消积丸磨之,此乃癖也。后果愈。何以故?不食但饮水者,食伏于脘内不能消,致令发寒。服止渴药吐者,以药冲脾故也,下之即愈。(钱乙《小儿药证直诀·卷中·记尝所治病二十三证》)

【张寿颐笺正】

本是食积,以脾胃无消化之力,而萎黄寒热,故退热之药不应。且一服干葛,胃气上升,激而为吐。病情吐药性,岂不桴鼓捷应?仲阳所谓药冲者,正以葛之升清,激动胃气,冲扰而作吐耳。(张寿颐《小儿药证直诀笺正·记尝所治病二十三证·伤食》)

霍乱医案

广亲宅四大王宫五太尉,病吐泻不止,水谷不化,众医用补药,言用姜汁调服之。六月中服温药,一日益加喘吐不定。钱曰:当用凉药治之。所以然者,谓伤热在内也,用石膏汤三服并服。众医皆言:吐泻多,而米谷不化,当补脾,何以用凉药?王信众医,又用丁香散三服。钱后至曰:不可服此,三日外,必腹满身热,饮水吐逆。三日外,一如所言。所以然者,谓六月热甚,伏入腹中,而令引饮,热伤脾胃,即大吐泻。他医又行温药,即上焦亦热,故喘而引饮,三日当死。众医不能治,复召钱至宫中。见有热证,以白虎汤三服,更以白饼子下之。一日减药二分,二日三日,又与白虎汤各二服,四日用石膏汤一服,旋合麦门冬、黄芩、脑子、牛黄、天竺黄、茯苓,以朱砂为衣,与五丸,竹叶汤化下,热退而安。(钱乙《小儿药证直诀·卷中·记尝所治病二十三证》)

【张寿颐笺正】

胃热而吐泻完谷,古人本有邪热不杀谷之一说,然必有其他见证可据。固不得仅以六月炎天而谓必无寒症。仲阳此案,叙症太不明白。然用药如是而竟得效,则症情固可想而知。(张寿颐《小儿药证直诀笺正·记尝所治病二十三证·伏热吐泻》)

泄泻医案

广亲宫七太尉,七岁,吐泻,是时七月。其证全不食而昏睡,睡觉而闷乱,哕气,干哕、大便或有或无,不渴。众医作惊治之,疑睡故也。钱曰:先补脾,后退热,与使君子丸补脾,退热,石膏汤。次日,又以水银、硫黄二物下之,生姜水调下一字。钱曰:凡吐泻,五月内,九分下而一分补。八月内,十分补而无一分下。此者是脾虚泻,医妄治之。至于虚损,下之即死,当即补脾,若以使君子丸即缓。钱又留温胃益脾药止之。医者李生曰:何食而哕?钱曰:脾虚而不能食,津少即哕逆。曰:何泻青褐水?曰:肠胃至虚,冷极故也。钱治而愈。(钱乙《小儿药证直诀·卷中·记尝所治病二十三证》)

【张寿颐笺正】

此证先有吐泻,本是胃热实症。止以误服凉惊之剂,而脾气重困,胃液更伤,所以闷乱、硬哕、呃逆,然胃热尚盛,且肠中尚有积滞未行。观仲阳三层用药,证情显然。但既是脾气不运,胃津不充,钱氏家法,当用七味白术散为佳。而此条乃选用使君子丸,不授七味者,以白术散中有葛根,升动胃气,宜于清气下陷之证,而胃家浊气上升者,即是禁剂。此儿本吐,又且呃逆,故不可投。仲阳选方,何等细密。唯论吐泻症之当补当下,以时令月节为准则,拘泥之说,必不可听。末后又用温胃益脾,似与前此之石膏汤不符。然前时胃家尚有蕴热,自应清胃。厥后硫汞下之,积滞已去,脾胃乃虚,则自宜温养。此始传末传,病情变化,随症择药,一定不易之理。而"温胃益脾"四字,用之于吐泻后呃逆之证,尤为切当之至。(张寿颐《小儿药证直诀笺正·记尝所治病二十三证·吐泻》)

黄承务子,二岁,病泻,众医止之十余日,其证便青白,乳物不消,身凉,加便气、昏睡,医谓病困笃。钱氏先以益脾散三服,辛补肺散三服,三日身温而不硬气,后以白饼子微下之,与益脾散二服,利止。何以然?利本脾虚伤食,初不与大下,措置十日,上实下虚,脾气弱,引肺亦虚。补脾肺,病退,即身温不硬气是也。有所伤食,仍下之也,何不先下后补?曰:便青为下脏冷,先下必大虚,先实脾肺,一补之则不虚,而后更补之也。(钱乙《小儿药证直诀·卷中·记尝所治病二十三证》)

【张寿颐笺正】

此证初起,本是伤乳不消,因而作泻,误投止涩,则消化之机更滞,遂以增病;且令脾伤及肺,子母俱困,几为慢脾重病。仲阳先补脾肺,以救目前之急。待脾阳既振,而更导其滞,又复补中以善其后,随机应变,相体裁衣,秩序井然,有条不紊。若非六辔在手,那得一尘不惊。(张寿颐《小儿药证直诀笺正·记尝所治病二十三证·泻后脾肺虚》)

虫症医案

辛氏女子,五岁,病虫痛。诸医以巴豆、干漆、硇砂之属,治之不效。至五日外,多哭而俯仰,睡卧不安,自按心腹,时大叫,面无正色,或青或黄,或白或黑,目无光而慢,唇白吐沫。至六日,胸高而卧转不安,召钱至。钱祥视之,用芜荑黄三服,见目不除青色,大惊曰:此病大困,若更加泻,则为逆矣。至次日,辛见钱曰:夜来三更,果泻。钱于泻盆中看,如药汁,以杖搅之,见有丸药。钱曰:此子肌厚当气实,今证反虚,不可治也。辛曰:何以然?钱曰:脾虚胃冷则虫动,而今反目青,此肝乘脾,又更加泻,知其气极虚也。而丸药随粪下,即脾胃已脱,兼形病不相应,故知死病。后五日昏笃,七日而死。(钱乙《小儿药证直诀·卷中·记尝所治病二十三证》)

【张寿颐笺正】

此是猛药大攻之坏证,而仲阳不归咎于前医,忠厚待人,于此可见。(张寿颐《小儿药证直诀笺正·记尝所治病二十三证·虫痛》)

血证/咯血医案

段齐郎子,四岁,病嗽,身热吐痰,数日而咯血。前医以桔梗汤及防己丸治之,不愈。涎上攻,吐、喘不止。请钱氏,下褊银丸一大服,复以补肺散、补脾散治之。或问:段氏子咯血肺虚,何以下之?钱曰:肺虽咯血,有热故也,久则虚痿,今涎上潮而吐,当下其涎。若不吐涎,则为甚便。盖吐涎能虚,又生惊也。痰实上攻,亦能发搐,故依法只宜先下痰,而后补脾肺,必涎止而吐愈,为顺治也。若先补其肺,为逆耳。此所谓识病之轻重先后为治也。(钱乙《小儿药证直诀·卷中·记尝所治病二十三证》)

【张寿颐笺正】

咯血未必皆是虚证,正以热痰上涌,降令不行,咳嗽频仍,震破络脉,那不血随痰咯？而或问止知为肺虚，可见以耳为目，亦是古今通病。仲阳所谓痰实上攻，亦能发搐，其症最多，即今之所谓急惊是也。仲阳识得"上攻"二字，可与今之西学家血冲脑经一层彼此参证矣。"则不甚便"一句费解，必有讹误。（张寿颐《小儿药证直诀笺正·记尝所治病二十三证·病嗽咯血》）

汗证医案

张氏三子病，岁大者，汗遍身。次者，上至顶下至胸。小者，但额有汗。众医以麦煎散治之，不效。钱曰：大者与香瓜丸，次者与益黄散，小者与石膏汤。各五日而愈。（钱乙《小儿药证直诀·卷中·记尝所治病二十三证》）

【张寿颐笺正】

三子之汗同，而所以汗之状各不同，则自有虚实寒热之别，岂有一例同治之理。仲阳分证投药，则大者是实火，次者是中虚，症情当可恍然。石膏汤，本书无此方名，则一味之石膏，所以治阳明热之但头汗出者也。（张寿颐《小儿药证直诀笺正·记尝所治病二十三证·自汗》）

虚损医案

郑人齐郎中者，家好收药散施。其子忽脏热，齐自取青金膏，三服并一服饵之。服毕，至三更，泻五行，其子困睡。齐言：子睡多惊。又与青金膏一服，又泻三行，加口干身热。齐言：尚有微热未尽，又与青金膏。其妻曰：用药十余行未安，莫生他病否？召钱氏至，曰：已成虚羸，先多煎白术散，时时服之，后服香瓜丸。十三日愈。（钱乙《小儿药证直诀·卷中·记尝所治病二十三证》）

【张寿颐笺正】

此儿脏热，本是实热，青金膏（下卷作青金丹）苦寒泄热，自是不谬。

但下行太多,未免不当。仲阳投以白术散者,其旨在此。迨脾胃清阳气振,而仍用香瓜丸之苦寒泄热收效,则证情可知。(张寿颐《小儿药证直诀笺正·记尝所治病二十三证·误下太过》)

第二节　小儿外科医案

疮疹医案

睦亲宫十太尉,病疮疹,众医治之。王曰:疹未出,属何脏腑? 一医言胃大热。一医言伤寒不退。一医言在母腹中有毒。钱氏曰:若言胃热,何以乍凉乍热? 若言母腹中有毒,发属何脏也? 医曰:在脾胃。钱曰:既在脾胃,何以惊悸? 医无对。钱曰:夫胎在腹中,月至六七,则已成形,食母秽液入儿五脏。食至十月,满胃脘中。至生之时,口有不洁,产母以手拭净,则无疾病。俗以黄连汁压之,云下脐粪及涎秽也。此亦母之不洁余气入儿脏中。本先因微寒入而成,疮疹未出,五脏皆见病症。内一脏受秽多者,乃出痾疹。初欲病时,先呵欠顿闷,惊悸,乍凉乍热,手足冷,面腮燥赤,咳嗽,时嚏,此五脏证具也。呵欠顿闷,肝也。时发惊悸,心也。乍凉乍热,手足冷,脾也。面目腮颊赤,嗽嚏,肺也。唯肾无候,以在腑下,不能食秽故也。凡痾疹,乃五脏毒。若出归一证,则肝水疱、肺脓疱、心斑、脾疹,唯肾不食毒秽,而无诸证。疮黑者,属肾,由不慎风冷,而不饱,内虚也。又用抱龙丸数服愈。其别无他候,故未发出,则见五脏证;已出,则归一脏也。(钱乙《小儿药证直诀·卷中·记尝所治病二十三证》)

【张寿颐笺正】

古之所谓疮疹,即今之所谓痘。痘是先天蕴毒,固无疑义。但谓儿在母腹食母秽液,止是古人理想,生理之真,殊不如是。儿初生时,口含不洁之物,先宜拭去,一有啼声,则已下咽。此秽入腹,必有胎毒,实是可信。后段论五脏见症,说已见前。抱龙丸句,用一又字,无根,古之医书,文字不自呼应,乃至于此。(张寿颐《小儿药证直诀笺正·记尝所治病二十三证·疮疹》)

睦亲宫中十大王病疮疹,云:疮疹始出,未有他证,不可下,但当用平和药,频与饮食,不受风冷可也。如疮疹三日不出,或出不快,即微发之。如疮发后不多出,即加药。加药不出,即大发之。如发后不多及脉平无证,即疮本稀,不可更发也。有大热者,当利小便。小热者,当解毒。若不快,勿发,勿下攻。只用抱龙丸治之。疮疹若起能食者,大黄丸下一二行即止。有大热者,当利小便;有小热者,宜解毒。若黑紫干陷者,百祥丸下之。不黑者,甚勿下。身热烦躁,腹满而喘,大小便涩,面赤闷乱,大吐,此当利小便。不瘥者,宣风散下之也。若五七日痂不焦,是内发热气蒸于皮中,故疮不得焦痂也。宜宣风散导之,用生犀焦磨汁解之,使热不生,必著痂矣。(钱乙《小儿药证直诀·卷中·记尝所治病二十三证》)

【张寿颐笺正】

此论痘疮治法,和平中正,最是仲阳危微精一之心传。脉平无证,言其脉平和,而无变证。(张寿颐《小儿药证直诀笺正·记尝所治病二十三证·疮疹》)

睦亲宅一大王,病疮疹。始用一李医,又召钱氏。钱留抱龙丸三服。李以药下之,其疹稠密。钱见大惊,曰:若非转下,则为逆病。王言:李已用药下之。钱曰:疮疹始忠,未有他证,不可下也。但当用平和药,频与乳食,不受风冷可也。如疮疹三日不出,或出不快,即微发之。微发不出,即加药。不出,即大发之。如大发后不多,及脉平无证者,即疮本稀,不可更发也。有大热者,当利小便。小热者,当解毒。若出快,勿发,勿下,故只用抱龙丸治之。疮痂若起能食者,大黄丸下一二行即止。今先下一日,疮疹未能出尽而稠密甚,则难抬,此误也。纵得安,其病有三:一者疥,二者痈,三者目赤。李不能治，经三日黑陷，复召钱氏，曰：幸不发寒，而病未困也。遂用百祥丸治之，以牛李膏为助。若黑者，归肾也。肾旺胜脾，土不克水，故脾虚寒战则难治。所用百祥丸者，以泻膀胱之腑。腑若不实，脏自不盛也。何以不泻肾？曰：肾主虚，不受泻。若二服不效，即加寒而死。（钱乙《小儿药证直诀·卷中·记尝所治病二十三证》）

【张寿颐笺正】

以误下而痘反稠密，当是中气骤虚，而热毒尽归于表。绎钱氏若非转下，则为逆病二句，可悟痘初出时，不当下而妄下者，自然必有此稠密之候，仍是热盛之实证，不能以下后而遂认为虚，故三日后之黑陷，钱仍以百祥丸、牛李膏为治。明是热盛之倒靥黑陷治法，其谓脾虚寒战难治者，则指脾肾虚寒之黑陷而言，根本已竭，复何可恃！钱谓肾旺胜脾，土不克水，殊属费解，断不可泥。前段论痘初出时，未有大实见症，必不可下，又谓出不快则发，出快者不发不下，皆是痘家至理名言，一语胜人千百。（张寿颐《小儿药证直诀笺正·记尝所治病二十三证·疮疹》）

第三节 其他医案

胆衡医案

钱仲阳以《颅囟》著名,治一产妇因事大恐而病,病虽愈,唯目张不闭,人皆不能晓。问于仲阳,曰:病名胆衡,煮郁李仁酒饮之,使醉即愈。所以然者,目系内连肝胆,恐则气结,胆衡不下,郁李仁可去结,随酒入胆,结去胆下,目则能闭矣。如言而效。(徐春甫《古今医统大全下·卷之九十二·奇病续抄·胆衡》)

堕胎医案

一孕妇,病,医言胎防其堕。钱仲阳诊之,脉偏弱。曰:娠者五脏传养,率六旬乃更候其用,当偏补之,何必堕,已而母子皆全。(徐灵胎《女科医案·防胎自坠门》)

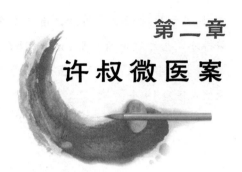

第二章

许叔微医案

　　许叔微(约 1079—1154),字知可,宋代真州白沙(今江苏仪征)人。先儒后医,绍兴二年终举进士,故后世多称"许学士"。著有《伤寒百证歌》《伤寒发微论》《伤寒九十论》及《普济本事方》,前三书合称"许叔微伤寒论著三种"。许氏治学主张论方案结合研究《伤寒论》,辨治伤寒重视表里,注重脾肾;临证善用金石生猛毒药辨治危重急病,虫蚁搜剔通络调治杂病顽症。

　　许氏《伤寒九十论》是现存最早的中医医案专著,也是最早的伤寒医案专著,开创了撰写医案专著之先河。共录 90 例病案,其中经方医案 61 则,涉及经方 36 首。医案内容详细,包括治疗过程与结果,更可贵的是还记载有死亡医案,尤其是依据《内经》《难经》《伤寒论》等经典,结合个人见解,阐发病机、辨析症状、解释方义、讲授用药心法,不仅成为后世学习《伤寒论》的重要参考书,而且还对后世医案学的发展产生了深远的影响,清代俞震《古今医案按·伤寒》评说:"仲景《伤寒论》,犹儒书之《大学》《中庸》也,文词古奥,理法精深。自晋迄今,善用其书者,唯许学士叔微一人而已。所存医案数十条,皆有发明,可为后学楷模。"另外,《普济本事方》方后附案的编排方式也为后世所仿照,如张锡纯的《医学衷中参西录》等。两书共收录197个医案,重复者除外,但包括选录他人医案19个。

第一节 内科医案

感冒医案

庚戌五月,李氏病伤寒,身热,头痛,无汗,浑身疼痛,脉浮大而紧。予投以麻黄汤,数服终不得汗,又多用张苗烧蒸之法,而亦不得。予教令刺阳明,少间汗出,漐漐遍身一时间,是夕身凉病退。

许叔微阐发说:刺热论云:热病先手臂痛,刺阳明而汗出。又曰:刺阳明出血如大豆,病已。盖谓刺也,阳明穴,在手大指内侧,去爪甲角,手阳明脉之所出也。刺可入同身寸之一分,留一呼。大凡伤寒热病,有难取汗者,莫如针之为妙。仲景云:凡治温病,可刺五十九穴。《素问》云:病甚者,为五十九刺。其详在注中。(许叔微《伤寒九十论·刺阳明证第五十五》)

何保义从王太尉军中,得伤寒,脉浮涩而紧。予曰:若头疼发热,恶风无汗,则麻黄证也;烦躁,则青龙汤证也。何曰:今烦躁甚。予投以大青龙汤(大青龙汤:麻黄、桂枝、甘草、杏仁、生石膏、生姜、大枣,发汗解表、兼清郁热。——编者注),三投汗解。

许叔微阐发说:桂枝、麻黄、青龙,皆表证发汗药。而桂枝治汗出恶风,麻黄治无汗恶寒,青龙治无汗而烦,三者皆欲微汗解。若汗多亡阳为虚,则烦躁不眠也。(许叔微《伤寒九十论·大青龙汤证第五》)

己酉,王仲贤患伤寒,发热,头痛,不恶风,身无汗,烦闷,脉浮而紧,八九日不退。予诊之曰:麻黄证也。所感多热,是以烦躁,遂投以麻黄汤三服。至暮烦愈甚,手足躁乱,扬踯不止。或以为发狂,须用寒药。

予争之曰:此汗证也,幸勿忧,切忌乱服药。守一时,须稍定,比寐,少时中汗出矣。仲景云：至六七日，三部大，手足躁乱者，欲解也，盖谓此耳。若行寒剂，定是医杀。（许叔微《伤寒九十论·扬手踯足证第六十》）

里间张太医家，一妇病伤寒，发热，恶风，自汗，脉浮而弱。予曰：当服桂枝，彼云家有自合者，予令三啜之，而病不除。予询其药中用肉桂耳，予曰：肉桂与桂枝不同。予自治以桂枝汤（桂枝汤：桂枝、芍药、甘草、大枣、生姜。——编者注），一啜而解。

许叔微阐发说：仲景论用桂枝者，盖取桂枝轻薄者耳，非肉桂之肉厚也。盖肉桂厚实，治五脏用之，取其镇重。桂枝清轻，治伤寒用之，取其发散。（许叔微《伤寒九十论·桂枝证第三十一》）

里人秦氏子得伤寒，发热身疼，骨节疼痛，恶风无汗。或者劝其不须服药，待其自安。如是半月矣而病不除，不得已召医治之。医至问日数，又不审其脉与外证，但云已过期矣，不可汗下矣。且与调气药以正气。复延予，予诊其脉，浮涩而紧大，此麻黄证无疑者。但恐当汗不汗，化为衄血，必有是证。言未已，衄血作。予急以麻黄汤与之，继之以犀角地黄汤，血止汗解愈。

许叔微阐发说：仲景云：凡作汤药，不可避晨夜，觉病须臾，即宜便治，不等早晚，则易愈。或稍迟，病即传变，虽欲除，必难为力。今医不究根源，执以死法，必汗之于四日之前，下之于四日之后，殊不知此惑也。又云：病不服药，犹得中医，此为无医而设也。若大小便不通，必待其自瘥乎？盖前后不得溲，必下部腹胀，数日死矣。又况结胸、蓄血、发狂、发斑之类，未有勿药而愈者。知者知变，愚者执迷，以取祸也。须是随病浅深，在表在里，或阴或阳，早为治疗，如救火及溺然，庶易瘥。《素问》云：邪风之至，疾如风雨。故善治者治皮毛，其次治肌肤，其次治筋脉，其次治六腑，其次治五脏。治五脏者，半死半生也。扁鹊望齐侯而逃，其斯之谓欤！（许叔微《伤寒九十论·失汗衄血证第八十一》）

马亨道，庚戌春病发热、头疼、鼻鸣、恶心、自汗、恶风，宛然桂枝证也。时贼马破仪真三日矣，市无芍药，自指圃园，采芍药以利剂。一医曰：此赤芍药耳,安可用也?予曰:此(桂枝汤:桂枝、芍药、甘草、大枣、生姜。——编者注)正当用。再啜而微汗解。

许叔微阐发说:仲景桂枝加减法,十有九证,但云芍药。《圣惠方》皆称赤芍药。……《神农本草》称,芍药主邪气腹痛,利小便,通顺血脉,利膀胱大小肠,时行寒热,则全是赤芍药也。又桂枝第九证云:微寒者,去赤芍药。盖惧芍药之寒也。唯芍药甘草汤一证云白芍药,谓其两胫拘急,血寒也,故用白芍药以补,非此时也。《素问》云:涩者阳气有余也。阳气有余为身热无汗,阴气有余为多汗身寒。伤寒脉涩,身热无汗,盖邪中阴气,故阳有余,非麻黄不能发散。中风脉滑,多汗身寒,盖邪中阳,故阴有余,非赤芍药不能刮其阴邪。然则桂枝用芍药赤者明矣。(许叔微《伤寒九十论·辨桂枝汤用芍药证第一》)

人患发热,恶寒,自汗,脉浮而微弱,予以三服桂枝(桂枝汤:桂枝、芍药、甘草、大枣、生姜。——编者注)投之,遂愈。仲景云:太阳中风,阳浮而阴弱者,汗自出,啬啬恶寒,淅淅恶风,翕翕发热,宜桂枝汤。

许叔微阐发说:仲景云:假令寸口脉微,名曰阳不足。阴气上入阳中,则洒淅恶寒也。尺脉弱,名曰阴不足。阳气下陷入阴中,则发热。此医发其汗,使阳气微,又大下之,使阴气弱,此为医所病而然也。大抵阴不足阳从之,故阳内陷发热。阳不足阴往乘之,故阴上入阳中,则恶寒。阴阳不归其分,是以发热恶寒也。故孙真人云:有热不可大攻之,热去则寒起。(许叔微《伤寒九十论·发热恶寒证第三十七》)

乡里豪子得伤寒,身热目痛,鼻干不眠,大便不通,尺寸俱大,已数日矣,自昨夕,汗大出。予曰:速以大柴胡下之。众医骇然,曰:阳明自汗,津液已竭,当用蜜兑,何故用大柴胡药?予曰:此仲景不传妙处,诸公安知之。予力争,竟用大柴胡(大柴胡汤:柴胡、黄芩、芍药、半夏、生姜、枳实、大枣,和解少阳,内泻热结。——编者注),两服而愈。

许叔微阐发说:仲景论阳明云:阳明病,多汗者,急下之。人多谓已自汗,若更下之,岂不表里俱虚也。论少阴云:少阴病一二日,口干燥者,急下之。人多谓病发于阴,得之日浅,但见干燥,若更下之,岂不阴气愈盛也。世人罕读,予以为不然,仲景称急下之者,亦犹急当救表,急当救里。凡称急者,急下之,有三处,才觉汗出多,未至津液干燥,速下之,则为径捷,免致用蜜兑也。盖用蜜兑,已是失下出于不得已耳。若胸中识得了了,何疑殆之有哉。(许叔微《伤寒九十论·阳明急下证第十四》)

乡人邱忠臣,寓毗陵荐福寺,病伤寒,予为诊视,其发热头疼烦渴,脉虽浮数无力,自尺以下不至。予曰:虽麻黄证,而尺迟弱。仲景云:尺中迟者,营气不足,血气微少,未可发汗。予于建中汤加当归黄芪,令饮之。翌日,病者不耐。其家晓夜督发汗药,其言至不逊。

予以乡人隐忍之,但以建中调理而已。及六七日,尺脉方应,遂投以麻黄汤(麻黄汤:麻黄、桂枝、杏仁、甘草。——编者注)。啜第二服,狂言烦躁且闷,须臾稍定,已中汗矣。五日愈。

许叔微阐发说:仲景虽云不避晨夜,即宜便治,医者亦须顾其表里虚实,待其时日。若不循次第,虽暂时得安,亏损五脏,以促寿限,何足尚哉?昔范云为陈霸先属,霸先有九锡之命,期在旦夕矣。云偶感寒疾,恐不及豫盛事,请徐文伯诊视之。恳曰:便可得愈乎?文伯曰:便瘥甚易,但恐二年后不复起尔。云曰:朝闻道,夕死可矣,况二年乎!文伯以火烧地,布桃柏叶,设席置其卧上,顷刻汗解,以温粉扑之。翌日愈,甚喜。文伯曰:不足喜也。后二年果卒矣。夫取汗先期尚促寿限,况不顾表里,不待时日,便欲速愈乎?每见病家不耐三四日,昼夜促汗,医者顾利,恐别更医,随情顺意,鲜不致毙。(许叔微《伤寒九十论·麻黄汤证第四》)(《普济本事方·卷第八·伤寒时疫上》也录有本案。——编者注)

乡人吴德甫得伤寒,身热,自汗,恶风,鼻出涕,关以上浮,关以下弱。予曰:此桂枝证也,仲景法中第一方,而世人不究耳。使公服之(桂枝汤:桂枝、芍药、甘草、大枣、生姜。——编者注),一啜而微汗解。翌日诸苦顿除。公曰:仲景法如此径捷,世人何以不用?予应之曰:仲景论表证,一则桂枝,二则麻黄,三则青龙。桂枝则治中风,麻黄治伤寒,青龙治中风见寒脉,伤寒见风脉。此三者人皆能言之，而不知用药对证之妙处，故今之医者多不喜用，无足怪也。且脉浮而缓，中风也，故啬啬恶寒，淅淅恶风，翕翕发热，仲景以桂枝对之；脉浮紧而涩，伤寒也，故头痛发热，身疼腰痛，骨节皆疼，恶风，无汗而喘，仲景以麻黄对之。至于中风脉紧，伤寒脉浮缓，仲景皆以青龙对之。何也？予尝深究三者，审于证候脉息，相对用之，无不应手而愈。何以言之？风伤卫，卫，气也。寒伤营，营，血也。营行脉中，卫行脉外，风伤卫，则风邪中于阳气，阳气不固，发越而为汗，是以汗出而表虚，故仲景用桂枝以发汗，芍药以利其血。盖中风病在脉之外，其病稍轻，虽同曰发汗，特解肌之药耳。故桂枝证云：令遍身漐漐，微似有汗者益佳，不可如水淋漓，病必不除。是知中风，不可大发其汗，反动营血，邪乘虚而居中，故病不除也。寒伤营，则寒邪干于阴血，而营行脉中者也。寒邪客于脉中，非特营受病也，邪自内作，则并于卫气，犯之久则浸淫及骨，是以汗不出而热，烦冤，仲景以麻黄大发其汗，又以桂枝辛甘助其发散，欲捐其内外之邪，营卫之病耳。大抵二药皆发汗，而桂枝则发卫之邪，麻黄并卫与营而治之。仲景桂枝第十九证云：病常自汗出者，此为营气和，营气和者外不谐，以卫气不共营气和谐故耳。营行脉中，卫行脉外，复发其汗，营卫和则愈。宜桂枝汤。又第四十七证云：发热汗出者，此谓营弱卫强，故使汗出。欲救风邪，宜桂枝汤。是知中风汗出者，营和而卫不和也。又第一卷云：寸口脉浮而紧，浮则为风，紧则为寒，风则伤卫，寒则伤营，营卫俱病也。麻黄汤中，并桂枝而用，此仲景之意欤。至于青龙，虽治伤寒见风脉，伤风见寒脉，然仲景云：汗出恶风，不可服之，服之则厥逆，筋惕肉瞤。故青龙一证尤难用，须是形证谛当，然后可行。王寔大夫证治中，止用桂枝麻黄各半汤代之，盖慎之也夫。（许叔微《伤寒九十论·太阳桂枝证第三十》）

许叔微治一酒客，感冒风寒，倦怠不思饮食，已半月矣，睡后发热，遍身疼如被杖，微恶寒，六脉浮大，按之豁然，作极虚受寒治之，用六君子加黄芪、当归、葛根，大剂与之，五服后遍身汗出如雨，得睡，诸证悉平。（张璐《张氏医通·卷二·诸伤门·伤饮食》）

有人病发热恶寒自汗,脉浮而微弱,三服此汤(桂枝汤:桂枝、芍药、甘草、大枣、生姜。——编者注)而愈。此方在仲景一百十三方内,独冠其首。今人全不用,苦哉。仲景云:太阳中风,阳浮而阴弱,阳浮者热自发,阴弱者汗自出,啬啬恶寒,淅淅恶风,翕翕发热,宜桂枝汤。此脉与证,仲景说得甚分明,只后人看不透,所以不敢用。仲景云:假令寸口脉微,名曰阳不足,阴气上入阳中,则洒淅恶寒也。尺脉弱,名曰阴不足,阳气下陷入阴中,则发热也。此谓元受病者然也。又曰:阳微则恶寒,阴弱则发热。医发其汗,使阳气微,又大下之,令阴气弱,此谓医所病而然也。大抵阴不足阳往从之,故内陷而发热,阳不足阴往乘之,故阴上入阳中则恶寒。举此二端,明白如此,何惮而不用桂枝哉?(许叔微《普济本事方·卷第八·伤寒时疫上》)

羽流病伤寒,身热头痛。予诊之曰:邪在表,此表实证也,当汗之。以麻黄辈,数日愈。

许叔微阐发说:或问伤寒因虚,故邪得以入之。今邪在表,何以为表实也?予曰:古人称邪之所凑,其气必虚,留而不去,为病则实。盖邪之入也,始因虚,及邪居中反为实矣。大抵调治伤寒,先要明表里虚实,能明此四字,则仲景三百九十七法,可坐而定也。何以明之?有表实,有表虚,有里实,有里虚,有表里俱实,有表里俱虚,予于表里虚实百证歌中,尝论之矣。仲景麻黄汤类,为表实而设也。桂枝汤类,为表虚而设也。里实,承气之类;里虚,四逆、理中之类。表里俱实,所谓阳盛阴虚,下之则愈也。表里俱虚,所谓阴盛阳虚,汗之则愈也。(许叔微《伤寒九十论·伤寒表实证第七十七》)

发热医案

陈姓士人,初得病,身热,脉浮,自汗。医者麻黄汤汗之,发热愈甚,夜间不得眠,头重,烦闷,悸悸然,中风证强责汗之过也。仲景云:太阳病,发汗后,大汗出,胃中干燥,不得眠,其人欲得饮水者,少少与之,令胃气和则愈。予先与猪苓汤(猪苓、茯苓、泽泻、阿胶、滑石,清热利水滋阴。——编者注),次投之以当归、地黄、麦门冬、芍药、乌梅之类,为汤饮之,不汗而愈。

许叔微阐发说:《黄帝针经》曰:卫气者,昼行阳,夜行阴,卫气不得入于阴,常行于外,行于外则阳满,满则阳跷盛而不得入于阴,阴虚则夜不得眠也。今津液内竭,胃中干燥,独恶于阳,阴无所归,其候如此。故以当归、地黄补血,用乌梅以收之,故不汗自愈。(许叔微《伤寒九十论·夜间不眠证第十二》)

从军王武经病,始呕吐,误为医者下之,已八九日,而内外发热。予诊之曰:当行白虎加人参汤。或云:既吐复下,是里虚矣,白虎可行乎? 予曰:仲景云见太阳篇二十八证:若下后,七八日不解,热结在里,表里俱热者,白虎加人参汤。证相当也。盖吐者为其热在胃脘,而脉致令虚大,三投而愈。

许叔微阐发说:仲景称伤寒若吐下后七八日不解,热结在里,表里俱热者,人参白虎汤主之。又云:伤寒脉浮无汗,发热不解,不可与白虎汤。又云:脉滑,为表有热,里有寒,白虎汤主之。国朝林亿校正,谓仲景此法必表里字差矣,是大不然。大抵白虎能除伤寒中喝,表里发热,故前后证或云表里俱热,或云表热里寒,皆可服之,宜也。中一证称表不解不可服者,以其宜汗,发热,此全是伤寒麻黄与葛根汤证,安可行白虎? 林但见所称表里不同,便谓之差,是亦不思不精之过也。(许叔微《伤寒九十论·白虎加人参汤证第三十六》)

癸卯秋九月,牒试淮南僧台,同试有建阳彭子静得疾,身热,头痛,呕逆,自汗如洗,已数日矣。召予诊视,谓予曰:去试不数日,而疾势如此,为之奈何? 予曰:误服药多矣,此证当先止汗,幸无忧也。予作术附汤与之,三投而汗止。次日,微汗漐漐,身凉,五日而得愈。(许叔微《伤寒九十论·漏风证第四十一》)

己巳,邻人王友生以贩京为业,蓄一婢,患伤寒,热八九日。予为治之,得汗而愈。未数日,生自病,身热,头重不欲举,目中生花,召予视之。予曰:是必伤寒初愈,妇人交接得之,即令阴头上必肿,小腹绞痛,然是阴阳易也。生曰：前患者婢子，意谓已安，遂与之交。翌日得此疾，良苦。予曰：失所治，必吐舌数寸而死。予作猳鼠粪，烧裈散等，以利其毒气，旬日安。（许叔微《伤寒九十论·阴阳易证第五十七》）

己酉夏，一时官病伤寒，身热，头疼，无汗，大便不通，已五日矣。予适自外邑归城，访之，见医者治大黄芒硝辈，将下之矣。予曰：子姑少待，予适为诊视。视之脉缓而浮，卧密室中，自称恶风。予曰：病人表证如此，虽大便闭，腹且不满，别无所苦，何遽便下？于仲景法，须表证罢，方可下。不尔，邪毒乘虚而入内，不为结胸，必为协热利也。予作桂枝麻黄各半汤，继之以小柴胡汤，漐漐然汗出，大便通，数日愈。

许叔微阐发说：仲景云：伤寒病多从风寒得之，始表中风寒，入里则不消矣。拟欲攻之，当先解表，方可下之。若表已解，而内不消，大满大坚，实有燥屎，方可议下。若不宜下而遽攻之，诸变不可胜数，轻者必笃，重者必死。（许叔微《伤寒九十论·先汗后下证第四十九》）

李思顺得伤寒，恶寒发热，口中气热，如火不绝，七八日矣，而目闭不肯开。予诊其脉，阴阳俱紧，是必汗之而复下之故也，此坏证矣。病家曰：一医于三日前汗之不愈，一医复下之，而目闭矣。遂投以小柴胡汤（小柴胡汤：柴胡、黄芩、人参、半夏、炙甘草、生姜、大枣，和解少阳，和胃降逆，主治邪在半表半里的少阳病证。——编者注），五啜而愈。

许叔微阐发说：或问何以知其汗下而目闭？予曰：仲景称伤寒发热，口中气勃勃然，头痛目黄，若下之则目闭。又云：伤寒脉阴阳俱紧，恶寒发热，目赤脉多，睛不慧，医复汗之，咽中伤，若复下，则两目闭。此坏证，须小柴胡汤，调之愈。（许叔微《伤寒九十论·伤寒闭目证第七十七》

里人有病中脘，吐，心下烦闷，多昏睡，倦卧，手足冷，盖少阴证也。十余日不瘥，忽尔通身大热，小便出血。予曰：阴虚者阳必凑之。今脉细弱，而脐下不痛，未可下桃仁承气，且以芍药地黄汤，三投而愈。（许叔微《伤寒九十论·小便出血证第四十二》）

昔有乡人丘生者病伤寒。予为诊视，发热头疼烦渴，脉虽浮数而无力，尺以下迟而弱。予曰：虽属麻黄证，而尺迟弱。仲景云：尺中迟者，荣气不足，血气微少，未可发汗。予于建中汤加当归、黄芪令饮，翌日脉尚尔，其家煎迫，日夜督发汗药，言几不逊矣。予忍之，但只用建中调荣而已。至五日尺部方应，遂投麻黄汤。啜第二服，发狂，须臾稍定，略睡已得汗矣。信知此事是难是难。仲景虽云不避晨夜，即宜便治。医者亦须顾其表里虚实，待其时日，若不循次第，暂时得安，亏损五脏，以促寿限，何足贵也。《南史》记范云初为梁武帝属官，武帝将有九锡之命，有旦夕矣。云忽感伤寒之疾恐不得预庆事，召徐文伯诊视。以实恳之曰：可便得愈乎？文伯曰：便瘥甚易，政恐二年后不复起矣。云曰：朝闻道夕死犹可，况二年乎。文伯以火烧地布桃叶，设席置云于上。顷刻汗解，扑以温粉，翌日果愈，云甚喜。文伯曰：不足喜也，后二年果卒。夫取汗先期，尚促寿限，况不顾表里，不待时日，便欲速效乎？每见病家不耐，病未三四日，昼夜促汗，医者随情顺意，鲜不败事。故予书此为医者之戒。（许叔微《普济本事方·卷第八·伤寒时疫上》）

乡人李生，病伤寒身热，大便不通，烦渴郁冒。一医以巴豆丸下之，虽得溏利，而病宛然如旧。予视之曰：阳明热结在里，非大柴胡、承气不可，巴豆止去寒积，岂能荡涤邪热温毒耶？亟进大柴胡（大柴胡汤：柴胡、黄芩、芍药、半夏、生姜、枳实、大枣，和解少阳，内泻热结。——编者注），三服而溏利止，中夜汗解。

许叔微阐发说：仲景一百十三方，丸者有五，理中、陷胸、抵当、麻仁、乌梅也。理中、陷胸、抵当皆大弹丸，煮化而服之，与汤散无异。至于麻仁治脾约，乌梅治湿，故须小丸达下部。其他皆入经络，逐邪毒，破坚癖，导血，润燥屎之类，必凭汤剂也。未闻巴豆小丸以下邪毒，且如巴豆性热大毒，而病热人服之，非徒无益，而为害不小矣。李生误服不死，其大幸欤！（许叔微《伤寒九十论·阳明当下证第十八》）

友人孔彦辅病伤寒，身大热，头痛，自汗，恶热，阳明证也。此公不慎将理，病未除，当风取凉以自快，越半月，寒热大交作。予再视之，则为坏病温疟矣。仲景云：若十三日以上，更感异气，变为他病者，当依旧坏病证而治之。若脉阴阳俱盛，重感于寒，变成温疟，脉之变证，方治如法，乃小柴胡汤之类，加桂枝治之愈。

许叔微阐发说：往来尝见一士人施疟方，以榜睢阳市肆，柴胡白虎之类也。俗人不问是何疟证，例用前方，往往反变大疾。呜呼！将欲济人，反致损人，岂理也哉！予尝谓疟证最多，有暑疟、食疟、脾寒疟，手足三阴三阳皆有疟，脾肺肾肝心胃亦有疟，各各不同，安得一概与柴胡白虎汤耶？误治尚可拟议，唯脾寒中暑二证，若水火不相将。《素问》曰：夏伤于暑，秋为痎疟。又曰：夏暑汗不出者，秋成风疟。始因伏暑，得秋气乃发，故先热后寒，或热多寒少，头目昏痛，虚则发战，汗出一时而止。盖心恶暑气，心为君，心不受邪，而心包络痰涎所聚，暑伏于涎中，岂比脾寒而厚朴草果所能驱，温疟而柴胡黄芩所能止也，非砒砜脑麝之属不能入。故暑疟脾寒患者多，而医者不识，妄投以寒药，真气先受病，所以连绵不已也。予尝精究疟证一病，须详审谛当，然后行药，十治十中，无有失者。众人以疟为难疗，予独以为易治，要在别其证类，识其先后耳。因论温疟言及此，欲使患者知药不可妄投也。《素问·疟论》甚详，当精观之。（许叔微《伤寒九十论·伤寒温疟证第六十五》）

有人病初呕吐，俄为医者下之，已七八日，而内外发热。予诊之曰：当用白虎加人参汤。或曰既吐复下，且重虚矣，白虎可用乎？予曰：仲景云：若吐下后七八日不解，热结在里，表里俱热者，白虎加人参汤。此正相当也。盖始吐者，热在胃脘而脉实；今虚而大，三投汤而愈。仲景既称伤寒若吐下后七八日不解，热结在里，表里俱热者，白虎加人参汤主之。又云：伤寒脉浮，发热无汗，其表不解，不可与白虎汤。又云：伤寒脉浮滑，此以表有热里有寒，白虎汤主之。国朝林亿校正谓仲景于此表里自瘥矣。予谓不然。大抵白虎能治伤寒中喝，表里发热，故前后二证，或云表里俱热，或云表热里寒，皆可服之。中一证脉浮无汗，其表不解，全是麻黄与葛根证，安可行白虎也？林亿见所称表里不同，便谓之差互，是亦不思之过也。（许叔

微《普济本事方·卷第八·伤寒时疫上》）

有人病伤寒八九日，身热无汗，时时谵语，时因下利，大便不通三日矣。非烦非躁，非寒非痛，终夜不得卧，但心中无晓会处，或时发一声，如叹息之状。医者不晓是何症。予诊之曰：此懊憹怫郁，二证俱作也。胃中有燥屎，宜承气汤，下燥屎，二十余枚，得利而解。仲景云：阳明病下之，心下懊憹微烦，胃中有燥屎者可攻之。又云：病者小便不利，大便乍难乍易，时有微热，怫郁不得卧者，有燥屎也。承气汤主之。《素问》云：胃不和则卧不安，此夜所以不得眠也。仲景云：胃中燥，大便坚者，必谵语，此所以有时谵语也。非躁非烦，非寒非痛，所谓心中懊憹也。声如叹息而时发一声，所谓外气怫郁也。燥屎得除，大便通利，胃中安和，故其病悉去也。（许叔微《普济本事方·卷第八·伤寒时疫下》）

有人患伤寒，得汗数日，忽身热自汗，脉弦数，心不得宁，真劳复也。予诊曰：劳心之所致，神之所舍，未复其初，而又劳伤其神，荣卫失度。当补其子，益其脾，解发其劳，庶几得愈。授以补脾汤（补脾汤：人参、炮干姜、白术、炙甘草、陈皮、青皮，为细末，每服三钱，煎数沸，热服，入盐点亦得。——编者注），佐以小柴胡（小柴胡汤：柴胡、黄芩、人参、半夏、炙甘草、生姜、大枣，和解少阳，和胃降逆，主治邪在半表半里的少阳病证。——编者注），得解。或者难曰：虚则补其母，今补其子何也？予曰：子不知虚劳之异乎？《难经》曰：虚则补其母，实则泻其子。此虚当补其母，人所共知也。《千金》曰：心劳甚者，补脾气以益之。脾旺则感于心矣。此劳则当补其子，人所未闻也。盖母生我者也，子继我而助我者也。方治其虚，则补其生者。《锦囊》所谓本体得气，遗体受荫同义。方治其劳，则补其助我者，荀子所谓未有子富而父贫同义。此治虚与劳所以异也（《伤寒九十论·汗后劳复证第七十三》中也录有本案，文字略有差异：有人伤寒，得汗数日，忽身热自汗，脉弦数，宛然复作，断之曰：劳心所致也。神之所舍，未复其初，而又劳伤其神，营卫失度，当补其子，益其脾，解其劳，庶几便愈。医者在座，难之曰：虚则补其母，今补其子，出在何经也？予曰：出《千金方论》。子不知虚劳之证乎?《难经》曰:虚则补其母,实则泻其子。此虚则当补其母也。《千金方》:心劳甚者,补脾气以益其心,脾旺则感于心矣。此劳则补其子也。盖母,生我者也;子,继我助我者也。方治其虚,则补其生我者,与《锦囊》所谓本骸得气,遗体受荫同义。方治其劳,则补其助我者,与《荀子》未有子富而父贫同义。故二者补法各自有理,医唯唯而退。——编者注)。(许叔微《普济本事方·卷第八·伤寒时疫下》)

又记有人病伤寒下利,身热神昏多困,谵语不得眠,或者见下利,便以谵语为郑声,为阴虚证。予曰:此小承气证。众骇然曰:下利而服小承气,仲景之法乎?予曰:此仲景之法也。仲景云:下利而谵语者,有燥屎也,属小承气汤而得解。予尝读《素问》云:微者逆之,甚者从之,逆者正治,从者反治,从少从多,观其事也。帝曰:何谓反治?岐伯曰:塞因塞用,通因通用。王冰注云:大热内结,注泻不止,热宜寒疗,结复未除,以寒下之,结散利止,此通因通用也。正合于此。(《普济本事方·卷第九·伤寒时疫下》)

豫章刘商人伤寒,发热,口苦咽干,腹满,能食,大便闭,医作阳明治。召予视,同坐。予问医曰:何以见证属阳明?医曰:仲景云:阳明中风,口苦咽干,腹满。又云:阳明病若能食,名曰中风;不能食,名曰伤寒。又曰:少阳阳明者,胃中烦,大便难。是审兹三者,全是阳明证也。予曰:阳明之脉长而实,中风者,必自汗。今证虽阳明,然脉反见数,而身无汗,果可作阳明治否?医无以应。予曰:以仆观之,所谓阳结也。今计其日已十六日矣,来日当病剧,当与公治之。其家疑而不决,来日病果大作,亟召。予曰:是阳结证也。仲景云:脉有阴结阳结,何以别之?答曰:其脉浮而数,能食,不大便,此为实,名阳结也,期十七日当剧。其脉沉而迟,不能食,身体重,大便反鞕,名曰阴结,期十四日当剧。今病者十七日而剧者,是其候也。乃投以大柴胡(大柴胡汤:柴胡、黄芩、芍药、半夏、生姜、枳实、大枣,和解少阳,内泻热结。——编者注),两啜而病除矣。

许叔微阐发说:仲景云:脉来霭霭如车盖者,名曰阳结。脉来累累如循长竿者,名曰阴结。霭霭如车盖,则是浮是数之状,仲景所谓善取象矣。然则阳结何以十七日当剧?阴结何以十四日当剧?盖十七日,老阳少阳之数。十四日,老阴少阴之数也。老阳之数九,少阳之数七,七九计十六,更进一数,阳之数而其道常绕,又阳数奇故也。老阴之数六,少阴之数八,八六计十四日,不进者,阴主静,而其道常乏,又阴数偶也。如此盈虚消长,不能逃乎时数。(许叔微《伤寒九十论·阳结证第六十八》)

寒热往来医案

尝记有人病伤寒,心烦喜呕,往来寒热。医以小柴胡与之,不除。予曰:脉洪大而实,热结在里,小柴胡安能去之?仲景云:伤寒十余日,热结在里,复往来寒热者,与大柴胡汤(大柴胡汤:柴胡、黄芩、芍药、半夏、生姜、枳实、大枣,和解少阳,内泻热结。——编者注)。三服而病除。大黄荡涤蕴热,伤寒中要药。王叔和云:若不用大黄,恐不名大柴胡。大黄须是酒洗,生用为有力。昔后周姚僧垣,名医也。帝因发热,欲服大黄药。僧垣曰:大黄乃是快药,至尊年高,不可轻用。帝不从,服之遂至不起。及元帝有疾,诸医皆谓至尊至贵不可轻服,宜用平药。僧垣曰:脉洪而实,必有宿食,不用大黄,必无瘥理。元帝从之,果下宿食乃愈。合用与不合用,必心下明得谛当,然后可。

又记有人患伤寒,身热目痛鼻干,不得卧,大便不通。尺寸脉俱大,已数日。一夕汗出,予谓速以大柴胡下之。医骇曰:阳明自汗,津液已漏,法当行蜜兑,何苦须用大黄药。予谓曰:子只知抱稳,若用大柴胡,此仲景不传之妙,公安能知之?予力争,竟用大柴胡,二服而愈。仲景论阳明之病多汗者急下之,人多谓已是自汗,若更下之,岂不表里俱虚?又如论少阴证云:少阴病一二日,口干燥者,急下之。人多谓病发于阴,得之日浅,但见干燥,若更下之,岂不阴气愈盛?举斯二者,则其他疑惑处,不可胜数。此仲景之书,世人罕读也,予以为不然。仲景称急下之者,亦犹急当救表,急当救里。凡称急者,有三处。谓才觉汗多,未至津液干燥,便速下之,则为径捷,免致用蜜兑也。若胸中识得了了,方可无疑。若未能了了误用之,反不若蜜兑为稳也。(许叔微《普济本事方·卷第八·伤寒时疫上》)

丁未五月,乡人邢原晖病伤寒,寒热往来,心下郁闷,舌上白滑苔。予曰:舌上滑苔有数证,有阴阳脉紧,鼻出涕者;有脏结而不可治者;有温瘴丹田有热者,有阳明胁下坚者。此证属阳明,宜栀子汤吐之于前,小柴胡(小柴胡汤:柴胡、黄芩、人参、半夏、炙甘草、生姜、大枣,和解少阳,和胃降逆,主治邪在半表半里的少阳病证。——编者注)继于其后,数日汗解而愈。(许叔微《伤寒九十论·舌上滑苔证第六十二》)

伤寒医案

闽人李宗古得疾,口中气热唇干,屈体卧,足冷,舌上有苔。予诊之,尺寸俱紧。或者谓气热口干,疑其阳胜;蜷卧足冷,疑其阴胜,而又阴阳俱紧,是诚可疑也。若不熟读仲景方法,何能治?予曰:尺寸俱紧,是寒邪胜也。仲景云:阴阳俱紧,法当清。邪中于下焦。又云:阴阳俱紧,口中气出,唇干舌燥,蜷卧足冷,鼻中涕出,舌上苔滑,勿妄治也。到七日以来,其人发热,手足温者,此为欲解。盖以上证候,皆是阴盛阳弱,故仲景云勿妄治者,诚恐后人之疑也。故予以抑阴助阳温剂与之,紧脉渐退,四体和,不汗而自解矣。(许叔微《伤寒九十论·伤寒自解证第十五》)

熙宁中邻守宋迪,因其犹子感伤寒之初,不能辨其病症,见其烦渴而汗多,以凉药解治之,至于再三,遂成阴毒,六日卒。迪痛悼之,遂著阴毒形症诀三篇。(许叔微《普济本事方·卷第八·伤寒时疫下》)

有人病伤寒。身热头痛。予诊之曰:邪在表,此表实证也,当汗之以麻黄汤。或人问曰:伤寒大抵因虚,故邪得以入之,今邪在表,何以云表实也?予曰:古人称邪之所凑,其气必虚,留而不去,其病则实。盖邪之入人也,始因虚,及邪居中,则反为实矣。大抵调治伤寒,先要明表里虚实。能明此四字,则仲景三百九十七法,可坐而定也。何以言之?有表实,有表虚,有里实,有里虚,有表里俱实,有表里俱虚。予于表里虚实歌中,常论其事矣。仲景麻黄汤之类,为表实而设也;桂枝汤之类,为表虚而设也;里实则承气之类是也;里虚则四逆之类是也;表里俱实,所谓阳盛阴虚,下之则愈也;表里俱虚,所谓阳虚阴盛,汗之则愈也。尝读《华佗传》:有府吏倪寻李延共止,俱头痛身热,所苦正同。佗曰:寻当下之,延当发汗。或难其异。佗曰:寻内实,延外实,故治之异。(许叔微《普济本事方·卷第八·伤寒时疫下》)

有人患伤寒六七日,心烦昏睡多吐,小便白色,自汗。予诊之,寸口尺中俱紧。予曰:寒中少阴之经,是以脉紧。仲景云:病人脉紧而汗出者,亡阳也,属少阴。法当咽痛而复下利。盖谓此也。有难之曰:脉诀紧脉属七表。仲景以紧脉属少阴,紧脉属阳耶?属阴耶?予曰:仲景云:寸口脉俱紧者,清邪中于上焦,浊邪中于下焦。又云:阴阳俱紧者,口中气出,唇口干燥,蜷卧足冷,鼻中涕出,舌上滑苔,勿妄治也。又云:紧则为寒。又云:诸紧为寒。又云:曾为人所难,紧脉从何而来?师云:假令已汗若吐,以肺里寒,故令脉紧。假令咳者,坐饮冷水,故令脉紧。假令下利以胃虚,故令脉紧。又云:寸口脉微,尺脉紧,其人虚损多汗。由是观之。则寒邪之气,入人经络所致,皆虚寒之脉也。其在阳经则浮而紧,在阴经则沉而紧。故仲景云:浮紧者名为伤寒。又曰阳明脉浮而紧者,必潮热。此在阳则浮而紧也,在阴则沉而紧。故仲景云:寸口脉微尺脉紧。其人虚损多汗,则阴常在,绝不见阳。又云:少阴脉紧,至七八日自下利,脉暴微,手足反温,脉紧反去者,此欲解也,此在阴则沉而紧也。仲景云:浮为在表,沉为在里,数为在腑,迟为在脏。欲知表里脏腑,先以浮沉迟数为定,然后兼于脉而别阴阳也。故论伤寒当以仲景脉法为准。伤寒必本仲景,犹兵家之必本孙吴也,《葬书》之本郭氏,三命之本《珞琭》,壬课之本《心镜》。舍是而之他者,是犹舍规矩而求方圆,舍律吕而合五音,必乖缪矣。予尝作《伤寒歌百篇》,其《首篇》曰:《伤寒脉证总论篇第一》,皆本仲景,今谩录于后。(许叔微

《普济本事方·卷第八·伤寒时疫下》）

温病医案

癸丑年，故人王彦龙作毗陵仓官，季夏得疾。胸项多汗，两足逆冷，谵语。医者不晓，杂进药已经旬日。予诊之，其脉关前濡，关后数。予曰：当作湿温治。盖先受暑后受湿，暑湿相抟，是名湿温。先以白虎加人参汤，次以白虎加苍术汤（白虎加苍术汤：知母六两、炙甘草二合、石膏一斤、苍术三两、粳米三两，锉如麻豆大，每服四大钱，煎服；主治湿温多汗。——编者注），头痛渐退，足渐温，汗渐止，三日愈。

此病名贼邪，误用药有死之理。有医难曰：何名贼邪？予曰：《难经》论五邪，有实邪、虚邪、正邪、微邪、贼邪。从后来者为虚邪，从前来者为实邪，从所不胜来者为贼邪，从所胜来者为微邪，自病者为正邪。又曰：假令心病中暑为正邪，中湿得之为贼邪。今心先受暑而湿邪胜之，水克火，从所不胜，斯谓之贼邪，此五邪之中最逆也。《难经》又云：湿温之脉，阳濡而弱，阴小而急。濡弱见于阳部，湿气抟暑也，小急见于阴部，暑气蒸湿也，故《经》曰暑湿相抟。名曰湿温，是谓贼邪也，不特此也。予素有停饮之疾，每至暑月，两足汗漐漐未尝干。每服此药二三盏，即便愈。（许叔微《普济本事方·卷第八·伤寒时疫上》）

己酉，虏骑破淮俱，疫疠大作，时有王朝奉寓天庆得疾，身热自汗，体重难以转侧，多眠，鼾睡，医作三阳合病，或作漏风证，治之不愈。予曰：此风温病，投以葳蕤汤（葳蕤汤：葳蕤、白薇、麻黄、独活、杏仁、青木香、川芎、石膏、甘草，滋阴清热，宣肺解表。——编者注），独活汤，数日瘥。

许叔微阐发说：仲景云见太阳病脉篇：太阳病，发热而渴，不恶寒者为温病。若发汗已，身灼热者，名曰风温。风温为病，脉阴阳俱浮，自汗出，身重，多眠睡，鼻息必鼾，语言难出。若被下者，小便不利，直视失溲。若被火者，微发黄色，剧则如惊痫，时瘛疭。又云：阳脉浮滑，阴脉濡弱，更遇于风，变为风温,大抵温气大行,更遇风邪,则有是证。令当春夏,病此者多,医作伤寒漏风治,非也。不是火,不可下,不可大发汗,而仲景无药方,古法谓可取手少阴火,足厥阴木,随经所在而取之,故用葳蕤汤、独活汤辈为宜。若发热无下证者,当用知母石膏汤。误汗之,则防己黄芪汤救之。(许叔微《伤寒九十论·风温证第四十四》)

族有乳媪,患伤寒七八日,发斑,肌体如火,脉洪数而牢,心中烦满不快,俄而变赤黑斑,其家甚惊惶。予曰:此温毒也。温毒为病最重,而年齿为迈,是诚可忧也。仲景云:伤寒脉洪数,阴脉实大,更遇湿热,变成温毒。温毒最重也,故斑疹生,心下不快,痞闷,遂以升麻玄参汤与之。日夜四五服,斑退而愈。

许叔微阐发说:华佗云:伤寒五日在腹,六日在胃,入胃则可下也。若热毒未入于胃,而先下之者,其热乘虚入胃,则胃烂。然热入胃,要须复下之,不得留在胃中也。胃若实,为致此病,三死一生。其热微者赤斑出,剧者黑斑出。赤斑出者五死一生;黑斑出者十死一生,但看人有强弱耳。病者至日,不以时下之,热不得泄,亦胃烂斑出,盖此是恶候。若下之早,则热乘虚入胃;或下迟,则热入不得泄。须是乘机,不可失时,庶几轻可也。(许叔微《伤寒九十论·发斑证第六十六》)

中暑医案

毗陵一时官得病,身疼痛,发热体重,其脉虚弱。人多作风湿,或作热病,则又疑其脉虚弱不敢汗也,已数日矣。予诊视之,曰:中暍证也。仲景云:太阳中暍者,身热体疼,而脉微弱。此以夏月伤冷水,水行皮中所致也。予以瓜蒂散(瓜蒂散:瓜蒂、赤小豆。——编者注)治之,一呷而愈。

许叔微阐发说:仲景论暍有三证,一则汗出恶寒,身热而渴,此太阳经中暍也。一则发热恶寒,身疼痛,其脉弦细芤迟。一则夏月伤冷水,水行皮中,身热,疼痛重而脉微弱。不可下,不可行温针。上二证皆宜用白虎加人参汤,后一证宜用瓜蒂散,方治不见于本论,而见于《金匮要略》,其脉证云:治太阳中暍,身热疼痛,而脉微弱者,夏月伤冷水,水行皮中所致,宜瓜蒂散。盖谓此也。(许叔微《伤寒九十论·太阳中暍证第二十四》)

一尼病头痛,身热,烦渴,躁,诊其脉大而虚。问之曰:小便赤,背恶寒,毛竦洒洒然,面垢,中暑也。医作热病治,但未敢服药。予投以白虎汤,数日愈。

许叔微阐发说:仲景云:脉虚身热,得之伤暑。又云:其脉弦细芤迟,何也?《素问》曰:寒伤形,热伤气。盖伤气不伤形,则气消而脉虚弱,所以弦迟芤细,皆虚脉而可知矣。(许叔微《伤寒九十论·面垢恶寒证第七十五》)

喘证医案

人病身体疼痛,面黄,喘满,头痛,自能饮食,大小便如常,或者多以茵陈五苓散与之。予诊其脉曰:大而虚,鼻塞且烦,其证如前,则非湿热与宿谷相搏,乃头中寒湿,仲景云:疼痛发热,面黄而喘,头痛,鼻塞而烦,其脉大,自能饮食,腹中和无病,病在头中寒湿,故鼻塞,纳药鼻中则愈。而仲景无药方,其方见《外台删繁》,证云:治天行热毒,通贯脏腑,沉鼓骨髓之间,或为黄疸,须瓜蒂散。瓜蒂二七枚,赤小豆、秫米各二七枚,为末,如大豆许,内鼻中,搐鼻当出黄水。慎不可吹入鼻中深处。(许叔微《伤寒九十论·湿家发黄证第四十七》)

戊申正月,有一武弁在仪征,为张遇所虏。日夕置于舟䑌板下,不胜跧伏。后数日得脱,因饱食解衣扪虱以自快,次日遂作伤寒。医者以因饱食伤而下之,一医以解衣中邪而汗之。杂治数日,渐觉昏困,上喘息高。医者怆惶,罔知所指。予诊之曰:太阳病下之,表未解,微喘者,桂枝加厚朴杏子汤,此仲景法也。医者争曰:某平生不曾用桂枝,况此药热,安可愈喘?予曰:非汝所知也。一投(桂枝加厚朴杏子汤:桂枝、芍药、生姜、炙甘草、大枣、厚朴、杏仁,解肌发表,降气平喘。——编者注)而喘定,再投而漐漐汗出。至晚,身凉而脉已和矣。医者曰:予不知仲景之法,其神如此。岂诳惑后世也哉! 人自寡学,无以发明耳。(许叔微《伤寒九十论·桂枝加厚朴杏子汤证第三》)

戊申正月,有一武臣为寇所执,置舟中艎板下,数日得脱,乘饥恣食,良久解衣扪虱,次日遂作伤寒,自汗而膈不利。一医作伤食而下之,一医作解衣中邪而汗之,杂治数日,渐觉昏困,上喘息高。医者怆惶失措。予诊之曰:太阳病下之表未解,微喘者,桂枝加厚朴杏子汤,此仲景之法也。指令医者急治药(桂枝加厚朴杏子汤:桂枝、芍药各一两,炙甘草六钱三字,姜汁炙厚朴六钱三字,杏仁十七个;锉如麻豆大,每次五大钱,生姜五片,大枣二个,同煎去滓温服,覆取微汗。——编者注),一啜喘定,再啜漐漐微汗,至晚身凉而脉已和矣。医曰:某平生不曾用仲景方,不知其神捷如此。予曰:仲景之法,岂诳后人也哉。人自寡学,无以发明耳。(许叔微《普济本事方·卷第八·伤寒时疫上》)

一家病身体痛,面黄喘满,头痛,自能饮食,大小便如经。予诊之脉大而虚,鼻塞且烦。予曰:非湿热宿谷相抟,此乃头中寒湿,茵陈五苓不可行也。仲景云:湿家病,身疼痛,发热面黄而喘,头痛鼻塞而烦,其脉大,能自饮食,中和无病,病在头中寒湿,故鼻塞。纳药鼻中则愈。仲景无药方。此方见《外台删繁》。证云:治天行热毒,通贯脏腑,沉鼓骨髓之间,或为黄疸。宜瓜蒂散。即此方也。(许叔微《普济本事方·卷第八·伤寒时疫上》)

有豪子病伤寒,脉浮而长,喘而胸满,身热头疼,腰脊强,鼻干,不得眠。予曰:太阳阳明合病证。仲景法中有三证:下利者葛根汤;不下利呕逆者加半夏;喘而胸满者麻黄汤也。治以麻黄汤,得汗而解。

许叔微阐发说:或问传入之次第,自太阳,阳明,少阳,太阴,少阴,厥阴,何哉?说者谓:阳主生,故足太阳水传足阳明土,土传足少阳木,为微邪。阴主杀,故太阴土传少阴水,水传足厥阴木,为贼邪。少阴水传厥阴木,安得为贼也?故予以为不然。《素问·阴阳离合论》云:太阳根起于至阴,结于命门,名曰阴中之阳。阳明根起于厉兑,名曰阴中之阳,少阳根起于窍阴,名曰阴中之少阳。太阴根起于隐白,名曰阴中之阴。少阴根起于涌泉,名曰阴中之少阴。厥阴根起于大敦,名曰阴之绝阴。大抵伤寒,始因中之气得之于阴,是以止传足经者,是阴中之阳,阳中之阴,亦自然之次第也。故此篇因黄帝问三阴三阳之离合,岐伯自圣人南面而立,前曰广明而推之,且以太阳为开,阳明为阖,少阳为枢,太阴为开,厥阴为阖,少阴为枢,六经不得相失,则其序有授矣,不特此也,以六气在天而考之,厥阴为初之气,少阴为二之气,太阴为三之气,少阳为四之气,阳明为五之气,太阳为六之气,此顺也。逆而言之,则太阳而后阳明,阳明而后少阳,少阳而后太阴,太阴而后少阴,少阴而后厥阴。伤寒为病,在气则逆而非顺,自太阳而终厥阴也。(许叔微《伤寒九十论·太阳阳明合病证第八十四》)

有人病伤寒脉浮而长,喘而胸满,身热头痛,腰脊强,鼻干不得卧。予曰:太阳阳明合病证。仲景法中有三证,下利者葛根汤,不下利呕逆者加半夏,喘而胸满者麻黄汤也,治以麻黄得解。有人问伤寒传入之序,自太阳阳明少阳太阴少阴厥阴,所传有次第,何哉?予曰:仲景本论无说,古今亦无言者,唯庞安常谓阳主生,故太阳水传足阳明土,土传足少阳木,为微邪。阴主杀,故足少阳木传足太阴土,土传足少阴水,水传足厥阴木,为贼邪。予以为不然。足少阴水传足厥阴木,安得为贼邪?盖牵强附会,失之穿凿。胡不观《素问·阴阳离合论》云:太阳根起于至阴,结于命门,名曰阴中之阳。阳明根起于厉兑,名曰阴中之阳。少阳根起于窍阴,名曰阴中之少阳。太阴根起于隐白,名曰阴中之阴。少阴根起于涌泉,名曰阴中之少阴。厥阴根起于大敦,阴之绝阳,名曰阴之绝阴。其次序正与此合。大抵伤寒始因中风寒,得之于阴,是以只传足经者。皆阴中之阳,阴中之阴也,不特此也,以六气在天者考之,厥阴为初之气,少阴为二之气,太阴为三之气,少阳为四之气,阳明为五之气,太阳为终之气。此顺也。逆而言之,太阳而后阳明,阳明而后少阳,少阳而后太阴,太阴而后少阴,少阴而后厥阴。伤寒为

病,逆而非顺,故以是为序也。(许叔微《普济本事方·卷第八·伤寒时疫下》)

有一亲表妇人,患(指喘证与咳嗽,编者注)十年,遍求医者皆不效,忽有一道人货此药(紫金丹:砒霜一钱半,研,飞如粉;豆豉一两半,水略润少时,以纸浥干,研成膏,和砒同杵极匀,丸如麻子大;每服十五丸,小儿量大小与之,并用腊茶清极冷吞下,临卧以知为度;主治多年肺气喘急,咳嗽晨夕不得眠。——编者注),谩赠一服,是夜减半。数服顿愈,遂多金丐得此方。予屡用以救人,恃为神异。(许叔微《普济本事方·卷第二·肺肾经病》)

又有人病伤寒,大便不利,日晡发潮热,手循衣缝两手撮空,直视喘急,更数医矣,见之皆走。予曰:此诚恶候,得之者十中九死。仲景虽有证而无治法,但云脉弦者生,涩者死。已经吐下,难于用药,漫且救之。若大便得通而脉弦者,庶可治也。与小承气汤一服,而大便利,诸疾渐退,脉且微弦,半月愈。

或人问曰:下之而脉弦者生,此何意也? 予曰:《金匮玉函》云:循衣妄撮,怵惕不安,微喘直视,脉弦者生,涩者死,微者但发热谵语。承气汤主之。予尝观钱仲阳《小儿直诀》云:手寻衣领及捻物者,肝热也。此证在《玉函》列于阳明部,盖阳明胃也。肝有热邪,淫于胃经,故以承气泻之。且得弦脉,则肝平而胃不受克,此所以有生之理。读《仲景论》不能博通诸医书,以发明其隐奥,专守一书者,吾未见其能也。(许叔微《普济本事方·卷第八·伤寒时疫下》)

心悸医案

乙巳六月,吉水谭商人寓城南,得伤寒八九日,心下惕惕然,以两手扪心,身体振振动摇,他医以心痛治之,不效。予曰:此汗过多之所致也。仲景云:未持脉时,病人叉手自冒心,心下悸。所以然者,以重获汗,虚,故如此。又云：发汗过多，其人叉手自冒心，心下悸，欲得按者，桂枝甘草汤证。予投黄芪建中，真武，及甘草桂枝，渐得平复。（许叔微《伤寒九十论·叉手冒心证第五十八》）

不寐医案

绍兴癸丑，予待次四明，有董生者，患神气不宁，每卧则魂飞扬，觉身在床而神魂离体，惊悸多魇，通夕无寐，更数医而不效，予为诊视。询之曰："医作何病治？"董曰："众皆以为心病。"予曰："以脉言之，肝经受邪，非心病也。肝经因虚，邪气袭之，肝藏魂者也，游魂为变。平人肝不受邪，故卧则魂归于肝，神静而得寐。今肝有邪，魂不得归，是以卧则魂扬若离体也。肝主怒，故小怒则剧。"董欣然曰："前此未之闻，虽未服药，已觉沉疴去体矣，愿求药法。"予曰："公且持此说与众医议所治之方，而徐质之。"阅旬日复至，云："医遍议古今方书，无与病相对者。"故予处此二方（真珠圆：珍珠母三分研如粉，当归、熟地黄各一两半，人参、酸枣仁、柏子仁各一两，茯神、沉香、龙齿各半两，为细末，炼蜜为丸，如梧子大，朱砂为衣；每服四五十丸，金银薄荷汤下，日午夜卧服；主治肝经因虚，内受风邪，卧则魂散而不守，状若惊悸。——编者注）与独活汤（独活汤：独活、羌活、防风、人参、前胡、细辛、五味子、沙参、茯苓、半夏、酸枣仁、炙甘草各一两，为粗末，每服四大钱，生姜三片，乌梅半个，同煎不拘时服。——编者注）以赠，服一月而病悉除。

此方大抵以真珠母为君，龙齿佐之，真珠母入肝经为第一，龙齿与肝相类故也。龙齿虎睛，今人例作镇心药，殊不知龙齿安魂，虎睛定魄，各言类也。东方苍龙木也，属肝而藏魂；西方白虎金也，属肺而藏魄。龙能变化，故魂游而不定；虎能专静，故魄止而有守。予谓治魄不宁者，宜以虎睛；治魂飞扬者，宜以龙齿。万物有成理而不说，亦在夫人达之而已。（许叔微《普济本事方·卷第一·中风肝胆筋骨诸风》）

神昏医案

顷在徽城日，尝修合神精丹一料。

庚申年予家一妇人梦中见二苍头，一在前，一在后，手中持一物。前者云：到也未？后应云：到也。击一下，爆然有声，遂魇，觉后心一点痛不可忍，昏闷一时许。予忽忆神精丹（太乙神精丹：丹砂、曾青、雌黄、雄黄、磁石各四两，金牙二两半；上六味，各捣，绢下筛，唯丹砂、雌黄、雄黄三味，以酸醋浸之，曾青用好酒铜器中渍，纸密封之，日中曝之百日，经夏。急五日亦得，无日，以火暖之。讫，各研令如细粉，以酸醋拌，使干湿得所，内土釜中，以六一泥固际，勿令泄气；干，然后安铁环施脚高一尺五寸。置釜上，以渐放火，无问软硬炭等皆得，初放火，取熟两称炭各长四寸，置于釜上，待三分二分尽即益，如此三度，尽用熟火，然后用益生炭，其过三上熟火以外，皆须加火渐多，及至一伏时，其火已欲近釜，即便满，其釜下益炭，经两度即罢；火尽极冷，然后出之，其药精飞化凝著釜上，五色者上，三色者次，一色者下，虽无五色，但色光明皎洁如雪最佳；若飞上不尽，更令与火如前；以雄鸡翼扫取，或多或少不定，研如枣膏，丸如黍粒。一本云丹砂曾青、雄黄、雌黄各二斤，丹砂以大醋瓷器中渍，曾青美酒渍，纸密封闭，日曝一百日，雄黄、雌黄各油煎九日九夜，去油腻汔，更捣数千杵，皆勿研之，别以大醋拌之，令淹混然，纳药土釜中，以雄黄在下，次下雌黄，次曾青，次丹砂，以甘土泥涂，勿令余毫毛许，干，以刚炭火烧之，九日九夜去釜五寸，九日九夜至釜底，九日九夜浸釜腹三寸，三九二十七日，冷之一日一夜，以刀子于釜际利著一匝，开之取丹，丹成讫，细研如粉，以枣膏和。一切丹，不得用蜜，皆用枣膏，学者宜知此术，旧不用磁石、金牙，今加而用之。主客忤霍乱，腹痛胀满，尸疰恶风，癫狂鬼语，蛊毒妖魅，温疟，但是一切恶毒，无所不治方。——编者注）有此一证，取三粒令服之，遂至府过厅，少顷归，已无病矣。云服药竟，痛止神醒，今如常矣。自后相识稍有邪气，与一二服无不应验。方在《千金》中,治中风之要药,但近世少得曾青磁石,为难合尔。(神精丹在《千金方》十二卷中)(许叔微《普济本事方·卷第六·诸虫飞尸鬼疰》)

宣和中有一国医,忽承快行宣押,就一佛刹医内人,限目今便行。鞭马至,则寂未有人。须臾卧轿中扶下一内人,又一快行送至,奉旨取军令状,限日下安痊。医诊视之,已昏死矣。问其从人,皆不知病之由,惶恐无地。良久有二三老内人至,下轿环而泣之,方得其实。云:因蹴秋千自空而下坠死。医者云:打扑伤损自属外科,欲申明,又恐后时参差不测。再视之,微觉有气。忽忆药箧中有苏合香圆(苏合香丸:苏合香油一两入安息香膏内,白术、丁香、朱砂、木香、白檀香、薰陆香、沉香、荜茇、香附、诃藜勒、麝香各二两,冰片一两,安息香二两为末用无灰酒一斤熬膏;共为细末,入研药匀,用安息香膏并炼白蜜和剂;每服旋丸如梧桐子大四丸,老人小儿可服一丸,空心服之,或温酒化服亦得;主治传尸,骨蒸,殗碟,肺痿,疰忤,鬼气,卒心痛,霍乱吐利,时气鬼魅,瘴疟,赤白暴利,瘀血月闭,痃癖下肿,惊痫,鬼忤中人,小儿吐乳等。——编者注),急取半两,于火上焙去脑麝,用酒半升研化灌之。至三更方呻吟,五更下恶血数升,调理数日得痊。予谓正当下苏合香圆。盖从高坠下,必挟惊悸,血气错乱。此药非特逐瘀血,而又醒气,医偶用之遂见功。(许叔微《普济本事方·卷第六·金疮痈疽打扑诸疮破伤风》)

谵语医案

城南妇人,腹满身重,遗尿,言语失常。他医曰:不可治也,肾绝矣,其家惊忧无措,密召予至,则医尚在座。乃诊之曰:何谓肾绝?医家曰:仲景谓溲便遗失,狂言,反目直视,此谓肾绝也。予曰:今脉浮大而长,此三阳合病也,胡为肾绝?仲景云:腹满身重,难以转侧,口不仁,谵语,遗尿。发汗则谵语,下之则额上生汗,手足厥冷,白虎证也。今病人谵语者,以不当汗而汗之,非狂言反目直视。须是肾绝脉,方可言此证。乃投以白虎加人参

汤,数服而病悉除。(许叔微《伤寒九十论·遗尿证第六十一》)

狂证医案

黄山沃巡检彦,其妻狂厥者逾年,更十余医而不验,予授此方(惊气丸:炮附子、木香、僵蚕、花蛇酒浸、橘红、天麻、麻黄各一两,全蝎一两,紫苏子一两,天南星半两,朱砂一分;为末,入研脑麝少许,同研极匀,炼蜜杵,丸如龙眼大,朱砂为衣,每服一粒,金银薄荷汤化下,温酒亦得;主治惊忧积气,心受风邪,发则牙关紧急,涎潮昏塞,醒则精神若凝;许叔微特意说明此为家秘方。——编者注),去附子加铁粉,亦不终剂而愈。铁粉非但化涎镇心,至如摧抑肝邪特异,若多恚怒,肝邪太盛,铁粉能制伏之。《素问》言:阳厥狂怒,治以铁落饮,金制木之意也,此亦前人未尝论及。(许叔微《普济本事方·卷第二·心小肠脾胃病》)

言语颠错医案

宋明远教授之母,七十四岁。因戎马惊疾如上证(因惊语言颠错。——编者注),服此二方(远志圆:①远志丸:远志、南星、炮白附子、茯苓、人参、酸枣仁各半两,金箔五片,朱砂半两水飞并入麝香少许同研;为细末,炼蜜丸如梧子大,朱砂为衣,每服三十丸,食后临卧时用薄荷汤下,主治因惊语言颠错。②茯神散:茯神、熟地黄、白芍药、川芎、当归、茯苓、桔梗、远志、人参各一两,为细末,每服二钱;灯心草、大枣同煎不拘时候。——编者注)得力。(许叔微《普济本事方·卷第二·心小肠脾胃病》)

失心医案

江东提辖张载扬,其妻因避寇,失心已数年,予授此方(惊气丸:炮附子、木香、僵蚕、花蛇酒浸、橘红、天麻、麻黄各一两,全蝎一两,紫苏子一两,天南星半两,朱砂一分;为末,入研脑麝少许,同研极匀,炼蜜杵,丸如龙眼大,朱砂为衣,每服一粒,金银薄荷汤化下,温酒亦得;主治惊忧积气,心受风邪,发则牙关紧急,涎潮昏塞,醒则精神若凝;许叔微特意说明此为家秘方。——编者注)不终剂而愈。(许叔微《普济本事方·卷第二·心小肠脾胃病》)

戊申年,军中一人犯法,褫衣将受刃,得释,神失如痴,予与一粒(惊气丸:炮附子、木香、僵蚕、花蛇酒浸、橘红、天麻、麻黄各一两,全蝎一两,紫苏子一两,天南星半两,朱砂一分;为末,入研脑麝少许,同研极匀,炼蜜杵,丸如龙眼大,朱砂为衣,每服一粒,金银薄荷汤化下,温酒亦得;主治惊忧积气,心受风邪,发则牙关紧急,涎潮昏塞,醒则精神若凝;许叔微特意说明此为家秘方。——编者注),服讫而寐,及觉,病已失矣。(许叔微《普济本事方·卷第二·心小肠脾胃病》)

予族弟妇,缘兵火失心,制此方(宁志膏:人参一两、酸枣仁一两、朱砂半两、乳香一分,为细末,炼蜜和杵,丸如弹子大,每服一粒,薄荷汤化下。——编者注)与之,服二十粒愈。亲识多传去,服之皆验。(许叔微《普济本事方·卷第二·心小肠脾胃病》)

厥证医案

刘中道初得病,四肢逆冷,脐中筑痛,身疼如被杖,盖阴证也,急投金液来复之类,其脉得沉而滑,盖沉者阴证也,滑者阳脉也。病虽阴而是阳脉,仲景所谓阴证见阳脉生也。于是再灸脐下丹田百壮,谓手足温,阳回体热而汗解。或问:滑脉之状如何?曰:仲景云翕奄沉名曰滑。古人论滑脉,虽云往来前却,流利展转,替替然与数相似,曾未若仲景三语而足也。翕合也,言张而复合也,故云翕为正阳。沉言脉降而下也,故曰沉为纯阴。方翕而合,俄降而下。奄谓奄忽之间复降也。仲景论滑脉,方为谛当也。(许叔

微《伤寒九十论·阴病阳脉证第五十一》）

有人初得病，四肢逆冷，脐下筑痛，身疼如被杖，盖阴症也。急服金液、破阴、来复等丹，其脉遂沉而滑。沉者阴也，滑者阳也，病虽阴而见阳脉，有可生之理。仲景所谓阴病见阳脉者生也。仍灸气海丹田百壮，手足温阳回，得汗而解。或问滑脉之状，如何便有生理？予曰：仲景云：翕奄沉名曰滑。何谓也？沉为纯阴，翕为正阳。阴阳和合，故令脉滑。古人论滑脉，虽云往来前却流利度转，替替然与数相似。仲景三语而足也。此三字极难晓，翕：合也，言张而复合也，故曰翕，为正阳。沉：言忽降而下也，故曰沉，为纯阴。方翕而合，俄降而下。奄：谓奄忽之间。仲景论滑脉可谓谛当矣，然其言皆有法，故读者难晓。（许叔微《普济本事方·卷第八·伤寒时疫下》）

有人患伤寒五六日，头汗出，自颈以下无汗，手足冷，心下痞闷，大便秘结，或者见四肢冷，又汗出满闷，以为阴证。予诊其脉沉而紧。予曰：此症诚可疑，然大便结，非虚结也，安得为阴？脉虽沉紧为少阴症，多是自利，未有秘结者。予谓此正半在里半在表，投以小柴胡得愈。仲景称伤寒五六日头汗出，微恶寒，手足冷，心下满，口不欲食，大便硬，脉细者，此为阳微结，必有表复有里，脉沉亦有里也。汗出为阳微，假令纯阴结，不得复有外证，悉入在里。此为半在外半在里也，脉虽沉紧不得为少阴。所以然者，阴不得有汗，今头汗出，故知非少阴也，可与小柴胡汤。设不了了者，得屎而解，此疾症候同，故得屎而解也。有人难曰：仲景云：病人脉阴阳俱紧反汗出者，亡阳也，此属少阴。今云阴不得有汗何也？今头汗出者，故知非少阴，何以头汗出，便知非少阴证？

予曰：此一段正是仲景议论处，意谓四肢冷，脉沉紧，腹满，全似少阴。然大便硬，头汗出，不得为少阴。盖头者三阳同聚，若三阴，至胸而还，有头汗出，自是阳虚。故曰汗出为阳微，是阴不得有汗也。若少阴，头有汗则死矣，故仲景《平脉法》云：心者火也，名少阴，其头无汗者可治，有汗者死。盖心为手少阴，肾为足少阴，相与为上下，唯以意逆者，斯可得之。（许叔微

《普济本事方·卷第八·伤寒时疫下》）

元祐庚午，母氏亲遭此祸（指厥逆。——编者注），至今饮恨。母氏平时食素，气血羸弱，因先子捐馆忧恼，忽一日气厥，牙噤涎潮，有一里医便作中风，以大通圆三粒下之，大下数行，一夕而去。予常痛恨，每见此症，急化苏合香圆（苏合香丸：苏合香油一两入安息香膏内，白术、丁香、朱砂、木香、白檀香、熏陆香、沉香、荜茇、香附、诃藜勒、麝香各二两，冰片一两，安息香二两，为末，用无灰酒一斤熬膏；共为细末，入研药匀，用安息香膏并炼白蜜和剂；每服旋丸如梧桐子大四丸，老人小儿可服一丸，空心服之，或温酒化服亦得；主治传尸，骨蒸，殗殜，肺痿，疰忤，鬼气，卒心痛，霍乱吐利，时气鬼魅，瘴疟，赤白暴利，瘀血月闭，痃癖下肿，惊痫，鬼忤中人，小儿吐乳等。——编者注）四五粒，灌之便醒，然后随其虚实寒热而调治之，无不愈者。经云：无故而喑，脉不至，不治自已。谓气暴逆也，气复则已，审如是，虽不服药亦可。（许叔微《普济本事方·卷第一·中风肝胆筋骨诸风》）

瘛疭医案

维扬谢康中，任仪征酒官，咽干烦渴，腰疼身热，脉细而微急，予诊视之曰：此真少阴证也。六经之中，少阴难治。少阴病传之经络，此证有补泻法。仲景泻者用承气，补者用四逆，误之则相去远矣。此证当温，勿以水证为疑也。予适以事出境，后七日归，则为他医汗之矣。经络既虚，邪毒流入大经之中，手足瘛疭，如惊痫状，其家狼狈求救。予曰：不可治也，予验此甚多，是谓邪入大经。不旋踵，其家已哭矣。（许叔微《伤寒九十论·邪入大经证第二十九》）

结胸医案

城东李氏子，年十八，病伤寒结胸，状如痓，自心至脐，手不可近，短气心烦,真结胸也,医者便欲下之。予适过其门,见其怆惶面无色。予曰:公有忧色,何也?曰:以长子病伤寒作结胸证,医者将下之而犹豫。予就为诊之,自关以上浮大,表证未罢,不可下也。曰:事急矣。予以黄连饼子,灸脐中数十壮,得气下,心腹软,继以和气解肌药,数日瘥。当时若下,定是医杀。(许叔微《伤寒九十论·结胸可灸证第三十九》)

维扬李寅始病,头疼,发热,恶风。医者下之,忽尔心下坚硬,项强,短气,宛然结胸中证也。予曰:幸尔脉不浮,心不烦躁,非陷胸汤(大陷胸汤:大黄、芒硝、甘遂,主治水热互结结胸证;根据标题及临床表现,此处陷胸汤当是大陷胸汤。——编者注)不可,投之,一宿乃下。

许叔微阐发说:仲景言病发于阳而反下之,热入于胸,因作结胸者,以下之太早故也。盖恶寒尚有表证未罢,而下之,故阳气内陷,阳内拒痛。脉浮者不可下,下之则死。结胸烦躁者必死。此是恶证,辨者仔细。(许叔微《伤寒九十论·结胸可下证第三十八》)

嘈杂医案

予宣和中,每觉心中多嘈杂,意谓饮作,又疑是虫。漫依《良方》所说服。翌日下虫二条,一长二尺五寸,头扁阔尾尖锐。每寸作一节,斑斑如锦纹,一条皆寸断矣。《千金》谓劳则生热。热则生虫。心虫曰蛔,脾虫寸白,肾虫如寸截丝缕,肝虫如烂杏,肺虫如蚕。五虫皆能杀人,唯肺虫为急。肺虫居肺叶之内,蚀人肺系,故成瘵疾,咯血声嘶,药所不到,治之为难。(许叔微《普济本事方·卷第六·诸虫飞尸鬼疰》)

呕吐医案

曹生初病伤寒,六七日,腹满而吐,食不下,身温,手足热,自利,腹中痛,呕恶心。医者谓之阳多,尚疑其手足热,恐热蓄于胃中而吐呕;或见吐利而为霍乱。请予诊，其脉细而沉，质之曰：太阴证也。太阴之为病，腹满而吐，食不下，自利益甚，时腹自痛。

予止以理中丸，用仲景云如鸡子黄大，昼夜投五六枚，继以五积散（五积散：白芷、川芎、炙甘草、茯苓、当归、肉桂、芍药、半夏、陈皮、炒枳壳、麻黄、苍术、干姜、桔梗、厚朴、生姜，主治外感风寒，内伤生冷。——编者注），数日愈。

许叔微阐发说：予见世医论伤寒，但称阴证阳证。盖仲景有三阴三阳，就一证中，又有偏胜多寡，须是分明辨质，在何经络，方与证候相应，用药有准。且如太阴、少阴，就阴证中，自有补泻，岂可止谓之阴证也哉！（许叔微《伤寒九十论·太阴证第二十三》）

丁未岁夏，族妹因伤寒已汗后，呕吐不止，强药不下，医以丁香、硝石、硫黄、藿香等药治之，盖作胃冷治也。予往视之曰：此汗后余热尚留胃脘，若投以热药，如以火济火，安能止也？故以香薷汤、竹茹汤，三服愈。（许叔微《伤寒九十论·胃热呕吐证第七十》）

李使君曾病呕，每食讫辄吐，如此两月，服翻胃药愈甚，或谓有痰饮，投半夏旋覆之类，亦皆不验，幕下药判官授此方（槐花散：皂角、白矾、炒槐花、炙甘草，四味等分为末，每服二钱，白汤调下；主治热吐。——编者注），服之即瘥。（许叔微《普济本事方·卷第四·翻胃呕吐霍乱》）

玄华得伤寒六七日，烦，昏睡，多吐呕，小便白色，自汗出，予诊其脉，寸口尺中俱紧，谓曰寒中少阴经中，是以脉紧，当作少阴治也。仲景云：病人脉紧反汗出，亡阳也，属少阴证，当咽痛而复吐利，盖谓此也。有难者曰：《脉诀》以紧为七表，仲景以紧为少阴，紧脉为阴耶？予曰：仲景云：寸口脉俱紧者，口中气出，唇口干燥，蜷卧足冷，鼻中涕出，舌上白苔，勿妄治也。又云：紧则为寒。又云：曾为人所难，紧脉从何而来？师曰：假令亡汗，若吐，以肺里寒，故令脉紧。又曰：寸口脉微，尺中紧，其人虚损多汗。由是观之，则是寒邪入经络所致，皆虚寒之脉也。其在阳经则浮而紧，在阴经则沉而紧。故仲景云：浮紧者，名为伤寒。又云：阳明脉浮而紧者，必潮湿。此在阳则脉浮而紧者。仲景又云：病人脉阴阳俱紧者，属少阴。又云：寸口脉微，尺脉紧，其人虚损多汗，则阴常在，绝不见阳。又云：少阴脉紧，至七八日，自下利，脉暴微，手足反温，脉紧反去者，此欲解也。此在阴沉而紧也。仲景云：浮为在表，沉为在里，数为在腑，迟为在脏。欲知表里脏腑，先以浮沉迟数为定，然后兼余脉而定阳阴也。若于《脉诀》而言，则疏矣。故予尝谓伤寒脉者，当以仲景脉为准法。（许叔微《伤寒九十论·辨少阴脉紧证第五十二》）

一老青衣久病呕，与服之（槐花散：皂角、白矾、炒槐花、炙甘草，四味等分为末，每服二钱，白汤调下；主治热吐。——编者注）又瘥。大凡吐多是膈热，热且生涎，此药能化胃膈热涎，特有殊效。（许叔微《普济本事方·卷第四·翻胃呕吐霍乱》）

羽流蒋尊病，其初心烦喜呕，往来寒热，医初以小柴胡汤与之，不除。予诊之曰：脉洪大而实，热结在里，小柴胡安能除也。仲景云：伤寒十余日，热结在里，复往来寒热者，与大柴胡（大柴胡汤：柴胡、黄芩、芍药、半夏、生姜、枳实、大枣，和解少阳，内泻热结。——编者注）。二服而病除。

许叔微阐发说：大黄为将军，故荡涤湿热，在伤寒为要药。今大柴胡汤不用，诚误也。王叔和曰：若不加大黄，恐不名大柴胡。须是酒洗生用，乃有力。昔后周姚僧坦名善医，上因发热，欲服大黄。僧坦曰：大黄乃是快药，至尊年高，不宜轻用。上弗从，服之，遂不起。及至元帝有疾，诸医者为至尊至贵，不可轻服，宜用平药。僧坦曰：脉洪而实，必有宿食，不用大黄，病不能除。上从之，果下宿食而愈。此明合用与不合用之异也。（许叔微《伤寒九十论·大柴胡汤证第十三》）

政和中一宗人病伤寒，得汗身凉，数日忽呕吐，药与饮食俱不下，医者皆进丁香、藿香、滑石等药，下咽即吐。予曰：此正汗后余热留胃脘，孙兆竹茹汤（竹茹汤：葛根三两、炙甘草三分、姜半夏三分，为粗末，每服五钱，生姜三片，竹茹一弹大，大枣一个，同煎去滓温服；主治胃热呕吐。——编者注）正相当尔。亟治药与之，即时愈。《良方》槐花散亦相类。（许叔微《普济

本事方·卷第四·翻胃呕吐霍乱》）

呕吐泄泻医案

夏，钟离德全一夕病，上吐下泻，身冷，汗出如洗，心烦躁，予以香薷饮与服之。翌日遂定，进理中等调之痊。

许叔微阐发说：仲景云：病发热，头痛，身疼，恶寒，吐利者，此属何病？答曰：此名霍乱。自吐下，又利止而复作，更发热也。此病多由暑热，阴阳不和，清浊相干，饮食过伤，三焦溷乱。腹中撮痛，烦渴不止，两足转筋，杀人颇急，不可缓也。（许叔微《伤寒九十论·霍乱转筋证第七十一》）

有人因忧愁中伤，食结积在肠胃，故发吐利，自后至暑月，稍伤则发，暴下数日不已。《玉函》云：下利至隔年月日不期而发者，此为有积，宜下之。只用温脾汤（温脾汤：厚朴、炮干姜、甘草、肉桂、附子各半两；大黄四钱，碎切，汤一盏渍半日，搦去滓，煎汤时，和滓下；前五药细锉，水二升半，煎八合后，下大黄汁再煎六合，沉淀去除残渣，不要晚食，分三服温服，自夜至晓令尽，主治痼冷在肠胃间。连年腹痛泄泻，休作无时，服诸热药不效，宜先去宿积，然后调治易瘥，不可畏虚以养病也。——编者注）尤佳，如难取，可佐以干姜圆（干姜圆：炮干姜、巴豆、大黄、人参各一钱，除巴豆外，余为末，同研，炼蜜丸如梧子大，服前汤时用汤吞下一丸，米饮亦得。——编者注），后服白术散（白术散：白术、木香、炮附子、人参各等分，为细末，每服二钱，生姜三片，大枣一个，水煎温服。——编者注）。（许叔微《普济本事方·卷第四·脏腑滑泄及诸痢》）

不食医案

有人全不进食，服补脾药皆不验，予授此方（二神丸：补骨脂四两、肉豆蔻二两，为细末，用大枣四十九个，生姜四两，切片同煮，枣烂去姜，取枣剥去皮核用肉,研为膏,入药和杵,丸如梧子大,每服三十丸,盐汤下;主治脾肾虚弱,全不进食。——编者注),服之欣然能食,此病不可全作脾虚。盖因肾气怯弱,真元衰劣,自是不能消化饮食,譬如鼎釜之中,置诸米谷,下无火力,虽终日米不熟,其何能化? 黄鲁直尝记服菟丝子,净淘酒浸曝干,日抄数匙以酒下,十日外饮啖如汤沃雪,亦知此理也。(许叔微《普济本事方·卷第二·肺肾经病》)

呃逆医案

张保义,得汗后呃逆,或者以胃虚则哕,故呃逆也。投以干姜、橘皮等汤,不下,命予治之。予曰:此证不可全作胃虚治,六脉尚躁,是余毒未解耳。投以小柴胡汤(小柴胡汤:柴胡、黄芩、人参、半夏、炙甘草、生姜、大枣,和解少阳,和胃降逆,主治邪在半表半里的少阳病证。——编者注),两啜而愈。(许叔微《伤寒九十论·汗后呃逆证第四十》)

关格医案

张养愚患伤寒八九日以上,吐逆,食不得入,小便窒闭不通,医作胃热而吐,传入膀胱,则小便不通。予诊其脉,见寸上二溢,而尺覆关中,伏而不见。乃断之曰:格阳关阴证也。阳溢于上,不得下行,阴覆于下,不得上达,中有关格之病,是以屡汗而不得汗也。予投以透膈散,三啜而吐止,小便利而解。

许叔微阐发说:或问何谓格阳关阴? 答曰:《难经》云:关以前动者,阳之动也,脉当见九分而浮。过者,法曰太过,减者,法曰不及。遂入尺为覆,为内关外格,此阴乘之脉也。又曰:阴气太盛,阳气不得营,故曰关。阳气太盛,阴气不得营,故曰格。阴阳俱盛,不能相营也,故曰关格。关格者,不得尽期而死矣。《素问》曰:人迎四盛以上为格阳,寸口四盛以上为关阴,人迎与寸口俱盛四倍以上为关格。仲景云：在尺为关，在寸为格，关则小便不利，格则吐逆。又趺阳脉浮而涩，浮则吐逆，水谷不化，涩则食不得入，名曰关格。由是言之，关脉沉伏而涩，尺寸有覆溢者，关格病也。何以言之，天气下降，地气上升，在卦为泰。泰者通也。天气不降，地气不升，在卦为否。否者闭也。今阳不降，上鱼际为溢，故其病吐逆，名为外格。阴不得上浮，入尺为覆，故其病小便不通，为内关。此关格之异也。（许叔微《伤寒九十论·格阳关阴证第八十三》）

腹痛医案

有市人李九妻，患腹痛，身体重，不能转侧，小便遗失，或作中湿治。予曰：非是也，三阳合病证。仲景云见阳明篇第十证：三阳合病，腹满身重，难转侧，口不仁，面垢，谵语，遗尿。不可汗，汗则谵语，下则额上汗出，手足逆冷。乃三投白虎汤而愈。（许叔微《伤寒九十论·三阳合病证第三十五》）

泄泻医案

客有病伤寒，下利身热，神昏多困，谵语不得眠。或者见其下利，以谵语为郑声，皆阴虚证也。予诊其脉曰：此承气汤证也。众皆愕然曰：下利服承气，仲景法乎？答曰：仲景云：下利而谵语者，有燥屎也，属小承气汤。乃投以小承气，得利止，而下燥屎十二枚，俄得汗解。

许叔微阐发说：《内经》云：微者逆之，甚者从之，逆者正治，从者反治，从少从多，观其事也。帝曰：何谓反治？岐伯曰：寒因寒用，通因通用。王冰以为大热内结，注泻不止，热宜寒疗，结伏须除，以寒下之，结散利止，此寒因寒用也。小承气止利，正合此理。（许叔微《伤寒九十论·下利服承气汤证八十七》）

吕商得伤寒，自利腹满，不烦，不渴，呕吐，头痛。予诊趺阳脉大而紧，曰：太阴证也。若少阴下利必渴，今不渴，故知太阴证。仲景云：自利不渴属太阴。调治数日愈。

许叔微阐发说：或问伤寒何以诊趺阳？予曰：仲景称趺阳脉大而紧者，当即下利。《脉经》云：下利脉大为未止，脉微细者今自愈。仲景论趺阳脉九十一处，皆因脾胃而设也。且如称趺阳脉滑而紧，则曰滑乃胃实，紧乃脾弱。趺阳脉浮而涩，则曰浮为吐逆，水谷不化，涩则食不得入。趺阳脉紧而浮，浮则腹满，紧则绞痛。趺阳脉不出，则曰脾虚，上下身冷，肤硬。则皆脾胃之设可知矣。大抵外证，腹满自利，呕恶吐逆之类，审是病在脾胃，而又参决以趺阳之脉，则无失矣。其脉见于足趺之阳，故曰趺阳。仲景讥世人握手而不及足。（许叔微《伤寒九十论·伤寒下利证第七十六》）

顷年有一亲识，每五更初欲晓时，必溏痢一次，如是数月。有人云：此名肾泄，肾感阴气而然，得此方（五味子散：五味子二两、吴茱萸半两，二味同炒香熟为度，细末，每服二钱，陈米饮下；主治肾泄。——编者注）服之而愈。（许叔微《普济本事方·卷第四·脏腑滑泄及诸痢》）

痢疾医案

远族人患伤寒，他医以阴证治之，硫黄、附子相继而进，旬日大胀，下脓血，或如赤豆汁。医尚作少阴证治，复下桃花汤治之。予因诊视曰：所误多矣，表里虚，热气乘虚入肠胃，而又投以燥药，是以下脓血也。遂投梅煎散，数剂愈。（许叔微《伤寒九十论·下脓血证第五十四》）

便秘医案

尝有一贵人母年八十四，忽尔腹满头疼，恶心不下食。召医者数人议，皆供补脾进食，治风清利头目药。数日，疾愈甚，全不入食，其家忧惧，恳予辨之。予诊之曰：药皆误矣。此疾只是老人风秘，脏腑壅滞，聚于膈中，则腹胀恶心不喜食；又上至于巅，则头痛神不清也。若得脏腑流畅，诸疾悉去矣。予令作此粥（麻子苏子粥：紫苏子、大麻子二味各半合，净洗研极细，用水再研取汁一盏，分二次煮粥啜之；主治老人诸虚人风秘，产后便秘。——编者注）。两啜而气泄，先下结屎如胡椒者十余，后渐得通利，不用药而自愈。（许叔微《普济本事方·卷第十·妇人诸疾》）

庚戌仲春，艾道先染伤寒近旬日，热而自汗，大便不通，小便如常，神昏多睡，诊其脉，长大而虚。予曰：阳明证也。乃兄景先曰：舍弟全似李大夫证，又属阳明，莫可行承气否？予曰：虽为阳明，此证不可下。仲景：阳明自汗，小便利者，为津液内竭，虽坚不可攻，宜蜜兑导之。作三剂，三易之，先下燥粪，次泄溏。已而汗解。

许叔微阐发说：二阳明证虽相似，然自汗小便利者，不可荡涤五脏，为无津液也。然则伤寒大证相似，脉与证稍异，通变为要，仔细斟酌。正如以格局看命，虽年月日时皆同，贵贱穷通不相侔者，于一时之顷，又有浅深也。（许叔微《伤寒九十论·阳明蜜兑证第七》）

酒家朱三者，得伤寒六七日，自颈以下无汗，手足厥冷，心下满，大便秘结。或者见其逆冷，又汗出满闷，以为阴证。予诊其脉沉而紧，曰：此证诚可疑，然大便结者为虚结也，安得为阴？脉虽沉紧，为少阴证。然少阴证多矣，是自利未有秘结。予谓此半在表，半在里也，投以小柴胡汤，大便得通而愈。

许叔微阐发说：伤寒，恶寒，手足冷，心下满，口不欲食，大便鞕，脉细者，此为阳微结，必有表，复有里也。脉沉，亦在里也。汗出，为阳微。假令纯阴结，不得复有外证，悉入在里，此为半在表半在里也。脉虽沉紧，不得为少阴病。所以然者，阴不得有汗，今头汗出，故知非少阴也，可与小柴胡汤。设不了了者，得屎而解也。难者曰：仲景云：病人脉阴阳俱紧，反汗出者，亡阳也，此属少阴。今云阴不得有汗，何也？今头汗出，故知非少阴也。何以头汗出则知非少阴？予曰：此说正是议论处。谓四肢冷，脉沉紧，腹满，全是少阴。然大便硬，头汗出，不得谓少阴。盖头者三阳所聚，三阳自胸中而还,有头汗出,自是阴虚,故曰汗出为阳微,是阴不得有头汗也。若少阴有头汗,则九死一生。故仲景平脉法云:心者火也,名少阴。其病,头无汗者可治,有汗者死。心为手少阴,肾为足少阴,然相与为病,以意逆志,是谓得之。(许叔微《伤寒九十论·手足逆冷证第七十八》)

士人陈彦夫病伤寒八九日,身热无汗,喜饮,时时谵语。因下利后,大便不通三日,非烦非躁,非寒非痛,终夜不得眠,但心没晓会处,或时发一声,如叹息之状。医者不晓是何证,但以宁心宽膈等药,不效。召予诊视,两手关脉长,按之有力,乃曰:懊侬怫郁证也。此胃中有燥屎,宜与承气汤。服之,下燥屎二十枚,次复下溏粪,得利而解。

许叔微阐发说:仲景云:阳明病下之,心中懊侬而微烦,胃中有燥屎,可攻,宜承气汤。又云:病者小便不利,大便乍难乍易,时有微热,怫郁不得眠者,有燥屎也,承气汤主之。盖屎在胃则胃不和。《素问》曰:胃不和则卧不安。此所以夜不得眠也。仲景云:胃中燥,大便坚者,必谵语。此所以时时谵言也。非烦非躁,非寒非痛,所谓心中懊侬也。声口叹息,而时发一声,所谓水气怫郁也。燥屎得除,大便通利,阴阳交和,是以其病得除。(许叔微《伤寒九十论·懊侬怫郁证第八十五》)

市人张某,年可四十,病伤寒,大便不利,日晡发热,手循衣缝,两手撮空,目直视急,更三医矣。皆曰伤寒最恶证也,不可治。后召予,予不得已往诊之。曰:此诚恶候,染此者十中九死。仲景虽有证而无治法,但云脉弦者生,涩者死。况经吐下,难于用药,谩以药与,若大便得通而脉强者,庶可料理也。遂用小承气汤与之,一投而大便通利,诸疾渐退,脉且微弦,半月得瘥。

许叔微阐发说:或问下之而脉得弦者生何也?答曰:《金匮玉函经》云:循衣摸床妄撮,怵惕不安,微喘直视,脉弦者生,涩者死。微者但发热,谵语,承气汤与之。余尝观钱仲阳《小儿诀法》:手循衣领,及乱捻物者,肝热也。此证《玉函》列在阳明部,阳明胃也,肝有邪热,淫于胃经,故以承气汤泻肝。而得强脉,则平而和,胃且坚不受,此百生之理也。予尝谓:仲景论不通诸医书以发明隐奥,而专一经者,未见其能也。须以古今方书,发明仲景余意。(许叔微《伤寒九十论·两手撮空证第八十六》)

一豪子郭氏,得伤寒数日,身热,头疼,恶风,大便不通,脐腹膨胀,易数医。一医欲用大承气,一医欲大柴胡,一医欲用蜜导,病家相知,凡三五人,各主其说,纷然不定。最后请予至,问小便如何?病家云:小便频数。乃诊六脉,下及趺阳脉,浮且涩,予曰:脾约证也,此属太阳阳明。仲景云:太阳阳明者,脾约也。仲景又曰:趺阳脉浮而涩,浮则胃气强,涩则小便数,浮涩相搏,大便则鞕。其脾为约者,大承气、大柴胡恐不当,仲景法中麻仁丸不可易也。主病亲戚尚尔纷纷。予曰:若不相信,恐别生他证,请辞,无庸召我。坐有一人,乃弟也,逡巡曰:诸君不须纷争,既有仲景证法相当,不同此说何据?某虽愚昧,请终其说,诸医若何,各请叙述。众医默默,纷争始定。予以麻仁丸百粒,分三服,食顷间尽,是夕大便通,中汗而解。

许叔微阐发说:浮者风也;涩者津液少也。小便频数,津液枯竭,又烁之以风,是以大便坚。乃以大黄朴硝汤剂荡涤肠胃,虽未死,恐别生他证。尝读《千金方》论脚气云:世间人病,有亲戚故旧,远近问病,其人曾不经一事,未读一方,骋骋诈作明能诡论,或言是虚,或言是实,或以为风,或以为虫,或道是水,或道是痰,纷纷谬说,种种不同,破坏病人心意,莫知孰是,迁延未定,时不待人,忽然致祸,各自走散。凡为医者,要识病浅深,探赜方书,博览古今,是事明辨。不尔,大误人事。识者宜知,以为医戒。(许叔微《伤寒九十论·脾约证第八十二》)

一武弁李姓,在宣化作警,伤寒五六日矣。镇无医,抵郡召予。予诊视之曰:脉洪大而长,大便不通,身热无汗,此阳明证也,须下。病家曰:病者年逾七十,恐不可下。予曰:热邪毒气并蓄于阳明,况阳明经络多血少气,不问老壮,当下。不尔,别请医占。主病者曰:审可下,一听所治。予以大承气汤(大承气汤:大黄、厚朴、枳实、芒硝,主治阳明腑实证、热结旁流、热厥、痉病或发狂。——编者注),半日,殊未知。诊其病,察其证,宛然在。予曰:药曾尽否?主者曰:恐气弱不禁,但服其半耳。予曰:再作一服,亲视饮之。不半时间，索溺器，先下燥粪十数枚，次溏泄一行，秽不可近。未离，已中汗矣，濈然周身。一时顷，汗止身凉，诸苦遂除。

次日，予自镇归，病人索补剂。予曰：服大承气汤得瘥，不宜服补剂，补则热仍复。自此但食粥，旬日可也。故予治此疾，终身止大承气，一服而愈，未有若此之捷。

许叔微阐发说：老壮者，形气也，寒热者，病邪也。脏有热毒，虽衰年亦可下，脏有寒邪，虽壮年亦可温。要之，与病相当耳。失此，是致速毙也。谨之。（许叔微《伤寒九十论·阳明可下证第六》）

有一士人家病者二人，皆旬日矣。一则身热发汗，大便不通，小便如经，神昏多睡，诊其脉长大而虚。予用承气汤下之而愈。（许叔微《普济本事方·卷第八·伤寒时疫上》）

有一士人家病者二人，皆旬日矣。一则阳明自汗，大便不通，小便利，津液少口干燥，其脉亦大而虚。予作蜜兑（蜜兑法：蜜四两，铜器中文武火煎之稍凝如饴状，搅之勿令焦，候可丸。即取出捻作梃，如指许长二寸，当热时急作，令头锐，塞入肛门中，以手急抱定。欲大便时乃去之，未利再作。——编者注）三易之，下燥屎，得溏利而解。其家问曰：皆（指同时患病的另一人身热发汗，大便不通，小便如经，神昏多睡，诊其脉长大而虚，予用承气汤下之而愈。——编者注）阳明大便不通，何治之异？予曰：二症虽相似，然自汗小便利者，不可荡涤五脏，为无津液也，然则伤寒大证相似。余证稍有不同，要在变通仔细斟酌。正如格局看命，虽年、月、日、时皆同，而贵贱穷通不相侔者。于一时之中，又有浅深，故治法不可不谨。（许叔微《普济本事方·卷第八·伤寒时疫上》）

又记一乡人伤寒身热，大便不通，烦渴郁冒。医者用巴豆药下之。虽得溏利，病宛然如旧。予视之，阳明热结在里，非大柴胡、承气等不可。巴豆只去积，安能荡涤邪热蕴毒邪？急进大柴胡（大柴胡汤：柴胡、黄芩、芍药、半夏、生姜、枳实、大枣，和解少阳，内泻热结。——编者注）等三服，得汗而解。尝谓仲景百一十三方，为圆者有五：理中、陷胸、抵当、乌梅、麻仁。

是以理中、陷胸、抵当皆大如弹子,煮化而服,与汤散无异。至于麻仁治脾约,乌梅治湿,皆用小圆以达下部。其他逐邪毒,攻坚癖,导瘀血,润燥屎之类,皆凭汤剂,未闻用巴豆小圆药以下邪气也。既下而病不除,不免重以大黄、朴硝下之,安能无损也哉?(《局方》云:若身体疼痛,是表证未解,不可服)(许叔微《普济本事方·卷第八·伤寒时疫上》)

胁痛医案

董齐贤病伤寒数日,两胁挟脐痛不可忍,或作奔豚治。予视之曰:非也。少阳胆经,循胁入耳,邪在此经,故病心烦喜呕,渴,往来寒热,默不能食,胸胁满闷,少阳证也。始太阳传入此经,故有是证。仲景云:太阳病不解,传入少阳,胁下满干呕者,小柴胡汤主之。三投(小柴胡汤:柴胡、黄芩、人参、半夏、炙甘草、生姜、大枣,和解少阳,和胃降逆,主治邪在半表半里的少阳病证。——编者注)而痛止,续得汗解。(许叔微《伤寒九十论·伤寒胁痛证第六十四》)

黄疸医案

仇景莫子仪,病伤寒七八日,脉微而沉,身黄发狂,小腹胀满,脐下如冰,小便反利。医见发狂,以为热毒蓄伏心经,以铁粉、牛黄等药,欲止其狂躁。予诊之曰:非其治也,此瘀血证尔。仲景云:太阳病身黄,脉沉结,小腹硬,小便不利,为无血;小便自利,其人如狂者,血证也,可用抵当汤。再投而下血几数升,狂止,得汗而解。经云:血在下则狂,在上则忘。太阳,膀胱经也,随经而蓄于膀胱,故脐下胀,自阑门会渗入大肠,若大便黑者,此其验也。(许叔微《伤寒九十论·太阳瘀血证第五十》)

庚戌年避地维扬界,有一家病伤寒七八日,身体洞黄,鼻目皆痛,两髀及项颈腰脊强急,大便涩,小便如金。予曰:脉紧且数,脾元受湿,暑热蕴蓄于太阳之经,宿谷相抟,郁蒸而不得散,故使头面有汗,至颈以下无之。若鼻中气冷,寸口近掌无脉则不疗。急用茵陈汤(茵陈蒿汤:茵陈蒿一两半、大黄三分、栀子小者十枚,为粗末,每服一钱,煎去滓服,调五苓散二钱服,以知为度。主治胃中有热有湿有宿谷,相抟发黄。——编者注)调五苓散(五苓散:猪苓一两半、泽泻二两半、白术一两半、茯苓一两半、肉桂一两;各捣为散,拌匀,每服三钱,白汤调下,不计时候,服讫多饮热汤。汗出即愈。主治伤寒温热病表里未解,头痛发热,口燥咽干,烦渴饮水,或水入即吐,或小便不利,汗出表解烦渴不止者宜服。又治霍乱吐泻,燥渴引饮。又治瘀热在里,身发黄疸,浓煎茵陈蒿汤下,食前服。疸病发渴及中暑引饮,亦可用水调服。——编者注)与之,数服瘥。(许叔微《普济本事方·卷第八·伤寒时疫上》)

五月,避地维扬,东面里沙中一豪子病伤寒八九日,身体洞黄,鼻目皆痛,两膊及项头腰皆强急,大便涩,小便如金。予诊曰:脉紧且数,其病脾先受湿,暑热蕴蓄于足太阴之经,宿谷相搏,郁蒸而不得泄,故使头面有汗,项以下无之。若鼻中气冷,寸口近掌无脉则死。今脉与证相应,以茵陈汤调五苓散与之,数日瘥。(许叔微《伤寒九十论·发黄证第四十六》)

夏有高师病黄证,鼻内痠疼,身与目如金色,小便赤涩,大便如常,则知病不在脏腑。今眼睛疼,鼻额痛,则知病在清道中矣。清道者,华盖肺之经也。若服大黄,则必腹胀为逆。当用瓜蒂散,先含水,次搐之,令鼻中黄水尽则愈。如其言,数日而病除。(许叔微《伤寒九十论·黄入清道证第四十八》)

一舟梢病伤寒发黄,鼻内酸痛,身与目如金,小便赤而数,大便如经。或者欲用茵陈五苓。予曰:非其治也,小便利大便如常,则知病不在脏腑。今眼时疼,鼻颊痛,是病在清道中。清道者,华盖肺之经也。若下大黄,则必腹胀为逆,亦用瓜蒂散。先含水,次搐之,鼻中黄水尽,乃愈。(许叔微《普济本事方·卷第八·伤寒时疫上》)

有人病伤寒七八日,脉微而沉,身黄发狂,小腹胀满,脐下冷,小便利。

予曰:仲景云太阳病身黄,脉沉结,小腹硬,小便不利者,为无血也。小便自利,其人如狂者,血证谛也。投以抵当圆,下黑血数升,狂止得汗解。《经》云:血在上则忘,在下则狂。太阳膀胱。随经而蓄于膀胱,故脐下膨胀。由阑门渗入大肠,若大便黑者,此其症也。大肠小肠会为阑门。《难经》七冲门:唇为飞门,齿为户门,会厌为吸门,胃为贲门,太仓下口为幽门,大肠小肠会为阑门,下极为魄门。(许叔微《普济本事方·卷第八·伤寒时疫下》)

头痛医案

庚戌四月,乡妇吴氏病伤寒,头疼身热,下利不止,众医多以附子、理中、金液治之,烦躁而利愈甚。予视之曰:脉迟而沉,若脐下热,则协热利也。投三黄熟艾汤,三服而利止渴除。渐投以解肌汗药,而得汗瘥。(许叔微《伤寒九十论·伤寒协热利证第六十九》)

庚寅年,一族人患头痛不可忍,一服(白附子散:白附子一两、麻黄、炮川乌头、炮南星各半两,全蝎五个,炮干姜、朱砂、麝香各一分;为细末,酒调一字服之,去枕少时;主治风寒客于头中,偏痛无时,久之牵引两目,遂致失明。——编者注)即瘥。(许叔微《普济本事方·卷第二·头晕头痛方》)

江西茶客吴某,病头疼如裹,两脚自膝以下皆冷,胸间多汗,时时谵语,医作阴证,治以附子辈,意其足冷而厥也。予诊其脉,关濡尺急,遂断以湿温脉证。其病先日受湿,而又中暍,湿热相搏,故此证成。急以白虎,三投而解。(许叔微《伤寒九十论·两胫逆冷证第七十二》)

顷年乡人李信道得疾,六脉沉不见,深按至骨,则沉紧有力。头疼身温烦躁,指末皆冷,中满恶心。更两医矣,医者不识,只供调气药。予因诊视曰:此阴中伏阳也。仲景法中无此证,世人患此者多,若用热药以助之,则为阴邪隔绝,不能导引真阳,反生客热;用冷药,则所伏真火愈见消铄;须用破散阴气、导达真火之药,使火升水降,然后得汗而解。予授此药(破阴丹:硫黄、水银各一两,陈皮、青皮各半两;先将硫黄铫子内熔,次下水银,用铁杖子打匀,令无星,倾入黑茶盏内,研细,入陈皮、青皮二味匀研,用厚面糊丸如桐子大,每服三十丸;如烦躁,冷盐汤下;如阴证,冷艾汤下;主治阴中伏阳。——编者注)二百粒,作一服,冷盐汤下,不半时烦躁狂热,手足躁扰,其家大惊。予曰:此俗所谓换阳也。须臾稍定,略睡已得汗,自昏达旦方止,身凉而病除。(许叔微《普济本事方·卷第八·伤寒时疫上》)

市人周姓者,同里俱病,头痛发热,耳聋目赤,胸中满闷。医中见外证胸满,遂吐之。既吐后,病宛然在。又见其目赤,发热,复利之,病不除,惴惴然恂栗。予诊视之,曰:少阳误吐下之过也。仲景:少阳中风,两耳无闻,目赤,胸满而烦者,不可吐下,吐下则惊而悸,此当用小柴胡汤,今误吐下,遂成坏证矣。乃以牡蛎四逆汤调于前,继之以桂枝柴胡各半汤,旬日瘥。

许叔微阐发说:仲景虽云三阳受病,未入于脏者,可汗。然少阳脉弦细,则不可汗,将入少阴经也。若误吐下之,是逆之,且当以救逆,先待惊悸定,后治余证,此所谓急其所当先也。(许叔微《伤寒九十论·少阳证第三十三》)

乡人李信道,权狱官。得病六脉俱沉不见,深按至骨则弦细有力,头疼,身温,烦躁,手指末皆冷,中满,恶心,更两医矣。而医者不晓,但供调药。予往视之,曰:此阴中伏阳也。仲景方无此证,而世人患者多。若用热药以助之,则阴邪隔绝,不能引导其阳,反生客热,用寒药,则所伏真火愈见消铄。须是用破阴丹,行气导水夺真火之药,使火升水降,然后得汗而解。予令以冷盐汤,下破阴丹(破阴丹:硫黄、水银各一两,结沙子青皮半两,为末,面糊和丸桐子大,每服三十丸,冷盐汤送下,方出《中脏经·方脉举要》。——编者注)三百丸,作一服。不半时,烦躁狂热,手足渐温,谵语躁扰,其家甚惊。予曰:汗证也。须臾稍宁,濈然汗出,自昏达旦方止,身凉而病除。(许叔微《伤寒九十论·阴中伏阳证第十》)

一亲戚病伤寒,身热头疼无汗,大便不通已四五日。予讯问之,见医者治大黄、朴硝等欲下之。予曰：子姑少待。予为视之，脉浮缓，卧密室中，自称其恶风。予曰：表证如此。虽大便不通数日，腹又不胀，别无所苦，何遽便下？大抵仲景法须表证罢方可下。不尔，邪乘虚入，不为结胸，必为热利也。予作桂枝麻黄各半汤，继以小柴胡。縶縶汗出，大便亦通而解。仲景云：凡伤寒之病，多从风寒得之，始表中风寒入里则不消矣。拟欲攻之，当先解表，乃可下之。若表已解，而内不消，大满大实坚，有燥屎自可除下之，虽四五日，不能为祸也。若不宜下而便攻之，内虚热入，协热遂利，烦躁诸变，不可胜数。轻者困笃，重者必死矣。（元本正文重叠难晓予以删正，此段其理甚明。——编者注）大抵风寒入里不消，必有燥屎，或大便坚秘。须是脉不浮，不恶风，表证罢，乃可下。大便不通，虽四五日不能为害。若不顾表而便下，遂为协热利也。（许叔微《普济本事方·卷第八·伤寒时疫下》）

有人头疼身热，心烦躁渴，诊其脉大而虚。予授以白虎汤数服愈。仲景云：脉虚身热，得之伤暑。又云：其脉弦细芤迟何也？《素问》云：寒伤形，热伤气。盖伤气不伤形，则气消而脉虚弱，所谓弦细芤迟者，皆虚脉也，仲景以弦为阴，朱肱亦曰：中暑脉微弱，则皆虚脉可知。（许叔微《普济本事方·卷第八·伤寒时疫下》）

予中表兄，病头风二十余年，每发头痛如破，数日不食，百方不能疗，医田滋见之，曰：老母病此数十年，得一药（硫黄丸：硫黄二两、硝石一两，水丸如指头大，空心腊茶嚼下；主治头痛。——编者注）遂愈。就求之，得十圆，日服一枚。十余日，滋复来，云：头痛平日食何物即发？答云：最苦饮酒食鱼。滋取鱼酒令恣食。云：服此药十枚，岂复有头痛耶？如其言食之，竟不发，自此遂瘥。予与滋相识数岁，临别以此方见遗。陈州怀医有此药圆，如梧桐子大，每服十五圆，着腊憎冒者冰冷水服，下咽即豁然清爽，伤冷即以沸艾汤下。《素问》云：头痛巅疾，下虚上实，过在足少阴巨阳，甚则入肾，徇蒙招摇，目瞑耳聋；下实上虚，过在足少阳厥阴，甚则入肝，下虚者肾虚也。故肾厥则头痛，上虚者肝虚也，故肝厥则头晕。徇蒙者，如以物蒙其首,招摇不定,目眩耳聋,皆晕之状也。故肝厥头晕,肾厥巅痛不同如此,治肝厥,钩藤散在前。(许叔微《普济本事方·卷第二·头晕头痛方》)

眩晕医案

元符中一宗人得疾,逾年不瘥,谒医于王思和绎,思和具脉状云,病因惊恐,肝脏为邪,邪来乘阳明之经,即胃是也,邪盛不畏胜我者,又来乘肺,肺缘久病气弱,金胜无能,受肝凌侮,其病时复头眩,瘈疭搐搦,心胞伏涎,久之,则害脾气,要当平肝气使归经,则脾不受克,脾为中州土,主四肢一体之事,脾气正则土生金,金旺则肺安矣,今疾欲作时,觉气上冲者,是肝侮肺,肺不受侮,故有此上冲,肝胜则复受金克,故搐搦也,以热药治之,则风愈甚,以冷药治之,则气已虚。肺属金,金为清化,便觉脏腑不调,今用中和温药,抑肝补脾,渐可安愈,今心忪,非心忪也。胃之大络,名曰虚里,络胸膈及两乳间,虚而有痰则动,更须时发一阵热者,是其候也,服下三方(①续断汤:续断、杜仲、肉桂、防风、炙甘草、牛膝、茯苓、细辛、人参、当归、白芍药各一两,川芎、秦艽、独活、熟地黄各三两,为细末,每服二钱,生姜三片,大枣一个,同煎空心食前稍热服。②山蓣圆:山药、人参、沙参、远志、防风、珍珠母、紫石英、茯神各一两,龙齿、五味子、丹参、菖蒲、细辛各一分,为细末,炼蜜为丸如梧桐子大,每服三十至五十丸,金银薄荷汤下,食后临卧。③独活散:独活、白术、茯苓、秦艽、葳蕤、柏子仁、炙甘草各一两,花椒、熟地黄、枳实、白芷、肉桂各半两,人参一分;为细末,每服二钱,生姜三片,大枣一个,同煎不拘时服。——编者注)一月而愈。思和名医,寓仪真时,人少知者,后至都下,声名籍甚,为医官,政和中度为黄冠,终蕊珠侍宸。(许叔微《普济本事方·卷第一·中风肝胆筋骨诸风》)

水肿医案

里巷一妇人,妊娠得伤寒,自腰以下肿满,医者或谓之阻,或谓之脚气,或谓之水分。予曰：此证受胎脉也，病名曰心实，当利小便。医者曰：利小便是作水分治，莫用木通葶苈桑皮否？曰：当刺劳宫、关元穴。医大骇，曰：此出何家书？予曰：仲景《玉函经》曰：妇人伤寒，妊娠及七月，腹满，腰以下如水溢之状。七月太阴当养不养，此心气实，当刺劳宫及关元，以利小便则愈。予教令刺穴，遂瘥。（许叔微《伤寒九十论·妊娠伤寒脚肿证第四十三》）

有一达官，其母年七十中风，手足拘挛，平日只是附子之类扶养。一日面浮肿，手背亦肿，寻常有一国医供药，诊云是水病，欲下大戟牵牛以导之，其家大惊忧惶，召予议之。

予曰：《素问》称面肿曰风，足胫肿曰水。此服附子大过，正虚风生热之证，咽必噎塞，膈中不利。诚言，予乃进升麻牛蒡团参汤（升麻牛蒡团参汤：升麻一两、牛蒡子二两、人参半两，为粗末，每服三钱，煎服；此药能消肿祛风，不动正气，一日可三服。——编者注），继以知母汤（知母汤：知母一两、麻黄、黄芪、炙甘草、羌活、白术、枳壳各半两；为粗末，每服四钱，水一盏半，牛蒡子百粒，研碎，煎至七分温服，日三四，觉冷不用牛蒡子；主治游风攻头面，或四肢作肿块。——编者注），三日悉愈。（许叔微《普济本事方·卷第四·肿满水气蛊胀》）

淋证医案

鄞县武尉耿梦得，其内人患砂石淋者，十三年矣，每溲（指小便。——编者注）痛楚不可忍，溺器中小便下砂石，剥剥有声，百方不效。偶得此方（杜牛膝多取净洗，碎之，以一合用水五盏，煎一盏，用麝香、乳香少许，研调下；主治妇人诸般淋证。——编者注）啜之，一夕而愈，目所见也。（许叔微《普济本事方·卷第十·妇人诸疾》）

癃闭医案

顷年在毗陵有一贵人妻,患小便不通,脐腹胀不可忍,众医皆作淋治,如八正散之类,数种治皆不退,痛愈甚。予诊之曰:此血瘕也,非瞑眩药不可去。予用此药(桃仁煎:桃仁、大黄、朴硝各一两,炒虻虫半两;为末,以醇醋二升半,银石器中漫火煎取一升五合,先下大黄、桃仁、虻虫三味,不住手搅,欲圆,下朴硝,更不住手搅。良久出之,丸如桐子大。前一日不用吃晚食,五更初用温酒吞下五丸,日午取下如赤豆汁鸡肝虾蟆衣,未下再作,血鲜红即止,续以调气血药补之。主治妇人血瘕血积,闭经。——编者注),五更初服,至日午,痛大作不可忍,遂卧,少顷下血块如拳者数枚,小便如黑汁者一二升,痛止得愈。此药治病的切,然猛烈太峻,气血虚弱者,更宜斟酌与之。(许叔微《普济本事方·卷第十·妇人诸疾》)

血证医案

睢阳张士美,病伤寒七八日,口燥饮水而不咽入,俄而衄血,脉浮紧,身热。医者云:伤寒,脉浮紧,不发汗,因致衄血者,属麻黄汤。予曰:不可,古人虽云当汗不汗,热化为血,此证亦有不可汗者。仲景云:阳明病,口燥,但欲饮水而不咽者,必发衄。衄家不可发汗,发汗则额上陷,不得眠,不能眴。此只可用犀角汤,地黄汤,若当时行麻黄,必额上陷,直视不眠也。(许叔微《伤寒九十论·衄血证第六十三》)

一妇人得伤寒数日,咽干,烦渴,脉弦细。医者汗之,其始衄血,继而脐中出血,医者惊骇而遁。予曰:少阴强汗之所致也。盖少阴不当发汗。仲景云:少阴强发汗,必动其血,未知从何道而出,或从口鼻,或从耳目,是为下厥上竭,此为难治。仲景云无治法,无药方。予投以姜附汤,数服血止,后得微汗愈。

许叔微阐发说：本少阴证而误汗之，故血妄行，自脐中出。若服以止血药，可见其标，而不见其本。予以治少阴之本而用姜附汤，故血止而病除。（许叔微《伤寒九十论·脐中出血证第九》）

顷年有一人下血几盈盆，顿尔疲苶，诸药皆不效。予曰："此正肠风。"令服玉屑圆（槐根白皮、苦楝根白皮各三两，椿根白皮四两，天南星、半夏半两，威灵仙一两，寒食面三两，为细末，滴水丸如桐子大，每服三十丸；水八分一盏，煎沸，下丸子煮令浮，以匙抄取，温温送下，不嚼，空心食前服；主治肠风泻血久不止。——编者注），三服止。予苦此疾三十年，蓄下血药方近五十余品，其间或验或否，或始验而久不应，或初不验弃之，再服有验者，未易立谈。大抵此疾品类不同，对病则易愈。如下清血色鲜者，肠风也。血浊而色黯者，脏毒也。肛门射如血线者，虫痔也。亦有一种下部虚，阳气不升，血随气而降者。仲景云：脉弦而大，弦则为减，大则为芤。减则为寒，芤则为虚。寒虚相搏，此名为革。妇人则半产漏下，男子则亡血失精，此下部虚而下血者也。若得革脉，却宜服温补药，虫痔宜熏。《千金》用猬皮艾者佳。予尝作，颇得力。（许叔微《普济本事方·卷第五·肠风泻血痔漏脏毒》）

宗室赵彦才下血，面如蜡，不进食，盖酒病也。授此方（紫金丹：胆矾三两、黄蜡一两、大枣五十个、茶叶二两；前三药于瓷盒内用头醋五升，先下矾、枣，漫火熬半日以来，取出枣去皮核，次下蜡一处，更煮半日如膏，入好腊茶末二两同和，丸如梧子大；每服二三十丸，茶酒任下；如久患肠风痔漏，陈米饮下；主治男子、妇人患食劳、气劳，遍身黄肿，欲变成水肿，及久患痃癖，小肠膀胱，面目悉黄。——编者注）服之，终剂而血止，面色鲜润，食亦倍常。新安有一兵士亦如是，与三百粒，作十服，亦愈。（许叔微《普济本事方·卷第三·积聚凝滞五噎膈气》）

痰饮医案

予患饮癖三十年，暮年多嘈杂，痰饮来潮即吐，有时急饮半杯即止，盖合此证也。因读《巢氏病源论》酒癖云：饮酒多而食谷少，积久渐瘦，其病常思酒，不得酒则吐，多睡不复能食。是胃中有虫使然，名为酒癖。此药（干姜丸：炮干姜、葛根、枳壳、橘红、前胡各半两，白术、半夏一两，炙甘草、吴茱萸各一分；为细末，炼蜜丸如梧子大，每服三十丸，用饮下；主治酒癖停饮吐酸水，常服化痰消坚杀虫。——编者注）治之，要之须禁酒即易治，不禁无益也。（许叔微《普济本事方·卷第三·风痰停饮痰癖咳嗽》）

予生平有二疾，一则脏腑下血，二则膈中停饮，下血有时而止，停饮则无时。始因年少时夜坐为文，左向伏几案，是以饮食多坠向左边，半夜以后稍困乏，必饮两三杯，既卧就枕，又向左边侧睡，气壮盛时，殊不觉。三五年后，觉酒止从左边下，漉漉有声，胁痛，饮食殊减，十数日必呕数升酸苦水，暑月只是右边身有汗，漐漐常润，左边病处绝燥，遍访名医及海上方服之，少有验。间或中病，只得月余复作，其补则如天雄附子矾石，其利则如牵牛甘遂大戟，备尝之矣。

予后揣度之，已成癖囊，如潦水之有科臼，不盈科不行，水盈科而行也，清者可行，浊者依然停滀，盖下无路以决之也，是以积之五七日必呕而去，稍宽数日复作。脾，土也，恶湿，而水则流湿，莫若燥脾以胜湿，崇土以填科臼，则疾当去矣。于是悉屏诸药，一味服苍术，三月而疾除。自此一向服数年，不吐不呕，胸膈宽，饮啖如故，暑月汗周身而身凉，饮亦当中下，前此饮渍其肝，目亦多昏眩，其后灯下能书细字，皆苍术之力也。其法苍术一斤，去皮切末之，用生油麻半两，水二盏，研滤取汁，大枣十五枚，煮烂去皮核研，以麻汁匀研成稀膏，搜和入白熟杵，圆梧子大，干之。每日空腹用盐汤吞下五十圆，增至一百圆，二百圆，忌桃李雀鸽。初服时必膈微燥，且以茅术制之，觉燥甚，进山栀散一服，久之不燥矣。予服半年以后，只用燥烈味极辛者，削去皮不浸极有力，亦自然不燥也。山栀散用山栀子一味，干之为末，沸汤点服。故知久坐不可伏向一边，时或运动，亦消息之法。（许叔微《普济本事方·卷第三·风痰停饮痰癖咳嗽》）

消渴医案

里中一人，中表病，渴甚，饮水不止，胸中热疼，气冲心下，八九日矣。医者或作中喝，或作奔豚。予诊之曰：证似厥阴，曾吐虫否？曰：昨曾吐蛔。予曰：审如是，厥阴证也。可喜者，脉来沉而缓迟耳，仲景云：厥阴为病，消渴，气上撞心，饥不欲食，食则吐蛔。又曰：厥阴病，渴欲饮水者，少少与之愈。今病人饮水过多，乃以茯苓甘草白术桂枝汤治之，得止。后投以乌梅丸（乌梅丸：乌梅、细辛、干姜、附子、花椒、桂枝、黄连、黄柏、当归、人参，温脏、补虚、安蛔，主治寒热错杂，蛔虫证等。——编者注），数日愈。

许叔微阐发说：病至厥阴，若太阳传者，三阴三阳皆已遍。唯恐脉强，则肝邪盛，脾土受克，故舌卷囊缩而死。今脉来迟缓而沉，则土脉得气，脾不受克，故有可喜之道。仲景云：卫气和名曰缓，营气和名曰迟，迟缓相搏名曰沉。又曰：寸口脉，缓而迟，缓则阳气长，其色鲜，其颜光，其声商。迟则阴气盛，骨髓满，精血生，肌肉紧。营卫俱行，刚柔相济，岂非安脉耶！（许叔微《伤寒九十论·厥阴证第二十二》）

壬戌年，一卒病渴，日饮斛水，不食者三月，心中烦闷，时已十月，予谓必心经有伏热，与此丹（火府丹：生地黄、木通、黄芩各一两，为细末，炼蜜杵，丸梧子大，每服三十粒，木通煎汤下；主治心经热，小便涩，五淋，脐下满痛。——编者注）数服，五十粒，温水下。越二日，不觉来谢，云：当日三服渴止，又次日三服，饮食如故。此本治淋，用以治渴，信知用药要在变通也。（许叔微《普济本事方·卷第二·心小肠脾胃病》）

汗证医案

丙午岁，商人张皓，季夏得疾，胸项多汗，四股时冷，头痛谵语。予诊其脉，关前濡，关后数，断曰：当作湿温治。盖先受暑，后受湿，暑湿相搏，是谓湿温。投以白虎加参,次以白虎苍术,头痛渐退,足渐温,汗渐止,数日愈。此病名贼邪,误服药则死。

许叔微阐发说:或者难云何谓贼邪?予曰:《难经》论五邪,有实邪、虚邪、正邪、微邪、贼邪。从后来者为虚邪,从前来者为实邪,从所不胜者为贼邪,从所胜者为微邪,自病者为正邪。又曰:假令心病,中暑者为正邪,中湿得之为贼邪。今心先受邪,而湿胜之,水克火,从所不胜,斯为贼邪,五邪之最逆者也。《难经》有云:湿温之脉,阳濡而弱,阴小而急,濡弱见于阳部,湿气搏暑也。小急见于阴部,暑气湿蒸也。故《经》曰:暑湿相搏,名曰湿温,是为贼邪也。(许叔微《伤寒九十论·湿温证八十八》)

庚戌,建康徐南强,得伤寒,背强,汗出,恶风。予曰:桂枝加葛根汤证。病家曰:他医用此方,尽二剂而病如旧,汗出愈加。予曰:得非仲景三方乎?曰:然。予曰:误矣。是方有麻黄,服则愈见汗多,林亿谓止于桂枝加葛根汤也。予令生而服之(桂枝加葛根汤:葛根、桂枝、芍药、炙甘草、生姜、大枣,解肌发表舒经。——编者注),微汗而解。(许叔微《伤寒九十论·桂枝加葛根汤证第十九》)

乡里市人姓京,鬻绳为业,谓之京绳子。其子年近三十,初得病,身微汗,脉弱,恶风,医者误以麻黄汤汗之。汗遂不止,发热,心痛,多惊悸,夜间不得眠卧,谵语,不识人,筋惕肉𥆧,振振动摇,医者以镇心惊风药治之。予视之曰:强汗之过也。仲景云:脉微弱,汗出恶风者,不可服青龙汤。服之则筋惕肉𥆧,此为逆也。唯真武汤可收之。仲景云:太阳病发汗,汗出不解,其人仍发热,心下悸,身𥆧动,振振欲擗地者,真武汤(茯苓、芍药各三分,炮附子一枚用四之一,白术半两;为粗末,每次五钱,生姜五片,煎服。若小便利者去茯苓,下利者去芍药加干姜二分;呕者去附子加生姜二两,咳者加五味子六钱一字、细辛一分、干姜一分,日三服。主治太阳病汗过不解,头眩筋惕肉𥆧。——编者注)主之。予三投而大病除,次以清心丸(清心丸:黄柏一两为末,生脑子一钱,同研匀,炼蜜圆如梧子大,每服十至十五丸,浓煎麦门冬汤下;主治经络热,梦漏,心忪恍惚,膈热。——编者注)、竹叶汤解余毒,数日瘥。[《普济本事方·卷第八·伤寒时疫上》也录有本案:乡里有姓京者,以鬻绳为业。子年三十,初得病身微汗,脉弱恶风。医以麻黄药与之,汗遂不止,发热心多惊悸,夜不得眠,谵语不识人,筋惕肉瞤,振振动摇。医者又进惊风药。予曰:此强汗之过也。仲景云:脉微弱汗出恶风者,不可服大青龙汤。服之则筋惕肉瞤,此为逆也,唯真武汤可救。进此三服,佐以清心圆(地骨皮、黄芩、麦门冬、青黛、车前子、乌梅、蒲黄、香附子),竹叶汤送下,数日愈。——编者注](许叔微《伤寒九十论·筋惕肉瞤证第十七》)

有一李姓士人,得太阳,因汗后汗不止,恶风,小便涩,足挛曲而不伸。予诊其脉浮而大,浮为风,大为虚,此证桂枝汤第七证也。仲景云:太阳病,发汗,遂漏不止,其人恶风,小便难,四肢微急,难以屈伸者,桂枝加附子(桂枝加附子汤:桂枝、芍药、生姜、炙甘草、大枣、附子,解表散寒,调和营卫,温阳敛汗。——编者注)。三投而汗止,再投以芍药甘草,而足得伸。数日愈。

许叔微阐发说:仲景第十六证云:伤寒脉浮,自汗出,小便数,心烦,微恶寒,脚挛急,反与桂枝汤以攻其表,此误也。得之便厥,咽中干,烦躁吐逆者,作甘草干姜汤。若厥愈足温者,更作芍药甘草汤与之,其脚即伸。若胃气不和,谵语者,少与调胃承气汤。盖第七证则为发汗漏不止,小便难,第十六证则为自汗,小便数。故仲景于证候纷纷,小变异,便变法以治之。故于汤不可不谨。(许叔微《伤寒九十论·桂枝加附子汤证第二》)

有一士人,得太阳证,因发汗,汗不止,恶风,小便涩,足挛曲而不伸。予诊其脉浮而大,浮为风,大为虚。予曰:在仲景方中有两证大同而小异,一则小便难,一则小便数,用药稍差,有千里之失。仲景《第七证》云:太阳病发汗,遂漏不止,其人恶风小便难,四肢微急,难以屈伸者,桂枝加附子汤。《第十六证》云:伤寒脉浮,自汗出,小便数,心烦微恶寒,脚挛急,反与桂枝汤欲攻其表,此误也。得之便厥,咽中干,烦躁吐逆。一则漏风小便难,一则自汗小便数,或恶风,或恶寒,病各不同也。予用第七证桂枝加附子汤(桂枝加附子汤:桂枝、芍药各一两半,炙甘草一两,附子半两;为粗末,每服五钱,生姜三片,大枣十个同煎,去滓温服。——编者注),三啜而汗止。复佐以甘草芍药汤,足便得伸。(许叔微《普济本事方·卷第八·伤寒时疫上》)

肺痨医案

一尼病恶风,体倦,乍寒乍热,面赤心烦,时或有汗。他医以伤寒温疟治之。见其寒热往来,时方疫气大作也,大小柴胡杂进,数日愈甚,转剧。予诊之曰:两手不受邪,厥阴脉弦长而上鱼际,此非伤寒,乃阴动不得阳也。此正与仓公治一绣女病同,投以抑阴等药,数日愈。

许叔微阐发说:昔褚澄云:治师尼寡妇,别制方,盖有为也。师尼寡妇,独居怨旷,独阴而无阳,欲心屡萌,而不适其欲,是以阴阳交争,乍寒乍热,虚汗倦怠,全类温疟,久久成痨瘵矣。尝记《史书·仓公传》载济北王侍者绣女病,腰背寒热,众医皆为寒热也。仓公曰:病得之欲男子而不可得也。何以知之? 诊其脉,肝部弦出寸口,是以知也。男子以精为主,女子以血为主,男子精溢则思室,女子血盛则怀胎。肝摄血者也,今肝脉弦长上寸口及鱼际,则血盛欲男子之候也。然则治师尼寡妇,尤不可与寻常妇人一概论也。(许叔微《伤寒九十论·寒热类伤寒证第八十》)

痹证医案

在歙州日,有一贵家妇人,遍身走注疼痛,至夜则发,如虫啮其肌,多作鬼邪治。予曰:此正历节病也,三服(麝香丸:川乌头三个、全蝎二十一个、黑豆二十一粒、地龙半两,为细末,入麝香半字,同研匀,糯米糊为丸,如绿豆大,每服七丸,甚者十丸,夜卧令膈空,温酒下,微出冷汗一身,便瘥;主治白虎历节,诸风疼痛,游走无定,状如虫啮,昼静夜剧,及一切手足不测疼痛。许叔微注解说，予得此方，凡是历节及不测疼痛，一二服便瘥。——编者注）愈。（许叔微《普济本事方·卷第三·风寒湿痹白虎历节走注诸病》）

政和间予尝病两臂痛，服诸药不效，依此（服桑枝法：桑枝一小升，细切炒香，以水三大升，煎取二升，一日服尽，无时。《图经》云：桑枝性平，不冷不热，可以常服。疗体中风痒干燥，脚气风气，四肢拘挛，上气眼晕，肺气咳嗽，消食利小便。久服轻身，聪明耳目，令人光泽；兼疗口干。——编者注）作数剂，臂痛即愈。（许叔微《普济本事方·卷第六·杂病》）

项背痛医案

一亲患项筋痛，连及背胛不可转，服诸风药皆不效。予尝忆《千金髓》有肾气攻背项强一证，予处此方（椒附散：炮附子二大钱为末，花椒二十粒，用白面填满，水一盏半，生姜七片，同煎至七分，去椒入盐，通口空心服。主治肾气上攻，项背不能转侧。——编者注）与之，两服顿瘥。自尔与人皆有验。盖肾气自腰夹脊上至曹谿穴，然后入泥丸宫（指头。——编者注）。曹谿一穴，非精于搬运者不能透，今逆行至此不得通，用椒以引归经则安矣。萧气上达，椒下达。诗言：椒聊且，贻我握椒。皆是此意也。（许叔微《普济本事方·卷第二·肺肾经病》）

项强医案

有人患此病（指筋急项强不可转侧。——编者注），自午后发，黄昏时定。予曰：此患必先从足起。《经》言：十二经络，各有筋，唯足少阴之筋，自足至顶，大抵筋者肝之合也。日中至黄昏，天之阳，阳中之阴也。又曰：阳中之阴，肺也，自离至兑，阴旺阳弱之时。故《灵宝毕法》云：离至乾，肾气绝而肝气弱，肝肾二脏受阴气，故发于是时。予授此方（木瓜煎：木瓜两个取盖去穰、没药二两、乳香一分,将没药、乳香纳木瓜中,合上盖子,竹签定之,饭上蒸三四次,烂研成膏,每服三五匙,地黄酒化下。生地黄汁半盏,好酒二盏和之,用八分一盏,热暖化膏;主治筋急项强不可转侧。——编者注),三服而愈。(许叔微《普济本事方·卷第一·中风肝胆筋骨诸风》)

宣和戊戌,表兄秦云老病伤寒,身热足寒,颈项瘲疭,医作中风治,见其口噤故也。予诊其脉实而有力,而又脚挛啮齿,大便不利,身燥无汗。予曰:此刚痉也。先以承气汤下之,次以续命汤(小续命汤:麻黄、桂枝、防风、防己、杏仁、黄芩、人参、甘草、大枣、川芎、白芍、附子、生姜,主治中风。——编者注)调之,愈矣。

许叔微阐发说:《五常政大论》曰:赫曦之纪,上羽与正徵同,其收齐,其病痉。盖戊太阳寒水羽也。戊火运,正徵也。太过之火,上见太阳,则天气且刚,故其收齐,而人病痉者,过气然耳。火木遇,故年病,此证多刚痉。(许叔微《伤寒九十论·刚痉证第二十一》)

吴德甫戊申春病伤寒,先寒后热,项筋强急,脚蜷缩不得伸。医者欲以麻黄辈除其颈强,又欲桂枝加附除其足缩。予曰:皆非治也,此时行疫气,病为青筋牵引。投以柴胡地黄汤,三服而病已。

许叔微阐发说:庞安常论四时受乖气,而成脏腑阴阳湿毒者,春名青筋牵,夏曰赤脉攒,秋名白气狸,冬名黑骨温毒,四季中十八日名黄肉随。毒气在头项,使人青筋牵急,故先寒后热,脚缩不得伸,盖谓此。夫天行之病,大则流毒天下,小则方次一乡,亦有遍着一家者。悉由气运郁结,变成乖戾之气,人命遭之所成病者,能调护将理,庶可免耳。(许叔微《伤寒九十论·青筋牵引证第五十三》)

市人杨姓者,病伤寒,无汗,恶风,项虽屈而强,医者以桂枝麻黄各半汤与之。予曰:非其治也。是谓项强几几,葛根证也。三投(葛根汤:葛根、麻黄、桂枝、芍药、生姜、炙甘草、大枣,疏风散寒,舒筋解肌。另外许叔微《普济本事方》中还有同名主治胁肋下痛,不美食的葛根汤:葛根、桔梗、防风、白芍药、炙甘草、诃子、川芎、白术、枳壳、生姜、大枣。——编者注),溅溅然微汗解。翌日项不强,脉已和矣。

　　许叔微阐发说:何谓几几,如短羽鸟之状,虽屈而强也。谢复古谓病人羸弱,须凭几而起,非是,此与成氏解不同。(许叔微《伤寒九十论·葛根汤证第二十》)

腰痛医案

　　戊戌年八月,淮南大水,城下浸灌者连月,予忽脏腑不调,腹中如水吼数日,调治得愈。自此腰痛不可屈折,虽颊面亦相妨,服遍药不效,如是凡三月。予后思之,此必水气阴盛,肾经感此而得,乃灸肾腧三七壮,服此药(麋茸圆:麋茸或鹿茸一两、茴香半两、菟丝子一两,为末,以羊肾二对,法酒煮烂去膜,研如泥,和丸如梧子大,阴干;如肾膏少,入酒糊佐之;每服三五十丸,温酒盐汤下。主治肾经虚,腰不能转侧。——编者注)瘥。(许叔微《普济本事方·卷第二·头晕头痛方》)

脚气医案

　　壬子年,在毗陵有姓马人鬻油,久不见,因询其亲,云:宿患肾脏风,今一足发肿如瓠,自腰以下,钜细通为一律,痛不可忍,卧欲转侧,则两人挟持方可动,或者欲以铍刀决之。予曰:未可,予有药。当合以赠,如上法(治肾脏风攻注脚膝方:甘遂一两、木鳖子二个,研末;猪腰子二个破开,药末一钱掺匀,湿纸裹数重,漫火煨熟,放温。五更初细嚼米饮下,积水多则利多,少则少也,宜软饭将息。——编者注)服之。辰巳间下脓如水晶者数升,即时痛止肿退。一月后尚拄拐而行,予再以赤乌散令涂贴其膝方愈。后十年过毗陵,率其子列拜以谢。云:向脚疾至今不复作,虽积年肾脏风并已失,今健步不苦矣。(许叔微《普济本事方·卷第四·肾脏风及足膝腰腿脚气》)

第二节　妇科医案

热入血室医案

丁未岁，一妇患伤寒，寒热，夜则谵语，目中见鬼，狂躁不宁。其夫访予，询其治法。予曰：若经水适来适断，恐是热入血室也。越日亟告曰：已作结胸之状矣。予为诊之曰：若相委信，急行小柴胡汤等必愈。前医不识，涵养至此，遂成结胸证，药不可及也。无已，则有一法，刺期门穴，或庶几愈，如教而得愈。

许叔微阐发说：或问热入血室，何为而成结胸？予曰：邪入经络，与正气相搏，上下流行，或遇经水适来适断，邪气乘虚而入血室。血与邪迫，上入肝经，肝既受邪，则谵语如见鬼。肝病则见鬼，目昏则见鬼。复入膻中，则血结于胸也。何以言之？盖妇人平居，经水常养于目，血常养肝也。方未孕，则下行之以为月水；既妊娠，则中蓄之以养胎；及已产，则上壅，得金化之以为乳。今邪逐之并归肝经，聚于膻中，壅于乳下，非刺期门以泻不可也。期门者，肝之膜原。使其未聚于乳，则小柴胡尚可行之。既聚于乳，小柴胡不可用也。譬如凶盗行于闾里，为巡逻所迫，寡妇、处女，适启其门，突入其室，妇女为盗所迫，直入隐奥以避之。盗蹑其踪，必不肯出，乃启孔道以行诱焉，庶几其可去也。血结于胸，而刺期门，何以异此。（许叔微《伤寒九十论·血结胸证八十九》）

辛亥二月，毗陵学官王仲景妹，始伤寒，七八日，昏塞，喉中涎响如锯，目瞑不知人，病势极矣。予诊之，询其未昏塞以前证，母在侧曰：初病四五日，夜间谵语，如见鬼状。予曰：得病之初，正值经候来否？答曰：经水方来,因身热病作而自止。予曰:此热入血室也。仲景云:妇人中风发热,经水适来,昼日明了,夜则谵语。发作有时,此为热入血室。医者不晓,例以热药补之,遂致胸膈不利,三焦不通,涎潮上脘,喘急息高。予曰:病热极矣。先当化其涎,后当除其热,无汗而自解矣。予急以一呷散(一呷散:天南星、僵蚕、全蝎,主治卒中、昏不知人、痰气上壅、咽喉作声、喉痹缠喉、风痰壅塞,命在须臾者。——编者注)投之,两时间,涎定得睡,是日遂省人事。自次日,以小柴胡汤(小柴胡汤:柴胡、黄芩、人参、半夏、炙甘草、生姜、大枣,和解少阳,和胃降逆,主治邪在半表半里的少阳病证。——编者注)加生地黄,三投热除,无汗而解。(许叔微《伤寒九十论·热入血室证第十六》)

辛亥中寓居毗陵,学官王仲礼,其妹病伤寒发寒热,遇夜则如有鬼物所凭,六七日忽昏塞,涎响如引锯,牙关紧急,瞑目不知人,疾势极危,召予视。予曰:得病之初,曾值月经来否? 其家云:月经方来,病作而经遂止,得一二日,发寒热,昼虽静,夜则有鬼祟。从昨日来,涎生不省人事。予曰:此热入血室证也。仲景云:妇人中风,发热恶寒,经水适来,昼则明了,暮则谵语,如见鬼状,发作有时,此名热入血室。医者不晓,以刚剂与之,遂致胸膈不利,涎潮上脘,喘急息高,昏冒不知人。当先化其涎,后除其热。予急以一呷散(天南星,用生姜薄荷汤调服)投之,两时顷,涎下得睡省人事,次授以小柴胡加地黄汤,三服而热除,不汗而自解矣。(许叔微《普济本事方·卷第八·伤寒时疫上》)

一妇人患热入血室证,医者不识,用补血调气药,涵养数日,遂成血结胸,或劝用前药。予曰:小柴胡用已迟,不可行也。无已,则有一焉。刺期门穴斯可矣。予不能针,请善针者治之,如言而愈。或问曰:热入血室,何为而成结胸也? 予曰:邪气传入经络,与正气相搏,上下流行,或遇经水适来适断,邪气乘虚而入血室。血为邪迫,上入肝经,肝受邪则谵语而见鬼。复入膻中,则血结于胸也。何以言之? 妇人平居,水当养于木,血当养于肝也。方未受孕,则下行之以为月水,既妊娠则中蓄之以养胎,及已产则上壅之以为乳,皆血也。今邪逐血并归肝经,聚于膻中,结于乳下,故手触之则痛,非汤剂可及,故当刺期门也。《活人书》海蛤散治血结胸。(许叔微《普济本事方·卷第八·伤寒时疫上》)

子肿医案

里巷一妇人,妊娠得伤寒,自腰以下肿满,医者或谓之阻,或谓之脚气,或谓之水分。予曰:此证受胎脉也,病名曰心实,当利小便。医者曰:利小便是作水分治,莫用木通葶苈桑皮否?曰:当刺劳宫、关元穴。医大骇,曰:此出何家书?予曰:仲景《玉函经》曰:妇人伤寒,妊娠及七月,腹满,腰以下如水溢之状。七月太阴当养不养,此心气实,当刺劳宫及关元,以利小便则愈。予教令刺穴,遂瘥。(许叔微《伤寒九十论·妊娠伤寒脚肿证第四十三》)

难产医案

曾有妇人累日产不下,服遍催生药不验。予曰:此必坐草太早,心怀恐惧,气结而然,非不顺也。《素问》云:恐则气下。盖恐则精神怯,怯则上焦闭,闭则气还,还则下焦胀,气乃不行矣。得此药(紫苏饮:大腹皮、人参、川芎、陈皮、白芍药各半两,当归三钱,紫苏一两,炙甘草一钱;为细末,分作三服,每服用水一盏半,生姜四片,葱白七寸,煎至七分,去渣空心服。主治妊娠胎气不和、怀胎近上、胀满疼痛,谓之子悬;兼治临产惊恐,气结连日不产。——编者注)一服便产。(许叔微《普济本事方·卷第十·妇人诸疾》)

政和中一乡人内子(指其妻子。——编者注),产二日不下。予令漫试之,一涂(治妇人生产数日不下,及胞衣死胎不下者方:蓖麻子去壳七粒,研如泥,涂足心,才下便急洗去;主治难产、胞衣死胎不下。——编者注)俄

顷便下。自后常用极验。（许叔微《普济本事方·卷第十·妇人诸疾》）

产后神昏医案

一妇人，产后遮护太密，阁内更生火，睡久及醒，则昏昏如醉，不省人事，其家惊惶。医用此药（愈风散：焙荆芥穗过一两，为细末，每服二钱，温酒调下；主治产后中风，口噤，牙关紧急，手足瘛疭。——编者注），佐以交加散（交加散：生地黄五两，生姜五两，均研取汁，右交互用汁浸一夕，各炒黄渍，汁尽为度；主治妇人荣卫不通，闭经，腹痛，气多血少，结聚为癥，产后中风。——编者注），嘱云服之必睡，睡中必以左手搔头，觉必醒矣。果如其言。（许叔微《普济本事方·卷第十·妇人诸疾》）

脏躁医案

乡里有一妇人数欠伸，无故悲泣不止，或谓之有祟，祈禳请祷备至，终不应。予忽忆《金匮》有一症云：妇人脏躁悲伤欲哭，象如神灵所作，数欠伸者，麦甘大枣汤。予急令治此药（大枣汤：炙甘草三两、小麦一升、大枣十个，煎煮去滓温分三服；主治妇人脏躁。——编者注），尽剂而愈。（许叔微《普济本事方·卷第十·妇人诸疾》）

有一师尼患恶风体倦，乍寒乍热，面赤心烦，或时自汗。是时疫气大行，医见其寒热，作伤寒治之，以大小柴胡汤杂进，数日病剧。予诊视曰：三部无寒邪脉，但厥阴脉弦长而上出鱼际，宜服抑阴等药。予制此地黄圆（生地黄二两，柴胡、秦艽、黄芩各半两，赤芍药一两，细末，炼蜜丸如桐子大，每服三十丸，乌梅汤吞下，不拘时候，日三服。——编者注）。（许叔微《普济本事方·卷第十·妇人诸疾》）

第三节 其他各科医案

疝气医案

顷在徽城日,歙尉宋荀甫,膀胱气作疼不可忍,医者以刚剂与之,疼愈甚,小便不通三日矣,脐下虚胀,心闷。予因候之,见其面赤黑,脉洪大。予曰:投热药太过,阴阳痞塞,气不得通。为之奈何? 宋尉尚手持四神丹数粒,云:医者谓痛不止,更服之。予曰:若服此定毙,后无悔。渠恳求治。予适有五苓散一两许,分三服,易其名,用连须葱一茎,茴香一撮,盐一钱,水一盏半,煎七分,令接续三服,中夜下小便如墨汁者一二升,脐下宽得睡。翌日诊之,脉已平矣,续用硇砂圆(木香、沉香、巴豆各一两,铜青半两,青皮二两,硇砂一分;木香、沉香、青皮三味细锉,同巴豆漫火炒,令紫色为度,去巴豆,为末,入青砂二味研匀,蒸饼和圆如梧子大,每服七丸至十丸,盐汤吞下,日二三服,空心食前服。——编者注)与之,数日瘥。大抵此疾因虚得之,不可以虚而骤补药。《经》云:邪之所凑,其气必虚,留而不去,其病则实。故必先涤所蓄之邪,然后补之,是以诸方多借巴豆气者,谓此也。(许叔微《普济本事方·卷第三·膀胱疝气小肠精漏》)

内障医案

有一男子内障,医治无效,因以余剂(白羖羊肝新瓦上爆干,熟地黄一两半,车前子、麦门冬、菟丝子、葳蕤、决明子、泽泻、地肤子、防风、黄芩、茯苓、五味子、枸杞子、茺蔚子、炒杏仁、细辛、炒葶苈子、肉桂、青葙子各一两;为细末,炼蜜丸如梧子大,每服三四十丸,温水下,日三服,不拘时候。——编者注)遗之,一夕灯下语其家曰:适偶有所见,如隔门缝见火者。及旦视之,眼中翳膜且裂如线。(许叔微《普济本事方·卷第五·眼目头面口齿鼻舌唇耳》)

视歧医案

荀牧仲顷年尝谓予曰:有一人视一物为两,医者作肝气有余,故见一为二,教服补肝药,皆不验。此何疾也? 予曰:孙真人云:目之系上属于脑,后出于脑中。邪中于颈,因逢身之虚,其入深,则随目系入于脑。入于脑则转,转则目系急,急则目眩以转。邪中其睛,所中者不相比,则睛散,睛散则歧,故见两物也。令服驱风入脑药得愈。(许叔微《普济本事方·卷第五·眼目头面口齿鼻舌唇耳》)

耳聋医案

戊申年,类试山阳,一时官病伤寒八九日,耳聋而无闻。楚医少阳治,意谓仲景称少阳受病,则胁痛而耳聋也。予诊之曰:两手脉弱而无力,非少阳证也。若少阳则渴饮水、心烦、但寐、咽痛,今俱无此证,但多汗惊悸,必汗过多所致也。仲景云:未持脉时,令病人咳而不咳者,两耳聋无所闻也。所以然者,因重发汗,虚,故如此。病家曰:医者尝大发汗矣。遂投以真武、白术附子汤辈,数日,耳有闻而愈。(许叔微《伤寒九十论·伤寒耳聋证第五十九》)

喉痹医案

有人病伤寒数日,自汗,咽喉肿痛,上吐下利,医作伏气。予诊之曰:此证可疑,似是之非,乃少阴也。其脉三部俱紧,安得谓之伏气?伏气脉必浮弱,谓非时寒冷,着人肌肤,咽喉先痛,次下利者是也。近虽有寒冷不时,然当以脉证为主,若误用药,其毙可待。予先以吴茱萸汤(吴茱萸汤:吴茱萸、人参、生姜、大枣,温中补虚,降逆止呕。——编者注)救之,次调之以诸药而愈。

许叔微阐发说:仲景论伏气之病,其脉微弱,喉中痛,似伤寒,非喉痹也,实咽中痛,今复下利。仲景少阴云:病人手足俱紧,反汗出者,亡阳也。此属少阴证,法当咽痛而复吐利。此证见少阴篇。今人三部脉俱紧,而又自汗,咽痛下利,与伏气异。然毫厘之差,千里之谬,须讲熟此书,精详分别,庶免疑惑矣。(许叔微《伤寒九十论·少阴证第三十二》)

面痛医案

王检正希皋,昔患鼻额间痛,或麻痹不仁,如是者数年。忽一日连口唇颊车发际皆痛,不可开口,虽言语饮食亦相妨,左额与颊上,常如糊急,手触之则痛。予作足阳明经络受风毒,传入经络,血凝滞而不行,故有此证。或者以排风小续命透冰丹之类与之,皆不效。予制此犀角升麻汤(水牛角一两一分,升麻一两,防风、羌活各三分,白芷、黄芩、川芎、白附两子各半,炙甘草一分;为粗末,每服四大钱),食后临卧,日三四服。许叔微分析说,足阳明胃也。《经》云:肠胃为市。又云:阳明多血多气。胃之中,腥膻五味,无所不纳,如市鄽无所不有也。六经之中,血气俱多,腐熟饮食,故食之毒聚于胃。故此方以水牛角为主,解饮食之毒也。阳明经络环唇挟口起于鼻交頞中,循颊车上耳前,过客主人,循发际至额颅。故王公所患,皆此一经络也。故以升麻佐之,余药皆涤除风热,升麻黄芩专入胃经。稍通医者自能晓。——编者注)赠之,服数日而愈。(许叔微《普济本事方·卷第五·眼目头面口齿鼻舌唇耳》)

狐惑病医案

　　句容县东豪子李姓者,得伤寒数日,村落无医,易师巫者五六日矣。或汗下,杂治百出,遂成坏病。予时自江北避寇,遁伏江左,求宿于其家,夜半闻呻吟声,询之,云患伤寒逾旬矣。予为诊视,其脉见于上下,唇皆已蜃蚀,声嘶而咽干,舌上白苔,齿无色。予曰:病名狐惑,杀人甚急。秉烛为作雄黄丸、泻心汤(泻心汤:大黄、黄连、黄芩。——编者注)投之,数日瘥。(许叔微《伤寒九十论·狐惑证第四十五》)

第四节　死亡医案

伤寒医案

　　己未岁,一时官病伤寒,发热狂言烦躁,无他恶证,四日死。或者以为两感,然其证初无两感证候。是岁得此疾,三日四日死者甚多,人窃怪。予叹之曰:是运使然也。己为土运,土运之岁,上见太阴,盖太乙天符为贵人。中执法者,其病速而危;中行令者,其病徐而持;中贵人者,其病暴而死,谓之异也。又曰:臣为君则逆,逆则其病危,其害速。是年少宫土运,木气大旺,邪中贵人,故多暴死。气运当然,何足怪也。(许叔微《伤寒九十论·伤寒暴死证第十一》)

　　句容县豪子李姓,初得伤寒,手足冷,气上冲心,饥不欲食,脉紧而弦。予诊曰:厥阴悉具,脉有刑克,最忌舌卷囊缩。翌日,卷舌而死。

　　许叔微阐发说:《内经》云:厥阴者肝也。肝者筋合之。筋者聚于阴

器,络于舌本。厥阴之气绝,故舌卷而囊缩也。(许叔微《伤寒九十论·舌卷囊缩证第二十七》)

里有张姓者,病伤寒,医汗之,汗虽出,身热如旧。予诊之曰:得汗宜身凉脉静喜食,今脉躁身热不食狂言,病名阴阳交,不可治也。《素问》黄帝问:有温病,汗出辄复热,而脉躁,病不为汗衰,狂言不能食,名何疾?岐伯曰:病名阴阳交,交者死也。人所以汗出者,皆生于谷,谷生于精,今邪气交争于骨肉而得汗者,是邪却而精胜也。精胜则能食而不复热矣。汗者,精气。今汗出而复热者,是邪胜也。不能食者,精无俾也。其寿可立而倾也,果半日死。(许叔微《伤寒九十论·阴阳交证第五十六》)

田仲容,得伤寒数日,身热,手足时厥,腹满,瞪目直视,狂言不识人。予诊之曰:不可治也,心肾俱绝矣。夜死。

许叔微阐发说:仲景云:直视摇头,此为心绝也。又曰:狂言,反目直视,此为肾绝也。目者,五脏精华之所聚,今直视而不眴,则知五脏有死绝矣,故不治。(许叔微《伤寒九十论·瞪目直视证第二十六》)

仪征一妇,病伤寒八九日,发热,昏闷不识人,手循衣缝,摸床谵语,不识人事。他医不识,或汗或利,旬日增甚。予诊之曰:此脉涩而小便不利,不可治也。翌日死。

许叔微阐发说:华佗云,病人循衣摸床谵语,不可治。仲景云:伤寒吐下后不解,不大便五六日,发潮热不识人,循衣撮空,微喘直视,脉弦者生,脉涩者死。又云:小便利者,可治。今脉涩,小便不利,见其两死,不见一生,吾莫能为也。(许叔微《伤寒九十论·循衣摸床证第二十八》)

痞满医案

甲辰,盐商舣舟江次得伤寒,胸膈痞,连脐下旁不可忍,饮食不进。予诊之曰:此非结胸,乃脏结也,不可救矣。脏结者,寸脉浮,关脉细小沉紧者,尚有白苔,痛引小腹则死。仲景云:痛引小腹,入阴经者死。次日,痛引

小腹,午时果死。(许叔微《伤寒九十论·脏结证第六十七》)

乾明僧人,病伤寒,目赤,颇渴,咽干,饮水无算,腰疼,身热,脉沉而微细,此少阴证也。恣纵不慎忌,乃饮水,遂致痞气,痞气结聚,身如被杖,数日变为阴毒矣。脉见于皮肤上,大而且虚,鼻中如烟煤,甲青,须臾发喘,是夕死。

许叔微阐发说:扁鹊云:手足爪下青黑者死。宋迪《阴证诀》云:阴毒盛,则指甲黑青,病至此则为不治。(许叔微《伤寒九十论·指甲黑青证第二十五》)

积聚医案

尝记陈侍郎泾仲,庚戌秋过仪真求诊。初不觉有疾,及诊视,则肝脉沉弦,附骨取则牢。予曰:病在左胁有血积,必发痛。陈曰:诚如是。前此守九江被召,冒暑涉长江,暨抵行朝,血痢已数日矣。急欲登对(指上朝回话。——编者注),医者以刚剂燥之,虽得止数日,脐下一块大如杯,不旬日如碗大,发则不可忍。故急请官祠以归,为之奈何?予曰:积痢不可强止,故血结于脐胁下,非抵当圆不可。渠疑而不肯服,次年竟以此终。(许叔微《普济本事方·卷第四·脏腑滑泄及诸痢》)

臌胀医案

尝见一医书中论水蛊二病,脐腹四肢悉肿者为水,但腹胀四肢不甚肿者为蛊。有中表一妇人患蛊病,予谓不可下,当实脾。不然之,卒后入棺木,腹与棺盖平。(许叔微《中医方剂名著集成普济本事方·卷第四·肿满水气蛊胀》)

头痛医案

族弟初得病,头痛口干烦渴。第三日,予往视之,则已耳聋囊缩,昏冒不知人,厥逆,水浆不下矣。予曰:速治后事,是谓两感证,不可治矣。越三日死。

许叔微阐发说:仲景论伤寒两感云:凡伤于寒,热虽甚不死,若两感于寒而病者,必死。又曰:两感病俱作,治有先后,发表攻里,本自不同。既云必死,又云治有先后,何也? 大抵此病,表里双传,脏腑俱病,患此者十无一生,故云必死。然仲景岂以己见而重诬后人哉? 故有发表攻里之说,以勉后人,恐万世后,遇大圣而得之,不欲绝望于后人,仲景之心仁矣。(许叔微《伤寒九十论·两感证第三十四》)

汗证医案

一达官乘舟急归,四月风雨,饮食不时,得疾如伤寒状,头重自汗,身体悉疼。医作中风湿证治,投以术附、姜附等汤,汗不止。单服附子及灸脐下,亦不止。予往视之,曰:六阳俱绝,不可治也。其汗必如珠,验之果然,半时卒。

许叔微阐发说:《难经》云:六阳气俱绝者,阴与阳相离,阴阳相离则腠理开,绝汗乃出。汗出如珠,转而不流,夕占旦死,旦占夕死。此之谓也。盖病者之汗,有阳盛阴虚,阴盛阳虚。阳盛者如骨蒸热病之汗,则流溢如润。阳绝者如此证,则凝聚而止。假如甑橱之蒸物,出汗而散者,阳盛之类也。假如置冰于金银瓦器中,汗出而凝聚不流,阳绝之证也。(许叔微《伤寒九十论·六阳俱绝证第九十》)

疝气医案

朱保义抚辰,庚戌春,权监务。予一日就务谒之,见拥炉忍痛,若不禁状。予问所苦？小肠气痛,求予诊之。予曰:六脉虚浮而紧,非但小肠气,恐别生他疾。越数日再往,卧病已五日矣。入其室,见一市医孙尚者供药。予诊之曰:此阴毒证,肾虚阳脱,脉无根蒂,独见于皮肤,黄帝所谓悬绝,仲景所谓瞥如羹上肥也。早晚喘急,未几而息已高矣。孙生尚与术附汤,灸脐下。予曰:虽卢扁之妙,无及矣,是夕死。故论伤寒,以真气为主。

许叔微阐发说:伤寒不拘阴证阳证,阴毒阳毒,要之真气强壮者易治,真气不守,受邪才重,便有必死之道。何也？阳证宜下,真气弱,则下之便脱;阴证宜温,真阴弱,温之则客热便生。故医者难于用药,非病不可治也,主本无力也。《经》曰:阳胜则身热,腠理闭,喘粗为之俯仰,汗不出而热,齿干以烦冤,腹满死。阴胜则身寒,寒则厥,厥则腹满死。帝曰:调此二者奈何？岐伯曰:女子二七天癸至,七七止。男子二八精气溢,八八止。妇人月事以时下,故七欲损也。男子精欲满,不欲竭,故八欲益也。如此则男妇身常无病,无病精气常固,虽有寒邪,易于调治,故曰二者可调。是知伤寒,真气壮者易治也。(许叔微《伤寒九十论·肾虚阳脱证第八》)

第五节 选录医案

一、内科医案

反胃医案

《外台》载：昔幼年曾经患此疾，每食饼及羹粥等，须臾吐出。贞观中许奉御兄弟及柴蒋等，时称名医，奉敕令治，罄竭其术，竟不能疗。渐至羸惫，死在朝夕。忽有一卫士云：服驴小便极验。且服二合，后食唯吐一半。晡时又服二合，人定时食粥，吐即便定。迄至今日午时奏知，大内中五六人患反胃，同服，一时俱瘥。此药稍有毒，服时不可过多，盛取尿热服二合。病深七日以来，服之良验（出自唐代王焘《外台秘要·卷第八·胃反方二十首》，文字有出入。《救急》疗胃反方：昔在幼年，经患此疾，每服食饼及羹粥等物，须臾吐出，正观中许奉御兄弟及柴蒋等家，时称名医，奉敕令疗，罄竭口马，所患终不能瘥，渐羸惫，候绝朝夕。忽有一卫士而云服驴小便极验，此日服食二合，然后食，唯吐一半，晡时又服二合，人定时食粥，吐便即定，迄至今日午时奏知之。大内中有五六人患胃反同服用，一时俱瘥。此药稍有毒，服时不可过多，承取尿及热服二合。病若深，七日以来服之良，后来疗人并瘥。——编者注）。（许叔微《普济本事方·卷第六·杂病》）

眩晕医案

乡人邵致远，年八十有三，有此疾（指气虚头晕，——编者注），得此方

（白芷丸：白芷、石斛、炮干姜各一两半，细辛、五味子、厚朴、茯苓、肉桂、防风、炙甘草、陈皮各一两，白术一两一分；为细末，炼蜜丸如梧子大，每服三十丸，清米饮下，不饥不饱服；主治气虚头晕。——编者注），数服即愈。渠云杨吉老传（宋代佚名治。——编者注）。（许叔微《普济本事方·卷第二·头晕头痛方》）

中风医案

臣（指宋代益州知州张咏。——编者注）本州有都押衙罗守一，曾因中风坠马，失音不语，臣与十服（豨莶草末，蜜丸如梧子大，空心温酒或米饮下。——编者注），其病立痊。（许叔微《普济本事方·卷第六·杂病》）

江陵府节度使进豨莶圆方云：臣有弟讲，年三十一，中风，床枕五年，百医不瘥。有道人钟针者，因睹此患曰：可饵豨莶圆必愈。其药多生沃壤，五月间收洗去土，摘其叶及枝头，九蒸九曝，不必太燥，但取蒸为度，取为末，炼蜜圆如梧子大。空心温酒或米饮下二十圆至三十圆，所患忽加，不得忧。至四十圆，必复如故。至五十服，当复丁壮。奉宣付医院详录。（许叔微《普济本事方·卷第六·杂病》）

血证医案

蔡子渥传云，同官无锡监酒赵无疵，其兄衄血甚，已死。入殓血尚未止，偶一道人过门，闻其家哭，询问其由。道人云：是曾服丹或烧炼药，予有药用之。即括囊间出此药（山栀子散：栀子不拘多少，烧存性，末之，搐入鼻中，立愈。——编者注）半钱匕，吹入鼻中立止，良久得活，并传此方。（许叔微《普济本事方·卷第五·衄血劳瘵吐血咯血》）

疼痛医案

崔给事顷在泽潞，与李抱真作判官，李相方以球杖按球子，其军将以杖相格，乘势不能止，因伤李相拇指，并爪甲擘破。遽索金疮药裹之，强坐频索酒，饮至数杯，已过量，而面色愈青，忍痛不止。有军吏言取葱新折者，便入煻灰火煨，乘热剥皮擘开，其间有涕，取罨损处，仍多煨取，续续易热者，凡三易之，面色却赤，斯须云已不痛，凡十数度易，用热葱并涕裹缠，遂毕席笑语。（许叔微《普济本事方·卷第六·杂病》）

沈存中《良方》载：顷在建康，医者王琪言：诸气唯膀胱气胁下痛最难治，谓神保圆能治之。熙宁中病项筋痛，诸医皆作风治之，数月不瘥，乃流入背膂，久之又注右臂，挛痛甚苦。忆琪语有此一证，乃合（神保丸：木香、胡椒各二钱半，全蝎十个，巴豆研；为细末，汤释蒸饼丸麻子大，朱砂为衣，每服三粒。心膈痛柿蒂灯心汤下；腹痛柿蒂煨姜煎汤下；血痛炒姜醋汤下；肺气甚者白矾蛤粉各三分、黄丹一分同研为散，煎桑根白皮糯米饮调下三钱，小喘只用桑皮糯米饮下；肾气胁下痛茴香酒下；大便不通蜜汤调槟榔末一钱下；气噎木香汤下；宿食不消茶酒浆饮任下。——编者注）服之，一服而瘥，再发，又一服瘥。（许叔微《普济本事方·卷第六·腹胁疼痛》）

筋挛医案

同官歙丞张德操，常言其内子昔患筋挛，脚不能屈伸者逾年，动则令人持抱，求医于泗水杨吉老。吉老云：此筋病也，宜服下三方（①养血地黄丸：熟地黄十分，蔓荆一分，山茱萸五分，地肤子、狗脊、白术、炒干漆、炒蛴螬、炮天雄、车前子各三分，萆薢、山茱萸、泽泻、牛膝各一两，为细末，炼蜜和杵，丸如梧子大，每服五十丸，空心夜卧温酒服，春夏服之；主治筋极。②羚羊角汤：羚羊角、肉桂、炮附子、独活各一两三钱半，白芍药、防风、川芎各一两,为粗末,每服三大钱,生姜三片,同煎,日二三服,秋季服之;主治筋痹肢节束痛。③乌头汤:炮乌头、细辛、花椒、炙甘草、秦艽、炮附子、肉桂、白芍药各等分,炮干姜、茯苓、防风、当归各一两,独活一两三钱半,为粗末,每服三钱,大枣二个,同煎空心食前服,冬季服之;主治寒冷湿痹,留于筋脉,挛缩不得转侧。——编者注),服一年而愈。(许叔微《普济本事方·卷第一·中风肝胆筋骨诸风》)

脚气医案

少府监韩正彦暴得疾,手足不举,诸医以为风,针灸臂腿不知痛,孙兆作脚气(槟榔汤:槟榔三钱、生姜三片、紫苏七叶、陈皮三枚,煎服;主治脚气。——编者注),与此药乃愈。(许叔微《普济本事方·卷第四·肾脏风及足膝腰腿脚气》)

唐柳柳州纂《救死三方》云:元和十二年二月,得脚气,夜半痞绝,胁有块大如石,且死,咽塞不知人三日,家人号哭。荥阳郑洵美传杉木汤,服半,食顷大下三次,气通块散。用杉木节一大片,橘叶一斤,无叶以皮代之,大腹槟榔七个,合捣碎之,童子小便三大升,共煮取一升半,分二服。若一服得快利,停后服,以前三死皆死矣。会有教者,皆得不死。恐他人不幸有类余病,故传焉。(许叔微《普济本事方·卷第六·杂病》)

二、外科医案

疮疡医案

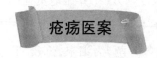

江左尝有商人左膊上有疮如人面,亦无他苦,商人戏滴酒口中,其面亦赤,以物食之,亦能食,多则觉膊内肉胀起。或不食之,则不臂痹。有善医

者,教其历试诸药,不以草木之类,悉试之,无苦。至贝母,其疮乃聚眉闭口。商人喜曰:此药可治也。因以小苇筒毁其口,灌之数日,成痂遂愈,然不知何疾也。(许叔微《普济本事方·卷第六·杂病》)

李琛大夫病伤寒,发热,面目俱赤,气上冲,腹满,大小便闭,无汗,脉紧而长。予令服大承气汤,他医以小柴胡汤与之,不验,又以大柴胡汤与之,亦不效。又增大柴胡汤大剂,大便通,下燥屎得愈。乃夸曰:果不须大承气。予笑曰:公苟图目前,而不知贻祸于后。病虽瘥,必作疮疡之证。后半月,忽体生赤疮,次日,背发肿如盘,坚如石,痛不堪忍。渠以为背疽忧甚,急召予。予曰:疮疡之证也,若当日服承气,今无此患矣。治以数日瘥。或者问何以知其疮疡之证?予曰:仲景云:趺阳脉滑而紧者,胃气实,脾气强,持实击强,痛还自伤,以手把刃,坐作疮。盖病势有浅深,药力有轻重,治者必察其病者如何耳。疾势深,则以重剂与之;疾势轻,则以轻剂与之。正如持衡,锱铢不偏也。不然,焉用七方十剂?今病人毒邪如此深,须藉大黄、朴硝,荡涤脏腑经络毒气,利三二行,则邪毒皆去。今医小心谨慎,又不能了了见得根源,但以大柴胡得屎,因谓大便通行,便得安痊,不知遗祸于后,必疮疡。当时若听予言,岂有斯患。(许叔微《伤寒九十论·汗后疮疡证第七十四》)

王蓬发背方序云:元祐三年,夏四月,官京师,疽发于背。召国医治之,逾月势益甚。得徐州萧县人张生,以艾火加疮上灸之,自旦及暮,凡一百五十壮,知痛乃已。明日镊去黑痂,脓血尽溃,肤理皆红,亦不复痛,始别以药敷之,日一易焉,易时旋剪去黑烂恶肉,月许疮乃平。是岁秋夏间,京师士大夫病疽者七人,余独生。此虽司命事,然固有料理,不知其方,遂至不幸者。以人意论之,可为慨然。于是撰次前后所得方,模板以施,庶几古人济众之意。绍圣三年三月日题。(《普济本事方·卷第六·诸嗽虚汗消渴》)(许叔微《普济本事方·卷第六·金疮痈疽打扑诸疮破伤风》)

癣医案

真州资福文雅白老,元祐间有此疾(指风癣,遍身黑色,肌体如木,皮肤粗涩。——编者注),服(乌头丸:草乌头一斤,入竹箩子内以水浸,用瓦子于箩内,就水中浇洗,如打菱角法,直候浇洗去大皮及尖,控起令干,用麻油四两,盐四两,入铫内炒令深黄色,倾出油,只留盐并乌头,再炒令黑色,烟出为度,取一枚劈破,心内如米一点白恰好也,如白多再炒,趁热杵罗为末,用醋糊丸如梧子大,干之。每服三十丸,空心晚食前,温酒下。主治宿患风癣,遍身黑色,肌体如木,皮肤粗涩,及四肢麻痹。——编者注)数年,肌体黑奸顿除,脚力强健,视听不衰。(许叔微《普济本事方·卷第三·风寒湿痹白虎历节走注诸病》)

紫癜风医案

有一宗人,遍身紫癜风,身如墨,服(乌头丸:草乌头一斤,入竹箩子内以水浸,用瓦子于箩内,就水中浇洗,如打菱角法,直候浇洗去大皮及尖,控起令干,用麻油四两,盐四两,入铫内炒令深黄色,倾出油,只留盐并乌头,再炒令黑色,烟出为度,取一枚劈破,心内如米一点白恰好也,如白多再炒,趁热杵罗为末,用醋糊丸如梧子大,干之。每服三十丸,空心晚食前,温酒下。主治宿患风癣,遍身黑色,肌体如木,皮肤粗涩,及四肢麻痹。——编者注)逾年,体悦泽,教予服之,亦得一年许,诸风疹疮皆除,然性差热,虽制去毒,要之五七日作乌豆粥啜之为佳。(许叔微《普济本事方·卷第三·风痰停饮痰癖咳嗽》)

痔疮医案

唐硖州王及郎中充西路安抚使判官,乘骡入骆谷,及宿有痔疾,因此大作。其状如胡瓜贯于肠头，热如糖灰火。至驿僵仆，主驿吏云：此病某曾患来，须灸即瘥。用槐枝浓煎汤，先洗痔，便以艾炷灸其上，连灸三五壮，忽觉一道热气入肠中，因大转泻，先血后秽，一时至痛楚，泻后遂失胡瓜，登骡而驰。（许叔微《普济本事方·卷第六·杂病》）

三、眼科医案

内障医案

唐崔承元居官时治一死囚，出活之，囚后数年以病目致死。一旦，崔为内障所苦，丧明逾年，后夜半叹息独坐，忽闻阶除窸窣之声。崔问为谁？徐曰：是昔年蒙活之囚，今故报恩至此。遂以此方（羊肝圆：黄连末一两，白羊子肝一具，去膜，同于砂盆内研令极细。众手为丸，如梧子大，每服以温水下三十丸，连作五剂；忌猪肉冷水。主诸眼目疾及障翳青盲。——编者注）告，言讫奄没。崔依此方合服，不数月，眼复明。（许叔微《普济本事方·卷第六·杂病》）

失明医案

张台卿尝苦目暗，京师医者，令灸肝俞，遂转不见物，因得此方（白羖羊肝新瓦上煿干，熟地黄一两半，车前子、麦门冬、菟丝子、葳蕤、决明子、泽泻、地肤子、防风、黄芩、茯苓、五味子、枸杞子、芫蔚子、炒杏仁、细辛、炒葶苈子、肉桂、青葙子各一两；为细末，炼蜜丸如梧子大，每服三四十丸，温水下，日三服，不拘时候。——编者注），服之遂明。（许叔微《普济本事方·卷第五·眼目头面口齿鼻舌唇耳》）

四、骨科医案

脱臼神昏医案

元祐中，宋人许元公赴省试卷，过兴国寺桥，值微雨，地滑坠马，右臂臼脱。路中一人云：急与拶入臼中，血渍臼中即难治也。仆者如其说。神已昏亦不觉痛也，遂僦卧轿舁至景德。须臾亲旧集议所医者，或云非录事巷田马骑不能了此疾。急鞭马召至，则已日暮矣。田秉烛视其面色，云尚可治，此疾料理费力，先议所酬，方敢用药。此公去省试只旬日，又是右臂正妨作字，今须作两等商量，如旬日内安痊如旧，不妨就试，作一等价。如至期未能就试，即减数别作一等价。悉如其说。遂用药（内消方：生地黄研如泥成膏、木香末，以地黄膏随肿大小摊于纸上，掺木香末一层，又再摊地黄贴肿上，不过三五度即愈。主治打扑伤损，及一切痈肿未破。——编者注）封其肿黯处，至中夜方省，达旦已痛止矣。翌日至，悉去其封药，损处已白，其瘀血青黯已移在臂臼之上。如是数日易之，其肿黯直至肩背。于是用药下之，泻黑血一二升，三五日如旧，臂亦不痛，遂得赴试。可谓妙医矣。元公云：若在外方遭此厄，微田生，吾终作折臂鬼矣。故知堕损手足臼脱，急须拶入，不尔终成芦节也。（许叔微《普济本事方·卷第六·金疮痈疽打扑诸疮破伤风》）

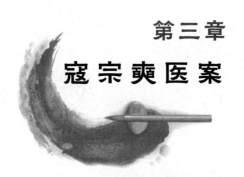

第三章
寇宗奭医案

　　寇宗奭,生卒年不祥,里籍不详,北宋药物学家;官至通直郎,撰《本草衍义》。寇氏重视本草及药性研究,其云:"然《本草》二部,其间撰著之人,或执用已私,失于商较,致使学者检据之间,不得无惑。今则并考诸家之说,参之实事,有未尽厥理者,衍之以臻其理。隐避不断者,伸之以见其情。文简误脱者,证之以明其义。讳避而易名者,原之以存其名。使是非归一,治疗有源,检用之际,晓然无惑。是以搜求访缉者十有余年,采拾众善,诊疗疾苦,和合收蓄之功,率皆周尽……疾病所可凭者医也,医可恃者方也,方可恃者药也。"并于1116年编成《本草衍义》二十卷,以推衍《嘉祐本草》《本草图经》未尽之义,涉及中药理论、中药名称考定、产地、鉴别、炮制、运用等,还收录了许多单方与验方。

　　《本草衍义》载"序例下"及药物中记录医案(包括死亡医案),尤其是后者更是开创药后附案的先河,对后世产生了较大的影响。李时珍在《本草纲目·第一卷·序例上·历代诸家本草》高度评价说:"参考事实,核其情理,援引辨证,发明良多,东垣、丹溪诸公亦尊信之。"

第一节　内科医案

咳嗽医案

有人病久嗽，肺虚生寒热，以款冬花焚三两，俟烟出，以笔管吸其烟，满口则咽之，至倦则已。凡数日之间五七作，瘥。（寇宗奭《本草衍义·卷三·序例下》）

有人病咳多日，或教以然款冬花三两枚，于无风处，以笔管吸其烟，满口则咽之。数日效。（寇宗奭《本草衍义·卷十·款冬花》）

神昏医案

有人苦风痰头痛，颤掉，吐逆，饮食减，医以为伤冷物，遂以药温之，不愈。又以丸药下之，遂厥。复与金液丹后，谵语，吐逆，颤掉，不省人，狂若见鬼，循衣摸床，手足冷，脉伏。此胃中有结热，故昏瞀不省人，以阳气不能布于外，阴气不持于内，即颤掉而厥。遂与大承气汤，至一剂，乃愈。方见仲景。后服金箔丸，方见《删繁》。（寇宗奭《本草衍义·卷三·序例下》）

关格医案

有妇人病吐逆，大小便不通，烦乱，四肢冷，渐无脉，凡一日半，与大承气汤两剂，至夜半渐得大便通，脉渐生，翌日乃安。此关格之病，极难治，医者当审谨也。经曰：关则吐逆，格则不得小便。如此亦有不得大便者。（寇

宗奭《本草衍义·卷三·序例下》)

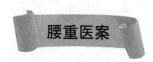

腰重医案

后有太常少卿舒昭亮,用苦参揩齿,岁久亦病腰。自后悉不用,腰疾皆愈,此皆方书旧不载者。(寇宗奭《本草衍义·卷九·苦参》)

有朝士苦腰重,久坐,旋拒十余步,然后能行。有一将佐谓朝士曰:见公日逐以药揩齿,得无用苦参否? 曰:始以病齿,用苦参已数年。此病由苦参入齿,其气味伤肾,故使人腰重。(寇宗奭《本草衍义·卷九·苦参》)

疟病医案

有人病疟月余日,又以药吐下之,气遂弱,疾未愈。观其病与脉,乃夏伤暑,秋又伤风,乃与柴胡汤一剂,安。后,又饮食不节,寒热复作。此盖前以伤暑,今以饮食不谨,遂致吐逆不食,胁下牵急而痛,寒热无时,病名痰疟。以十枣汤一服,下痰水数升,明日又与理中散二钱,遂愈。(寇宗奭《本草衍义·卷三·序例下》)

手足拘挛医案

有人年五十四,素羸,多中寒,近服菟丝有效。小年常服生硫黄数斤,脉左上二部,上下二部,弦紧有力。五七年来,病右手足筋急拘挛,言语稍迟,遂与仲景小续命汤(小续命汤:麻黄、桂枝、防风、防己、杏仁、黄芩、人参、甘草、大枣、川芎、白芍、附子、生姜,主治中风。——编者注),加薏苡仁一两,以治筋急。减黄芩、人参、芍药各半,以避中寒,杏仁只用一百五枚。后云尚觉大冷,因令尽去人参、芍药、黄芩三物,却加当归一两半,遂安。今人用小续命汤者,比比皆是,既不能逐证加减,遂至危殆,人亦不知。今小续命汤,世所须也。故举以为例,可不谨哉! 夫八节之正气,生活人者也。八节之虚邪,杀人者也。非正气则为邪,非真实则为虚。所谓正气者,春温、夏热、秋凉、冬寒,此天之气也。若春在经络,夏在肌肉,秋在皮肤,冬在骨髓,此人之气也。在处为实,不在处为虚。故曰,若以身之虚,逢时之虚邪不正之气,两虚相感,始以皮肤经络,次传至脏腑,逮于骨髓,则药力难及矣。如此则医家治病,正宜用药抵截散补,防其深固而不可救也。又尝须保护胃气。举斯为例,余可仿此。(寇宗奭《本草衍义·卷三·序例下》)

第二节　妇科医案

热入血室医案

　　一妇人,温病已十二日,诊之,其脉六七至而涩,寸稍大,尺稍小,发寒热,颊赤口干不了了,耳聋。问之,病数日经水乃行,此属少阳热入血室也,若治不对病则必死。乃按其症,与小柴胡汤服之二日,又与小柴胡汤加官桂、干姜,一日,寒热遂止。又云脐下急痛,又与抵当丸微利,脐下痛痊,身渐凉,脉渐匀。尚不了了,乃与小柴胡汤;次日但胸中热躁,口鼻干,又少与调胃承气汤;不得利,次日心下痛,又与大陷胸汤,半服,利三行;次日虚烦不宁,时妄有所见,复狂言,虽知其尚有燥屎,以其极虚,不敢攻之,遂与竹叶汤,去其烦热,其夜大便自通,至晚两次,中有燥屎数枚,而狂言虚烦尽解:但咳嗽吐沫,此肺虚也,若不治恐成肺痿,遂与小柴胡汤去人参、大枣、生姜,加干姜、五味子,一日咳减,二日而病悉愈(《本草衍义·卷三·序例下》也录有本案,文字略有差别:又妇人病温已十二日,诊之,其脉六七至而涩,寸稍大,尺稍小,发寒热,颊赤口干,不了了,耳聋。问之,病后数日,经水乃行,此属少阳热入血室也。若治不对病,则必死。乃按其证,与小柴胡汤服之,二日,又与小柴胡汤加桂枝干姜汤,一日,寒热虽已,又云:我脐下急痛,又与抵当丸,微利,脐下痛痉。身渐凉和,脉渐匀,尚不了了,乃复与小柴胡。次日云:我但胸中热燥,口鼻干。又少与调胃承气汤,不得利。次日又云:心下痛。又与大陷胸丸半服,利三行。而次日虚烦不宁,时妄有所见,时复狂言。虽知其尚有燥屎,以其极虚,不敢攻之。遂与竹叶汤,去其烦热。其夜大便自通,至晓两次,中有燥屎数枚,而狂言虚烦尽解。但咳嗽唾沫,此肺虚也。若不治,恐乘虚而成肺痿,遂与小柴胡去人参、大枣、生姜,加干姜、五味子汤。一日咳减,二日而病悉愈。——编者注)。(徐灵胎《徐灵胎医学全集·女科医案·热入血室门》)

阴疮医案

有一妇人患脐下腹上、下连二阴遍满生湿疮,状如马瓜疮,他处并无,热痒而痛,大小便涩,出黄汁,食亦减,身面微肿。医作恶疮治,用鳗鲡鱼、松脂、黄丹之类。药涂上,疮愈热,痛愈甚。治不对,故如此。问之,此人嗜酒,贪啖,喜鱼蟹发风等物。令急用温水洗拭去膏药,寻以马齿苋四两,烂研细,入青黛一两,再研匀,涂疮上,即时热减,痛痒皆去。仍服八政散,日三服,分败客热。每涂药,得一时久。药已干燥,又再涂新湿药。凡如此,及日减三分之一,五日减三分之二,自此二十日愈。既愈而问曰:此疮何缘至此?曰:中、下焦蓄风热毒气,若不出,当作肠痈内痔,仍常须禁酒及发风物。然不能禁酒,后果然患内痔。(寇宗奭《本草衍义·卷十·青黛》)

第三节 外科医案

头面肿医案

有男子年六十一,脚肿生疮,忽食猪肉不安。医以药利之,稍愈,时出外中风,汗出后,头面暴肿,起紫黑色,多睡。耳轮上有浮泡小疮,黄汁出。乃与小续命汤中加羌活一倍,服之遂愈。(寇宗奭《本草衍义·卷三·序例下》)

风疹医案

有人病遍身风热细疹,痒痛不可任,连胸颈脐腹及近隐处皆然,涎痰亦多,夜不得睡。以苦参末一两,皂角二两,水一升,揉滤取汁,银石器熬成膏,和苦参末为丸,如梧桐子大,食后温水服二十至三十丸,次日便愈。(寇宗奭《本草衍义·卷九·苦参》)

第四节 死亡医案

久服川芎医案

朝士张子通之妻病脑风,服芎䓖甚久,亦一旦暴亡。(寇宗奭《本草衍义·卷八·芎䓖》)

沈括云:予一族子,旧服芎䓖,医郑叔熊见之云:芎䓖不可久服,多令人暴死。后族子果无疾而卒。(寇宗奭《本草衍义·卷八·芎䓖》)

久服水银医案

殿中御史李虚中,疽发其背死。刑部尚书李逊谓余曰:我为药误。遂死。(寇宗奭《本草衍义·卷五·水银》)

工部尚书归登自说:既服水银得病,若有烧铁杖,自颠贯其下,摧而为火,射窍节以出,狂痛号呼,乞绝。其茵席得水银,发且止,唾血,十数年以毙。(寇宗奭《本草衍义·卷五·水银》)

工部尚书孟简邀我于万州,屏人曰:我得秘药,不可独不死,今遗子一器,可用枣肉为丸服之。别一年而病。后有人至,讯之。曰:前所服药误,方且下之,下则平矣。病二岁卒。(寇宗奭《本草衍义·卷五·水银》)

金吾将军李道古,以柳贲得罪,食贲药,五十死海上。(寇宗奭《本草衍义·卷五·水银》)

唐韩愈云:太学博士李千,遇信安人方士柳贲,能烧水银为不死药。以铅满一鼎,按中为空,实以水银,盖封四际,烧为丹砂,服之下血。比四年,

病益急,乃死。(寇宗奭《本草衍义·卷五·水银》)

刑部侍郎李建,一旦无病死。(寇宗奭《本草衍义·卷五·水银》)

久服朱砂医案

李善胜尝炼朱砂为丹,经岁余,沐浴再入鼎,误遗下一块,其徒丸服之,遂发懵冒,一夕而毙。(寇宗奭《本草衍义·卷四·丹砂》)

又一医流服伏火者数粒,一旦大热,数夕而毙。(寇宗奭《本草衍义·卷四·丹砂》)

第五节　选录医案

一、内科医案

痢疾医案

洛阳一女子,年四十六七,耽饮无度,多食鱼蟹,摄理之方蔑如也。后以饮啖过常,蓄毒在脏,日夜二三十泻,大便与脓血杂下,大肠连肛门痛不堪任。医以止血痢药不效,又以肠风药则益甚。盖肠风则有血而无脓,凡如此已半年余,气血渐弱,食渐减,肌肉渐瘦,稍服热药,则腹愈痛,血愈下。服稍凉药,即泄注,气羸,粥愈减。服温平药,则病不知。如此将暮岁,医告术穷,垂命待尽。或有人教服人参散(樗根白皮一两、人参一两,为末,每用二钱匕,空心以温酒调服。如不饮酒,以温米饮代。主治大肠风虚,饮酒过度,挟热下痢脓血,疼痛,多日不瘥。忌油腻、湿面、青菜、果子、甜物、鸡、猪、鱼腥等。——编者注），病家亦不敢主当，谩与服之，才一服，知。二服，减。三服，脓血皆定。自此不十服，其疾遂愈。（寇宗奭《本草衍义·卷十五·椿木华、椿樗》）

二、儿科医案

泄泻医案

有小儿病虚滑，食略化，大便日十余次，四肢柴瘦，腹大，食讫又饥，此疾正是大肠移热于胃，善食而瘦，又谓之食者。时五六月间，脉洪大，按之则绝。今六脉既单洪，则夏之气独然，按之绝，则无胃气也。经曰：夏脉洪，洪多胃气，少曰病，但洪无胃气曰死。夏以胃气为本，治疗失于过时，后不逾旬，果卒。（寇宗奭《本草衍义·卷三·序例下》）

误食竹笋发热医案

邻家一小儿，方二岁，偶失照管，壮热喘粗、不食多睡、仰头呻吟、微呕逆、瞑目多惊，凡三五日，医作慢惊治之。治不对，病不愈。忽然其母误将有巴豆食药作惊药，化五丸如麻子大，灌之。稍久，大吐，有物噎于喉中，乳媪以指摘出之，约长三寸，粗如小指，乃三日前，临阶曝者干箭笋。是夜诸证皆定，次日但以和气药调治，遂安。其难化也如此。经曰：问而知之者谓之工。小儿不能问，故为难治，医者当慎谨也。（寇宗奭《本草衍义·卷十四·竹叶》）

三、目赤肿痛眼科医案

少时常自患暴赤目肿痛，数日不能开。有客教以生姜一块，洗净去皮，以古青铜钱刮取姜汁,就钱棱上点。初甚苦,热泪蔑面。然终无损。后有患者,教如此点,往往疑惑。信士点之,无不获验。一点遂愈,更不可再作。有疮者不可用。(寇宗奭《本草衍义·卷六·古文钱》)

四、中毒医案

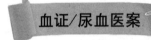

血证/尿血医案

东川节度御史大夫卢坦溺血,肉痛不可忍,乞死。(寇宗奭《本草衍义·卷五·水银》)

五、其他医案

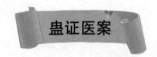

蛊证医案

唐甄立言仕为太常丞,有道人病心腹澎烦,弥二岁,诊曰:腹有蛊,误食发而然。令饵雄黄一剂,少选,吐一蛇如拇指,无目,烧之有发气,乃愈。此杀毒蛊之验也。(寇宗奭《本草衍义·卷五·雄黄》)

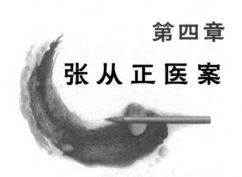

第四章
张从正医案

张从正(约 1156—1228)，字子和，号戴人，金代睢州考城(今河南省兰考县或民权县)人。曾担任金朝太医院太医，撰写《儒门事亲》，并由麻知几、常仲明两人润色整理。张氏治学主张以《内经》《难经》《伤寒论》为宗，兼采众家之长。重视理论研究，深入探讨病因病机，认为风、火、湿、燥皆为邪气，邪留正伤，邪去正安，治病当以攻邪为主。提出"病由邪生，攻邪已病"观点，阐发攻邪理论，临证强调祛邪为主，善用汗、吐、下三法治疗疾病；丰富并发展中医情志疗法。

《儒门事亲》理论结合临床，论案并见，以案证论。所记录的大量医案，涉及内科、妇科、儿科、外科、五官等各科，还有其他人所治的医案，约 236 案，内容极其丰富，所用治疗方法包括汗吐下温清和补消及情志疗法，对后世产生了重大影响。故《金史·本传》高度赞扬说，张从正"精于医，贯穿《素》《难》之学，其法宗刘守真，用药多寒凉，然起疾救死多取效"。

第一节　内科医案

感冒医案

常仲明，常于炎暑时风快处，披露肌肤以求爽，为风所贼，三日鼻窒，虽坐于暖处少通，终不大解。戴人使服通圣散（防风通圣散：防风、川芎、当归、芍药、大黄、薄荷、麻黄、连翘、芒硝各半两，石膏、黄芩、桔梗各二两，滑石三钱，甘草二两，荆芥、白术、栀子各一两；为粗末，每服五至七钱，生姜三片，水煎去滓热服。——编者注），入生姜、葱根、豆豉，同煎三两服，大发汗，鼻立通矣。（张从正《儒门事亲·卷六·十形三疗一·风形·因风鼻塞四》）

戴人之常溪也，雪中冒寒，入浴重感风寒，遂病不起。但使煎通圣散（防风通圣散：防风、川芎、当归、芍药、大黄、薄荷、麻黄、连翘、芒硝各半两，石膏、黄芩、桔梗各二两，滑石三钱，甘草二两，荆芥、白术、栀子各一两；为粗末，每服五至七钱，生姜三片，水煎去滓热服。——编者注）单服之，一二日不食，唯渴饮水，亦不多饮，时时使人捶其股，按其腹，凡三四日不食，日饮水一二十度，至六日，有谵语妄见。以调胃承气汤下之，汗出而愈。戴人常谓人曰：伤寒勿妄用药，唯饮水最为妙药，但不可使之伤，常令揉散，乃大佳耳！至六七日，见有下证，方可下之，有变异哉？奈何医者禁人饮水，至有渴死者。病患若不渴，强与饮水，亦不肯饮耳！戴人初病时，鼻塞声重头痛，小便如灰淋汁，及服调胃承气一两半，觉欲呕状，探而出之，汗出然，须臾下五六行，大汗一日乃瘳。当日饮冰水时，水下则痰出，约一二碗，痰即是病也，痰去则病去也。戴人时年六十一。（张从正《儒门事亲·卷七·

十形三疗二·寒形·感风寒九十六》）

焦百善，偶感风寒，壮热头痛。其巷人点蜜茶一碗，使啜之。焦因热服之讫，偶思戴人语曰：凡苦味皆能涌，百善兼头痛，是病在上，试以箸探之，毕，其痛立解。（张从正《儒门事亲·卷九·杂记九门·误中涌法·感风寒》）

治一酒病患，头痛、身热、恶寒，状类伤寒，诊其脉，两手俱洪大，三两日不圆。余以防风通圣散（防风通圣散：防风、川芎、当归、芍药、大黄、薄荷、麻黄、连翘、芒硝各半两，石膏、黄芩、桔梗各二两，滑石三钱，甘草二两，荆芥、白术、栀子各一两；为粗末，每服五至七钱，生姜三片，水煎去滓热服。——编者注）约一两，用水一中碗，生姜二十余片，葱须根二十茎，豆豉一大撮，同煎三五沸，去滓，稍热，分作二服，先服一服多半，须臾以钗股探引咽中，吐出宿酒，酒之香味尚然，约一两杓，头上汗出如洗，次服少半立愈。《内经》曰：火郁发之。发为汗之，令其疏散也。（张从正《儒门事亲·卷二·凡在表者皆可汗式十五》）

伤寒医案

戴人之仆，常与邻人同病伤寒，俱至六七日，下之不通，邻人已死。仆发热极，投于井中。捞出，以汲水贮之槛，使坐其中。适戴人游他方，家人偶记戴人治法。曰：伤寒三下不通，不可再攻，盒饭涌之。试服瓜蒂散，良久，吐胶涎三碗许，与宿食相杂在地，状如一帚，顿快。乃知世医杀人多矣。（张从正《儒门事亲·卷六·十形三疗一·火形·伤寒极热五十一》）

温病医案

元光春，京师翰林应泰李屏山，得瘟疫证，头痛，身热，口干，小便赤涩。渠素嗜饮，医者便与酒癥丸，犯巴豆，利十余行。次日，头痛诸病仍存。医者不识，复以辛温之剂解之，加之卧于暖炕，强食葱醋汤，图获一汗。岂知种种客热，叠发并作，目黄斑生，潮热血泄，大喘大满，后虽有承气下之者，已无及矣！至今议者纷纷，终不知热药之过，往往独归罪于承气汤。用承气汤者，不知其病已危，犹复用药，学经不明故也，良可罪也。然议者不归罪于酒癥丸者，亦可责也。夫瘟证在表不可下，况巴豆之丸乎！巴豆不已，况复发以辛温之剂乎！必有仲尼，方明治长之非罪，微生高之非直。终不肯以数年之功，苦读《内经》，但随众好恶，为之毁誉。若此者皆妄议者也。不真知其理，遽加毁誉，君子之所不取。（张从正《儒门事亲·卷一·立诸时气解利禁忌式三》）

中暑医案

小郑年十五，田中中暑，头痛，困卧不起。戴人以双解散汗之，又以米醋汤投之，未解。薄晚，又以三花神祐丸（神祐丸：甘遂、大戟、芫花各半两，牵牛子一两，大黄一两，为细末，滴水丸小豆大，临卧温水服五至七十丸。——编者注）大下之，遂愈。（张从正《儒门事亲·卷六·十形三疗一·暑形·中暑十八》）

余尝治大暑之病，诸药无效，余从其头数刺其痏，出血立愈。余治此数者，如探囊然（张氏治疗中暑，不计四时，多用白虎汤治疗，可能受刘完素的影响。对于诸药无效者采用针刺头部皮肤放血疗法。——编者注）。（张从正《儒门事亲·卷三·九气感疾更相为治衍二十六》）

张叟年七十一，暑月田中，因饥困伤暑，食饮不进，时时呕吐，口中常流痰水，腹胁作痛。医者概用平胃散、理中丸、导气丸，不效；又加针灸，皆云胃冷，乃问戴人。戴人曰：痰属胃，胃热不收，故流痰水。以公年高，不敢上涌，乃使箸探之，不药而吐之痰涎一升；次用黄连清心散、导饮丸、玉露散以调之。饮食加进，唯大便秘，以生姜、大枣煎调胃承气汤一两夺之，遂愈。（张从正《儒门事亲·卷六·十形三疗一·暑形·中暑十八》）

发热医案

南邻朱老翁,年六十余岁,身热,数日不已,舌根肿起,和舌尖亦肿,肿至满口,比元舌大二倍。一外科以燔针刺其舌下两旁廉泉穴,病势转凶,将至颠。戴人曰:血实者宜决之。以针磨令锋极尖,轻砭之,日砭八九次,血出约一二盏,如此者三次,渐而血少,痛减肿消。夫舌者,心之外候也,心主血,故血出则愈。又曰:诸痛痒疮疡,皆属心火。燔针、艾火,是何义也?(张从正《儒门事亲·卷六·十形三疗一·火形·舌肿二十五》)

寒热往来医案

常仲明病寒热往来,时咳一二声,面黄无力,懒思饮食,夜多寝汗,日渐瘦削。诸医作虚损治之,用二十四味烧肝散、鹿茸、牛膝补养二年,口中痰出,下部转虚。戴人断之曰:上实也。先以涌剂吐痰二三升,次以柴胡饮子,降火益水,不月余复旧。此证名何?乃《内经》中曰二阳病也。二阳之病发心脾,不得隐曲。心受之,则血不流,故女子不月;脾受之,则味不化,故男子少精,此二证名异而实合。仲明之病,味不化也。(张从正《儒门事亲·卷六·十形三疗一·火形·二阳病三十八》)

咳喘医案

东门高三郎,病嗽一年半,耳鸣三月矣。嗽脓血,面多黑点,身表俱热,喉中不能发声。戴人曰:嗽之源,心火之胜也。秋伤于湿,冬生咳嗽。冬水既旺,水湿相接,隔绝于心火,火不下降,反而炎上。肺金被烁,发而为嗽。金煅既久,声反不发。医者补肺肾,皆非也。戴人令先备西瓜、冰、雪等物,其次用涌泄之法,又服去湿之药,病日已矣。(张从正《儒门事亲·卷六·

十形三疗一·火形·劳嗽四十一》)

口镇一男子,年二十余岁,病劳嗽数年,其声欲出不出。戴人问曰:曾服药否? 其人曰:家贫,未尝服药。戴人曰:年壮不妄服药者易治。先以苦剂涌之,次以舟车、浚川大下之,更服重剂,果瘥。(张从正《儒门事亲·卷六·十形三疗一·火形·劳嗽四十一》)

杨寿之妻,病嗽十余年,法当吐之,一日不止,以麝香汤止之;夜半犹不定,再止之;明旦,颇觉恶心,更以人参汤止之,二日稍宁。自下药凡三来问戴人,不顾,谓栾景先曰:病久嗽,药已擒病,自然迟解。涌后调理,数日乃止。戴人常言:涌后有顿快者;有徐快者;有反困闷者,病未尽也;有反热者,不可不下也。大抵三日后无不快者。凡下不止者,以冰水解之。凡药热则行,寒则止矣。(张从正《儒门事亲·卷九·杂记九门·临变不惑·涌嗽》)

一田夫,病劳嗽,一涌一泄,已减大半;次服人参补肺汤,临卧更服槟榔丸以进食。(《儒门事亲·卷六·十形三疗一·火形·劳嗽四十一》)

阳刘氏一男子,年二十余岁,病劳嗽血吐唾,黏臭不可闻。秋冬少缓,春夏则甚,寒热往来,日晡发作,状如痎疟,寝汗如水。累服麻黄根、败蒲扇止汗,汗自若也。又服宁神散、宁肺散止嗽,嗽自若也。戴人先以独圣散涌其痰,状如鸡黄,汗随涌出,昏愦三日不省。时时饮以凉水,精神稍开,饮食加进。又与人参半夏丸、桂苓甘露散服之,不经数日乃愈。(张从正《儒门事亲·卷六·十形三疗一·火形·劳嗽咯血四十二》)

赵君玉妻病嗽,时已十月矣。数人处方六味:陈皮、当归、甘草、白术、枳壳、桔梗。君玉疑其不类嗽药。戴人笑曰:君怪无乌梅、罂粟囊乎? 夫冬嗽乃秋之湿也,湿土逆而为嗽,此方皆散气除湿,解急和经。三服,帖然效矣。(张从正《儒门事亲·卷六·十形三疗一·湿形·湿嗽八十》)

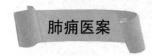

肺痈医案

武阳仇天祥之子,病发寒热。诸医作骨蒸劳治之半年,病愈甚。以礼来聘戴人。戴人往视之。诊其两手脉,尺寸皆潮于关,关脉独大。戴人曰:痈象也。问其乳媪:曾有痛处否?乳媪曰:无。戴人令儿去衣,举其两手,观其两胁下,右胁稍高。戴人以手侧按之,儿移身乃避之,按其左胁则不避。戴人曰:此肺部有痈也,非肺痈也。若肺痈已吐脓矣。此不可动,止可以药托其里,以待自破。家人皆疑之,不以为然。服药三日,右胁有三点赤色。戴人连辞云:此儿之病,若早治者,谈笑可已,今已失之迟。然破之后,方验其生死矣。若脓破黄赤白者生也,脓青黑者死也。遂辞而去,私告天祥之友李简之曰必有一证也。其证乃死矣,肺死于巳。至期而头眩不举,不数日而死也。其父曰:群医治之,断为骨蒸证。戴人独言其肺有痈也。心终疑之。及其死,家人辈以火焚其棺。既燃,天祥以杖破其胁下,果出青黑脓一碗。天祥仰天哭曰:诸医误杀吾儿矣!(张从正《儒门事亲·卷六·十形三疗一·火形·肺痈四十六》)

胸痹医案

酒官杨仲臣,病心气痛。此人常好饮酒,初饮三二杯,必奔走,顿两足,三五十次,其酒稍散,方能复席。饮至前量,一醉必五七次,至明呕青黄水,数日后变鱼腥臭,六七日始安。戴人曰:宜涌。乃吐虫一条,赤黄色,长六七寸,口目鼻皆全,两目膜瞒,状如蛇类,以盐淹干示人。(张从正《儒门事亲·卷六·十形三疗一·火形·心痛五十》)

不寐医案

一富家妇人,伤思虑过甚,二年不寐,无药可疗。其夫求戴人治之。戴人曰:两手脉俱缓,此脾受之也。脾主思故也。乃与其夫,以怒而激之。多取其才,饮酒数日,不处一法而去。其人大怒汗出,是夜困眠,如此者,八九日不寐,自是而食进,脉得其平。(张从正《儒门事亲·卷七·十形三疗

二·内伤形·不寐一百二》）

余又尝治一妇人，久思而不眠，余假醉而不问，如果呵怒，是夜困睡。（张从正《儒门事亲·卷三·九气感疾更相为治衍二十六》）

不寐医案

戴人在西华夏公宅，其仆郑驴病，法当吐，命女僮下药，药失不制，又用之太多，涌之不出，反闷乱不醒，乃告戴人。戴人令以薪实马槽，既平，异郑驴卧其上，倒垂其头。须臾大吐，吐讫而快。戴人曰：先宜少进，不涌旋加。（张从正《儒门事亲·卷九·杂记九门·临变不惑·涌法》）

卫德新之妻，旅中宿于楼上，夜值盗劫人烧舍，惊坠床下，自后每闻有响，则惊倒不知人，家人辈蹑足而行，莫敢冒触有声，岁余不痊。诸医作心病治之，人参、珍珠及定志丸，皆无效。戴人见而断之曰：惊者为阳，从外入也；恐者为阴，从内出也。惊者，为自不知故也；恐者，自知也。足少阳胆经属肝木。胆者，敢也。惊怕则胆伤矣。乃命二侍女执其两手，按高椅之上，当面前，下置一小几。戴人曰：娘子当视此。一木猛击之，其妇人大惊。戴人曰：我以木击几，何以惊乎？伺少定击之，惊也缓。又斯须，连击三五次；又以杖击门；又暗遣人画背后之窗，徐徐惊定而笑曰：是何治法？戴人曰：《内经》云：惊者平之。平者，常也。平常见之必无惊。是夜使人击其门窗，自夕达曙。夫惊者，神上越也。从下击几，使之下视，所以收神也。一二日，虽闻雷而不惊。德新素不喜戴人，至是终身厌服，如有言戴人不知医者，执戈以逐之。（张从正《儒门事亲·卷七·十形三疗二·内伤形·惊一百三》）

一夫病痰厥，不知人，牙关紧急，诸药不能下，候死而已。戴人见之，问侍病者：口中曾有涎否？曰：有。戴人先以防风、藜芦煎汤，调瓜蒂末灌之。口中不能下，乃取长蛤甲磨去刃，以纸裹其尖，灌于右鼻窍中，然下咽有声。后灌其左窍亦然。戴人曰：可治矣。良久涎不出，遂以碰石一钱，又投之鼻中。忽偃然仰面,似觉有痛,斯须吐哕,吐胶涎数升,颇腥。砒石寻常勿用,以其病大,非如此莫能动。然无瓜蒂,亦不可便用,宜消息之。大凡中风涎塞,往往只断为风,专求风药,灵宝、至宝,误人多矣。刘河间治风,舍风不论,先论二火,故令将此法实于火形中。(张从正《儒门事亲·卷六·十形三疗一·火形·痰厥二十八》)

喜笑不止医案

戴人路经古亳,逢一妇,病喜笑不止,已半年矣。众医治者,皆无药术矣。求治于戴人。戴人曰:此易治也。以沧盐成块者二两余,用火烧令通赤,放冷研细;以河水一大碗,同煎至三五沸,放温,分三次啜之;以钗探于咽中,吐出热痰五升;次服大剂黄连解毒汤是也。不数日而笑定矣。《内经》曰:神有余者,笑不休。此所谓神者,心火是也。火得风而成焰,故笑之象也。五行之中,唯火有笑矣。(张从正《儒门事亲·卷六·十形三疗一·火形·笑不止三十》)

失笑医案

戴人之次子,自出妻之后,日瘦,语如瓮中。此病在中也。常拈第三指失笑,此心火也。约半载,日饮冰雪,更服凉剂。戴人曰:恶雪则愈矣。其母惧其大寒。戴人骂曰:汝亲也,吾用药如鼓之应桴,尚恶凉药,宜乎世俗之谤我也。至七月,厌冰不饮,病日解矣。(张从正《儒门事亲·卷六·十形三疗一·火形·失笑五十二》)

痫证/抽搐医案

黄如村一叟,两手搐搦,状如拽锯,冬月不能覆被。适戴人之舞阳,道经黄如,不及用药,针其两手大指后中注穴上。戴人曰:自肘以上皆无病,唯两手搐搦,左氏所谓风淫末疾者,此也。或刺后溪,手太阳穴也。屈小指握纹尽处是穴也。(张从正《儒门事亲·卷六·十形三疗一·风形·搐搦九》)

吕君玉之妻,年三十余,病风搐目眩,角弓反张,数日不食。诸医皆作惊风、暗风、风痫治之,以天南星、雄黄、天麻、乌、附用之,殊无少效。戴人曰:诸风掉眩,皆属肝木。曲直动摇,风之用也。阳主动,阴主静。由火盛制金,金衰不能平木,肝木茂而自病。先涌风痰二三升;次以寒剂下十余行;又以针刺百会穴,出血二杯,愈。(张从正《儒门事亲·卷六·十形三疗一·风形·风搐反张二》)

昔项开完颜氏风病,搐,先右臂并右足约搐六七十数,良久,左臂并左足亦搐六七十数,不痉,两目直视,昏愦不识人几月余。求治于余,先逐其寒痰三四升,次用导水(导水丸:大黄二两、黄芩二两、滑石四两、牵牛子四两,为细末,滴水丸梧桐子大,每服五十丸或加至百丸,临卧温水下。——编者注)、禹功(禹功散:牵牛子四两、炒茴香一两,或加木香一两,为细末,临卧以生姜自然汁调服一二钱。——编者注)丸散泄二十余行,次服通圣散(防风通圣散:防风、川芎、当归、芍药、大黄、薄荷、麻黄、连翘、芒硝各半两,石膏、黄芩、桔梗各二两,滑石三钱,甘草二两,荆芥、白术、栀子各一两;为粗末,每服五至七钱,生姜三片,水煎去滓热服。——编者注)辛凉之剂,不数日而瘥。(张从正《儒门事亲·卷一·七方十剂绳墨订一》)

新寨马叟,年五十九,因秋欠税,官杖六十,得惊气,成风搐已三年矣。病大发则手足颤掉,不能持物,食则令人代哺,口目张眹,唇舌嚼烂,抖擞之状,如线引傀儡。每发,市人皆聚观。夜卧发热,衣被尽去,遍身燥痒,中热而反外寒。久欲自尽,手不能绳,倾产求医,至破其家而病益坚。叟之子,邑中旧小吏也,以父母病讯戴人。戴人曰:此病甚易治。若隆暑时,不过一涌,再涌夺则愈矣。今已秋寒可三之;如未,更刺腧穴必愈。先以通圣散(防风通圣散:防风、川芎、当归、芍药、大黄、薄荷、麻黄、连翘、芒硝各半两,石膏、黄芩、桔梗各二两,滑石三钱,甘草二两,荆芥、白术、栀子各一两;为粗末,每服五至七钱,生姜三片,水煎去滓热服。——编者注)汗之,继服涌剂,则痰一二升,至晚又下五七行,其疾小愈。待五日,再一涌,出痰三四升,如鸡黄成块,状如汤热。叟以手颤不能自探,妻与代探,咽嗌肿伤,昏愦如醉,约一二时许稍稍省。又下数行,立觉足轻,颤减,热亦不作,是亦能步,手能巾栉,自持匙箸。未至三涌,病去如濯。病后但觉极寒。戴人曰:当以食补之,久则自退。盖大疾之去,卫气未复,故宜以散风导气之药,切不可以热剂温之,恐反成它病也。(张从正《儒门事亲·卷六·十形三疗一·风形·因惊风搐一》)

狂证医案

顷又治一狂人,阴不胜其阳,则脉流薄疾,阳并乃狂。《难经》曰:重阳者狂,重阴者癫。阳为腑,阴为脏,非阳热而阴寒也。《内经》曰:足阳明胃实则狂。故登高而歌,弃衣而走,无所不为,是热之极也。以调胃承气,大作汤下数十行,三五日,复上涌一二升,三五日又复下之,凡五六十日,下百余行,吐亦七八度,如吐时,暖室置火,以助其热而汗少解,数汗方平。(张从正《儒门事亲·卷二·凡在表者皆可汗式十五》)

项关令之妻,病怒不欲食,常好叫呼怒骂,欲杀左右,恶言不辍。众医皆处药,几半载尚尔。其夫命戴人视之,戴人曰:此难以药治。乃使二娟,各涂丹粉,作伶人状,其妇大笑;次日,又令作角觚,又大笑;其旁常以两个能食之妇,夸其食美,其妇亦索其食,而为一尝之。不数日,怒减食增,不药而瘥,后得一子。夫医贵有才,若无才,何足应变无穷?(张从正《儒门事亲·卷七·十形三疗二·内伤形·病怒不食一百一》)

一男子落马发狂,起则目瞪,狂言不识亲疏,弃衣而走,骂言涌出,气力加倍,三五人不能执缚。烧符作醮,问鬼跳巫,殊不知顾;丹砂、牛黄、犀、珠、脑、麝,资财散去,室中萧然,不远二百里,而求戴人一往。戴人以车轴埋之地中，约高二丈许，上安之中等车轮，其辋上凿一穴，如作盆之状，缚狂病患于其上，使之卧，以软褯衬之，又令一人于下，坐机一枚，以捧搅之，转千百遭。病患吐出青黄涎沫一二斗许。绕车轮数匝，其病患曰：我不能任，可解我下。从其言而解之。索凉水，与之，冰水饮数升，狂方罢矣。（张从正《儒门事亲·卷七·十形三疗二·外伤形·落马发狂一百十七》）

一叟，年六十，值徭役烦扰，而暴发狂，口鼻觉如虫行，两手爬搔，数年不已。戴人诊其两手脉，皆洪大如绳。断之曰：口为飞门，胃为贲门。曰口者，胃之上源也，鼻者，足阳明经起于鼻交頞之中，旁纳太阳，下循鼻柱，交人中，环唇下，交承浆，故其病如是。夫徭役烦扰，便属火化。火乘阳明经，故发狂。故《经》言：阳明之病，登高而歌，弃衣而走，骂詈不避亲疏。又况肝主谋，胆主决。徭役迫遽，则财不能支，则肝屡谋而胆屡不能决。屈无所伸，怒无所泄，心火磅因礴，遂乘阳明经。然胃本属土，而肝属木，胆属相火，火随木气而入胃，故暴发狂。乃命置燠室中，涌而汗出，如此三次，《内经》曰：木郁则达之，火郁则发之。良谓此也。又以调胃承气汤半斤，用水五升，煎半沸，分作三服，大下二十行，血水与瘀血相杂而下数升，取之乃康。以通圣散（防风通圣散：防风、川芎、当归、芍药、大黄、薄荷、麻黄、连翘、芒硝各半两，石膏、黄芩、桔梗各二两，滑石三钱，甘草二两，荆芥、白术、栀子各一两；为粗末，每服五至七钱，生姜三片，水煎去滓热服。——编者注）调其后矣。（张从正《儒门事亲·卷六·十形三疗一·火形·狂二十七》）

胃脘痛医案

一将军病心痛不可忍。戴人曰：此非心痛也，乃胃脘当心痛也。《内经》曰：岁木太过，风气流行，民病胃脘当心而痛。乃与神祐丸（神祐丸：甘遂、大戟、芫花各半两，牵牛子一两，大黄一两，为细末，滴水丸小豆大，临卧温水服五至七十丸。——编者注）一百余粒。病不减。或间曰：此胃脘有寒,宜温补。将军素知戴人明了,复求药于戴人。戴人复与神祐丸二百余粒,作一服,大下六七行,立愈矣。(张从正《儒门事亲·卷六·十形三疗一·风形·胃脘痛八》)

胃脘痛/胁痛医案

洛阳孙伯英,因诬狱,妻子被系,逃于故人,是夜觉胃胁痛,托故人求药。故人曰:有名医张戴人适在焉,当与公同往。时戴人宿酒未醒,强呼之。故人曰:吾有一亲人,病,欲求诊。戴人隔窗望见伯英曰:此公伏大惊恐。故人曰:何以知之? 戴人曰:面青脱色,胆受怖也。后会赦乃出,方告戴人。(张从正《儒门事亲·卷七·十形三疗二·内伤形·怀恐胁痛一百七》)

痞满医案

凡人病心胸痞闷,不欲饮食,身体壮热,口燥舌干,大小便不利。有一工治之,说下元虚冷,便投暖药十数服,其病不愈。又一医所论与前亦同,又投暖药五七日,其证转加困弱。请余治之。诊脉而说曰:审问日数、饮食、大小便何似? 小便赤色,大便黑色。便言伤寒瘀血之证,初用大黄芍药汤二剂,次服犀角地黄汤二服,后用通经丸一服,换过大便黄色,以为效验。此药服十余服,方可病瘥矣。(张从正《儒门事亲·卷十一·治病杂论·论火热二门》)

沈丘王宰妻,病胸膈不利,口流涎沫,自言咽下胃中常雷声,心间作微痛,又复发昏,胸乳之间灸瘢如棋。化痰利膈等药,服之三载,病亦依然。其家知戴人痰药不损,来求之。一涌而出雪白虫一条,长五六寸,有口鼻牙齿,走于涎中,病者忿而断之,中有白发一茎。此正与徐文伯所吐宫人发瘕一同,虫出立安。(张从正《儒门事亲·卷八·十形三疗三·内积形·胸

膈不利一百二十七》）

　　显庆寺僧应公，有沉积数年，虽不卧床枕，每于四更后，心头闷硬，不能安卧，须起行寺中，习以为常，人莫知为何病，以药请于戴人。戴人令涌出胶涎一二升，如黑矾水，继出黄绿水，又下脓血数升。自尔胸中如失巨山，饮饵无算，安眠至晓。（张从正《儒门事亲·卷八·十形三疗三·内积形·心下沉积一百二十三》）

　　一妇从年少时，因大哭罢，痛饮冰水困卧，水停心下，渐发痛闷。医氏咸以为冷积，治之以温热剂，及禁食冷物。一闻茶气，病辄内作，如此数年，燎针烧艾，疮孔数千。十余年后，小便赤黄，大便秘，两目加昏，积水转甚，流于两胁。世谓水癖，或谓支饮，砒、漆、棱、莪攻磨之药竟施之矣，食日衰，积日茂，上至鸠尾，旁至两胁及脐下，但发之时，按之如水声，心腹结硬，手不可近者，月发五七次，甚则欲死，诸药皆厌，二十余年。求戴人发药。诊其脉，寸口独沉而迟，此胸中有痰。先以瓜蒂散涌痰五七升；不数日，再越痰水及斗；又数日，上涌数升。凡三涌三下，汗如水者亦三，其积皆去。以流湿饮之药调之，月余大瘥。（张从正《儒门事亲·卷八·十形三疗三·内积形·停饮一百三十二》）

　　一妇人，心下脐上结硬如斗，按之如石。人皆作病胎，针灸毒药，祷祈无数，如捕风然。一日，戴人见之曰：此寒痰。诊其两手，寸脉皆沉，非寒痰而何？以瓜蒂散吐之，连吐六七升，其块立消过半。俟数日后再吐之，其涎沫类鸡黄，腥臭特殊，约二三升。凡如此者三。后以人参调中汤、五苓散调之，腹已平矣。（张从正《儒门事亲·卷七·十形三疗二·寒形·寒痰九十八》）

呕吐医案

　　柏亭王论夫，本因丧子忧抑，不思饮食。医者不察，以为胃冷，温燥之剂尽用之。病变呕逆而瘦，求治于戴人。一再涌泄而愈。愈后忘其禁忌，病复作,大小便俱秘,脐腹撮痛,呕吐不食七日,大小便不通十有三日,复问戴人。戴人曰:令先食葵羹、菠菱菜、猪羊血,以润燥开结;次与导饮丸二百余粒,大下结粪;又令恣意饮冰水数升,继搜风丸、桂苓白术散以调之;食后服导饮丸三十余粒。不数日,前后皆通,药止呕定食进。此人临别,又留润肠丸,以防复结;又留涤肠散,大闭则用之。凡服大黄、牵牛,四十余日方瘳。论夫自叹曰:向使又服向日热药,已非今日人矣。一僧问戴人。云:肠者,畅也。不畅何以?(张从正《儒门事亲·卷六·十形三疗一·火形·呕逆不食六十三》)

箕城一酒官,病呕吐,逾年不愈,皆以胃寒治之,丁香、半夏、青陈、姜附,种种燥热,烧锥燎艾,莫知其数。或少愈,或复剧,且十年,大便涩燥,小便赤黄。命予视之。予曰:诸痿喘呕,皆属于上。王太仆云:上,谓上焦也。火气炎上之气,谓皆热甚而为呕。以四生丸(四生丸又名润肠丸:牵牛子、大黄、芒硝、皂角各等份,为细末,水丸如梧桐子大,食后温水下七八十丸。——编著注)下三十行,燥粪肠垢,何啻数升?其人昏困一二日,频以冰水呷之,渐投凉乳酪、芝麻饮,时时咽之。数日外,大啜饮食,精神气血如昔。继生三子,至五旬而卒。(张从正《儒门事亲·卷三·斥十膈五噎浪分支派疏二十三》)

顷有一工,吐陈下一妇人,半月不止,涎至数斗,命悬须臾,仓皇失计,求予解之。予使煎麝香汤,下咽立止。或问:麝香何能止吐?予谓之曰:瓜苗闻麝香即死。吐者,瓜蒂也,所以立解。如藜芦吐者不止,以葱白汤解之;以石药吐者不止,以甘草、贯众解之;诸草木吐者,可以麝香解之。以《本草》考之,吐药之苦寒者,有豆豉、瓜蒂、茶末、栀子、黄连、苦参、大黄、黄芩;辛苦而寒者,有郁金、常山、藜芦;甘苦而寒者,有地黄汁;苦而温者,有木香、远志、厚朴;辛苦而温者,有薄荷、芫花;辛而温者,有谷精草、葱根须;辛而寒者,有轻粉;辛甘而温者,有乌头、附子尖;酸而寒者,有晋矾、绿矾、商汁;酸而平者,有铜绿;甘酸而平者,有赤小豆;酸而温者,有饭浆;酸辛而寒者,有胆矾;酸而寒者,有青盐、白米饮;辛咸而温者,有皂角;甚咸而寒者,有沧盐;甘而寒者,有牙硝;甘而微温且寒者,有参芦头;甘辛而热者,有蝎梢。凡此三十六味,唯常山、胆矾、瓜蒂有小毒,藜芦、芫花、轻粉、乌附尖有大毒,外二十九味,皆吐药之无毒者。各对证擢而用之。此法宜先小服,不满,积渐加之。(张从正《儒门事亲·卷二·凡在上者皆可吐式十四》)

棠溪张凤村,一田叟姓杨,其病呕酸水十余年。本留饮,诸医皆以燥剂燥之,中脘脐胁,以火艾燔针刺之,疮未尝合。戴人以苦剂越之,其涎如胶,乃出二三升,谈笑而愈。(张从正《儒门事亲·卷六·十形三疗一·湿形·留饮七十》)

呕吐/泄泻医案

遂平李仲安,携一仆一佃客至郾城,夜宿邵辅之书斋中。是夜仆逃。仲安觉其逃也,骑马与佃客往临颍急追之。时七月天大热,炎风如箭,埃尘漫天,至辰时而还,曾不及三时,往返百二十里。既不获其人,复宿于邵氏斋。忽夜间闻呻呼之声,但言救我,不知其谁也。执火寻之,乃仲安之佃客也。上吐下泄,目上视而不下,胸胁痛不可动摇,口欠而脱臼,四肢厥冷。此正风、湿、三者,俱合之证也。其婿曾闻余言,乃取六一散,以新汲水锉生姜而调之,顿服半升,其人复吐。乃再调半升,而令徐服之,良久方息。至明,又饮数服,遂能调养,三日平复而去。(张从正《儒门事亲·卷一·霍乱吐泻死生如反掌说七》)

泄泻医案

东门一男子,病泻利不止,腹鸣如雷,不敢冷坐,坐则下注如倾。诸医例断为寒证。干姜、官桂、丁香、豆蔻之属;枯矾、龙骨,皆服之矣。何针不燔!何艾不灸!迁延将二十载矣。一日,问于戴人,戴人曰:两手寸脉皆滑，余不以为寒。然其所以寒者，水也。以茶调散，涌寒水五七升；无忧散，泻积水数十行。乃通因通用之法也。次以五苓散淡剂，渗泻利之道；又以甘露散止渴。不数日而冷食寒饮皆如故。此法王启玄稔言之矣，奈何无人用之哉？（张从正《儒门事亲·卷七·十形三疗二·寒形·泻利恶寒九十九》）

古郾一讲僧，病泄泻数年，丁香、豆蔻、干姜、附子、官桂、乌梅等燥药，燔针、烧脐、炳腕，无有阙者。一日，发昏不省，檀那赠纸者盈门。戴人诊其两手脉，沉而有力。《脉诀》云：下痢，脉微小者生，洪浮大者无瘥。以瓜蒂散涌之，出寒痰数升；又以无忧散，泄其虚中之积及燥粪，仅盈斗；次以白术调中汤、五苓散、益元散，调理数日，僧已起矣。非术精识明，谁敢负荷如此？（张从正《儒门事亲·卷六·十形三疗一·湿形·泄泻八十四》）

李德卿妻，因产后病泄一年余，四肢瘦乏，诸医皆断为死证。当时戴人在朱葛寺，以舟载而乞治焉。戴人曰：两手脉皆微小，乃痢病之生脉。况洞泄属肝经，肝木克土而成。此疾亦是肠澼。澼者，肠中有积水也。先以舟车丸四五十粒，又以无忧散三四钱，下四五行。寺中人皆骇之：病赢如此，尚可过耶？众人虽疑，然亦未敢消，且更看之。复导饮丸，又过之，渴则调以五苓散。向晚使人伺之，已起而缉床，前后约三四十年。以胃风汤调之，半月而能行，一月而安健。由此阖寺服，德卿之昆仲咸大异之。（张从正《儒门事亲·卷六·十形三疗一·湿形·洞泄八十五》）

刘德源，病洞泄逾年，食不化，肌瘦力乏，行步欹倾，面色黧黑。举世治痢之药，皆用之，无效。适戴人过阳，往问之。戴人乃出示《内经》洞泄之说。虽已不疑，然畏其攻剂。夜焚香祷神曰：某以病久不瘥，欲求治于戴人，戴人以谓宜下之。欲不从，戴人，名医也；欲从之，形赢如此，恐不任药。母已老矣，无人侍养，来日不得已须服药，神其相之。戴人先以舟车丸、无忧散，下十余行，殊不困，已颇喜食；后以槟榔丸，磨化其滞。待数日，病已大减。戴人以为去之未尽，当以再服前药，德源亦欣然请下之。又下五行，次后数日，更以苦剂越之。往问其家，彼云已下村中收索去也。忽一日入城,面色极佳,语言壮健,但怪其跛足而立。问何故如此。德源曰:足上患一疖。戴人曰:此里邪去而外现。病瘗之后,凡病皆如是也。(张从正《儒门事亲·卷六·十形三疗一·湿形·洞泄八十五》)

昔维阳(疑为淮阳。——编者注)府判赵显之,病虚羸,泄泻褐色,乃洞泄寒中证也。每闻大黄气味即注泄。余诊之,两手脉沉而软,令灸水分穴一百余壮,次服桂苓甘露散、胃风汤、白术丸等药,不数月而愈。(张从正《儒门事亲·卷二·推原补法利害非轻说十七》)

昔有人病此(飧泄。——编者注)者,腹中雷鸣泄注,水谷不分,小便涩滞,皆曰脾胃虚寒故耳,豆蔻、乌梅、罂粟壳、干姜、附子曾无一效,中脘脐下灸已数十,燥热转甚,小溲涸竭,瘦削无力,饮食减少。命予视之,余以谓《应象论》曰:热气在下,水谷不分,化生飧泄;寒气在上,则生膜胀。而气不散,何也;阴静而阳动故也。诊其两手脉息,俱浮大而长,身表微热。用桂枝麻黄汤,以姜枣煎,大剂,连进三服,汗出终日,至旦而愈。次以胃风汤,和平脏腑,调养阴阳,食进病愈。(张从正《儒门事亲·卷二·凡在表者皆可汗式十五》)

相台监酒岳成之,病虚滑泄,日夜不止,肠鸣而口疮,俗呼为心劳口疮,三年不愈。予以长流水,同姜枣煎五苓散五七钱,空心使服之,以治其下;以宣黄连与白茯苓去皮,二味各等分为末,以白面糊为丸,食后温水下三五十丸,以治其上,百日而愈。(张从正《儒门事亲·卷二·推原补法利害非轻说十七》)

一妇身冷脉微,食沸热粥饭,六月重衣,以狐帽蒙其首,犹觉寒,泄注不止,常服姜、附、硫黄燥热之剂,仅得平和,稍用寒凉,其病转增,三年不愈。戴人诊其两手脉,皆如绳有力,一息六七至。《脉诀》曰:六数七极热生多。以凉布搭心,次以新汲水淋其病处,妇乃叫杀人,不由病者,令人持之,复以冷水淋其三四十桶,大战汗出,昏困一二日,而向之所恶皆除。(张从正《儒门事亲·卷六·十形三疗一·火形·恶寒实热六十一》)

一讲僧显德明,初闻家遭兵革,心气不足,又为寇贼所惊,得脏腑不调。

后入京,不伏水土,又得心气,以至危笃。前后三年,八仙丸、鹿茸丸、烧肝散,皆服之,不效。乃求药于戴人。戴人曰:此洞泄也。以谋虑久不决而成。肝主谋虑,甚则乘脾,久思则脾湿下流。乃上涌痰半盆,末后有血数点,肝藏血故也。又以舟车丸、浚川散,下数行,仍使澡浴出汗。自尔日胜一日,常以胃风汤、白术散,调养之,一月而强,食复故矣。(张从正《儒门事亲·卷六·十形三疗一·湿形·洞泄八十五》)

一男子,病泄十余年,豆蔻、阿胶、诃子、龙骨、乌梅、枯矾,皆用之矣。中脘、脐下、三里,岁岁灸之,皮肉皱槁,神昏足肿,泄如泔水,日夜无度。戴人诊其两手脉,沉且微,曰:生也。病患忽曰:羊肝生可食乎?戴人应声曰:羊肝止泄,尤宜服。病患悦而食一小盏许,可以浆粥送之。病患饮粥数口,几半升,续又食羊肝(生)一盏许,次日泄几七分。如此月余安。此皆忌口太过之罪也。戴人常曰:胃为水谷之海,不可虚怯,虚怯则百邪皆入矣。或思荤茹,虽与病相反,亦令少食,图引浆粥,此权变之道也。若专以淡粥责之,则病患不悦而食减,久则病增损命,世俗误人矣。(张从正《儒门事亲·卷九·杂记九门·不忌反忌·不忌口得愈》)

殷辅之父,年六十余,暑月病泄泻,日五六十行,自建碓镇来请戴人于陈州。其父喜饮水,家人辈争止之。戴人曰:夫暑月年老,津液衰少,岂可禁水?但劝之少饮。比及用药,先令速归,以绿豆、鸡卵十余枚,同煮,卵熟取出,令豆软,下陈粳米作稀粥,搅令寒,食鸡卵以下之,一二顿,病减大半。盖粳米、鸡卵,皆能断痢。然后制抑火流湿之药,调顺而方愈。(张从正《儒门事亲·卷六·十形三疗一·湿形·暑泄八十七》)

赵明之,米谷不消,腹作雷鸣,自五月至六月不愈。诸医以为脾受大寒,故并与圣散子、豆蔻丸,虽止一二日,药力尽而复作。诸医不知药之非,反责明之不忌口。戴人至而笑曰:春伤于风,夏必飧泄。飧泄者,米谷不化而直过下出也。又曰:米谷不化,热气在下,久风入中。中者,脾胃也。风属甲乙,脾胃属戊己,甲乙能克戊己,肠中有风,故鸣。《经》曰:岁木太过,风气流行,脾土受邪,民病飧泄。诊其两手脉,皆浮数,为风在表也,可汗之。直断曰：风随汗出。以火二盆暗置床之下，不令病患见火，恐增其热。给以入室，使服汗剂，以麻黄投之，乃闭其户，从外锁之，汗出如洗。待一时许开户，减火一半，须臾汗止，泄亦止。（张从正《儒门事亲·卷六·十形三疗一·风形·飧泄三》）

便秘医案

戴人过曹南省亲，有姨表兄病大便燥涩，无他证。常不敢饱食，饱则大便极难，结实如铁石，或三五日一如圊，目前星飞，鼻中血出，肛门连广肠痛，痛极则发昏，服药则病转剧烈。巴豆、芫花、甘遂之类皆用之，过多则困，泻止则复燥，如此数年，遂畏药性暴急不服，但卧病待尽。戴人过诊其两手脉息俱滑实有力。以大承气汤下之，继服神功丸、麻仁丸等药，使食菠菱、葵菜及猪羊血作羹，百余日充肥。亲知见，骇之。呜呼！粗工不知燥分四种：燥于外则皮肤皱揭；燥于中则精血枯涸；燥于上则咽鼻焦干；燥于下则便溺结闭。夫燥之为病，是阳明化也。水液衰少，故如此然。可下之，当择药投之。巴豆可以下寒；甘遂、芫花可下湿；大黄、朴硝可以下燥。《内经》曰：辛以润之，咸以软之。《周礼》曰：以滑养窍。（张从正《儒门事亲·卷七·十形三疗二·燥形·大便燥结九十》）

昔余治一书生，劳苦太过，大便结燥，咳逆上气，时喝喝然有音，唾呕鲜血。余以苦剂，解毒黄连汤加木香、汉防己，煎服，时时啜之；复以木香槟榔丸，泄其逆气，不月余而痊。（张从正《儒门事亲·卷三·九气感疾更相为治衍二十六》）

大便少而频医案

太康刘仓使，病大便少而频，日七八十次，常于两股间悬半枚瓠芦，如此十余年。戴人见之而笑曰：病既频而少，欲通而不得通也。何不大下之？

此通因通用也。此一服药之力。乃与药,大下三十余行,顿止。(张从正《儒门事亲·卷六·十形三疗一·湿形·大便少而频八十六》)

黄疸医案

安喜赵君玉为掾省日,病发遍身黄。往问医者。医云:君乃阳明证。公等与麻知几,皆受训于张戴人,是商议吃大黄者,难与论病。君玉不悦,归,自揣无别病,乃取三花神祐丸八十粒,服之不动。君玉乃悟曰:予之湿热盛矣!此药尚不动。以舟车丸、浚川散,作剂大下一斗,粪多结者,一夕黄退。君玉由此益信戴人之言。(张从正《儒门事亲·卷六·十形三疗一·湿形·病发黄七十三》)

菜寨一女,病黄,遍身浮肿,面如金色,困乏无力,不思饮饵,唯喜食生物泥煤之属。先以苦剂蒸饼为丸,涌痰一碗;又舟车丸、通经散,下五七行,如墨汁;更以导饮丸磨食散气。不数日,肌肉如初。(张从正《儒门事亲·卷六·十形三疗一·湿形·黄病七十二》)

蔡寨成家一童子,年十五岁,病疸一年,面黄如金,遍身浮肿乏力,唯食盐与焦物。戴人以茶调散吐之,涌涎一盂;临晚,又以舟车丸七八十粒,通经散三钱,下四五行;待六七日,又以舟车丸、浚川散,下四五行。盐与焦物见而恶之,面色变红。后再以茶调散涌之,出痰二升,方能愈矣。(张从正《儒门事亲·卷六·十形三疗一·湿形·黄疸七十一》)

汝南节度副使完颜君宝,病脏毒,下瘀血,发渴,寒热往来,延及六载,日渐瘦弱无力,面黄如染。余诊其两手,脉沉而身凉。《内经》寒以为荣气在,故生可治。先以七宣丸(七宣丸:大黄、枳实、木香、柴胡、诃子肉各五两,桃仁六两,甘草四两,为末,炼蜜和丸如桐子大,每服三十丸,酒下。——编者注)下五七行;次以黄连解毒汤加当归赤芍药,与地榆散同煎服之,一月而愈。(张从正《儒门事亲·卷二·推原补法利害非轻说十七》)

一男子作赘,偶病疸,善食而瘦,四肢不举,面黄无力。其妇翁欲弃之,其女子不肯,曰:我已生二子矣,更适他乎? 妇翁本农者,召婿,意欲作劳,见其病甚,每日辱诉。人教之饵胆矾丸、三棱丸,了不关涉,针灸祈禳,百无一济。戴人见之,不诊而疗,使服涌剂,去积痰宿水一斗;又以泄水丸、通经散,下四五十行不止。戴人命以冰水一盂,饮之立止。次服平胃散等,间服槟榔丸五七日,黄退力生。盖脾疸之证,湿热与宿谷相搏故也。俗谓之金劳黄。(张从正《儒门事亲·卷六·十形三疗一·湿形·黄疸七十一》)

朱葛周黄刘三家,各有仆,病黄疸,戴人曰:仆役之职,饮食寒热,风暑湿寒,寻常触冒也,恐难调摄,虚费治功。其二家留仆于戴人所,从其饮饵。其一仆不离主人执役。三人同服苦散以涌之,又服三花神祐丸(神祐丸:甘遂、大戟、芫花各半两,牵牛子一两,大黄一两,为细末,滴水丸小豆大,临卧温水服五至七十丸。——编者注)下之,五日之间,果二仆愈而一仆不愈,如其言。(张从正《儒门事亲·卷六·十形三疗一·湿形·黄疸七十一》)

癥瘕医案

戴人出游,道经阳夏,问一旧友,其人病已危矣。戴人往视之。其人曰:我别无病,三年前,当隆暑时出村野,有以煮酒馈予者,适村落无汤器,冷饮数升,便觉左胁下闷,渐痛结硬,至今不散。针灸磨药,殊不得效。戴人诊其两手脉,俱沉实而有力。先以独圣散吐之,一涌二三升,色如煮酒,香气不变;后服和脾散、去湿药。五七日,百脉冲和,始知针灸无功,增苦楚矣。(张从正《儒门事亲·卷八·十形三疗三·内积形·伤冷酒一百二十二》)

果园刘子平妻,腹中有块如瓢,十八年矣,经水断绝,诸法无措。戴人令一月之内,涌四次,下六次,所去痰约一二桶。其中不化之物,有如葵菜者,烂鱼肠之状,涌时木如意揣之,觉病积如刮,渐渐而平。及积之既尽,块痕反洼如臼,略无少损,至是而面有童色,经水既行。若当年少,可以有子。

（张从正《儒门事亲·卷八·十形三疗三·内积形·积块一百二十九》）

寄西华县庠山东颜先生，有积二十年，目视物不真，细字不睹，当心如顽石，每发痛不可忍，食减肉消，黑满面，腰不能直。因遇戴人。令涌寒痰一大盆，如片粉；夜以舟车丸、通经散，下烂鱼肠、葵菜汁七八行，病十去三四；以热浆粥投之，复去痰一盆，次日又以舟车丸、通经散，前后约百余行，略无少困。不五六日，面红去，食进目明，心中空旷，遂失顽石所在，旬日外来谢。（张从正《儒门事亲·卷八·十形三疗三·内积形·积气一百三十三》）

息城司侯，闻父死于贼，乃大悲哭之，罢，便觉心痛，日增不已，月余成块，状若覆杯，大痛不任，药皆无功。议用燔针炷艾，病患恶之，乃求于戴人。戴人至，适巫者在其旁，乃学巫者，杂以狂言以谑病者，至是大笑不忍，回面向壁，一二日，心下结块皆散。戴人曰：《内经》言：忧则气结，喜则百脉舒和。又云：喜胜悲。《内经》自有此法治之，不知何用针灸哉？适足增其痛耳！（张从正《儒门事亲·卷七·十形三疗二·内伤形·因忧结块一百》）

阳夏张主簿之妻，病肥气，初如酒杯大，发寒热，十五余年后，因性急悲感，病益甚，唯心下三指许无病，满腹如石片，不能坐卧，针灸匜矣，徒劳力耳。乃敬邀戴人而问之。既至，断之曰：此肥气也，得之季夏戊己日，在左胁下如覆杯，久不愈，令人发痎疟。痎疟者，寒热也。以瓜蒂散吐之，鱼腥黄涎约一二缶。至夜，继用舟车丸、通经散投之，五更黄涎脓水相半五六行，凡有积处皆觉痛。后用白术散、当归散和血流经之药。如斯涌泄，凡三四次而方愈。（张从正《儒门事亲·卷八·十形三疗三·内积形·肥气积一百三十》）

一缁侣，好茶成癖，积在左胁。戴人曰：此与肥气颇同，然痎疟不作，便非肥气。虽病十年，不劳一日。况两手脉沉细，有积故然。吾治无针灸之苦，但小恼一饷，可享寿尽期。先以茶调散，吐出宿茶水数升；再以木如意揎之，又涌数升，皆作茶色，次以三花神祐丸（神祐丸：甘遂、大戟、芫花各半

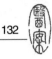
两,牵牛子一两,大黄一两,为细末,滴水丸小豆大,临卧温水服五至七十丸。——编者注)九十余粒,是夜泻二十余行,脓水相兼,燥粪瘀血杂然而下。明日,以除湿之剂服,十余日诸苦悉蠲,神清色莹。(张从正《儒门事亲·卷八·十形三疗三·内积形·茶癖一百二十四》)

臌胀医案

蹩踽张承应,年几五十,腹如孕妇,面黄食减,欲作水气。或令服黄耆建中汤及温补之剂,小溲涸闭,从戴人疗焉。戴人曰:建中汤,攻表之药也,古方用之攻里已误也,今更以此取积,两重误也。先以涌剂吐之,置火于其旁,大汗之;次与猪肾散四钱,以舟车丸引之,下六缶,殊不困,续下两次,约三十余行,腹平软,健啖如昔。常仲明曰:向闻人言,泻五六缶,人岂能任?及问张承应,渠云诚然。乃知养生与攻疴本自不同,今人以补剂疗病,宜乎不效。(张从正《儒门事亲·卷八·十形三疗三·内积形·腹胀水气一百二十五》)

余昔过夏邑西,有妇人病腹胀如鼓,饮食乍进乍退,寒热更作而时吐呕,且三年矣。师觋符咒,无所不至,唯俟一死。会十月农隙,田夫聚猎,一犬役死,磔于大树根盘,遗腥在其上。病妇偶至树根,顿觉昏愦,眩冒不知人,枕于根侧,口中虫出,其状如蛇,口眼皆具,以舌舐其遗腥。其人惊见长虫,两袖裹其手,按虫头极力而出之,且二尺许,重几斤。剖而视之,以示诸人。其妇遂愈。虫亦无名。此正与华元化治法同,盖偶得吐法耳。(张从正《儒门事亲·卷二·偶有所遇厥疾获傅记十一》)

头痛医案

常仲明之子,自四岁得风痰疾,至十五岁转甚,每月发一两次,发必头痛,痛则击数百拳,出黄绿涎一两盏方已。比年发益频,目见黑花,发作昏不知人,三四日方省。诸医皆用南星、半夏、化痰之药,终无一效。偶遇戴人于水之南乡。戴人以双解散(防风通圣散合益元散。——编者注)发汗,次以苦剂吐痰,病去八九;续以分剂平调,自春至秋,如此数次,方获全瘥。(张从正《儒门事亲·卷六·十形三疗一·风形·风痰五》)

丹霞僧,病头痛,常居暗室,不敢见明。其头热痛,以布其头上,置冰于其中,日易数次,热不能已。诸医莫识其证,求见戴人。戴人曰:此三阳蓄热故也。乃置炭火于暖室中,出汗涌吐,三法并行,七日方愈。僧顾从者曰:此神仙手也。(张从正《儒门事亲·卷六·十形三疗一·火形·头热痛四十》)

彭吴张叟,年六十余岁,病热厥头痛,以其用涌药,时已一月间矣。加之以火,其人先利脏腑,年高身困,出门见日而仆不知人。家人惊惶,欲揉扑之。戴人曰:大不可扰。续与西瓜、凉水、蜜雪,少顷而苏。盖病患年老涌泄,目脉易乱,身体内有炎火,外有太阳,是以跌仆。若是扰之,便不救矣。唯安定神思,以凉水投之,待之以静。静便属水,自然无事。若他医必惑,足以知戴人之谙练。(张从正《儒门事亲·卷六·十形三疗一·火形·热厥头痛五十六》)

一妇人年四十余,病额角上耳上痛,俗呼为偏头痛。如此五七年,每痛大便燥结如弹丸,两目赤色,眩晕昏涩,不能远视。世之所谓头风。药饼子、风药白龙丸、芎犀丸之类,连进数服。其痛虽稍愈,则大便稍秘,两目转昏涩。其头上针灸数千百矣,连年著灸,其两目且将失明,由病而无子。一日问戴人。戴人诊其两手脉,急数而有力,风热之甚也。余识此四五十年矣,遍察病目者,不问男子妇人,患偏正头痛,必大便涩滞结硬,此无他。头痛或额角,是三焦相火之经及阳明燥金胜也。燥金胜,乘肝则肝气郁,肝气郁则气血壅,气血壅则上下不通,故燥结于里,寻至失明。治以大承气汤,令河水煎三两,加芒硝一两,煎残顿令温,合作三五服,连服尽。荡涤肠中垢滞结燥,积热下泄如汤,二十余行。次服七宣丸、神功丸以润之,菠菱葵菜,猪羊血为羹以滑之。后五七日、十日,但遇天道晴明,用大承气汤,夜尽一剂,是痛随利减也,三剂之外,目豁首轻,燥泽结释,得三子而终。(张从正《儒门事亲·卷七·十形三疗二·燥形·偏头痛九十二》)

中风医案

高评事,中风稍缓,张令涌之;后服铁弹丸,在《普济》加减方中。或问张曰:君常笑人中风,服铁弹丸,今以用之,何也?张曰:此收后之药也。今人用之于大势方来之时,正犹虬蜉撼大树,不识次第故也。(张从正《儒门事亲·卷六·十形三疗一·暑形·中暑十八》)

过东杞,一夫亦患此(口眼㖞斜。——编者注),予脉其两手,急数如弦之张,甚力而实。其人齿壮气充,与长吏不同,盖风火交胜。予调胃承气汤六两,以水四升,煎作三升,分四服,令稍热啜之,前后约泻四五十行,去一两盆,次以苦剂投之,解毒数服,以升降水火,不旬日而愈。《脉诀》云:热则生风。若此者不可纯归其病于窗隙之间而得,亦风火素感而然也。盖火胜则制金,金衰则木茂,木茂则风生。若东杞之人,止可流湿润燥,大下之后,使加餐通郁为大。《灵枢》虽有马膏桂酒双涂之法,此但治其外耳,非治其内也。今人不知其本,欲以单服热水,强引而行之,未见其愈者也。向之用姜附、乌、桂、起石、硫黄之剂者,是耶?非耶?(张从正《儒门事亲·卷二·证口眼㖞斜是经非窍辨十八》)

过颖,一长吏病此(口眼㖞斜。——编者注),命予疗之。目之斜,灸以承泣;口之㖞,灸以地仓,俱效。苟不效者,当灸人迎。夫气虚风入而为偏,上不得出,下不得泄,真气为风邪所陷,故宜灸。《内经》曰:陷下则灸之。正谓此也,所以立愈。(张从正《儒门事亲·卷二·证口眼㖞斜是经非窍辨十八》)

疟病医案

故息城一男子病疟,求治于戴人。诊两手脉,皆沉伏而有力,内有积也,此是肥气。病者曰:左胁下有肥气,肠中作痛,积亦痛,形如覆杯,间发止,今已三年,祈禳避匿,无所不至,终不能疗。戴人曰:此痎疟也。以三花神祐丸(神祐丸:甘遂、大戟、芫花各半两,牵牛子一两,大黄一两,为细末,滴水丸小豆大,临卧温水服五七十丸。——编者注)五七十丸,以冷水送过五、六行。次以冷水止之,冷主收敛故也。湿水既尽一二日,煎白虎汤,作顿啜之,疟犹不愈,候五六日吐之,以常山散去冷痰涎水六七次,若翻浆。次以柴胡汤和之,间用妙功丸磨之,疟悉除。(张从正《儒门事亲·卷六·十形三疗一·暑形·疟十九》)

一书生疟,间日一作。将秋试,及试之日乃疟之期,书生忧甚,误以葱蜜合食,大吐涎数升,瘀血宿食皆尽,同室惊畏。至来日入院,疟亦不发。亦偶得吐法耳。(张从正《儒门事亲·卷二·偶有所遇厥疾获傅记十一》)

水肿医案

戴人见一男子,目下肿如卧蚕状。戴人曰:目之下,阴也,水亦阴也。肾以水为之主,其肿至于目下故也。此由房室交接之时,劳汗遇风,风入皮腠,得寒则闭,风不能出,与水俱行,故病如是。不禁房则死。(张从正《儒门事亲·卷六·十形三疗一·风形·劳风十六》)

李七老,病涌水证,面黄而喘,两足皆肿,按之陷而复起,行则濯濯有声,常欲饮水,不能睡卧。戴人令上涌去痰而汗之,次以舟车丸、浚川散下之,以益肾散复下之,以分阴阳、利水道之剂复下之,所苦皆瘥。(张从正《儒门事亲·卷六·十形三疗一·湿形·涌水七十五》)

南乡张子明之母极肥,偶得水肿,四肢不举。戴人令上涌汗而下泄之,去水三四斗。初下药时,以草贮布囊,高支两足而卧。其药之行,自腰以上,水觉下行,自足以上,水觉上行,水行之状,如蛇走隧,如线牵,四肢森然凉寒,会于脐下而出。不旬日间,病大减,余邪未尽。戴人更欲用药,竟不能从其言。(张从正《儒门事亲·卷六·十形三疗一·湿形·水肿七十

四》)

萧令腹满,面足皆肿,痰黄而喘急,食减。三年之间,医者皆尽而不验。戴人以瓜蒂散涌之,出寒痰三五升;以舟车丸、浚川散下之,青黄涎沫缶平;复以桂苓白术散、五苓散调之,半月复旧矣。(张从正《儒门事亲·卷六·十形三疗一·湿形·腹满面肿八十八》)

张小一,初病疥,爬搔,变而成肿,喘不能食。戴人断为风水。水得风而暴肿,故遍身皆肿。先令浴之,乘腠理开发,就燠室中用酸苦之剂,加全蝎一枚吐之。节次用药末至三钱许,出痰约数升,汗随涌出,肿去八九分。隔一日,临卧,向一更来又下神祐丸(神祐丸:甘遂、大戟、芫花各半两,牵牛子一两,大黄一两,为细末,滴水丸小豆大,临卧温水服五至七十丸。——编者注)七十余粒,三次咽之。至夜半动一行,又续下水。煮桃红丸六十丸,以麝香汤下,又利三四行。后二三日,再以舟车丸、通经散及白术散调之,愈。(张从正《儒门事亲·卷六·十形三疗一·风形·风水十三》)

癃闭医案

殄寇镇一夫,病疟发渴,痛饮蜜浆,剧伤冰水。医者莫知泻去其湿,反杂进姜附。湿为燥热所壅,三焦闭涩,水道不行,阴道不兴,阴囊肿坠,大于升斗。余先以导水(导水丸:大黄二两、黄芩二两、滑石四两、牵牛子四两,为细末,滴水丸梧桐子大,每服五十丸或加至百丸,临卧温水下。——编者注)百余丸,少顷,以猪肾散投之,是夜泻青赤水一斗,遂失痛之所在。(张从正《儒门事亲·卷二·疝本肝经宜通勿塞状十九》)

淋证医案

戴人过息城,一男子病淋。戴人令顿食咸鱼。少顷大渴。戴人令恣意饮水,然后以药治淋,立通。淋者无水,故涩也。(张从正《儒门事亲·卷

六·十形三疗一·火形·淋六十六》）

　　鹿邑一阀阅家,有子二十三岁,病膏淋三年矣。乡中医不能治。往京师遍访,多作虚损,补以温燥,灼以针艾,无少减。闻戴人侨居,见戴人。曰:惑蛊之疾也,亦曰白淫。实由少腹冤热,非虚也。可以涌以泄。其人以时暑,惮其法峻,不决者三日。浮屠一僧曰:予以有暑病,近觉头痛。戴人曰:亦可涌。愿与君同之,毋畏也。于是涌痰三升,色如黑矾汁,内有死血并黄绿水。又泻积秽数行,寻觉病去。方其来时,面无人色,及治毕,次日面如醉。戴人虑其暑月路远,又处数方,使归以自备云。（张从正《儒门事亲·卷六·十形三疗一·火形·膏淋三十七》）

血证医案

　　棠溪李民范,初病嗽血。戴人以调胃汤一两,加当归使服之,不动。再以舟车丸五六十粒,过三四行,又呕血一碗。若庸工则必疑。不再宿,又与舟车丸百余粒,通经散三四钱,大下之,过十余行,已愈过半。仍以黄连解毒汤,加当归煎服之,次以草茎鼻中出血半升。临晚,又用益肾散,利数行乃愈。（张从正《儒门事亲·卷六·十形三疗一·火形·呕血四十四》）

　　棠溪栾彦刚,病下血。医者以药下之,默默而死。其子企见戴人而问之曰:吾父之死,竟无人知是何证? 戴人曰:病到其心也。心主行血,故被到则血不禁,若血温身热者死。火数七,死必七日,治不当下,若下之,不满数。企曰:四日死,何谓病到心? 戴人曰:智不足而强谋,力不足而强与,心安得不到也? 栾初与邢争屋不胜,遂得此病。企由是大服,拜而学医。（张从正《儒门事亲·卷七·十形三疗二·内伤形·肠澼下血一百十二》）

　　岳八郎,常日嗜酒,偶大饮醉,吐血,近一年,身黄如橘,昏愦发作,数日不省,浆粥不下,强直如厥,两手脉皆沉细。戴人视之曰:脉沉细者,病在里也,中有积聚。用舟车丸百余粒,浚川散五六钱,大下十余行,状若葵菜汁,中燥粪,气秽异常。忽开两目,伸挽问左右曰:我缘何至此? 左右曰:你吐血后数日不省,得戴人治之乃醒。自是五六日必以泻,凡四五次,其血方止,但时咳一二声,潮热未退。以凉膈散加桔梗、当归,各称二两,水一大盂,加老竹叶,入蜜少许,同煎去滓,时时呷之,间与人参白虎汤,不一月复故。(张从正《儒门事亲·卷六·十形三疗一·火形·吐血四十三》)

瘀血医案

阳夏贺义夫,病伤寒,当三日以里,医者下之而成结胸,求戴人治之。戴人曰:本风温证也,不可下,又下之太早,故发黄结胸。此已有瘀血在胸中,欲再下之,恐已虚,唯一涌可愈,但出血勿惊。以茶调、瓜蒂散吐之,血数升而衄,且噎逆。乃以巾卷小针,而使枕其刃,不数日平复。(张从正《儒门事亲·卷六·十形三疗一·风形·风温十二》)

痰饮医案

郭敬之,病留饮,四目浮肿,不能食,脚肿,连肾囊痛。先以苦剂涌之,后以舟车丸、浚川散泻之,病去如拾遗。(张从正《儒门事亲·卷六·十形三疗一·湿形·留饮七十》)

昔有病此(指饮证。——编者注)者,数十年不愈。予诊之,左手脉三部,皆微而小,右手脉三部,皆滑而大。微小为寒,滑大为燥。余以瓜蒂散,涌其寒痰数升,汗出如沃;次以导水(导水丸:大黄二两、黄芩二两、滑石四两、牵牛子四两,为细末,滴水丸梧桐子大,每服五十丸或加至百丸,临卧温水下。——编者注)、禹功(禹功散:牵牛子四两、炒茴香一两,或加木香一两,为细末,临卧以生姜自然汁调服一二钱。——编者注),去肠胃中燥垢亦数升,其人半愈;然后以淡剂流其余蕴,以降火之剂开其胃口,不逾月而痊。夫黄连、黄柏,可以清上燥湿;黄耆、茯苓,可以补下渗湿。二者可以收后,不可以先驱。复未尽者,可以苦葶苈、杏仁、桑白皮、椒目逐水之药,伏

水皆去矣。（张从正《儒门事亲·卷三·饮当去水温补转剧论二十四》）

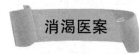
消渴医案

巴郡太守奏三黄丸能治消渴。余尝以（消渴。——编者注）膈数年不愈者，减去朴硝，加黄连一斤，大作剂，以长流千里水煎五七沸，放冷，日呷之数百次，以桂苓甘露散、白虎汤、生藕节汁、淡竹沥、生地黄汁，相间服之，大作剂料，以代饮水，不日而痊。故消渴一证，调之而不下，则小润小濡，固不能杀炎上之势；下之而不调，亦旋饮旋消，终不能沃膈膜之干；下之调之，而不减滋味，不戒嗜欲，不节喜怒，病已而复作。能从此三者，消渴亦不足忧矣！（张从正《儒门事亲·卷三·三消之说当从火断二十七》）

昔有消渴者，日饮数升，先生以生姜自然汁一盆，置于密室中，具罂杓于其间，使其人入室，从而锁其门，病患渴甚，不得已而饮汁尽，渴减。《内经》"辛以润之"之旨。《内经》治渴，以姜除其陈气，亦辛平之剂也。先生之汤剂，虽用此一味，亦必有旁药助之。（张从正《儒门事亲·卷三·三消之说当从火断二十七》）

半身无汗医案

南乡刀镊工卫氏病风，半身无汗，已再中矣。戴人以三法疗之，寻愈。恐其求报，乃绐曰：余夜梦一长髯人，针余左耳，故愈。（张从正《儒门事亲·卷九·杂记九门·病人负德愈后吝财》）

虚损医案

上渠卜家一男子，年二十八岁，病身弱，四肢无力，面色苍黄，左胁下体侧，上下如臂状，每发则痛无时，食不减，大便如常，小便微黄，已二三载矣。

诸医计穷,求戴人治之。视其部分,乃足厥阴肝经,兼足少阳胆经也。张曰:甲胆乙肝故青。其黄者,脾也。诊胆脉小,此因惊也。惊则胆受邪,腹中当有惊涎绿水。病患曰:昔曾屯军被火,自是而疾。戴人夜以舟车百五十丸,浚川散四五钱,加生姜自然汁,平旦果下绿水四五行。或问大加生姜何也?答曰:辛能伐木也。下后觉微痛,令再下之,比前药减三之一,又下绿水三四行。痛止思食,反有力。戴人谓卜曰:汝妻亦当病。卜曰:太医未见吾妻,何以知之?曰:尔感此惊几年矣?卜省曰:当被火时,我正在草堂中熟寐,人惊唤,我睡中惊不能言,火已塞门,我父拽出我火中,今五年矣。张曰:汝胆伏火惊,甲乙乘脾土,是少阳相火乘脾,脾中有热,故能食而杀谷。热虽能化谷,其精气不完,汝必无子。盖败经反损妇人,汝妻必手足热,四肢无力,经血不时。卜曰:吾妻实如此,亦已五年矣。他日,门人因观《内经》,言先泻所不胜,次泻所胜之论,其法何如,以问张。张曰:且如胆木乘胃土,此土不胜木也。不胜之气,寻救于子,己土能生庚金。庚为大肠,味辛者为金,故大加生姜使伐木。然先不开脾,土无由行也。遂用舟车丸,先通其闭塞之路,是先泻其所不胜;后用姜汁调浚川散大下之,次泻其所胜也。大抵阳干克阳干,腑克腑,脏克脏。(张从正《儒门事亲·卷七·十形三疗二·内伤形·伏惊一百十四》)

　　巫者武媪,年四十,病劳三年,羸瘦不足观,诸医技绝。适五六月间求治,愿奉白金五两。戴人治之,五六日而安。止答曰:白金三两,乃曰:一道士投我一符,焚而吞之,乃瘥。(张从正《儒门事亲·卷九·杂记九门·病人负德愈后吝财》)

　　西华束茂之,病虚劳,寝汗,面有青黄色,自膝以下冷痛无汗,腹中燥热。医以姜、附补之,五晦朔不令饮水,又禁梳头,作寒治之。请于戴人。戴人曰:子之病不难愈,难于将护,恐愈后阴道转茂,子必不慎。束生曰:不敢。戴人先以舟车丸、浚川散,下五七行。心火下降,觉渴,与冰水饮之,又令澡浴,数日间面红而泽。后以河水煮粥,温养脾胃。河水能利小溲。又以活血当归丸、人参柴胡散、五苓散、木香白术散调之。病大瘥,寝汗皆止,两足日暖，食进。戴人常曰：此本肺痹，当以凉剂。盖水之一物，在目为凉，在皮为汗，在下为小溲。谷多水少为常，无水可乎？若禁饮水必内竭，内竭则燥热生焉。人若不渴，与水亦不肯饮之矣。束生既愈，果忘其戒，病复作。戴人已去，乃殂。（张从正《儒门事亲·卷六·十形三疗一·火形·虚劳四十九》）

痹证医案

常仲明，病湿痹，五七年矣。戴人令上涌之后，可泄五七次。其药则舟车、浚川、通经、神祐、益肾，自春及秋，必十余次方能愈。公之病，不必针灸，与令嗣皆宜涌，但腊月非其时也。欲候春时，恐予东适。今姑屏病之大势，至春和时，人气在上，可再涌之，以去其根。卒如所论矣。（张从正《儒门事亲·卷六·十形三疗一·湿形·湿痹七十七》）

陈下酒监魏德新，因赴冬选，犯寒而行，真气元衰，加之久卧冷湿。食饮失节，以冬遇此，遂作骨痹。骨属肾也，腰之高骨坏而不用，两胯似折，面黑如炭，前后廉痛，痰厥嗜卧，遍问诸医，皆作肾虚治之。余先以玲珑灶熨蒸数日，次以苦剂，上涌讫寒痰三二升，下虚上实，明可见矣。次以淡剂，使白术除脾湿，令茯苓养肾水，责官桂伐风木，寒气偏胜则加姜、附，否则不加，又刺肾俞、太溪二穴，二日一刺，前后一月，平复如故。仆尝用治伤寒汗下吐三法移为治风痹痿厥之法，愈者多矣。（张从正《儒门事亲·卷一·七方十剂绳墨订一》）

棠溪李十八郎，病腰脚大不伸，伛偻躄而行，已数年矣。服药无效，止药却愈。因秋暮涉水，病复作。医氏使服四斤丸。其父李仲安，乃乞药于戴人。戴人曰：近日服何药？仲安曰：四斤丸。曰：目昏赤未？其父惊曰：目正暴发！戴人曰：宜速来，不来则明丧。既来则策杖而行，目肿无所见。戴人先令涌之，药忽下走，去二十行，两目顿明，策已弃矣。比再涌泄，能读官历日。调至一月，令服当归丸，健步而归家矣。（张从正《儒门事

亲·卷六·十形三疗一·湿形·湿痹七十七》）

　　息城边校白公，以隆暑时饮酒，觉极热，于凉水池中渍足使其冷也。为湿所中，股膝沉痛。又因醉卧湿地，其痛转加。意欲以酒解痛，遂以连朝而饮，反成赤痛，发间止，且六十年。往往断其寒湿脚气，以辛热治之，不效。或使服神芎丸数服，痛微减。他日复饮，疾作如前。睾囊痒湿且肿硬，脐下似有物，难于行，以此免军役，令人代之，来访戴人。戴人曰：余亦断为寒湿。但寒则阳火不行，故为痛；湿则经隧有滞，故肿。先以苦剂涌之，次以舟车丸百余粒，浚川散四五钱，微一两行。戴人曰：如激剂尚不能攻，何况于热药补之乎？又用神祐丸百二十丸，通经散三四钱，是用，仅得四行。又来日，以神祐八十丸投之，续见一二行。又次日，服益肾散四钱，舟车丸百余粒，约下七八行。白公已觉膝睾寒者暖，硬者软，重者轻也。肿者亦退，饮食加进。又以涌之，其病全瘳。临别，又赠之以疏风丸，并以其方与之。此公以其不肯妄服辛热药，故可治也。（张从正《儒门事亲·卷六·十形三疗一·湿形·湿痹七十七》）

　　一衲子，因阴雨卧湿地，一半手足皆不随，若遇阴雨，其病转加。诸医皆作中风偏枯治之，用当归、芍药、乳香、没药、自然铜之类，久反大便涩，风燥生，经岁不已。戴人以舟车丸下三十余行，去青黄沫水五升；次以淡剂渗泄之，数日手足皆举。戴人曰：夫风湿寒之气，合而成痹。水湿得寒，而浮蓄于皮腠之间，久而不去，内舍六腑。曰：用去水之药可也。水湿者，人身中之寒物也。寒去则血行，血行则气和，气和则愈矣。（张从正《儒门事亲·卷六·十形三疗一·湿形·湿痹七十七》）

　　余又以无忧散（无忧散：木通、桑白皮、陈皮各一两，胡椒、白术、木香各半两，牵牛子四两，为细末，食后以生姜自然汁调服三五钱。——编者注），泻人冬月得水中之寒痹，次以麻黄汤数两作一剂，煎之枣姜，热服汗出而愈。如未愈者，以瓜蒂散涌之，以火助其汗，治寒厥亦然。（张从正《儒门事亲·卷三·九气感疾更相为治衍二十六》）

　　治一税官，病风寒湿痹，腰脚沉重，浮肿，夜则痛甚，两足恶寒，经五六月间,犹绵胫靴足。腰膝皮肤少有跣露则冷风袭之,流入经络,其痛转剧。走注上下,往来无定。其痛极处,便挛急而肿起,肉色不变,腠理间如虫行。每遇风冷,病必转增。饮食转减,肢体瘦乏,须人扶掖,犹能行立。所服者,乌附姜桂,种种燥热;燔针著灸,莫知其数,前后三年,不获一愈。一日,命予脉之,其两手皆沉滑有力。先以导水丸(导水丸:大黄二两、黄芩二两、滑石四两、牵牛子四两,为细末,滴水丸梧桐子大,每服五十丸或加至百丸,临卧温水下。——编者注)、通经散各一服,是夜泻三十余行,痛减半。遂渐服赤茯苓汤、川芎汤、防风汤。此三方在《宣明论》中,治痹方是也。日三服,煎七八钱,余又作玲珑灶法熏蒸,血热病必增剧。诸汗法古方亦多有之,唯以吐发汗者,世罕知之。故余尝曰:吐法兼汗,良以此夫!(张从正《儒门事亲·卷二·凡在表者皆可汗式十五》)

屈膝有声医案

岭北李文卿,病两膝膑屈伸有声剥剥然。或以为骨鸣。戴人曰:非也。骨不夏,焉能鸣?此筋湿也。湿则筋急。有独缓者,缓者不鸣,急者鸣也。若用予之药,一涌一泄,上下去其水,水去则自无声矣。李文卿乃从其言,既而果然矣。(张从正《儒门事亲·卷六·十形三疗一·湿形·屈膝有声七十八》)

痿证医案

陈下一武弁宋子玉,因驻军息城,五六月间暴得痿病,腰胯两足皆不任用,躄而不行,求治于予。察其两手,脉俱滑之而有力,予凭《内经》火淫于内,治以咸寒,以盐水越其隔间寒热宿痰。新者为热,旧者为寒,或宿食宿饮在上脘者,皆可涌之。宿痰既尽,因而下之,节次数十行,觉神志日清,饮食日美,两足渐举,脚膝渐伸,心降肾升,便继以黄连解毒汤加当归等药,及泻心汤、凉膈散、柴胡饮子，大作剂煎，时时呷之。《经》曰：治心肺之病最近，用药剂不厌频而少；治肾肝之病最远，用药不厌顿而多。此法人皆怪之，然余治痿，寻常用之，如拾遗物。予若以此诳人，其如获罪于天何？此宋子玉之证所以不得不书也，且示信于来世。故《内经》谓治痿之法独取阳明经，阳明经者胃脉也，五脏六腑之海也，主润养宗筋，宗筋主束骨，束骨在脐下阴毛际上是也，又主大利机关，机关者身中大关节也，以司曲伸，是以阳明虚则宗脉纵，宗脉纵则六脉不伸，两足痿弱。然取阳明者，胃脉也，胃为水谷之海，人之四季以胃气为本，本固则精化，精化则髓充，储充则足能履也。《阴阳应象论》曰：形不足者，温之以气；精不足者，补之以味。味者，五味也，五味调和，则可补精益气也。五味，五谷、五菜、五果、五肉，五味贵和，不可偏胜。又曰：恬憺虚无，真气从之；精神内守，病安从来？若用金石草木补之者，必久而增气，物化之常，气增而久，夭之由也。所以久服黄连、苦参者而反化为热，久服热药之人可不为寒心哉？余尝用汗下吐三法治风痹痿厥，以其得效者众，其敢诬于后人乎？（张从正《儒门事亲·卷一·指风痹痿厥近世差互说二》）

过鸣鹿邸中，闻有人呻吟声息，瘦削痿然无力。余视之，乃五虚（五虚是指脉细、皮寒、气少、泻利前后、饮食不入，即脉细为心、皮寒为肺、气少为肝、泄利前后为肾、饮食不入为脾，此五脏皆虚，俱不及。——编者注）也，余急以圣散子（圣散子：干姜、赤石脂、乌梅、罂粟壳、肉桂、石榴皮、龙骨、牡蛎。——编者注），二服作一服。此证非三钱二钱可塞也。续以胃风汤、五苓散等药，各大作剂，使顿服，注泻方止，而浆粥入胃，不数日，而其人起矣。故五虚之受，不加峻塞，不可得而实也。彼庸工治此二证，草草补泻，如一杯水救一车薪之火也，竟无成功，反曰：虚者不可补，实者不可泻。此何语也？吁！不虚者强补，不实者强攻，此自是庸工不识虚实之罪也。岂有虚者不可补，实者不可泄之理哉？予他日又思之：五实证，汗、下、吐三法俱行更快；五虚证，一补足矣！今人见五实证，犹有塞之者，见五虚证，虽补之而非其药。本当生者，反钝滞迁延，竟至于死耳！夫圣散子有干姜，寻常泻利勿用,各有标本;胃风、五苓有桂,所以温经散表,而分水道。圣散子之涩燥,胃风、五苓之能分,皆辛热辛温之剂也,俗工往往聚讪,以予好用寒凉,然予岂不用温补?但不遇可用之证也。(张从正《儒门事亲·卷二·五虚五实攻补悬绝法二十》)

宛丘营军校三人,皆病瘘,积年不瘥。腰以下,肿痛不举,遍身疮赤,两目昏暗,唇干舌燥,求疗于戴人。戴人欲投泻剂,二人不从,为他医温补之药所惑,皆死。其同病有宋子玉者,俄省曰:彼已热死,我其改之?敬邀戴人。戴人曰:公之疾,服热药久矣。先去其药邪,然后及病邪,可下三百行。子玉曰:敬从教。先以舟车丸、浚川散,大下一盆许。明日减三分,两足旧不仁,是日觉痛痒。累至三百行始安。戴人曰:诸瘘独取阳明。阳明者,胃与大肠也。此言不止谓针也,针与药同也。(张从正《儒门事亲·卷六·十形三疗一·火形·瘘四十七》)

腰痛医案

戴人女僮冬间自途来,面赤如火,至阳,病腰胯大痛,里急后重,痛则见鬼神。戴人曰:此少阳经也,在身侧为相火。使服舟车丸经散,泻至数盆,病犹未瘥。人皆怪之,以为有祟。戴人大怒曰:驴鬼也!复令调胃承气汤二两,加牵牛头末一两,同煎服之,大过数十行,约一二缶,方舍其杖策。但发渴。戴人恣其饮水、西瓜、梨、柿等。戴人曰:凡治火,莫如冰。水,天地之至阴也。约饮水一二桶,犹觉微痛。戴人乃刺其阳陵穴,以伸其滞,足少阳胆经之穴也。自是方宁。女僮自言:此病每一岁须泻五七次,今年不曾泻,故如是也。常仲明悟其言,以身有湿病,故一岁亦泻十余行,病始已。此可与智者言,难与愚者论也。(张从正《儒门事亲·卷六·十形三疗一·火形·腰胯痛二十六》)

息城酒监赵进道,病腰痛,岁余不愈。诊其两手脉,沉实有力,以通经散(通经散:陈皮、当归各一两,甘遂,为细末;临卧温汤调服三钱。——编者注)下五七行;次以杜仲去粗皮,细切,炒断丝,为细末,每服三钱;猪腰子一枚,薄批五七片,先以椒盐淹去腥水,掺药在内,裹以荷叶,外以湿纸数重封,以文武火烧熟,临卧细嚼,以温酒送下;每旦以无比山药丸一服,数日而愈。(张从正《儒门事亲·卷二·推原补法利害非轻说十七》)

息帅,病腰股沉痛,行步坐马皆不便。或作脚气寒湿治之,或作虚损治之,乌、附、乳、没、活血壮筋骨之药,无不用之。至六十余日,目赤上热,大小便涩,腰股之病如故。戴人诊其两手脉皆沉迟。沉者为在里也。在里者泄之。以舟车丸、浚川散,各一服,去积水二十余行。至早晨,服薤白粥一二顿,与之马,已能躐铄矣。(张从正《儒门事亲·卷六·十形三疗一·湿形·湿痹七十七》)

一男子六十余,病腰尻脊胯皆痛,数载不愈,昼静夜躁,大痛往来,屡求自尽天年。旦夕则痛作,必令人以手捶击,至五更鸡鸣则渐减,向曙则痛止。左右及病者,皆作神鬼阴谴,白虎啮。朝祷暮祝,觋巫僧道禁师至,则其痛以减。又梦鬼神,战斗相击。山川神庙,无不祭者。淹延岁月,肉瘦皮枯,饮食减少,暴怒日增,唯候一死。有书生曰:既云鬼神虎啮,阴谴之祸,如此祷祈,何无一应?闻陈郡有张戴人,精于医,可以问其鬼神白虎与病乎?彼若术穷,可以委命。其家人从之。戴人诊其两手脉,皆沉滞坚劲,力如张。谓之曰:病虽瘦,难于食,然腰尻脊胯皆痛者,必大便坚燥。其左右曰:有五六日,或八九日,见燥粪一两块,如弹丸结硬不可言,曾令人剜取之,僵下一两块,浑身燥痒,皮肤皴揭枯涩如麸片。戴人既得病之虚实,随用大承气汤,以姜枣煎之,加牵牛头末二钱,不敢言是泻剂。盖病者闻暖则悦,闻寒则惧,说补则从,说泻则逆。此弊非一日也。而况一齐人而敷之,众楚人咻之乎!及煎成,使稍热咽之,从少至多,累至三日。天且晚,脏腑下泄四五行,约半盆。以灯视之,皆燥粪燥痹块及瘀血杂脏,秽不可近。须臾痛减九分,昏睡,鼻息调如常人。睡至明日将夕,始觉,饥而索粥,温凉与之。又困睡一二日,其痛尽去。次令饮食调养,日服导饮丸、甘露散,滑利便溺之药,四十余日乃复。呜呼!再传三十六虎书,三十六黄经,及小儿三十六吊,谁为之耶? 始作俑者,其无后乎? 古人以医为师,故医之道行;今之人以医辟奴,故医之道废。有志之士,耻而不学,病者亦不择精粗,一概待之。常见官医迎送长吏,马前唱诺,真可羞也。由是通今博古者少,而师传遂绝。《灵枢经》谓:刺与汗虽久,犹可拔而雪;结与闭虽久,犹可解而决。去腰脊胯痛者,足太阳膀胱经也。胯痛,足少阳胆经之所过也。《难经》曰:诸痛为实。《内经》曰:诸痛痒疮疡,皆属心火。注曰:心寂则痛微,心躁则痛甚。人见巫觋僧道禁师至,则病稍去者,心寂也。然去其后来者,终不去其本也。古之称痛随利减,不利则痛何由去? 病者既瘥,乃寿八十岁。故凡燥证,皆三阳病也。(张从正《儒门事亲·卷七·十形三疗二·燥形·腰胯痛九十三》)

腰强不能屈伸医案

北人卫德新,因之析津,冬月饮寒则冷,病腰常直,不能屈伸,两足沉重,难于行步。途中以床舁递,程程问医,皆云肾虚,以苁蓉、巴戟、附子、鹿茸皆用之,大便反秘,潮热上周,将经岁矣。乃乞拯于戴人。戴人曰:此疾十日之效耳! 卫曰:一月亦非迟。戴人曰:足太阳经血多,病则腰似折,如结,腘如裂。太阳所至为屈伸不利。况腰者肾之府也,身中之大关节,今既强直而不利,宜咸以软之,顿服则和柔矣。《难经》曰:强力入房,则肾伤而髓枯,枯则高骨乃坏而不用,与此用同。今君之证,太阳为寒所遏,血坠下滞腰间也,必有积血,非肾也。节次以药,可下数百行,约去血一二斗;次以九曲玲珑灶蒸之,汗出三五次而愈,初蒸时至五日,问曰:腹中鸣否? 未也。至六日觉鸣,七日而起,以能揖人。戴人曰:病有热者勿蒸,蒸则损人目也。(张从正《儒门事亲·卷七·十形三疗二·寒形·因寒腰强不能屈伸九十四》)

梅核气医案

遂平李官人妻,病咽中如物塞,食不下,中满,他医治之不效。戴人诊其脉曰:此痰膈也。《内经》曰:三阳结为膈。王启玄又曰:格阳,云阳盛之极,故食格拒而不入。先以通经散(通经散:陈皮、当归各一两,甘遂,为细末;临卧温汤调服三钱。——编者注),越其一半;后以舟车丸下之,凡三次,食已下;又以瓜蒂散再越之,健啖如昔日矣。(张从正《儒门事亲·卷六·十形三疗一·火形·膈食中满三十一》)

疼痛医案

常仲明之妻,每遇冬寒,两手热痛。戴人曰:四肢者,诸阳之本也,当夏时散越而不痛,及乎秋冬,收敛则痛。以三花神祐丸(神祐丸:甘遂、大戟、芫花各半两,牵牛子一两,大黄一两,为细末,滴水丸小豆大,临卧温水服五至七十丸。——编者注)大下之,热遂去。(张从正《儒门事亲·卷六·十形三疗一·火形·遇寒手热六十二》)

谷阳镇酒监张仲温,谒一庙,观匠者砌露台,高四尺许,因登之,下台忽肭一足,外踝肿起,热痛如火。一医欲以针刺肿出血。戴人急止之曰:肭已痛矣,更加针,二痛俱作,何以忍也?乃与神祐丸八九十丸,下二十余行。禁食热物。夜半肿处发痒,痛止行步如常。戴人曰:吾之此法,十治十愈,不诳后人。(张从正《儒门事亲·卷七·十形三疗二·外伤形·足闪肭痛一百十九》)

麻先生妻,病代指,痛不可忍。酒调通经散(通经散:陈皮、当归各一两,甘遂,为细末;临卧温汤调服三钱。——编者注)一钱,半夜先吐,吐毕而痛减。余因叹曰:向见陈五曾病此,医以为小虫伤,或以草上有毒物,手因触之。迁延数月,脓尽方已。以今日观之,可以大笑。(张从正《儒门事

亲·卷六·十形三疗一·火形·代指痛二十二》）

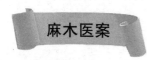

麻木医案

鄢城梁贾人，年六十余，忽晓起梳发，觉左手指麻，斯须半臂麻，又一臂麻，斯须头一半麻；比及梳毕，从胁至足皆麻，大便二三日不通。往问他医，皆云风也。或药或针，皆不解。求治于戴人。戴人曰：左手三部脉皆伏，比右手小三倍，此枯涩痹也。不可纯归之风，亦有火燥相兼。乃命一涌一泄一汗，其麻立已。后以辛凉之剂调之，润燥之剂濡之，惟小指次指尚麻。戴人曰：病根已去，此余烈也。方可针溪谷。溪谷者，骨空也，一日晴和，往针之，用《灵枢》中鸡足法，向上卧针，三进三引讫，复卓针起，向下卧针，送入指间皆然，手热如火，其麻全去。昔刘河间作《原病式》，常以麻与涩，同归燥门中，真知病机者也。（张从正《儒门事亲·卷七·十形三疗二·燥形·臂麻不便八十九》）

厥证医案

顷西华季政之病寒厥，其妻病热厥，前后十余年。其妻服逍遥十余剂，终无寸效。一日命余诊之，二人脉皆浮大而无力。政之曰："吾手足之寒，时时渍以热汤，渍而不能止。吾妇手足之热，终日以冷水沃而不能已者，何也？"余曰："寒热之厥也，此皆得之贪饮食，纵嗜欲。遂出《内经·厥论》证之。"政之喜曰："《内经》真圣书也！十余年之疑，今而释然，纵不服药，逾过半矣。"仆曰：热厥者，寒在上也。寒厥者，热在上也。寒在上者，以温剂补肺金；热在上者，以凉剂清心火。分处二药，令服之不辍。不旬日，政之诣门谢曰：寒热之厥皆愈矣。其妻当不过数月而有娠，何哉？阴阳皆和故也。凡尸厥、痿厥、风厥、气厥、酒厥，可一涌而醒，次服降心火，益肾水，通血和气之药，使粥食调养，无不瘥者。若其余诸厥，仿此行之，慎勿当疑似

之间，便作风气，相去邈矣。（张从正《儒门事亲·卷一·指风痹痿厥近世差互说二》）

其他医案

李仲安宅四妇人病同（指需要用吐法的疾病。——编者注），日下涌剂，置燠室中火两盆，其一妇人发昏，众人皆惊。戴人笑曰：内火见外火故然。舁之门外，使饮冰雪水立醒。时正雪晴。戴人曰：热见寒则醒。众由是皆服。非老手谙练，必不能镇众人之惊也。（张从正《儒门事亲·卷九·杂记九门·临变不惑·涌法》）

西华一老夫病，法当吐。令门人栾景先下药。景先初学，其人不吐，反下走二行，乃告戴人。戴人令取温齑汁饮二碗，再下涌药一钱，以鸡翎探之，乃吐，既药行，方大吐。吐讫又安。戴人曰：凡用吐药，先以齑汁一碗横截之。药既咽下，待少倾，其鸡翎勿令离口。酸苦咸虽能吐人，然不撩何由出也？（张从正《儒门事亲·卷九·杂记九门·临变不惑·涌法》）

余向日从军于江淮之上。一舟子病，予诊之，乃五实（五实是指脉盛、皮热、腹胀、前后不通、闷瞀，即脉盛为心、皮热为肺、腹胀为脾、前后不通为肾、闷瞀为肝，此为五脏皆实，太过。——编者注）也。余自幼读医经，尝记此五实之证，竟未之遇也。既见其人，窃私料之，此不可以常法治，乃可大作剂而下之。殊不动摇，计竭智穷，无如之何。忽忆桃花萼丸，顿下七八十丸，连泻二百余行，与前药相兼而下，其人昏困，数日方已。盖大疾之已去，自然卧憩，不如此，则病气无由衰也。徐以调和胃气之药，粥日加，自尔平复。（张从正《儒门事亲·卷二·五虚五实攻补悬绝法二十》）

第二节　妇科医案

崩漏医案

　　孟官人母,年五十余岁,血崩一载,金用泽兰丸、黑神散、保安丸、白薇散补之,不效。戴人见之曰:天癸已尽,本不当下血。盖血得热而流散,非寒也。夫女子血崩,多因大悲哭。悲甚则肺叶布,心系为之急,血不禁而下崩。《内经》曰:阴虚阳搏为之崩。阴脉不足,阳脉有余,数则内崩,血乃下流。举世以虚损治之,莫有知其非者。可服大剂。大剂者,黄连解毒汤是也。次以拣香附子二两(炒),白芍二两焙,当归一两(焙),三味同为细末,水调下;又服槟榔丸,不拘日而安。(张从正《儒门事亲·卷六·十形三疗一·火形·血崩五十八》)

闭经医案

　　一妇年三十四岁,经水不行,寒热往来,面色痿黄,唇焦颊赤,时咳三两声。向者所服之药,黑神散、乌金丸、四物汤、烧肝散、鳖甲散、建中汤、宁肺散,针艾百千,病转剧。家人意倦,不欲求治。戴人悯之,先涌痰五六升。午前涌毕,午后食进,余证悉除。后三日,复轻涌之,又去痰一二升,食益进。不数日,又下通经散,泻讫一二升。后数日,去死皮数重,小者如麸片,大者如苇膜,不一月,经水行,神气大康矣。(张从正《儒门事亲·卷六·十形三疗一·火形·月闭寒热六十》)

　　一妇月事不行,寒热往来,口干、颊赤、喜饮,旦暮闻咳一二声。诸医皆云：经血不行，宜虻虫、水蛭、干漆、硇砂、芫青、红娘子、没药、血竭之类。唯戴人不然，曰：古方中虽有此法，奈病患服之，必脐腹发痛，饮食不进。乃命止药，饮食稍进。《内经》曰：二阳之病发心脾，心受之则血不流，故女子不月。既心受积热，宜抑火升水，流湿润燥，开胃进食。乃涌出痰一二升，下泄水五六行。湿水上下皆去，血气自行沸流，月事不为水湿所隔，自依期而至矣。亦不用虻虫、水蛭之类有毒之药。如用之，则月经纵来，小溲反闭，他证生矣。凡精血不足，当补之以食，大忌有毒之药，偏胜而成夭阏。（张从正《儒门事亲·卷六·十形三疗一·火形·妇人二阳病五十九》）

带下病医案

顷顿丘一妇人，病带下连绵不绝，白物或来，已三载矣，命予脉之。诊其两手脉，俱滑大而有力，得六七至，常上热口干眩晕，时呕醋水。余知其实有寒痰在胸中，以瓜蒂散吐讫冷痰三二升，皆醋水也，间如黄涎，状如烂胶；次以浆粥养其胃气；又次用导水（导水丸：大黄二两、黄芩二两、滑石四两、牵牛子四两，为细末，滴水丸梧桐子大，每服五十丸或加至百丸，临卧温水下。——编者注）、禹功散（禹功散：牵牛子四两、炒茴香一两，或加木香一两，为细末，临卧以生姜自然汁调服一二钱。——编者注），以泻其下；然后以淡剂渗泄之药，利其水道，不数日而愈。余实悟《内经》中所云：上有病，下取之；下有病，上取之。又：上者下之，下者上之。然有此法，亦不可偏执，更宜详其虚实而用之。故知《精选圣惠方》带下风寒之言与巢氏论中赤热白寒之说，正与《难》《素》相违。予非敢妄论先贤，恐后学混而不明，未免从之而行也。如其寡学之人，不察病患脉息，不究病患经脉，妄断寒热，信用群方暴热之药，一旦有失，虽悔何追？呜呼！人命一失，其复能生乎？赤白痢与赤白带下皆不死人。《内经》惟肠便血，血温身热者，死。赤白带下，白液白物，蛊病肾消，皆不能死人。有死者，药之误也。（张从正《儒门事亲·卷一·证妇人带下赤白错分寒热解六》）

息城李左衙之妻,病白带如水,窈满中绵绵不绝,秽臭之气不可近,面黄食减,已三年矣。诸医皆云积冷,起石、硫黄、姜、附之药,重重燥补,污水转多,常以裲日易数次。或一药以木炭十斤,置药在坩埚中,盐泥封固,三日三不绝,烧令通赤,名曰火龙丹。服至数升,污水弥甚。炳艾烧针,三年之间,不可胜数。戴人断之曰:此带浊水。本热乘太阳经,其寒水不可胜如此也。夫水自高而趋下,宜先绝其上源。乃涌痰水二三升,次日下沃水十余行,三遍,汗出周身。至明旦,病患云:污已不下矣。次用寒凉之剂,服及半载,产一子。《内经》曰:少热,溲出白液。带之为病,溶溶然若坐水中。故治带下同治湿法,泻痢,皆宜逐水利小溲。(张从正《儒门事亲·卷六·十形三疗一·湿形·白带七十九》)

不孕症医案

戴人过醮都营中饮,会邻席有一卒,说出妻事。戴人问其故,答曰:吾妇为室女,心下有冷积如覆杯,按之如水声,以热手熨之如冰,娶来已十五年矣,恐断我嗣,是故弃之。戴人曰:公勿黜也。如用吾药,病可除,孕可得。卒从之。戴人诊其脉沉而迟,尺脉洪大而有力,非无子之候也,可不逾年而孕。其良人笑曰:诚之。先以三圣散(三圣散:防风三两、瓜蒂三两、藜芦一两至一分,为末,每服约半两,以虀汁三茶盏,先用二盏,煎三五沸,去虀汁,次入一盏,煎至三沸,却将原二盏,同一处熬二沸,去滓,澄清,放温,徐徐服之。不必尽剂,以吐为度。——编者注)吐涎一斗,心下平软;次服白术调中汤、五苓散;后以四物汤和之。不再月,气血合度,数月而娠二子。戴人常曰:用吾此法,无不子之妇,此言不诬矣。(张从正《儒门事亲·卷八·十形三疗三·内积形·冷疾一百二十八》)

一妇年三十四岁,夜梦与鬼神交,惊怕异常,及见神堂阴府舟楫桥梁,如此一十五年,竟无娠孕,巫祈觋祷,无所不至,钻肌灸肉,孔穴万千,黄瘦发热引饮,中满足肿,委命于天。一日,苦请戴人。戴人曰:阳火盛于上,阴火盛于下。鬼神者阴之灵,神堂者阴之所,舟楫桥梁水之用,两手寸脉皆沉而伏,知胸中有痰实也。凡三涌三泄三汗,不旬日而无梦,一月而有孕。戴人曰:余治妇人使有娠,此法不诬。(张从正《儒门事亲·卷六·十形三疗一·湿形·梦鬼八十一》)

一妇人,年四十余得孕。自以为年衰多病,故疾复作,以告医氏。医者不察,加燔针于脐两旁,又以毒药攻磨。转转腹痛,食减形羸,已在床枕。来问戴人。戴人诊其脉曰:六脉皆平,惟右尺脉洪大有力,此孕脉也,兼择食,为孕无疑。左右皆笑之。不数月,生一女子,两目下各有燔针痕,几丧其明。凡治病妇,当先问娠,不可仓卒矣。(张从正《儒门事亲·卷七·十形三疗二·外伤形·孕作病治一百十五》)

妊娠医案

胡王之妻,病脐下积块,呕食面黄,肌瘦而不月,或谓之干血气,治之无效。戴人见之曰:孕也。其人不信,再三求治于戴人,与之平药,以应其意,终不肯下毒药,后月到,果胎也。人问:何以别之? 戴人曰:尺脉洪大也,《素问·阴阳别论》所谓阴搏阳别之脉。(张从正《儒门事亲·卷八·十形三疗三·内积形·是胎非积一百三十五》)

胎漏医案

刘先生妻,有娠半年,因伤损下血,乞药于戴人,戴人诊之,以三和汤(一名玉烛散)、承气汤、四物汤对停,加朴硝煎之。下数行,痛如手拈,下血亦止。此法可与智识高明者言。膏粱之家,慎勿举似,非徒骇之,抑又谤之。呜呼! 正道难行,正法难用,古今皆然。(张从正《儒门事亲·卷七·十形三疗二·内伤形·孕妇下血一百五》)

滑胎医案

戴人过东杞,一妇人病大便燥结,小便淋涩,半生不娠,唯常服疏导之药,则大便通利,暂废药则结滞。忽得孕,至四五月间,医者禁疏导之药,大便依常为难,临圊则力努,为之胎坠。凡如此胎坠者三。又孕,已经三四月,弦望前后,溲溺结涩,甘分胎陨,乃访戴人。戴人诊其两手脉,俱滑大。脉虽滑大,以其且妊,不敢陡攻,遂以食疗之,用花碱煮菠薐葵菜,以车前子苗作茹,杂猪羊血作羹,食之半载,居然生子,其妇燥病方愈。戴人曰:余屡见孕妇利脓血下迫,极努损胎,但同前法治之愈者,莫知其数也。为医拘常禁,不能变通,非医也,非学也。识医者鲜,是难说也。(张从正《儒门事亲·卷七·十形三疗二·燥形·孕妇便结九十一》)

胎死腹中医案

一孕妇,年二十余,临产,召稳媪三人,其二媪极拽妇之臂,其一媪头抵妇之腹,更以两手拔其腰,极力为之。胎死于腹,良久乃下,儿亦如血,乃稳媪杀之也。岂知瓜熟自落,何必如此乎?其妇因兹经脉断闭,腹如刀剜,大渴不止,小溲绝。主病者禁水不与饮,口舌枯燥,牙齿鳖黑,臭不可闻,食饮不下,昏愦欲死。戴人先以冰雪水恣意饮之,约二升许,痛缓渴止;次以舟车丸、通经散,前后五六服,下数十行,食大进;仍以桂苓甘露散、六一散、柴胡饮子等调之,半月获安。(张从正《儒门事亲·卷七·十形三疗二·内伤形·收产伤胎一百六》)

一妇人,临产,召村妪数人侍焉。先产一臂出,妪不测轻重拽之,臂为之断,子死于腹。其母面青身冷,汗不绝,时微喘。呜呼!病家甘于死。忽有人曰:张戴人有奇见,试问之。戴人曰:命在须臾,针药无及。急取秤钩,续以壮绳,以膏涂其钩,令其母分两足向外偃坐,左、右各一人脚上立足;次以钩其死胎,命一壮力妇,倒身拽出死胎,下败血五七升,其母昏困不省;待少顷,以冰水灌之,渐咽二口,大醒食进;次日四物汤调血,数日方愈。戴人常曰:产后无他事,因侍妪非其人,转为害耳。(张从正《儒门事亲·卷七·十形三疗二·内伤形·收产伤胎一百六》)

子喘医案

武安胡产祥之妻,临难月病喘。以凉膈散二两,四物汤二两,朴硝一两,分作二服,煎令冷服之。一服病减大半,次又服之,病痊效矣。(张从正《儒门事亲·卷六·十形三疗一·火形·产前喘五十七》)

产后血晕医案

产之后(指胡产祥之妻。——编者注)第六日,血迷。又用凉膈散二两,四物汤三两,朴硝一两,都作一服,大下紫黑水。其人至今肥健。戴人常曰:孕妇有病,当十月、九月内,朴硝无碍,八月者当忌之,七月却无妨,谓阳月也,十月者已成形矣。(张从正《儒门事亲·卷六·十形三疗一·火形·产前喘五十七》)

阴肿医案

曹典吏妻,产后忧恚抱气,浑身肿绕,阴器皆肿,大小便如常,其脉浮而大,此风水肿也。先以禽水撩其痰,以火助之发汗;次以舟车丸、浚川散,泻数行;后四五日方用舟车丸、通经散,过十余行;又六日舟车、浚川复下之;末后用水煮桃红丸四十余丸。不一月如故,前后涌者二,泻凡四,通约百余行。当时议者,以为倒布袋法耳,病再来则必死。世俗只见尘市货药者,用银粉、巴豆,虽肿者暂去,复来必死,以为惊俗。岂知此法,乃《内经》治郁之玄？兼此药皆小毒，其毒之药，岂有反害者哉？但愈后忌慎房室等事，况风水不同从水，无复来之理。（张从正《儒门事亲·卷六·十形三疗一·风形·风水十三》）

乳痈医案

麻先生妻，当七月间，病脏腑滑泄。以祛湿降火之药治之，少愈。后腹胀及乳痛，状如吹乳，痛重壮热，面如渥丹，寒热往来，嗌干呕逆，胸胁痛不能转侧，耳鸣，食不可下，又复泻。余欲泻其火，脏腑已滑数日矣；欲以温剂止痢，又禁上焦已热。实不得其法。使人就诸葛寺，礼请戴人。比及戴人至，因检刘河间方，惟益元散正对此证，能降火解表，止渴利小便，定利安神。以青黛、薄荷末，调二升，置之枕右，使作数次服之。夜半遍身冷汗如洗。元觉足冷如冰，至此足大暖，头顿轻，肌凉痛减，呕定痢止。及戴人至，余告之已解。戴人曰：益元固宜。此是少阳证也，能使人寒热遍剧，他经纵有寒热，亦不至甚，既热而有痢，不欲再下，何不以黄连解毒汤服之？乃令诊脉。戴人曰：娘子病来，心常欲痛哭为快否？妇曰：欲如此，余亦不知所谓。戴人曰：少阳相火，凌烁肺金，金受屈制，无所投告。肺主悲，但欲痛哭而为快也。麻先生曰：余家诸亲，无不敬服。脉初洪数有力，自服益元散后已半，又闻戴人之言，使以当归、芍药，以解毒汤中数味服之，大瘥矣。（张从正《儒门事亲·卷六·十形三疗一·火形·滑泄干呕二十九》）

癥瘕医案

汴梁曹大使女年既笄，病血瘕数年。太医宜企贤以破血等药治之，不愈。企贤曰：除得陈州张戴人方愈。一日，戴承语至汴京，曹大使乃邀戴人问焉。戴人曰：小肠遗热于大肠，为伏瘕，故结硬如块，面黄不月。乃用涌泄之法，数年之疾，不再旬而效，女由是得聘。企贤问：谁治之？曹大使曰：

张戴人。企贤立使人邀之。（张从正《儒门事亲·卷八·十形三疗三·内积形·伏瘕一百三十一》）

修弓杜匠，其子妇年三十，有孕已岁半矣。每发痛则召侍姫待之，以为将产也。一二日复故，凡数次，乃问戴人。戴人诊其脉涩而小，断之曰：块病也，非孕也。《脉诀》所谓涩脉如刀刮竹形，主丈夫伤精，女人败血。治之之法，下有病当泻之。先以舟车丸百余粒；后以调胃承气汤加当归、桃仁，用河水煎，乘热投之；三两日，又以舟车丸、桃仁承气汤泻，青黄脓血，杂然而下，每更衣以手向下推之揉之，则出。后三二日，又用舟车丸，以猪肾散佐之；一二日，又以舟车丸，通经如前数服，病十去九；俟晴明，当未食时，以针泻三阴交穴。不再旬，块已没矣。此与隔腹视五脏者，复何异哉？（张从正《儒门事亲·卷八·十形三疗三·内积形·沉积疑胎一百三十四》）

第三节　儿科医案

发热医案

高烁巡检之子八岁，病热。医者皆为伤冷治之，以热药攻矣。欲饮冰水，水禁而不与。内水涸竭，烦躁转生，前后皆闭，口鼻俱干，寒热往来，嗽咳时作，遍身无汗。又欲灸之，适遇戴人。戴人责其母曰：重厚被，暖炕红炉，儿已不胜其热矣，尚可灸乎？其母谢以不明。戴人令先服人参柴胡饮子，连进数服，下烂鱼肠之类，臭气异常。渴欲饮水，听其所欲，冰雪凉水，连进数杯。节次又下三四十行，大热方去。又与牛黄通膈丸，复下十余行，儿方大痊。前后约五十余行，略无所困，冰雪水饮至一斛。向灸之，当何如哉？（张从正《儒门事亲·卷六·十形三疗一·火形·因药燥热四十五》）

肺痈医案

舞水一富家有二子,长者年十三岁,幼者十一岁,皆好顿食紫樱一二斤,每岁须食半月。后一二年,幼者发肺痈,长者发肺痿,相继而死。戴人常叹曰:人之死者,命耶? 天耶? 古人有诗:爽口味多终作疾。真格言也。天生百果所以养人,非欲害人。然富贵之家,失教纵欲,遂至于是。(张从正《儒门事亲·卷七·十形三疗二·内伤形·肺痈一百九》)

呕吐医案

河门刘光济之子,才二岁,病疱后呕吐发昏,用丁香、豆蔻之类不效。适麻先生寄其家,乃谓光济曰:余有小方无毒,人皆知之,公肯从乎? 光济曰:先生之言,必中于理,何敢不从。麻先生曰:刘河间常言,凉膈散可治疱疱,张戴人用之如神。况《内经》言:少阳所至为呕涌。少阳者,相火也,非寒也。光济欣而从之。此日利二行。适王德秀自外入,闻其利之也,乃曰:疱疱首尾不可下。麻自悔其多言,业也已然,姑待之。比至食时,下黄涎一合。日午问之,儿已索游于街矣。(张从正《儒门事亲·卷六·十形三疗一·火形·疱后呕吐五十五》)

手足搐搦医案

李氏一小儿,病手足搐搦,以示戴人。戴人曰:心火胜也,勿持捉其手,当从搐搦。此由乳母保抱太极所致。乃令扫净地,以水洒之,干,令复洒之,令极湿;俯卧儿于地上,良久,浑身转侧,泥涴皆满;仍以水洗之,少顷而瘥矣。(张从正《儒门事亲·卷六·十形三疗一·火形·小儿手足搐搦三十四》)

水肿医案

郾之营兵秋家小儿,病风水。诸医用银粉、粉霜之药,小溲反涩,饮食不进,头肿如腹,四肢皆满,状若水晶。家人以为勉强,求治于戴人。戴人曰:此证不与壮年同。壮年病水者,或因留饮及房室。此小儿才七岁,乃风水证也,宜出汗。乃置燠室,以屏帐遍遮之,不令见火。若内火见外火,必昏愦也。使大服胃风汤而浴之;浴汔,以布单重覆之,凡三五重,其汗如水,肿乃减五分;隔一二日,乃根据前法治之,汗出,肿减七分,乃二汗而全减。尚未能食,以槟榔丸调之,儿已喜笑如常日矣。(张从正《儒门事亲·卷六·十形三疗一·风形·小儿风水十四》)

淋证医案

柏亭刘十三之子,年六岁,病沙石淋。戴人以苦剂三涌之,以益肾散三下之,立愈。(张从正《儒门事亲·卷六·十形三疗一·火形·沙石淋三十六》)

酒监房善良之子,年十三,病沙石淋,已九年矣。初因疮疹余毒不出,作便血。或告之,令服太白散。稍止后,又因积热未退,变成淋闭。每发则见鬼神,号则惊邻。适戴人客邓墙寺,以此病请。戴人曰:诸医作肾与小肠病者,非也。《灵枢》言:足厥阴肝之经,病遗溺闭癃。闭为小溲不行,癃为淋沥也。此乙木之病,非小肠与肾也。木为所抑,火来乘之,故热在脬中。下焦为之约,结成沙石,如汤瓶煎炼日久,熬成汤碱。今夫羊豕之脬,吹气令满,常不能透,岂真有沙石而能漏者邪? 以此知前人所说,服五石丸散而致者,恐未尽然。《内经》曰:木郁则达之。先以瓜蒂散越之,次以八正散,加汤碱等分顿啜之,其沙石自化而下。(张从正《儒门事亲·卷六·十形三疗一·火形·沙石淋三十六》)

屈村张氏小儿,年十四岁,病约一年半矣。得之麦秋,发则小肠大痛,至握其朘,跳跃旋转,号呼不已;小溲数日不能下,下则成沙石;大便秘涩,肛门脱出一二寸。诸医莫能治。闻戴人在朱葛寺避暑,乃负其子而哀请戴人。戴人曰:今日治,今日效。时日在辰巳间矣。以调胃承气仅一两,加牵牛头末三钱,汲河水煎之,令作三五度咽之;又服苦末丸,如芥子许六十粒。日加晡,上涌下泄,一时齐出,有脓有血。涌泻既觉定,令饮新汲水一大盏,小溲已利一二次矣。是夜,凡饮新水二三十遍,病去九分,只哭一次。明日困卧如醉,自晨至暮,猛然起走索食,与母歌笑自得,顿释所苦。继与太白散、八正散等调,一日太瘥。恐暑天失所养,留五日而归。戴人曰:此下焦约也。不吐不下,则下焦何以开? 不令饮水,则小溲何以利? 大抵源清则流清者是也。(张从正《儒门事亲·卷六·十形三疗一·火形·沙石淋三十六》)

跛行医案

葛冢冯家一小儿,七八岁,膝被胁跛行,行则痛数日矣。闻戴人不医,令人问之。戴人曰:小病耳,教来。是夜以舟车丸、通经散,温酒调而下之。夜半涌泄齐行,上吐一碗,下泄半缶。既上床,其小儿谓母曰:膝膑痒不可任。来日使服乌金丸,壮其筋骨。一月疾愈而走也。(张从正《儒门事亲·卷七·十形三疗二·外伤形·膝胻跛行一百二十》)

悲哭不止医案

夫小儿悲哭,弥日不休,两手脉弦而紧。戴人曰:心火甚而乘肺,肺不受其屈,故哭。肺主悲。王太仆云:心烁则痛甚。故烁甚悲亦甚。先令浴以温汤,渍形以为汗也。肺主皮毛,汗出则肺热散矣。浴止而啼亦止。乃命服凉膈散,加当归、桔梗,以竹叶、生姜、朴硝同煎服,泻膈中之邪热。(张

从正《儒门事亲·卷六·十形三疗一·火形·小儿悲哭不止三十三》）

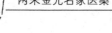

醉酒医案

　　陈州长吏一小儿，病瘈而不瘛二日，诸医作睡惊治之，或欲以艾火灸之，或以大惊丸及水银饼子治之。其父曰：此子平日无疾，何骤有惊乎？以子之病，乃问于戴人。戴人诊其两手，脉皆平和。戴人曰：若惊风之脉，当洪大而强，今则平和，非惊风也。戴人窃问其乳母：尔三日前曾饮醉酒否？遽然笑曰：夫人以煮酒见饷，酒味甚美，饮一罂而睡。陈酒味甘而恋膈，酒气满，乳儿亦醉也。乃剉甘草、干葛花、缩砂仁、贯众煎汁使饮之，立醒。（张从正《儒门事亲·卷七·十形三疗二·内伤形·儿瘈不瘛一百四》）

疮疡医案

　　近年，予之庄邻沿蔡河，来往之舟常舣于此。一日，舟师偶见败蒲一束，沿流而下，渐迫舟次，似闻啼声而微。舟师疑其人也，探而出之，开视之，惊见一儿，四五许，疮疱周匝，密不容隙，两目皎然，饥而索食，因以粥饱。其舟师之妻怒曰：自家儿女，多惹疮疱传染，奈何私料此儿？沿蔡河来，其流缓，必不远。持儿一鞋，逆流而上，遍河之人皆曰无此儿。行且二十里，至一村落，舟师高唱曰：有儿年状如许，不知谁是疮疱病死，弃之河中今复活矣！闻酒邸中饮者喧哗。有人出曰：我某村某人也，儿四五岁，死于疮疱。舟师出其鞋以示之。其父泣曰：真吾儿也。奔走来视，惊见儿活，大痛流涕。拜谢舟师，喜抱儿归，今二十余岁矣！此儿本死，得水而生。伏谂来者，疮疱之疾，热耶？寒耶？《经》曰：诸痛痒疮疡，皆属心火。启玄子注云：心寂则痛微，心燥则痛甚。百端之起，皆自心生，疮疱之疾，岂有寒欤？余承医学于先人，阅病多矣。苟诳后人，罪将安逃？诚如此法，则原上之丘。以疮疱而死者，皆误杀人也。故疗小儿，唯钱仲阳书中可采者最多。

但其方为阎孝忠所乱,有识者宜择而取之。(张从正《儒门事亲·卷一·小儿疮丹瘾疹旧蔽记五》)

一富家女子,十余岁,好食紫樱,每食即二三斤,岁岁如此,至十余年。一日潮热如劳。戴人诊其两手脉,皆洪大而有力。谓之曰:他日必作恶疮肿毒,热上攻目,阳盛阴脱之证。其家大怒,不肯服解毒之药。不一二年,患一背疽如盘,痛不可忍。其女忽思戴人曾有是言,再三悔过,请戴人。戴人以针绕疽晕,刺数百针,去血一斗。如此三次,渐渐痛减肿消,微出脓而敛。将作痂时,使服十补内托散,乃痊。终身忌口。然目亦昏,终身无子。(张从正《儒门事亲·卷七·十形三疗二·内伤形·背疽一百八》)

予家其亲属故旧小儿,有患疮疱,黑陷腹内,喘者,余以白虎汤加人参、凉膈散加当归、桔梗,连进数服,上灌下泄,昼夜不止,又使睡卧于寒凉之处,以新水灌其面目手足,脓水尽去。盖四肢者,诸阳之本也。儿方为疮疱外燔,沃以寒水,使阴气循经而入,达于心肺,如醉得醒,是亦开昏破郁之端也。如此救活者,岂啻千数? 夫疮疱黑陷,喘而满者,十死八九,若依此法,尚能活其六七,何世医与病家,至今犹未悟也? (张从正《儒门事亲·卷一·小儿疮丹瘾疹旧蔽记五》)

面上赤肿医案

黄氏小儿,面赤肿,两目不开。戴人以针刺轻砭之,除两目尖外,乱刺数十针,出血三次乃愈。此法人多不肯从,必欲治病,不可谨护。(张从正《儒门事亲·卷六·十形三疗一·火形·小儿面上赤肿三十九》)

癣医案

蔡寨成家童子一岁,病满腹胸湿癣,每爬搔则黄水出,已年矣。戴人先以苦末作丸上涌;涌讫,次以舟车丸、浚川散,下三五行;次服凉膈加朴硝,

煎成时时呷之，不数日而愈。（张从正《儒门事亲·卷六·十形三疗一·湿形·湿癣八十二》）

疝气医案

王亭村一童子，入门状如鞠恭而行。戴人曰：疝气也。令解衣揣之，二道如臂。其家求疗于戴人。先刺其左，如刺重纸，剥然有声而断。令按摩之，立软。其右亦然。观者感嗟异之。或问，曰：石关穴也。（张从正《儒门事亲·卷八·十形三疗三·内积形·疝气一百二十六》）

咽中刺塞医案

戴人过阳，强家一小儿，约五六岁，同队小儿以蜀黍稭相击，逆芒倒刺于咽中，数日不下粥药，肿大发。其家告戴人。戴人命取水，依《道经》中咒水法：以左手屈中指及无名指，作三山印，坐水盏于其上；右手掐卯文，是金枪印；脚踏丁字立，望太阳或灯火；取气一口，吹在净水盏中。咒曰：吾取老君东流顺，老君奉敕摄去毒水，吾托大帝尊，所到称吾者，各各现帝身，急急如律令。摄念七遍，吹在盏中，虚搅卓三次为定，其儿咽水下咽，曰：我可也。三五日肿散，乃知法亦有不可侮者。（张从正《儒门事亲·卷七·十形三疗二·内伤形·咽中刺塞一百十》）

误吞异物医案

一小儿误吞一钱，在咽中不下。诸医皆不能取，亦不能下。乃命戴人。戴人熟思之，忽得一策：以净白表纸，令卷实如箸，以刀纵横乱割其端，作髼之状；又别取一箸，缚针钩于其端，令不可脱，先下咽中，轻提轻抑，一探之，觉钩入于钱窍；然后以纸卷纳之咽中，与钩尖相抵，觉钩尖入纸卷之端，不

碍肌肉,提之而出。(张从正《儒门事亲·卷七·十形三疗二·内伤形·误吞物咽中一百十一》)

第四节 外科医案

疮疡医案

南乡陈君俞,将赴秋试,头项遍肿连一目,状若半壶,其脉洪大。戴人出视《内经》:面肿者,风,此风乘阳明经也。阳明气血俱多。风肿宜汗。乃与通圣散(防风通圣散:防风、川芎、当归、芍药、大黄、薄荷、麻黄、连翘、芒硝各半两,石膏、黄芩、桔梗各二两,滑石三钱,甘草二两,荆芥、白术、栀子各一两;为粗末,每服五至七钱,生姜三片,水煎去滓热服。——编者注),入生姜、葱根、豆豉,同煎一大盏,服之,微汗;次日以草茎鼻中,大出血,立消。(张从正《儒门事亲·卷六·十形三疗一·风形·面肿风十》)

戴人在西华,寄于夏官人宅。忽项上病一疮,状如白头疮,肿根红硬,以其微小,不虑也。忽遇一故人见邀,以羊羔酒饮,鸡鱼醢蒜皆在焉。戴人以其故旧,不能辞,又忘其禁忌。是夜疮疼痛不可忍,项肿及头,口发狂言,因见鬼神。夏君甚惧,欲报其家。戴人笑曰:请无虑,来日当平。乃以酒调通经散(通经散:陈皮、当归各一两,甘遂,为细末;临卧温汤调服三钱。——编者注)六七钱,下舟车丸百余粒,次以热面羹投之。上涌下泄,一时齐作,合去半盆。明日日中,疮肿已平。一二日,肿消而愈。夏君见,大奇之。(张从正《儒门事亲·卷六·十形三疗一·火形·项疮二十一》)

一省掾背项常有痤疖,愈而复生。戴人曰:太阳血有余也。先令涌泄之,次于委中以针出紫血,病更不复作也。(张从正《儒门事亲·卷六·十

形三疗一·火形·痤疖六十四》）

襄陵马国卿，病左乳下二胁间期门穴中发痈，坚而不溃，痛不可忍。医疡者皆曰乳痈，或曰红系漏，或曰觑心疮，使服内托散百日，又服五香连翘汤数月，皆无验。国卿伛偻而来，求治于戴人。遇诸市，戴人见之曰：此马刀痈也。足少阳胆经之病，出《灵枢·十二经》以示之。其状如马刀，故曰马刀。坚而不溃。乃邀之于食肆中，使食水浸汤饼。国卿曰：稍觉缓。次日，先以沧盐上涌，又以凉剂涤去热势，约数十行，肿已散矣。（张从正《儒门事亲·卷六·十形三疗一·火形·马刀二十》）

朱葛黄家妾，左胁病马刀痈，憎寒发痛，已四五日矣。戴人适避暑于寺中。来乞药，戴人曰：此足少阳胆经病也。少血多气，坚而不溃，不可急攻。当以苦剂涌之，以五香连翘汤托之。既而痛止，然痈根未散。有一盗医过，见之曰：我有妙药，可溃而为脓，不如此，何时而愈？既纫毒药，痛不可忍，外寒内热，呕吐不止，大便黑色，食饮不下，号呼闷乱，几至于死。诸姑惶惧，夜投戴人。戴人曰：当寻元医者，余不能治。其主母亦来告，至于再三。戴人曰：胁间皮薄肉浅，岂可轻用毒药！复令洗出，以凉剂下之，痛立止，肿亦消也。（张从正《儒门事亲·卷六·十形三疗一·火形·马刀二十》）

张君衮，喜热火烘灼其背及两足，又食自死肉，久而两足常生疖毒，愈而复生半月余。以清凉饮子下之，得紫黑血积于便中，去者月余，其积毒顿除，是知积热毒致痈肿者如此。（张从正《续名医类案·卷三十五·疮疖》）

颖皋韩吉卿，自髀至足，生湿疮，大者如钱，小者如豆，痒则搔破，水到则淫，状类虫行裤袜：此湿疮也。由水湿而得，故多在足下。以舟车、浚川，大下十余行，一去如扫。渠素不信戴人之医，至此大服。（张从正《儒门事亲·卷六·十形三疗一·湿形·湿疮八十三》）

外伤疮疡医案

曾有邻人，杖疮发作肿痛，燋及上下，语言错乱，时时呕吐，数日不食，皆曰不救。余以通经散(通经散:陈皮、当归各一两,甘遂,为细末;临卧温汤调服三钱。——编者注)三四钱下神祐丸(神祐丸:甘遂、大戟、芫花各半两,牵牛子一两,大黄一两,为细末,滴水丸小豆大,临卧温水服五至七十丸。——编者注)百余丸,相并而下,间有呕出者,大半已下膈矣!良久,大泻数行,秽不可近,脓血、涎沫、瘀毒约一二斗,其病患困睡不醒一日一夜。邻问予。予曰:喘息匀停,肿消痛减,故得睡也。来旦语清食进,不数日,痊。救杖疮欲死者,四十年间二三百,余追思举世杖疮死者,皆枉死也。自后凡见冤人被责者,急以导水丸(导水丸:大黄二两、黄芩二两、滑石四两、牵牛子四两,为细末,滴水丸梧桐子大,每服五十丸或加至百丸,临卧温水下。——编者注)、禹功散(禹功散:牵牛子四两、炒茴香一两,或加木香一两,为细末,临卧以生姜自然汁调服一二钱。——编者注),大作剂料,泻惊涎一两盆,更无肿发痛鞭之难。如导水丸、禹功散泄泻不动,更加之通经散、神祐丸泻之,泻讫,须忌热物,止可吃新汲水一二顿,泻止立愈。至如沉积多年羸劣者,不可便服陡攻之药,可服缠积丹、三棱丸之类。《内经》曰:重者因而减之。若人年老衰弱,有虚中积聚者,止可五日一服万病无忧散。故凡积年之患,岂可一药而愈?即可减而去之。(张从正《儒门事亲·卷二·凡在下者皆可下式十五》)

戴人出游,道经故息城,见一男子被杖,疮痛焮发,毒气入里,惊涎堵塞,牙禁不开,粥药不下,前后月余,百治无功,甘分于死。戴人先以三圣散(三圣散:防风三两、瓜蒂三两、藜芦一两至一分,为末,每服约半两,以虀汁三茶盏,先用二盏,煎三五沸,去虀汁,次入一盏,煎至三沸,却将原二盏,同一处熬二沸,去滓,澄清,放温,徐徐服之。不必尽剂,以吐为度。——编者注),吐青苍惊涎,约半大缶;次以利膈丸百余粒,下臭恶燥粪,又一大缶;复煎通圣散(防风通圣散:防风、川芎、当归、芍药、大黄、薄荷、麻黄、连翘、芒硝各半两,石膏、黄芩、桔梗各二两,滑石三钱,甘草二两,荆芥、白术、栀子各一两;为粗末,每服五至七钱,生姜三片,水煎去滓热服。——编者注)数钱,热服之;更以酸辣葱醋汤,发其汗。斯须汗吐交出,其人活矣。此法可

以救冤。（张从正《儒门事亲·卷七·十形三疗二·外伤形·杖疮一百十六》）

小渠袁三，因强盗入家，伤其两胻，外臁作疮，数年不已，脓血常涓涓然，但饮冷则疮间冷水浸淫而出，延为湿疮，来求治于戴人。曰：尔中焦当有绿水二三升，涎数掬。袁曰：何也？戴人曰：当被盗时，感惊气入腹，惊则胆伤，足少阳经也，兼两外臁皆少阳之部，此胆之甲木受邪，甲木色青，当有绿水。少阳在中焦如沤，既伏惊涎在中焦，饮冷水，咽为惊涎所阻，水随经而旁入疮中，故饮水则疮中水出。乃上涌寒痰，汗如流水；次下绿水，果二三升，一夕而痂干，真可怪也。（张从正《儒门事亲·卷七·十形三疗二·外伤形·杖疮入水一百二十一》）

瘰疬医案

一妇人病瘰疬，延及胸臆，皆成大疮，相连无好皮肉，求戴人疗之。戴人曰：火淫所胜，治以咸寒。命以沧盐吐之。一吐而着痂。次用凉膈散、解毒汤等剂，皮肉乃复如初。（张从正《儒门事亲·卷六·十形三疗一·火形·瘰疬二十三》）

瘿医案

新寨妇人，年四十余，有瘿三瓣。戴人令以咸吐之，三涌三汗三下，瘿已半消，次服化瘿之药，遂大消去。夫病在上者，皆宜吐，亦自有消息之法耳。（张从正《儒门事亲·卷八·十形三疗三·外积形·瘿一百三十八》）

癣医案

一女子年十五，两股间湿癣，长三四寸，下至膝，发痒，时爬搔，汤火俱不解;痒定,黄赤水流,痛不可忍。灸炳熏渫,硫黄、闾茹、白僵蚕、羊蹄根之药,皆不效。其人恣性妍巧,以此病不能出嫁。其父母求疗于戴人。戴人曰:能从余言则瘥。父母诺之。戴人以非针磨令尖快,当以痒时于癣上各刺百余针,其血出尽,煎盐汤洗之,如此四次,大病方除。此方不书,以告后人,恐为癣药所误。湿淫于血,不可不砭者矣。(张从正《儒门事亲·卷六·十形三疗一·湿形·湿癣八十二》)

肾风医案

桑惠民病风,面黑色,畏风不敢出,爬搔不已,眉毛脱落,作癞医三年。一日,戴人到棠溪,来求治于戴人。戴人曰:非癞也。乃出《素问·风论》曰:肾风之状,多汗恶风,脊痛不能正立,其色炲,面庞然浮肿。今公之病,肾风也。宜先刺其面,大出血,其血当如墨色,三刺血变色矣。于是下针,自额上下针,直至颅顶皆出血,果如墨色。偏肿处皆针之,唯不针目锐眦外两旁,盖少阳经,此少血多气也。隔日又针之,血色乃紫。二日外又刺,其血色变赤。初针时痒,再刺则额觉痛,三刺其痛不可任,盖邪退而然也。待二十余日,又轻刺一遍,方已。每刺必以冰水洗其面血,十日黑色退,一月面稍赤,三月乃红白。但不服除根下热之药,病再作。(张从正《儒门事亲·卷六·十形三疗一·风形·肾风十五》)

癞医案

阳夏张主簿,病癞十余年,眉须皆落,皮肤皱涩如树皮。戴人断之曰:是有汗者可治之。当大发汗,其汗出当臭,其涎当腥。乃置燠室中,遍塞风隙,以三圣散(三圣散:防风三两、瓜蒂三两、藜芦一两至一分,为末,每服约半两,以虀汁三茶盏,先用二盏,煎三五沸,去虀汁,次入一盏,煎至三沸,却将原二盏,同一处熬二沸,去滓,澄清,放温,徐徐服之。不必尽剂,以吐为度。——编者注)吐之。汗出周身,如卧水中。其汗果黏臭不可闻,痰皆腥如鱼涎,两足心微有汗。次以舟车丸、浚川散,大下五七行,如此数次乃瘥(《名医类案·卷九·疬风》选录本案简化为,张子和治一人,病疬风十余年。曰:足有汗尚可治,当发汗,其汗当臭,涎当腥,以三圣散吐之,大吐,汗果臭,痰腥如鱼涎,次以舟车丸、浚川散,下五七次,数服而安。——编者注)。(张从正《儒门事亲·卷六·十形三疗一·风形·癫六》)

朱葛解家,病癫疾,求治于戴人。戴人辞之:待五六月间,可治之时也。今春初尚寒,未可服药,我已具行装到宛丘,待五六月制药。朱葛解家以为托辞。后戴人果以六月间到朱葛,乃具大蒜、浮萍等药,使人召解家曰:药已成矣,可来就治。解为他药所惑,竟不至。戴人曰:向日我非托也,以春寒未可发汗,暑月易发汗。《内经》论治癫疾,百日眉毛再生,针同发汗也。但无药者,用针一汗,可抵千针。故高供奉《采萍歌》曰:不居山兮不在岸,采我之时七月半;选甚瘫风与痪风,些小微风都不算;豆淋酒内下三丸,铁幞头上也出汗。噫!文士相轻,医氏相疾。文士不过自损,医氏至于害人。其解家之谓与?(张从正《儒门事亲·卷六·十形三疗一·风形·癫六》)

痔疮医案

赵君玉常病痔,凤眼草、刺猬皮、槐根、狸首之类皆用之,或以干姜作末,涂猪肉炙食之,大便燥结不利,且痛。后数日,因病黄,大涌泻数次,不言痔作。麻先生偶记而书之。君玉自识戴人之后,痔更不发耳。(张从正《儒门事亲·卷八·十形三疗三·外积形·痔一百三十九》)

睾丸肿胀医案

霍秀才之子,年十二岁,睾丸一旁肿腌。戴人见之曰:此因惊恐得之。惊之为病,上行则为呕血,下则肾伤而为水肿。以琥珀丸通经散,一泻而消散。

（张从正《儒门事亲·卷七·十形三疗二·内伤形·水肿睾丸一百十三》）

疝气医案

近颖尾一夫，病卒疝，赤肿大痛，数日不止，诸药如水投石。余以导水（导水丸：大黄二两、黄芩二两、滑石四两、牵牛子四两，为细末，滴水丸梧桐子大，每服五十丸或加至百丸，临卧温水下。——编者注）一百五十丸，令三次咽之；次以通经散（通经散：陈皮、当归各一两，甘遂，为细末；临卧温汤调服三钱。——编者注）三钱，空腹淡酒调下，五更下脏腑壅积之物数行，痛肿皆去。不三日，平复如故。《内经》曰：木郁则达之。达，谓吐也，令条达。肝之郁，本当吐者，然观其病之上下，以顺为贵。仲景所谓上宜吐，下宜泻者，此也。（张从正《儒门事亲·卷二·疝本肝经宜通勿塞状十九》）

律科王敏之，病寒疝，脐下结聚如黄瓜，每发绕腰急痛不能忍。戴人以舟车丸、猪肾散下四五行，觉药绕病三五次而下，其泻皆水也。猪肾、甘遂皆苦寒。经言：以寒治寒，万举万全。但下后忌饮冷水及寒物，宜食干物，以寒疝本是水故也。即日病减八分，食进一倍。又数日，以舟车丸百余粒，通经散四五钱，服之利下。候三四日，又服舟车丸七八十粒，猪肾散三钱，乃健步如常矣。（张从正《儒门事亲·卷七·十形三疗二·寒形·寒疝九十五》）

汝南司侯李审言，因劳役王事，饮水坐湿地，乃湿气下行，流入胗囊，大肿，痛不可忍。以金铃、川楝子等药，不效，求治于戴人。曰：可服泄水丸。审言惑之。又数日，痛不可堪，竟从戴人。先以舟车丸、浚川散，下青绿沫十余行，痛止；次服茴香丸、五苓以调之，三日而肿退，至老更不作。夫疝者，乃肝经也，下青沫者，肝之色也。（张从正《儒门事亲·卷六·十形三疗一·湿形·疝六十八》）

昔审言为蔡之参军也，因坐湿地，疝痛不可堪，诸药莫救。余急以导水丸（导水丸：大黄二两、黄芩二两、滑石四两、牵牛子四两，为细末，滴水丸梧桐子大,每服五十丸或加至百丸,临卧温水下。——编者注)、禹功散(禹功散:牵牛子四两、炒茴香一两,或加木香一两,为细末,临卧以生姜自然汁调服一二钱。——编者注),泻三十余行,肿立消,痛立减。(张从正《儒门事亲·卷二·疝本肝经宜通勿塞状十九》)

项关一男子,病卒疝暴痛不任,倒于街衢,人莫能动,呼予救之。余引经证之:邪气客于足厥阴之络,令人卒疝,故病阴丸痛也。余急泻大敦二穴,大痛立已。夫大敦穴者,乃是厥阴之二穴也。(张从正《儒门事亲·卷二·疝本肝经宜通勿塞状十九》)

一僧病疝发作,冷气上贯齿,下贯肾,紧若绳挽两睾,时肿而冷。戴人诊两手,脉细而弱,断之曰:秋脉也。此因金气在上,下伐肝木,木畏金抑而不伸,故病如是。肝气磅礴,不能下荣于睾丸,故其寒实非寒也。木受金制,传之胃土,胃为阳明,故上贯齿,病非齿之病。肝木者,心火之母也,母既不伸,子亦屈伏,故下冷而水化乘之。经曰:木郁则达之,土郁则泄之。令涌泄四次,果觉气和,睾丸痒而暖。戴人曰:气已入睾中矣。以茴香、木茂之药,使常服之,首尾一月而愈。(张从正《儒门事亲·卷七·十形三疗二·寒形·寒疝九十五》)

胶瘤医案

郜城,戴人之乡也。一女子未嫁,年十八,两手背皆有瘤,一类鸡距,一类角丸,腕不能钏,向明望之,如桃胶然。夫家欲弃之。戴人见之曰:在手背为胶瘤,在面者为粉瘤,此胶瘤也。以针十字刺破,按出黄胶脓三两匙,立平,瘤核更不再作。婚事复成。(张从正《儒门事亲·卷八·十形三疗三·外积形·胶瘤一百三十七》)

手足皱裂医案

阳夏胡家妇,手足风裂,其两目昏漫。戴人曰:厥阴所至为。又曰:鸣紊启坼,皆风之用。风属木,木郁者达之。达谓吐也。先令涌之,继以调胃承气汤加当归泻之,立效。（张从正《儒门事亲·卷六·十形三疗一·风形·手足风裂七》）

冻疮医案

戴人女僮,足有寒疡,俗云冻疮。戴人令服舟车丸、浚川散,大下之,其疮遂愈。人或疑之。戴人曰:心火降则寒消,何疑之有?（张从正《儒门事亲·卷七·十形三疗二·寒形·冻疮九十七》）

犬伤胫肿医案

麻先生兄村行为犬所啮,舁至家,胫肿如罐,坚若铁石,毒气入里,呕不下食,头痛而重,往问戴人。女僮曰:痛随利减。以槟榔丸下之,见两行不瘥。适戴人自舞阳回,谓麻曰:胫肿如此,足之二阴三阳可行乎?麻曰:俱不可行。如是,何不大下之?乃命夜临卧服舟车丸百五十粒,通经散三四钱。比至夜半,去十四行,肿立消,作胡桃纹,反细于不伤之胫。戴人曰:慎勿贴膏纸,当令毒瓦斯出,流脓血水常行。又一日,戴人恐毒瓦斯未尽,又服舟车丸百余粒,浚川散三四钱,见六行。病患曰:十四行易当,六行反难,何也?戴人曰:病盛则胜药,病衰则不胜其药也。六日其脓水尽。戴人曰:脓水行时不畏风,尽后畏风也。乃以愈风饼子,日三服之。又二日,方与生肌散,一敷之而成痂。呜呼!用药有多寡,使差别相悬,向使不见戴人,则利减之言非也。以此知知医已难,用医尤难。（张从正《儒门事亲·卷七·十形三疗二·外伤形·犬伤胫肿一百十八》）

破伤风医案

贫家一男子,年二十余,病破伤风搐,牙关紧急,角弓反张。弃之空室,无人问者,时时呻呼。余怜其苦,以风药投之。口噤不能下,乃从两鼻窍中灌入咽喉,约一中碗,死中求生。其药皆大黄、甘遂、牵牛、硝石之类。良久,上涌下泄,吐且三四升,下一二十行,风搐立止,肢体柔和,且已自能起。口虽开,尚未能言。予又以桂枝麻黄汤三两,作一服,使啜之。汗出周匝如洗,不三日而痊。(张从正《儒门事亲·卷二·凡在表者皆可汗式十五》)

第五节 眼科医案

目赤医案

安喜赵君玉,目暴赤肿,点洗不退。偶思戴人语曰:凡病在上者皆宜吐。乃以茶调散涌之。一涌赤肿消散。君玉叹曰:法之妙,其迅如此。乃知法不远人,人自远法也。(张从正《儒门事亲·卷六·十形三疗一·火形·赤目五十三》)

李民范,目常赤。至戊子年火运,君火司天。其年病目者,往往暴盲,运火炎烈故也。民范是年目大发,遂遇戴人,以瓜蒂散涌之,赤立消。不数日,又大发。其病之来也,先以左目内眦,赤发牵睛,状如铺麻,左之右。次锐眦发,亦左之右。赤贯瞳子,再涌之又退。凡五次,赤亦五次,皆涌。又刺其手中出血,及头上鼻中皆出血,上下中外皆夺,方能战退。然不敢观书及见日。张云:当候秋凉,再攻则愈。火方旺而在皮肤,虽攻其里无益也。秋凉则热渐入里,方可擒也。惟宜暗处闭目,以养其神水。暗与静属水,明与动属火,所以不宜见日也。盖民范因初愈后,曾冒暑出门,故痛连发不愈。如此涌泄之后,不可常攻。使服黍粘子以退翳,方在别集中矣。(张从正《儒门事亲·卷六·十形三疗一·火形·目赤三十五》)

青州王之一子,年十余岁,目赤多泪,众工无效。戴人见之曰:此儿病目睘,当得之母腹中被惊。其父曰:妊娠时,在临清被围。戴人令服瓜蒂散加郁金,上涌而下泄,各去涎沫数升。人皆笑之。其母亦曰:儿腹中无病,何吐泻如此?至明日,其目耀然爽明。李仲安见而惊曰:奇哉此法救人!其日又与头上出血,及眉上、鼻中皆出血。吐时,次用通经散二钱,舟车丸七十粒,自吐却少半。又以通经散一钱投之。明日,又以舟车丸三十粒投之。下十八行,病更不作矣。(张从正《儒门事亲·卷六·十形三疗一·火形·目睘五十四》)

余尝病目赤,或肿或翳,作止无时,偶至亲息帅府间,病目百余日,羞明隐涩,肿痛不已。忽眼科姜仲安云:宜上星至百会速以针刺四五十刺,攒竹穴、丝竹穴上兼眉际一十刺两孔内,以草茎弹之出血。三处出血如泉,约二升许,来日愈大半,三日平复如故。余自叹曰:百日之苦,一朝而解,学医半世,尚缺此法,不学可乎?唯小儿疮疱入眼者,乃余热不散耳。止宜降心火,泻肝风,益肾水,则愈矣。若大人目暴病者,宜汗、下、吐。以其血在表,故宜汗;以其火在上,故宜吐;以其热在中,故宜下。出血之与发汗,名虽异而实同,故录《铜人》中五穴照用。(张从正《儒门事亲·卷一·目疾头风出血最急说八》)

暴盲医案

戴人女僮至西华,目忽暴盲不见物。戴人曰:此相火也。太阳阳明,气血俱盛。乃刺其鼻中、攒竺穴与顶前五穴,大出血,目立明。(张从正《儒门事亲·卷六·十形三疗一·火形·目盲三十二》)

瘤医案

戴人在西华,众人皆讪以为吐泻。一日,魏寿之与戴人入食肆中,见一夫病一瘤,正当目之上网内眦,色如灰李,下垂覆目之睛,不能视物。戴人谓寿之曰:吾不待食熟,立取此瘤。魏未之信也。戴人曰:吾与尔取此瘤何如？其人曰:人皆不敢割。戴人曰:吾非用刀割,别有一术焉。其人从之。乃引入一小室中,令俯卧一床,以绳束其胫,刺委中大出血,先令以手揉其目,瘤上亦刺出雀粪,立平。(张从正《儒门事亲·卷八·十形三疗三·外积形·瘤一百三十六》)

第六节　口齿咽喉科医案

一、口齿科医案

口臭医案

赵平尚家一男子,年二十余岁,病口中气出,臭如发厕,虽亲戚莫肯与对语。戴人曰:肺金本主腥,金为火所炼,火主焦臭,故如是也。久则成腐,腐者肾也。此极热则反兼水化也。病在上,宜涌之。先以茶调散涌而去其七分;夜用舟车丸、浚川散,下五七行,比旦而臭断。呜呼！人有病口臭而终其老者,世讹以为肺系偏,而与胃相通,故臭。妄论也！(张从正《儒门事亲·卷六·十形三疗一·火形·口臭六十七》)

口疮口臭医案

一男子,病口疮数年,上至口,中至咽嗌,下至胃脘,皆痛,不敢食热物。一涌一泄一汗,十去其九;次服黄连解毒汤,不十余日皆释。(张从正《儒

门事亲·卷六·十形三疗一·火形·口疮四十八》）

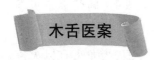
木舌医案

昔余以治一妇人木舌胀，其舌满口，诸药不愈，余以针小而锐者砭之，五七度肿减，三日方平。计所出血，几至盈斗。张氏总结说，大抵治喉痹，用针出血，最为上策。但人畏针，委曲旁求，瞬息丧命。凡用针而有针创者，宜捣生姜一块，调以热白汤，时时呷之，则创口易合。《铜人》中亦有灸法，然痛微者可用，病速者，恐迟则杀人。故治喉痹之火，与救火同，不容少待。《内经》：火郁发之，发谓发汗，然喉咽中岂能发汗？故出血者乃发汗之一端也。后之君子，毋执小方而曰吾药不动脏腑，又妙于出血，若幸遇小疾而获功，不幸遇大病而死矣，毋遗后悔可矣！（张从正《儒门事亲·卷三·喉舌缓急砭药不同解二十一》）

牙痛医案

泽洲李继之，忽病牙痛，皱眉不语。栾景先见之曰：何不乐也？曰：牙痛？栾曰：曾记张戴人云：阳明经热有余也，宜大下之。乃付舟车丸七十粒。服毕，遇数知交留饮，强饮热酒数杯，药为热酒所发，尽吐之，吐毕而痛止。李大笑曰：戴人神仙也！不三五日又痛，再服前药百余粒，大下数行乃愈。（张从正《儒门事亲·卷六·十形三疗一·火形·牙痛六十五》）

二、咽喉科医案

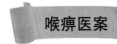
喉痹医案

一妇人病咽喉肿塞，浆粥不下，数日肿不退。药既难下，针亦无功。戴人以当归、荆芥、甘草煎,使热嗽之,以冷水拔其两手。不及五六日痛减肿消,饮食如故。咽喉之病甚急,不可妄用针药。(张从正《儒门事亲·卷六·十形三疗一·火形·咽喉肿塞二十四》)

治一贵妇喉痹,盖龙火也,虽用凉药而不可使冷服,为龙火宜以火逐之。人火者,烹饪之火是也。乃使曝于烈日之中,登于高堂之上,令侍婢携火炉,坐药铫于上,使药常极热,不至大沸,通口时时呷之,百余次,龙火自散。此法以热行寒,不为热病扞格故也。(张从正《儒门事亲·卷三·喉舌缓急砭药不同解二十一》)

治一男子缠喉风肿,表里皆作,药不能下,余以凉药灌于鼻中,下十余行,外以拔毒散敷之,阳起石烧赤,与伏龙肝各等分细末,每日以新水扫百遍,三日热始退,肿始消。(张从正《儒门事亲·卷三·喉舌缓急砭药不同解二十一》)

鲠刺医案

张子和治当涂郭祥正子,患咳嗽、肌骨如削,医多以为劳,张曰:是不足忧,就坐饮以药,忽大吐。使视涎沫中当有物也,视之得鱼骨,宿疾皆愈。(《新安志》)(《续名医类案·卷二十一·鲠刺》)

第七节　死亡医案

一、内科死亡医案

感冒医案

有人饮酒过伤，内外感邪，头痛身热，状如伤寒，三四日间，以马驮还家，六七十里，到家百骨节皆痛，昏愦而死，此余亲睹（张从正指出，瘟病、伤寒、热病、中暑、冒风、伤酒等慎勿车载马驮，远行得疾者，宜舟泛床抬，无使外扰，病不致增剧。夫动者，火之化；静者，水之化也。静为阴，动为阳；阳为热，阴为寒。病已内扰，又复外扰，是为至扰。奈人之神，讵能当之？——编者注）。（张从正《儒门事亲·卷一·立诸时气解利禁忌式三》）

温病医案

昔有人春月病瘟，三日之内以驴车载百余里，比及下车，昏瞀不知人，数日而殂。（张从正《儒门事亲·卷一·立诸时气解利禁忌式三》）

咳嗽医案

耿四病嗽咯血，曾问戴人。戴人曰：公病消困，不可峻攻，宜以调养。戴人已去，后而卒矣。（张从正《儒门事亲·卷九·杂记九门·群言难

正·谤峻药》)

呕吐泄泻医案

顷合流镇李彦甫,中夜忽作吐泻,自取理中丸而服之,医者至,以为有食积,以巴豆下之,三五丸药亦不动,至明而死,可不哀哉!（张从正《儒门事亲·卷一·霍乱吐泻死生如反掌说七》)

水肿医案

涿郡周敬之,自京师归鹿邑,道中渴,饮水过多,渐成肿满。或用三花神祐丸,惮其太峻;或用五苓散,分利水道,又太缓。淹延数旬,终无一效。盖粗工之技,止于此耳! 后手足与肾皆肿,大小便皆闭涩。常仲明求治于戴人。戴人令仲明付药,比及至,已殁矣。戴人曰:病水之人,其势如长川泛溢,欲以杯勺取之,难矣! 必以神禹决水之法,斯愈矣!（张从正《儒门事亲·卷六·十形三疗一·湿形·停饮肿满七十六》)

水肿医案

泰和间,余亲见陈下广济禅院,其主僧病霍乱,一方士用附子一枚及两者,干姜一两炮,水一碗同煎,放冷服之。服讫,呕血而死。（张从正《儒门事亲·卷一·霍乱吐泻死生如反掌说七》)

血证医案

监察陈威卿病嗽,服钟乳粉数年,呕血而殒。（张从正《儒门事亲·卷二·推原补法利害非轻说十七》)

劳后病医案

孟太亨,病肿既平,当节食及盐血房室等。不慎病再,适戴人归家,无救之者,乃死。(张从正《儒门事亲·卷九·杂记九门·当禁不禁病愈后犯禁而死》)

郾城董德固,病劳嗽。戴人曰:愈后当戒房事。其病愈,恃其安,触禁而死。死后妻生一子,正当病瘥之日也。(张从正《儒门事亲·卷九·杂记九门·当禁不禁病愈后犯禁而死》)

二、儿科死亡医案

痢疾医案

一宦家小儿病痢,自郾头车载至朱葛寺,入门而死。戴人曰:有病远行,不可车载马驮。病已扰矣,又以车马动摇之,是为重扰,宜其即死。(张从正《儒门事亲·卷九·杂记九门·当禁不禁病愈后犯禁而死》)

三、外科死亡医案

犬伤医案

阳夏韩氏,为犬所啮,大痛不可忍,偏痒燥,自庄头载至家,二十里,一夕而死。时人皆不知车之误也(张从正告诫说,伤寒之后,忌荤肉、房事、劳;水肿之后,禁房及油盐滋味等三年;滑泄之后,忌油腻。此三者,决不可不禁也。病久痞闭,忽得涌泄,气血冲和,心肾交媾,阳事必举,尤切戒房室,元气新至。犯之则病再作,恐罪于涌泄。——编者注)。(张从正《儒门事亲·卷九·杂记九门·当禁不禁病愈后犯禁而死》)

第八节　选录医案

一、内科医案

痫证医案

有一妇病风痫,从六七岁因惊风得之,自后三二年间一二作,至五七年,五七作,逮三十余岁至四十岁,日作或一日十余作,以至昏痴健忘,求死而已。会兴定岁大饥,遂采百草而食,于水濒采一种草,状若葱属,泡蒸而食之。食讫,向五更觉心中不安,吐涎如胶,连日不止,约一二斗,汗出如洗。初昏困,后三日轻健非之比,病去食进,百脉皆和。省其所食,不知何物。访问诸人,乃憨葱苗也。憨葱苗者,《本草》所谓藜芦苗是也。《图经》云:藜芦苗吐风病。此亦偶得吐法耳。(张从正《儒门事亲·卷二·偶有所遇厥疾获傅记十一》)

喜极医案

闻庄先生者,治以喜乐之极而病者。庄切其脉,为之失声,佯曰:吾取药去。数日更不来,病者悲泣,辞其亲友曰:吾不久矣。庄知其将愈,慰之。诘其故,庄引《素问》曰:惧胜喜。(张从正《儒门事亲·卷三·九气感疾更

相为治衍二十六》)

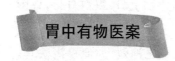

正隆间有圣旨,取汴梁诸匠氏。有木匠赵作头、铁匠杜作头行次失路,迷至大宅,乞宿。主人不纳,曰:"家中有人重病,不敢纳君。"杜作头曰:"此赵公乃汴梁太医之家,今蒙上司见召,迷路至此。盖病者当愈,而遇此公也。"主人默而入,良久复出,将邀二人入室,与之食已。主人起,请曰:"烦太医看病,何如?"赵见而笑曰:"一药可愈。"二人窃议曰:"来时所携熟药,寄他车上,此中实无奈何。"杜曰:"此甚易耳!"潜出门,得牛粪一块,作三十粒,下以温水。少顷,病患觉胸中如虫行,一涌而出,状若小蚵蝴一二升,以手探之,又约一升,顿觉病去。明日,主人出谢曰:"百岁老人,未尝见此神效之药也!"礼饯二人,遂归。呜此二子小人也,欲苟一时之寝,遂以秽物治人,亦偶得吐法耳!(张从正《儒门事亲·卷二·偶有所遇厥疾获傅记十一》)

泄泻医案

昔闻山东杨先生,治府主洞泄不已,杨初未对病患,与众人谈日月星辰度,及风云雷雨之变,自辰至未,而病者听之,而忘其圊。杨尝曰:治洞泄不已之人,先问其所好之事。好棋者,与之棋;好乐者,与之笙笛,勿辍。(张从正《儒门事亲·卷三·九气感疾更相为治衍二十六》)

一妇年三十余,病滑泄经年,皆云虚中有积,以无忧散五七日一服,至二十服不效。又服缠积丹、软金丸诸药,皆不效。其人服药愈速,病势愈甚,食饮日减。人或谓曰:此休息痢也,宜灸中脘及左右穴,脐下气海及膀胱穴,以三里引之。每年当冬至日、夏至日灸之,前后仅万余壮。忽门外或者曰:此病我屡识,盖大伤饮之故。即目桃花正开,俟其落时,以长棘针刺之,得数十萼,勿犯人手,以白面和作饼子,文武火烧令熟,嚼烂,以米饮汤下之。病人如其言服之,不一二时泻如倾,前后泻六七日,仅数百行,昏困无所知觉,惟索冷水,徐徐而饮。至六七日少省,尔后食日进,神日昌,气血日和,不数年生二子。此人本不知桃花萼有取积之神效,亦偶得泻法耳。(张从正《儒门事亲·卷二·偶有所遇厥疾获傅记十一》)

痢疾医案

一男子病脓血恶痢,痛不可忍。忽见水浸甜瓜,心酷喜之,连皮食数枚,脓血皆已。人言下痢无正形,是何言也?人止知痢是虚冷,温之、燥之、涩之、截之,此外无术矣。岂知风、暑、火、湿、燥、寒六者,皆为痢。此冰蜜甜瓜所以效也。(张从正《儒门事亲·卷九·杂记九门·误中寒凉·痢》)

一男子脏毒下血,当六月间,热不可堪,自甘于死。忽思冰蜜水,猛舍性命,饮一大盂,痛止血住。(张从正《儒门事亲·卷九·杂记九门·误中寒凉·下血》)

便秘医案

顿有老人年八十岁,脏腑涩滞,数日不便,每临后时,目前星飞,头目昏眩,鼻塞腰痛,积渐食减,纵得食,便结燥如弹。一日,友人命食血脏葵羹、油渫菠薐菜,遂顿食之,日日不乏,前后皆利,食进神清。年九十岁,无疾而终。《图经》云:菠菜寒,利肠胃。芝麻油炒而食之,利大便。葵宽肠,利小溲。年老之人大小便不利,最为急切。此亦偶得泻法耳。(张从正《儒门事亲·卷二·偶有所遇厥疾获傅记十一》)

头痛医案

近者余之故人某官,不欲斥言(告诉。——编者注)其名,因病头项强，状类伤寒。服通圣散（防风通圣散：防风、川芎、当归、芍药、大黄、薄荷、麻黄、连翘、芒硝各半两，石膏、黄芩、桔梗各二两，滑石三钱，甘草二两，荆芥、白术、栀子各一两；为粗末，每服五至七钱，生姜三片，水煎去滓热服。——编者注），虽不得其法，犹无害也。医者见其用通圣散也，立毁其非仲景之药也。渠不察其热已甚矣，复以辛热发之，汗出不解，发黄血泄，竟如前所言。后虽以承气下之，不能已，又复下之至绝汗出，其脉犹搏击然。余亲见其子，言之甚详。至今士大夫皆不知辛热一发之过也，独归罪于通圣散。呜呼！甚矣，道之难明也。（张从正《儒门事亲·卷二·攻里发表寒热殊涂笺十二》）

痰饮医案

昔河内有人病饮，医者断为脾湿，以木香、牵牛二味散之，下十余行，因绐病患；复变散为丸，又下十余行；复变丸为散，又十余行。病者大困，睡几昼夜。既觉，肠胃宽润，惟思粥，食少许，日渐愈。虽同断为湿，但补泻不同，其差至此。《内经》曰：岁土太过，雨湿流行，肾水受邪，甚则饮发中满。太阳司天，湿气变物，水饮内蓄，中满不食。注云：此年太阴在泉，湿监于地，病之原始，地气生焉。少阴司天，湿土为四之气，民病胕肿饮发。又，土郁之发，民病饮发注下，胕肿身重。又，太阴所至，为积饮否隔。又，太阴所至，蓄满。又，太阴之胜，与太阴之复，皆云饮发于中。以此考之，土主湿化，不主寒；水主寒化，不主湿。天多雨，地有积潦，皆以为水。在《内经》属土，冰霜凝，风气凄凛，此水之化也。故曰：丑未太阴湿土，辰戌太阳寒水。二化本自不同，其病亦异。夫湿土太过，则饮发于中。今人以为脾土不足，则轩岐千古之书，可从乎？不可从乎？（张从正《儒门事亲·卷三·饮当去水温补转剧论二十四》）

二、妇科医案

闭经医案

一妇人年二十余岁,病经闭不行,寒热往来,咳嗽潮热。庸医禁切,无物可食。一日当暑出门,忽见卖凉粉者,以冰水和饮,大为一食,顿觉神清骨健,数月经水自下。(张从正《儒门事亲·卷九·杂记九门·误中寒凉·闭经》)

三、儿科医案

咳嗽医案

张板村鹿子春,一小儿七八岁,夏月病嗽,羸甚。戴人欲涌之。子春以为儿幼弱,惧其不胜,少难之。一日,因饮酒,家人与之酒,伤多乃大吐,吐定而嗽止。盖酒味苦,苦属涌剂,子春乃大悟戴人之言也。(张从正《儒门事亲·卷九·杂记九门·误中涌法·嗽》)

目赤医案

一小儿名德孙,眼发赤。其母买铜绿,欲洗儿目,煎成,家人误与儿饮之,须臾大吐,吐讫立开。(张从正《儒门事亲·卷九·杂记九门·误中涌法·赤目》)

误吞铜铁医案

余昔过株林,见一童子误吞铜铁之物,成疾而羸,足不胜身。会六七月,淫雨不止,无薪作食,过饥数日。一旦,邻牛死,闻作葵羹粳饭,病人乘饥顿食之,良久,泻注如倾,觉肠中痛,遂下所吞之物。余因悟《内经》中肝苦急,食甘以缓之,牛肉、大枣、葵菜皆甘物也,故能宽缓肠胃,且肠中久空,又遇甘滑之物,此铜铁所以下也。亦偶得泻法耳。(张从正《儒门事亲·卷二·偶有所遇厥疾获傅记十一》)

四、外科医案

疥疮医案

货生药焦百善云:有荛夫来买苦参,欲治疥,不识药性缓急,但闻人言可治,浓煎一碗服之,须臾,大吐涎一盆,三二日疥作痂矣。(张从正《儒门事亲·卷九·杂记九门·误中涌法·疥》)

五、眼科医案

云翳医案

昔一士人赵仲温赴试,暴病两目赤肿,睛不能识路,大痛不任,欲自寻死。一日与同侪释闷,坐于茗肆中,忽钩窗脱钩,其下正中仲温额上,发际裂长三四寸,紫血流数升,血止自快,能通路而归。来日能辨屋脊,次见瓦沟,不数日复故。此不药不针,误出血而愈矣,夫出血者乃发汗之一端也。亦偶得出血法耳。(张从正《儒门事亲·卷二·偶有所遇厥疾获傅记十一》)

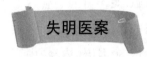

失明医案

近年运使张伯英病宿伤,服硫黄、姜、附数月,一日丧明。(张从正《儒门事亲·卷二·推原补法利害非轻说十七》)

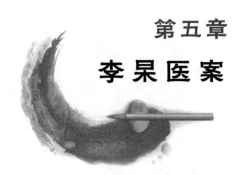

第五章

李杲医案

李杲(1180—1251),字明之,晚年自号东垣老人,金代真定(今河北省正定县)人。师承张元素,传学于王好古、罗天益。撰著《脾胃论》《内外伤辨惑论》《兰室秘藏》《东垣试效方》《医学发明》《活法机要》等。李氏系统总结阐发脾胃生理功能,脾胃内伤病的病因病机、临床特征及其与外感病的鉴别,提出"内伤脾胃,百病由生"观点,发明补中升阳,甘温除热治疗原则,创制补中益气汤、升阳益胃汤、升阳散火汤、当归补血汤、当归六黄汤等著名方剂,成为"补土派"的创始人。故《元史·李杲传》评价说:"李杲……人不敢以医名之。士大夫或病其资性高骞,少所降屈,非危急之疾,不敢谒也。其学于伤寒、痈疽、眼目病为尤长。"

李氏医案散见于《脾胃论》《兰室秘藏》《东垣试效方》《医学发明》之中,包括内、外、妇、儿、五官等各科医案,医案或附论后,或附方后,记载详细,病机分析透彻,处方用药章法可循,经方与时方并举,并自创新方,如益胃升阳汤、半夏白术天麻汤、木香顺气汤、清神补气汤、补气升阳和中汤、普济消毒饮子等所治医案比比皆是。

第一节　内科医案

伤寒医案

冯内翰叔献之侄栎童,年十六,病伤寒,目赤而烦渴,脉七八至。医以承气汤下之,已煮药,而先师适从外来,冯告之,当用承气,先师(指罗天益老师李杲。——编者注)切脉,大骇曰:几杀此儿!彼以诸数为热,诸迟为寒,今脉七八至,是热极也,殊不知"至真要大论"云:病有脉从而病反者,何也?岐伯曰:脉至而从,按之不鼓,诸阳皆然。此阴盛格阳于外,非热也。趣持姜、附来,吾以热因寒用之法处治。药味就,而病者爪甲变青,顿服八两,汗寻出而愈。朝贤多为作诗纪之,泽人王子正云:

天地生万物,唯人最为贵。摄养忽有亏,能无触邪气?卢扁不出世,夭枉迹相继。世道交相丧,适于此凋敝。医学不师授,迷津罔攸济。《难》《素》何等物,纵有徒充笥。字画尚未知,矧肯究其义。顷年客京华,知医仅一二。镇阳陇西公,翘然出其类。折节易水张(指李杲老师张元素。——编者注),提耳发其秘。窃尝侍谈尘,穷理到幽遂。吾友叔献兄,有侄破芄戍。头痛肌复热,呻吟声震地。目赤苦烦渴,脉息八九至。众以为可下,公独以为未。众皆以为难,公独以为易。姜附投半斤,骇汗夹人背。须臾烦渴止,百微泰其否。健羡活人手,所见一何异。脉理造精微,起死特游戏。公难恶其名,名焉岂能避。弃为知者言,善诱不求利。我愿趋几筵,执经请从事。齐沐作此诗,聊以伸鄙意。(李杲《东垣试效方·卷九·杂方门·阴盛格阳》)

灵寿县董监军,癸卯冬大雪时,因事到真定,忽觉有风气暴至。诊候得六脉俱弦甚,按之洪实有力。其证手挛急,大便秘涩,面赤热,此风寒始至加于身也。四肢者,脾也。以风寒之邪伤之,则搐急而挛痹,乃风淫末疾而寒在外也。《内经》曰:寒则筋挛,正谓此也。本人素饮酒,内有实热乘于肠胃之间,故大便秘涩而面赤热,内则手足阳明受邪,外则足太阴脾经受风寒之邪。用桂枝、甘草以却其寒邪,而缓其急搐;又以黄柏之苦寒,滑以泻实而润燥,急救肾水;用升麻、葛根以升阳气,行手足阳明之经,不令遏绝;更以桂枝辛热,入手阳明之经为引用,润燥;复以芍药、甘草专补脾气,使不受风寒之邪而退木邪,专益肺金也;加人参以补元气,为之辅佐;加当归身去里急而和血润燥,此药(活血通经汤:芍药五分,升麻、葛根、人参、当归、炙甘草各一钱,酒黄柏、桂枝各二钱;刬如麻豆大,都作一服,水二大盏,煎至一盏,热服,不拘时。令暖房中近火,摩搓其手。本案在《东垣试效方·卷九·杂方门·风寒伤形》中也有记载,文字略有不同。——编者注)主之。(李杲《兰室秘藏·卷下·自汗门》)

东垣治一人,伤寒目赤而烦渴,脉息七八至,按之不鼓击,经曰:脉至而从,按之不鼓,诸阳皆然,此阴盛格阳于外,非热也,与姜、附之剂,汗出而愈。

按:此与海藏治狂言发斑,身热脉沉细阴证例同。(张璐《张璐医学全书·张氏医通·卷二·诸伤门·火》)

温病医案

泰和二年,先师(指罗天益老师李杲。——编者注)以进纳监济源税,时四月,民多疫疠,初觉憎寒体重,次传头面肿盛,目不能开,上喘,咽喉不利,舌干口燥,俗云大头天行。亲戚不相访问,如染之,多不就。张县丞侄亦得此病,至五六日,医以承气加蓝根下之,稍缓。翌日其病如故,下之又缓,终莫能愈,渐至危笃。或曰:李明之存心于医,可请治之。遂命诊视,具说其由。先师曰:夫身半以上,天之气也;身半以下,地之气也。此邪热客于心肺之间,上攻头目而为肿盛。以承气下之,泻胃中之实热,是诛罚无过,殊不知适其所至为故。遂处方,用黄芩、黄连,味苦寒,泻心肺间热,以为君。橘红苦平,玄参苦寒,生甘草甘寒,泻火补气,以为臣。连翘、黍黏子、薄荷叶苦辛平,板蓝根味苦寒,马勃、白僵蚕味苦平,散肿消毒定喘,以为佐。新升麻、柴胡苦平,行少阳、阳明二经不得伸;桔梗味辛温,为舟揖,不令下行。共为细末,半用汤调,时时服之;半蜜为圆,噙化之。服尽良愈。因叹曰:往者不可追,来者犹可及。凡他所有病者,皆书方以贴之,全活甚众。时人皆曰:此方天人所制,遂刊于石,以传永久。

普济消毒饮子:黄芩君、黄连各半两,君,人参三钱,橘红去白,臣,玄参臣,生甘草各二钱,臣,连翘,黍黏子,板蓝根,马勃各一钱,白僵蚕炒,七分,升麻七分,柴胡二钱,桔梗二钱。

上件为细末,服饵如前法。或加防风、薄荷、川芎、当归身,㕮咀如麻豆大,每服秤五钱,水二盏,煎至一盏,去滓,稍热,时时服之,食后如大便硬,加酒煨大黄一钱或二钱以利之。肿势甚者,宜砭刺之。(李杲《东垣试效方·卷九·杂方门·时毒治验》)

喘证医案

李东垣治郑仲本,年二十三岁,因心痛服丹附等药,得上气、两胁急迫,胸膈不快,常时嗽咯出血,病形渐瘦,大便燥而难,脉弦数,夜间略热,食稍减。因于灯笼草和节麻黄细末,以白术、桔梗、木通、甘草汤下十余服,病减半。又于通圣散去石膏为丸,以桃仁汤下之。(《李东垣医案拾遗·续名医类案·卷十二·吐血》)

胃脘痛医案

戊甲春,一妇人,六十岁,病振寒战栗(太阳寒水客也),呵欠嚏喷(足少阳溢也),口亡津液(足阳明不足也),心下急痛而痞(手少阴受寒也故息痛、足太阴血滞为痞),身热近火(热在皮表、寒在骨髓,亦有振寒战栗也),脐下恶寒(丹田有寒也),浑身黄而白睛黄(寒湿也,以余证之,知其寒也),溺黄赤而黑、频数(寒湿胜也),自病来,身重如山,便着床枕(至阴湿盛也),其脉诊得左右关并尺命门中得弦而急,极细,杂之以洪而极缓(弦急为寒,加之以细,细者北方寒水,杂以缓甚者,湿胜出黄色也,又洪大者,心火受制也),左尺控之至骨,举指来实者(壬癸俱旺也),六脉按之俱空虚(下焦无阳也)。先以轻剂去其中焦寒湿,兼退其洪大脉,理中汤加茯苓是也。

理中茯苓汤:

白术、干姜、炙甘草、人参、茯苓(除寒湿)各三钱。上件为细末,每服秤二钱,水一盏半,煎至一盏,冰之令寒服之,谓之热因寒用,其寒以对足太阳之假热也。

以干姜之辛热以泻其真寒也。故曰真对真、假对假。若不愈,当以术附汤冰之令寒,以补下焦元气也。(李杲《东垣试效方·卷四·妇人门·癥病带下论》)

痞满医案

东垣治一贵妇,八月中,先因劳役饮食失节,加之忧思,病结痞。心腹胀满,旦食则不能暮食,两胁刺痛,诊其脉弦而细。至夜浊阴之气,当降而不降,瞋胀尤甚。大抵阳主运化,饮食劳倦损伤脾胃,阳气不能运化精微,聚而不散,故为胀满。先灸中脘,乃胃之募穴,引胃中生发之气上行阳道。又以木香顺气汤助之,使浊阴之气自此而降矣。(《李东垣医案拾遗·名医类案·卷四·痞满》)

泄泻医案

东垣治一人,一日大便三四次,溏而不多,有时作泻,腹中鸣,小便黄。以黄芪、柴胡、归身、益智、陈皮各三分,升麻六分,炙甘草二钱,红花少许,作一服。名曰黄芪补胃汤,水二盏,煎一盏,稍热食前服之。(《李东垣医案拾遗·名医类案·卷四·泄》)

予病脾胃久衰,视听半失,此阴盛乘阳,加之气短,精神不足,且弦脉令虚,多言之过,皆阳气衰弱,不得舒伸,伏匿于阴中耳。癸卯岁六七月间,淫雨阴寒,逾月不止,时人多病泄利,乃湿多成五泄故也。一日,予体重、肢节疼痛,大便泄并下者三,而小便闭塞。思其治法,按《内经》"标本论":大小便不利,无问标本,先利大小便。又云:在下者,引而竭之。亦是先利小便也。又云:诸泄利,小便不利,先分利之。又云:治湿不利小便,非其治也。皆当利其小便,必用淡味渗泄之剂以利之,是其法也。噫!圣人之法,虽布在方册,其不尽者,可以求责耳。今客邪寒湿之淫,从外而入里,以暴加之,若从以上法度,用淡渗之剂以除之,病虽即已,是降之又降,是复益其阴,而重竭其阳气矣,是阳气愈削,而精神愈短矣,是阴重强而阳重衰矣,反助其邪之谓也。故必用升阳风药即建,以羌活、独活、柴胡、升麻各一钱,防风根截半钱,炙甘草根截半钱,同咀,水四中盏,煎至一盏,去渣,稍热服。大法云:湿寒之胜,助风以平之。又曰:下者举之,得阳气升腾而去矣。又法云:客者除之,是因曲而为之直也。夫圣人之法,可以类推,举一而知百病者,若不达升降浮沉之理,而一概施治,其愈者幸也。(李杲《脾胃论·卷下·调理脾胃治验》)

痢疾医案

癸卯岁冬十月,小雪薄冰,天冷应时,白枢判家一老仆,面尘脱色,神气特弱,病脱肛日久,服药未验,近日复下赤白,脓痢作,里急后重,白多赤少,不任其苦。先师料曰:此非肉食膏粱,必多蔬食,或饮食不节,天气应时,衣盖犹薄,寒侵形体,乃寒滑气泄不固,故形下脱也。当以涩去其脱而除其滑;微酸之质固气上收,去其下脱;以大热之剂除寒补阳;以补气之药升阳益气,是的对其证。方用诃子皮散:炒罂粟壳半钱,煨诃子七分,炮干姜六分,陈皮半钱;为细末,分作二服,每服水二盏,煎至一盏,和滓空心热服,再服全愈(方中《本草》十剂云,涩可去脱,以罂粟壳之酸微涩,上收固气去脱,主用为君也;以诃子皮之微酸,上收固血,治其形脱;陈皮微苦温,益真气升阳为之使;以干姜大辛热之剂,除寒为臣。主治肠胃虚寒泄泻,水谷不化,肠鸣腹痛,脱肛,或作脓血,日夜无度。本案在《兰室秘藏·卷下·泻痢门》中也有记载:癸卯冬,白枢判家一老仆,面尘脱色,神气特弱,病脱肛日久,服药未验,复下赤白脓痢,作里急后重,白多赤少,不任其苦,以求其治。曰:此非肉食膏粱,必多蔬食,或饮食不节,天气虽寒,衣盖犹薄,不禁而肠头脱下者,寒也。真气不禁,形质不收,乃血滑脱也。此乃寒滑,气泄不固,故形质下脱也。当以涩去其脱,而除其滑;微酸之味,固气上收;以大热之剂而除寒补阳,以补气之药升阳益气。御米壳去蒂萼、蜜炒橘皮,以上各五分;干姜炮,六分;诃子煨,去核,七分。上为细末,都作一服,水二盏,煎至一盏,和渣,空心热服。——编者注)。(李杲《东垣试效方·卷七·泻痢肠澼门》)

黄疸医案

戊申春,一妇人六十岁,病振寒战栗,太阳寒水客也;呵欠、嚏喷,足少阳溢也;口亡津液,足阳明不足也;心下急痛而痞,手少阴受寒也,故急痛;足太阴血滞为痞;身热近火,热在皮表,寒在骨髓,亦有拒寒战栗也;脐下恶寒,丹田有寒也;浑身黄而白睛黄,寒湿也,以余证之,知其寒也;溺黄赤而黑、频数,寒湿胜也;自病来身重如山,便着床枕,至阴湿盛也。其脉诊得左右关并尺、命门中得弦而急、极细,杂之以洪而极缓,弦急,为寒;加之以细,细者,北方寒水;杂以缓甚者,湿胜,出黄色也;又洪大者,心火受制也;左尺按之至骨,举指来实者,壬癸俱旺也;六脉按之俱空虚,下焦无阳也。先以轻剂去其中焦寒湿,兼退其洪大脉。理中汤加茯苓是也。理中茯苓汤:白术、干姜、炙甘草、人参、茯苓除寒湿,各五钱。上件为细末,每服秤二钱,水一盏半,煎至一盏,冰之令寒服之,谓之热因寒用。其寒,以对足太阳之假热也。以干姜之辛热,以泻真寒也。故曰真对真,假对假。若不愈,当以术附汤冰之令寒,以补下焦元气也。(李杲《东垣试效方·卷四·妇人门》)

　　戊申六月初,枢判白文举年六十二,素有脾胃虚损病,目疾时作,身面目睛俱黄,小便或黄或白,大便不调,饮食减少,气短上气,怠惰嗜卧,四肢不收。至六月中,目疾复作,医以泻肝散下数行,而前疾增剧。予谓:大黄、牵牛虽能除湿热,而不能走经络,下咽不入肝经,先入胃中。大黄苦寒,重虚其胃;牵牛其味至辛,能泻气,重虚肺本,嗽大作,盖标实不去,本虚愈甚。加之适当暑雨之际,素有黄证之人,所以增剧也。此当补脾胃肺之本脏,泻外经中之湿热,制清神益气汤主之而愈。

　　清神益气汤:茯苓、升麻_{以上各二分},泽泻、苍术、防风_{以上各二分},生姜_{五分}(此药能走经,除湿热而不守,故不泻本脏,补肺与脾胃本中气之虚弱),青皮_{一分},橘皮、生甘草、白芍药、白术_{以上各二分},人参_{五分}(此药皆能守本而不走经,不走经者,不滋经络中邪;守者,能补脏之元气),黄柏_{一分},麦门冬、人参_{以上各二分},五味子_{三分}(此药去时令浮热湿蒸)。

　　上件锉如麻豆大,都作一服,水二盏,煎至一盏,去渣,稍热,空心服。火炽之极,金伏之际,而寒水绝体,于此时也。故急救之以生脉散,除其湿热,以恶其太甚。肺欲收,心苦缓,皆酸以收之。心火盛则甘以泻之,故人参之甘,佐以五味子之酸。孙思邈云:夏月常服五味子,以补五脏气是也。麦门冬之微苦寒,能滋水之源于金之位,而清肃肺气,又能除火刑金之嗽,而敛其痰邪。复微加黄柏之苦寒,以为守位,滋水之流,以镇坠其浮气,而除两足之痿弱也。(李杲《脾胃论·卷下·调理脾胃治验》)

臌胀医案

北京人，王善甫，为京兆酒官。病小便不利，目睛突出，腹胀如鼓，膝以上坚硬，皮肤欲裂，饮食不下，甘淡渗泻之药皆不效。先师曰：疾急矣，而非精思不能处。我归而思之。夜参半，忽揽衣而起，曰：吾得之矣。《内经》有云：膀胱者，津液之府，又气化而能出焉。渠辈已用渗泄之药，而病益甚，是气不化也。启玄子云：无阳则阴无以生，无阴则阳无以化。甘淡气薄皆阳药，独阳无阴欲化得乎！明日以群阴之剂投之，不再服而愈。方用滋肾丸：知母黄、柏皮各二两，肉桂一钱；为为细末，煎熟水为丸，如鸡头大，每服百余丸至二百丸，煎百沸汤送下，空心，宿食消尽服之。顿两足，令药易下行故也。如小便利，前阴中如刀刺痛，有恶物下，为效验。主治不渴而小便闭，热在下焦血分也。《内经》云：热者寒之。遂用知母、黄柏大苦寒为主治，肉桂辛热与热同体，乃寒因热用也（本案在《元史·李杲传》中也有记载。——编者注）。（李杲《东垣试效方·卷八·小便淋闭门·热在下焦小便不通治验》）

头痛医案

范天之内，素有脾胃证，时显烦躁，胸中不利，大便不通，初冬出外而晚归，为寒气怫郁，闷乱大作，火不得升故也。医疑有热，治以疏风丸，大便行而病不减。又疑药力小，复加七八十丸，下两行，前证仍不减，复添吐逆，食不能停，痰唾稠黏，涌出不止，眼黑头旋，恶心烦闷，气短促上喘无力，不欲言，心神颠倒，兀兀不止，目不敢开，如在风云中，头苦痛如裂，身重如山，四肢厥冷，不得安卧。余谓前证乃胃气已损，复下两次则重虚其胃，而痰厥头痛作矣，制半夏白术天麻汤（半夏白术天麻汤：黄柏二分，干姜三分，天麻、苍术、茯苓、黄芪、泽泻、人参五分，白术、炒曲各一钱，半夏、大麦蘖面、橘皮各一钱五分;上哎咀,每服半两,水二盏,煎至一盏,去渣,带热服,食前。此头痛苦甚,谓之足太阴痰厥头痛,非半夏不能疗;眼黑头旋,风虚内作,非天麻不能除,其苗为定风草,独不为风所动也;黄芪甘温,泻火补元气;人参甘温,泻火补中益气;二术俱苦甘温,除湿补中益气;泽、苓利小便导湿;橘皮苦温,益气调中升阳;曲消食,荡胃中滞气;大麦蘖面宽中助胃气;干姜辛热,以涤中寒;黄柏大苦寒,酒洗,以疗冬天少火在泉发燥也。——编者注)主之而愈。(李杲《脾胃论·卷下·调理脾胃治验》)

先师(指其老师李杲。——编者注)尝病头痛,发时两颊青黄,晕眩,目不欲开,懒言,身体沉重,兀兀欲吐。洁古曰:此厥阴太阴合病,名曰风痰。以局方玉壶丸(即《太平惠民和剂局方》化痰玉壶丸:生天南星一两、生半夏一两、天麻半两、面粉三两;共为细末,滴水为丸,如梧桐子大,每服三十丸,用水一大盏,先煎令沸,下药煮五七沸,候药浮即熟,滤出放温,别用生姜汤下,不拘时候服。主治风痰吐逆,头痛目眩,胸膈烦满,饮食不下,咳嗽痰盛,呕吐涎沫。——编者注)治之,更灸侠溪穴即愈(明代高武在《针灸聚英·卷一上·足少阳胆经》中论述侠溪时引用本案,并加上"东垣曰"三字。——编者注)。(李杲《兰室秘藏·卷中·头痛门》)

眩晕医案

东垣治参政,年近七十,春间,病面颜郁赤,若饮酒状,痰稠黏,时眩晕,如在风云中,又加目视不明。李诊两寸洪大、尺弦细无力,此上热下寒明矣。欲药之寒凉,为高年气弱不任。记先师所论,凡治上焦、譬犹鸟集高巅,射而取之。即以三棱针,于巅前眉际,疾刺二十余,出紫黑血约二合许,时觉头目清利,诸苦皆去,自后不复作。(《李东垣医案拾遗·名医类案·卷二·火热》)

中风医案

陕帅郭巨济,病偏枯二指,著足底不能伸。迎先师(指罗天益老师李杲。——编者注)于京师治之。至则以长针刺委中,深至骨而不知痛,出血一二升,其色如墨,又且谬刺之,如此者六七。服药三月,病良已(本案在《元史·李杲传》中也有记载。——编者注)。(李杲《东垣试效方·卷九·杂方门·偏枯二指》)

戊申春,节使赵君,年几七旬,病身体热麻,股膝无力,饮食有汗,妄喜笑,善饥,痰涎不利,舌强难言,声嗄不鸣,求治于先师。诊得左寸脉洪大而有力,是邪热客于经络之中也。两臂外有数瘢,遂问其故,对以燃香所致。先师对曰:君之病,皆由此也。夫人之十二经,灌溉周身,终而复始,盖手之三阳,从手表上行于头,加之火邪,阳并于阳,势甚炽焉,故邪热妄行,流散于周身而为热麻;胃热则虫动,虫动则廉泉开,故涎下;热伤元气,而为沉重无力;饮食入胃,慓悍之气不循常度,故多汗;心火盛,则妄喜笑;脾胃热则消谷善饥;肺金衰则声嗄不鸣。仲景云:微数之脉,慎不可灸,焦骨伤筋,血难复也。君奉养以膏粱之味,无故而加以炳之毒,热伤经络,而为此病明矣。《内经》云:热淫所胜,治以苦寒,佐以苦甘,以甘泻之,以酸收之。当以黄柏、知母之苦寒为君,以泻火邪,壮筋骨,乃肾欲坚,急食苦以坚之。黄芪、生甘草之甘寒,泻热实表;五味子酸,止汗,补肺气之不足,以为臣。炙甘草、当归之甘辛,和血润燥;升麻、柴胡之苦平,行少阳、阳明二经,自地升天,以苦发之者也,以为佐。㕮咀同煎,取清汁服之。更缪刺四肢,以泻诸阳之本,使十二经相接,而泻火邪,不旬日良愈,遂名其方:清神补气汤:苍术四钱,藁本二钱,升麻六钱,柴胡三钱,五味子一钱半,黄柏三钱,酒知母二钱,陈皮一钱半,黄芪三钱,生甘草二钱,当归二钱。上件锉如麻豆大,每服秤五钱,水五盏,煎至一盏,去滓,空心,候大小便,觉饥时服之,待少时,以美膳压之。(李杲《东垣试效方·卷九·杂方门·燃香病热》)

小便失禁医案

西台椽肖君瑞,二月中,病伤寒发热,以白虎投之,病者面黑如墨,本证遂不复见,脉沉细,小便不禁。先师(指罗天益老师李杲。——编者注)初不知也。及诊之曰:此立夏以前,误服白虎,白虎大寒,非行经之药,止能寒脏腑,不善用之,则伤寒。本病隐曲于经络之间,或更投以大热之药,求以去阴邪,则他证必起,非所以救白虎也。可用温药之升阳行经者。难者云,白虎大寒,非大热何以救,君之治奈何? 先师曰:病隐于经络间,阳不升则经不行,经行而本证见矣。本证见又何难焉? 果如其言。(李杲《东垣试效方·卷九·杂病门·误服白虎汤变证》)

痿证医案

十月二十日,严霜作时,有一妇人,病四肢无力痿厥,湿热在下焦也;醋心者,浊气不降,欲为满也;合目麻木作者,阳道不行也;思风寒者,上焦之分,皮肤中气不行也;开目不麻者,助阳道行,故阴寒之气少退也;头目眩晕,风气下陷于血分,不得伸越而作也。近火则有之。冲和补气汤:羌活七分、独活三分、柴胡二分、人参一钱、炙甘草半钱、白芍药三钱、黄芪二钱、白术一钱、苍术二钱、陈皮二钱、黄柏三分、黄连一分、泽泻一钱、猪苓一钱、曲二分、木香二分、草豆蔻二分、麻黄二分、升麻半钱、当归身三分,分作二服,每服水二盏,煎至一盏,去滓,稍热服,食远,神效。(李杲《东垣试效方·卷九·杂方门·阳盛拒阴》)

中书粘合公,年三十三岁,病脚膝痿弱,脐下、尻臀皆冷,阴汗臊臭,精滑不固,省医黄道宁主以鹿茸丸,十旬不减,至戊申春具录前证,始求于先师。先师遂诊其脉,沉数而有力,乃曰:公饮醉酒以膏粱,滋火于内,通阴于外,医见其证,盖不知阳强阴不能密,以致肤革冷而溢,以为内实有寒,投以热剂，欲泻其阴而补真阳，真所谓实实虚虚也。其不增剧者为幸矣，复何获效钦？即处以滋肾丸，大苦寒之剂制之以急。寒因热用，引入下焦，适其病所，泻命门相火之胜，再服而愈。公以厚礼，更求前药，先师固辞，竟以不受。或间曰，物不受义也，药既大验不复与何也？曰：夫大寒、大热之药，非久服者，唯从权可也。今公之疾，相火炽盛以乘阴位，故用此大寒之剂，以泻相火而助真阴，阴既复其位，皮表之寒自消矣。《内经》云：阴平阳秘，精神乃治。如过用之，则故病未已，新病复起矣，此予之意也。（李杲《东垣试效方·卷九·杂方门·阳盛拒阴》）

血证医案

戊申有一贫士，七月中病脾胃虚弱，气促憔悴，因与人参芍药汤（人参芍药汤：麦门冬二分，当归、人参各三分，炙甘草、白芍药、黄芪各一钱，五味子五个，切碎，分作二服，每服用水二盏，煎至一盏，去渣，稍热服。——编者注）。既愈。继而冬居旷室，卧热炕而吐血数次。予谓此人久虚弱，附脐有形，而有大热在内，上气不足，阳气外虚，当补表之阳气，泻里之虚热。冬居旷室，衣服复单薄，是重虚其阳。表有大寒，壅遏里热，火邪不得舒伸，故血出于口。因思仲景太阳伤寒一证，当以麻黄汤发汗，而不与之，遂成衄血，却与之立愈，与此甚同。因与麻黄人参芍药汤（麻黄人参芍药汤：人参、麦门冬三分，桂枝、当归各五分，麻黄、炙甘草、白芍药、黄芪各一钱，五味子二个；方中人参益三焦元气不足而实其表，桂枝以补表虚，当归和血养血，麻黄疏散外寒，炙甘草补脾，五味子安其肺气；切碎作一服，水三盏，煮麻黄一味，令沸，去沫，至二盏，入余药，同煎至一盏，去渣，临卧热服。——编者注）。另外，《兰室秘藏·卷中·衄血吐血门》中也录有本案：一贫者有前证，以前药投之愈，继而至冬天居旷室中，卧大热炕而吐血数次，再来求治。料此病久虚弱，附脐有形，而有火热在内，上气不足，阳气外虚，当补表之阳气，泻其里之虚热，是其法也。冬天居旷室，衣盖单薄，是重虚其阳，表有大寒,壅遏里热,火邪不得舒伸,故血出于口。忆仲景《伤寒论》中一证,太阳伤寒,当以麻黄汤发汗,而不与之,遂成衄,却与麻黄汤立愈,此法相同,予遂用之。《东垣试效方·卷三·衄吐呕唾血门·衄吐呕唾血论》中也录有本案:一贫者……继而时在冬天,居大室中,卧大热炕,而吐血数次,再来求治,料此病久虚弱,附脐有形,而有火热在内,上气不足,阳气外虚,当补表之阳气,泻其里之虚热,是其法也。

冬天居大室,衣盖单薄,是重虚其阳;表有大寒,壅遏里热,火邪不得舒伸,故血出于口。仲景《伤寒论》中一证,太阳伤寒,当以麻黄汤发汗而不愈,遂成衄,却与麻黄汤立愈,此法相同,遂用麻黄桂枝汤。

麻黄桂枝汤:

麻黄一钱,去其外寒;黄芪一钱,实表益卫;桂枝半钱,补表虚;白芍药一钱,益脾;甘草一钱,补其脾胃之虚;人参二分益上焦气而实表;麦门冬三分,保脾气;五味子五个,安肺气;当归身半钱,和血养血。上件都作一服,水二盏,先煎麻黄,令沸去沫,至二盏,入余药,同煎至一盏,去滓,稍热临睡一服而愈,更不再作。(李杲《脾胃论·卷下·调理脾胃治验治法用药若不明升降浮沉差互反摄论》)

东垣治一人,宿有阳明血症,因五月大热,吃杏,肠癖下血,唧远散漫如筛,腰沉沉然,腹中不和,血色黑紫,病名湿毒肠癖,阳明少阳经血症也。以芍药一钱半,升麻、羌活、黄芪各一钱,生熟地黄、独活、牡丹皮、甘草炙、柴胡、防风各五分,归身、葛根各三分,桂少许,作二服。(《李东垣医案拾遗·名医类案·卷八·下血》)

消渴医案

李东垣治一人,目赤烦渴引饮,脉七八至,按之则散,此无根之脉。用姜、附加人参,服之愈。(《李东垣医案拾遗·名医类案·卷五·恶热》)

李东垣治顺德安抚张耘夫,年四十余,病消渴,舌上赤裂,饮水无度,小便数多。李曰：消之为病，燥热之气胜也。内经云：热淫所胜，传以甘苦，以甘泻之。热则伤气，气伤则无润，折热补气、非甘寒之剂不能。故以人参、石膏各二钱半，甘草生炙各一钱，甘寒为君。启元子云：滋水之源，以镇阳光。故以黄连三分，酒黄柏、知母、山栀各二钱，苦寒泻热、补水为臣。以当归、麦冬、白葵、兰香各五分，连翘、杏仁、白芷各一钱，全蝎一个，甘辛寒和血润燥为佐。以升麻二钱，柴胡三分，麝香二分，反佐以取之。桔梗三钱为舟楫，使浮而不下也。名之曰；生津甘露饮子。为末，汤浸蒸饼和成剂，捻作饼子，晒半干，杵筛如米大。食后，每服二钱、抄在掌内，以舌舐之、随津咽下，或白汤少许送下，亦可。此治之缓也，治之旬日良愈。古人消渴多传疮疡，以成不救之疾。此既效，亦不传疮疡，以寿考终。后以此方治消渴，诸证皆验。（《李东垣医案拾遗·名医类案·卷二·消渴》）

汗证医案

东垣治一人，二月，天气阴雨寒湿，又因饮食失节，劳役所伤。病解之后，汗出不止，沾濡数日，恶寒，重添厚衣，心胸间时烦热，头目昏瞆上壅，食少减。此乃胃中阴火炽盛，与外天雨之湿气，峻然二气相合，湿热大作，汗出不休，兼见风邪以助东方甲乙。以风药去其湿，甘寒泻其热。羌活胜湿汤，以炙甘草、生芩、酒芩、人参、羌活、防风、藁本、独活、细辛、蔓荆子、川芎各三分，黄芪、生甘草、升麻、柴胡各半钱，薄荷一分，作一服，水煎。（《李东垣医案拾遗·名医类案·卷五·汗》）

一贫者，有前证（指脾胃虚弱，气促气弱，精神短少，衄血、吐血。——编者注），以前药（人参饮子：人参三分、黄芪一钱、五味子五个、白芍药一钱、甘草一钱、当归身三分、麦门冬二分。以上为粗散，分作二服，每服水一盏八分，煎至一盏，去滓，稍热服。——编者注）投之愈。（李杲《东垣试效方·卷三·衄吐呕唾血门·衄吐呕唾血论》）

麻木医案

李正臣夫人病,诊得六脉俱中得弦洪缓相合,按之无力。弦在上,是风热下陷入阴中,阳道不行。其证闭目则浑身麻木,昼减而夜甚,觉而开目则麻木渐退,久则绝止,常开其目,此证不作。惧其麻木,不敢合眼,致不得眠。身体皆重,时有痰嗽,觉胸中常似有痰而不利,时烦躁,气短促而喘。肌肤充盛,饮食不减,大小便如常,唯畏其麻木,不敢合眼为最苦。观其色脉,形病相应而不逆。《内经》曰:阳盛瞑目而动轻,阴病闭目而静重。又云:诸脉皆属于目。《灵枢经》云:开目则阳道行,阳气遍布周身。闭目则阳道闭而不行,如昼夜之分,知其阳衰而阴旺也。且麻木为风,三尺之童皆以为然,细校之则有区别耳。久坐而起,亦有麻木,为如绳缚之久,释之觉麻作而不敢动,良久则自已,以此验之,非有风邪,乃气不行,治之当补其肺中之气,则麻木自去矣。如经脉中阴火乘其阳分,火动于中,为麻木也,当兼去其阴火则愈矣。时痰嗽者,秋凉在外在上而作也,当以温剂实其皮毛;身重脉缓者,湿气伏匿而作也;时见躁作,当升阳助气益血,微泻阴火与湿,通行经脉,调其阴阳则已矣,非五脏六腑之本有邪也。此药主之。补气升阳和中汤:生甘草去肾热,酒黄柏泻火除湿,白茯苓除湿导火,泽泻除湿导火,升麻行阳助经,柴胡(以上各一钱),苍术除湿补中,草豆蔻仁益阳退外寒,各一钱五分,芍药、人参(以上各三钱),橘皮、当归身、白术(以上各二钱),佛耳草、炙甘草(以上各四钱),黄芪五钱。上㕮咀,每服五钱,水二盏,煎至一盏,去渣,食远服之(李杲《东垣试效方·卷九·杂病门·身体麻木》中也录有本案。——编者注)。(李杲《兰室秘藏·卷中·妇人门》)

商人杜彦达,五月间,两手指麻木,四肢困倦,怠惰嗜卧,乃热伤元气也,以人参益气汤(人参益气汤:黄芪八钱、生甘草半钱、炙甘草二钱、人参半两、升麻二钱、白芍药三钱、五味子一百四十个、柴胡二钱半;切碎,分作四服,每服水二盏,煎至一盏,去滓,稍热服,食远,神效。——编者注)主之。(《续名医类案·卷三·麻木》也录有本案:商人杜彦达遘,患左手右腿麻木,右手大指次指亦常麻木至腕,已三四年矣。诸医不效,求治。曰:麻者,气之虚也。真气弱、不能流通,至填塞经络,四肢俱虚,故生麻木不仁。与一药决三日效,制人参益气汤。服两日手心便觉热,手指中间如气胀满。至三日后,不觉两手指中间,如手擦傍触之。曰:真气遍至矣。遂于两手指甲傍,各以三棱针一刺之,微见血如黍粘许,则痹自息矣,后再与调理而愈。——编者注)。(李杲《东垣试效方·卷九·杂方门·暑热伤气》)

腰痛医案

丁未冬,曹通甫自河南来,有役人小翟,露宿寒湿之地,腰痛不能转侧,两胁搐急作痛,已经月余不愈矣。"腰痛论"中说,皆为足太阳、足少阴血络中有凝血作痛,间有一二证属少阳胆经外络脉病,皆去血络之凝乃愈。其《内经》有云:冬三月禁不得用针,只宜服药,通其经络,破其血络中败血,以此药(酒汉防己、防风各三分,炒神曲、独活各五分,川芎、柴胡、肉桂、当归、炙甘草、苍术各一钱,羌活一钱五分,桃仁五个,去皮尖,研如泥。上哎咀,都作一服,好酒三大盏,煎至一大盏,去渣,稍热食远服。——编者注)主之。(李杲《兰室秘藏·卷中·腰痛门》)

脚膝尻腰皆冷医案

李东垣治中书某,脚膝尻腰皆冷,脉沉数有力,用黄柏滋肾丸、再服而愈。(《李东垣医案拾遗·续名医类案·卷二·厥》)

脚气医案

东垣治一朝贵,年近四十,身体充肥。脚气始发,头面浑身支节微肿,皆赤色,足胫赤肿,痛不可忍,手近皮肤,其痛转甚。起而复卧,卧而复起,日夕苦楚。春间李为治之,其人以北土高寒,故多饮酒,积久伤脾不能运化,饮食下流之所致。投以当归拈痛汤一两二钱,其痛减半,再服肿悉除,只有右手指末微赤肿。以三棱针刺指爪甲端,多出黑血,赤肿全去。数日后,因食湿面,肢体觉痛,再以枳实五分,大黄酒煨三钱,当归一钱,羌活一钱五分,名曰:枳实大黄汤。只作一服,水二盏,煎一盏,温服,空心,食前。利下两行,痛止。夫脚气,水湿之为也。面滋其湿,血壅而不行,故支节烦痛。经云:风能胜湿。羌活辛温,透关节去湿,故以为主。血留而不行则痛,当归之辛温散壅止痛。枳实之苦寒,治痞消食,故以为臣。大黄苦寒,以导面之湿热,并治诸老血留结,取其峻快,故以为使也。(《李东垣医案拾遗·名医类案·卷六·脚气》)

第二节　妇科医案

崩漏医案

　　丁未仲冬,郭大方来,说其妻经水暴崩不止,先曾损身失血,自后一次缩一十日而来,今次不止,其人心窄,性急多惊。以予料之,必因心气不足,饮食不节得之。大方曰无。到彼诊得掌中寒,脉沉细而缓,间而沉数,九窍微有不利,四肢无力,上喘气短促,口鼻气皆不调,果有心气不足、脾胃虚弱之证。胃脘当心而痛,左胁下缩急有积,当脐有动气,腹中鸣,下气,大便难,虚证极多,不能尽录。拟先治其本,余证可以皆去。安心定志,镇坠其惊,调和脾胃,大益元气,补其血脉,令养其神(方用黄芪当归人参汤:黄连一分、生地黄三分、炒神曲五分、橘皮五分、桂枝五分、草豆蔻仁六分、黄芪一钱、人参一钱、麻黄一钱、当归一钱五分、杏仁五个另研如泥。切碎作二服，水二大盏半，煎麻黄令沸，去沫，煎至二盏，人诸药，同煎至一大盏，于巳午之间，食消尽服之，一服立止。本案在《东垣试效方·卷四·崩漏治验》也有记载。——编者注）。（李杲《兰室秘藏·卷中·妇人门》）

一妇人，经候黑血凝结成块，左厢有血瘕，水泄不止，谷有时不化，后血块暴下，并水俱作，是前后二阴有形之血脱竭于下，既久，经候犹不调，水泄，日见三两行，食罢烦心，饮食减少，甚至瘦弱。东垣老人曰：夫圣人治病，必本四时升降浮沉之理，权变之宜，必先岁气，无伐天和，无盛无虚，遗人夭殃，无致邪，无失正，绝人长命。故仲景云：阳盛阴虚，下之则愈，汗之则死；阴盛阳虚，汗之即愈，下之即死。大抵圣人立法，且如升阳或发散之剂，是助春夏之阳气，令其上升，乃泻秋冬收藏损杀寒凉之气，此病是也，当用此法治之，升降浮沉之至理也，天地之气，以升降浮沉乃从四时，如治病不可逆之。故（经）云：顺天则昌，逆天则亡，可不畏哉。夫人之身，亦有四时，天地之气，不可止认在外，人亦体同天地也。今经漏不止，是前阴之气血已脱下矣。水泄又数年，是后阴之气血下陷以脱矣。后阴者，主有形之物也；前阴者，精气之户。下竭，是病人周身之血气常行秋冬之令，阴主杀，此等收藏之病是也。阳生阴长，春夏是也。在人之身，令气升浮者，谷气上行是也。既病，人周身血气皆不生长，谷气又不胜，其肌肉消少，是两仪之气俱将绝矣。既下元二阴俱脱，血气将竭，假令当是热证，今下焦久脱，化为寒矣。此病久沉久降，寒湿大胜，当急救之。泻寒以热，除湿以燥，大升大举，以助生长，补养气血，不致偏竭。圣人立治之法，既湿气大胜，以所胜治之，助甲风木上升是也。故（经）云：风胜湿，是以所胜平之也。当先调和胃气，次用白术之类以燥其湿而滋元气，如其不止，后用风药以胜湿，此便是大举大升，以助春夏，二湿之久陷下之至治也。益胃升阳汤，血脱益气，古圣人之法也。先补胃气，以助生发之气，故曰阳生阴长。诸甘药为之先务，举世皆以为补，殊不知甘能生血，此阳生阴长之理也。故先理胃气，人之身内，胃气为宝。柴胡，升麻（以上各五分），炙甘草、当归身、酒洗、陈皮(以上各一钱),人参去芦,有嗽去之,炒神曲(以上各一钱五分),黄芪二钱,白术三钱,生黄芩少许。上㕮咀,每服二钱,水二大盏,煎至一盏,去渣,稍热服。如腹中痛,每服加白芍药三分,中桂少许。如渴或口干,加葛根二分,不拘时候。(李杲《兰室秘藏·卷中·妇人门》)

宜德侯经历之家人,病崩漏,医莫能效,切脉。且以纸疏其证,至四十余种,为药(调经升阳除湿汤:柴胡、羌活各半钱,防风一钱,蔓荆子七分,独活半钱,苍术一钱半,炙甘草一钱,升麻一钱,藁本一钱,当归酒半钱,黄芪一钱半;切碎如麻豆大,勿令作末,都作一服,以洁净新汲水五大盏,煎至一盏,去滓,空心腹中无宿食,热服之,待少时,以早饭压之,可一服而已。如灸足太阴脾经中血海穴二七或三七壮,立已。此药乃从权之法,用风胜湿,为胃下陷而气迫于下,以救其血之暴崩也;并血恶之物住后,必须黄芪、人参、当归之类数服以补之,于补气升阳汤中加以和血药便是也。若经血恶物下之不绝,尤宜究其根源,治其本经,只益脾胃,退心火之亢,乃治其根蒂也。若遇夏月白带下,脱泥不止,宜用此汤,一服立止。主治女子漏下恶血,月事不调,或暴崩不止,多下水浆之物,皆由饮食失节,或劳伤形体,或素有心气不足。因饮食劳倦,致令心火乘脾,其人必怠惰嗜卧,四肢不收,困倦乏力,无气以动,气短上气,逆急上冲,其脉缓而弦,急按之洪大,皆中指下得之,脾土受邪也。脾主滋荣周身者也;心主血、血主脉,二者受邪,病皆在脉。脉者,血之府也。脉者,人之神也。心不主令,包络代之,故曰心之脉主属心系。心系者,包络、命门之脉。至月事因脾胃虚而心包乘之,故漏下月水不调也。况脾胃为血气、阴阳根蒂,当除湿去热,益风气上伸以胜其湿。又云,火郁则发之。——编者注)疗之,明日而二十四证减,前后五六日,良愈。侯厚谢而去。凡治设施,皆此类也。(李杲《东垣试效方·卷四·妇人门·崩漏治验》)

闭经医案

裴泽之之夫人,病寒热而月事不至者数年矣,已加喘嗽,医者率以蛤蚧、桂、附等投之。曰:不然。夫人病,阴为阳所搏,温剂太过,故无益而反害,投以凉血和血之药,则经行矣。已而果然(《元史·李杲传》也有记载,文字略有不同。——编者注)。(李杲《东垣试效方·卷四·妇人门·经闭治验》)

带下病医案

白文举正室,白带常漏久矣,诸药不效。诊得心包尺脉微,其白带下流不止。叔和云:崩中日久为白带,漏下多时血水枯。崩中者,始病血崩,久则血少,复亡其阳,故白滑之物下流不止,是本经血海将枯,津液复亡,枯干不能滋养筋骨。以本部行经药为引用,为使;以大辛甘油腻之药,润其枯燥,而滋益津液;以大辛热之气味药,补其阳道,生其血脉;以苦寒之药,泄其肺而救上;热伤气,以人参补之;以微苦温之药为佐,而益元气。白葵花去萼研烂,四分,甘草炙,郁李仁去皮尖,研泥,柴胡(以上各一钱),干姜细末,人参(以上各二钱),生黄芩细研,一钱,陈皮留皮,五分。上件除黄芩外,以水三盏,煎至一盏七分,再入黄芩,同煎至一盏,去渣,空心热服,少时以早饭压之(本案所用之方为补经固真汤。——编者注)。(李杲《兰室秘藏·卷中·妇人门》)

妊娠胃脘痛医案

一妇人重身五六月,冬至日因祭祀而哭恸,口吸风寒,忽病心痛而不可忍,浑身冷气欲绝,求治于师。料之曰:此乃客寒犯胃,故胃脘当心而痛。急与麻黄、草豆蔻、半夏、干生姜、炙甘草、益智仁之类治之。或曰:半夏有小毒,重身妇人服之可乎?师曰:可。或曰:不可,而用之何如?师曰:乃有故而用也。故麻黄、半夏、生姜之辛热,以散风寒,尚不能收全功,何暇损胎乎!《内经》云:妇人重身,毒之何如?岐伯曰:有故无殒,亦无殒也。大积大聚,其可犯也,衰其大半而止,过则死矣(《素问·六元正纪大论》)。投之病良愈,而胎亦无损。(李杲《东垣试效方·卷四·妇人门》)

第三节　儿科医案

惊风医案

时初冬,一小儿二岁,大寒证,明堂青脉,额上青黑,脑后青络高起,舌上白滑,喉鸣而喘,大便微青,耳尖冷,目中常常泪下,仍多眵,胸中不利,卧而多惊,无搐则寒。黄柏、橘皮、葛根、连翘、蝎梢、炙甘草(以上各一分),升麻、黄芪、柴胡(以上各二分),当归身、麻黄(以上各三分),吴茱萸、生地黄、地龙(以上各五分)。上㕮咀,都作一服,水一大盏半,煎至六分,去渣,乳食后热服。服药之后添喜笑精神,出气和顺,乳食旺。(李杲《兰室秘藏·卷下·小儿门》)

第四节　外科医案

疮疡医案

丁未季春二十二日,蒲虔主老年七十,因寒湿地气,得附骨痈,于左腿外侧,足少阳胆经之分,微侵足阳明分,阔六七寸,长一小尺,坚硬浸肿,不变肉色，皮泽深，但行步作痛，以指按至骨大痛，与药（内托黄芪酒煎汤：柴胡一钱半、连翘以钱、肉桂一钱、妙枲粘子一钱、黄芪二钱、当归二钱、黄柏半钱、升麻七分、炙甘草半钱，切碎，好糯米酒一盏半，水一大盏半，同煎至一大盏，去滓，大温服，空心宿食消尽服之，待少时，以早膳压之，使不令大热上攻中上二焦。——编者注）一服，立止，再日坚硬而肿消。（李杲《东垣试效方·卷三·疮疡门·疮疡治验》）

贾德茂小男，于左大腿近膝股内出附骨痛，不辨肉色，漫肿，皮泽木硬，疮势甚大，其左脚乃胫之髀上也，更在足厥阴肝经之分，少侵足太阴脾经之分。其脉左三部细而弦，按之洪缓微有力。此药（即《兰室秘藏》中的内托黄芪柴胡汤：生地黄一分、黄柏一分、肉桂三分、羌活五分、当归七分半、土瓜根制酒一钱、柴胡一钱、连翘一钱三分、黄芪二钱。上㕮咀，都作一服，酒一盏，水二盏，煎至一盏，去渣，空心热服。本案在《兰室秘藏·卷下·疮疡门》中也有记载。——编者注）主之。（李杲《东垣试效方·卷三·疮疡门·疮疡治验》）

李东垣治通父家翟梗，于尻臀上足太阳经生痈，坚硬，肿痛大作。左右尺脉俱紧，按之无力。羌活、黄柏各二钱，防风、藁本、连翘各一钱，肉桂七分，甘草、苍术、陈皮各五分，当归一钱，黄芪一钱五分。酒两大盏、水一大盏，煎至一盏，去渣、空心、热服。以夹被盖复其痈，使药行罢去之，一服愈。（《李东垣医案拾遗·名医类案·卷十·脑项疽》）

戊申岁，以饮酒太过，脉候沉数，九月十七日至真定，脑之下，项之上，出小疮，不痛不痒，谓是白疮，漫不加省，是夜睡善甫家。二日后，觉微痛，见国医李公明之，不之问，凡三见之，终不以为言。又二日，脑项麻木，肿势外散，热毒焮发，且闻此府刘帅者，近以脑疽物故，便疑之。三日间，痛大作，夜不复得寐。二十二日，请镇之疡医，遂处五香连翘。明日再往，又请同门一医共视之，云：此疽也，然而不可速疗，十八日得脓，俟脓出，用药或砭刺，三月乃可平，四月如故。予记医经，凡疡见脓，九死一生，果如二子言，则当有束手待毙之悔矣！乃诣姨兄韩参谋彦俊家，请明之诊视。

明之见疮,谈笑如平时,且谓予言:疮故恶,子当恃我,无忧恐耳。膏粱之变,不当投五香,五香已无及。且疽已八日,当先用火攻之策,然后用药。午后以大艾柱如枣核许者攻之,至百壮,乃痛觉。次为处方,云:是为足太阳膀胱之经,其病逆,当反治。脉中得弦紧,按之洪大而数,又且有力,必当伏其所主,而先其所因,其始则同,其终则异,可使破积,可使溃坚,可使气和,可使必已。必先岁气,无伐天和。以时言之,可收不可汗,经与病禁下,法当结者散之,咸以软之,然寒受邪而禁咸。诸苦寒为君为用,甘寒为佐,酒热为因用为使,以辛温和血,大辛以解结为臣。三辛三甘,益元气而和血脉,淡渗以导酒湿,扶持秋冬,以益气泻火,以入本经之药和血,且为引用。既以通经,以为主用,君以黄芩、黄连、黄柏、生地黄、知母,酒制之;本经羌活、独活、防风、藁本、防己、当归、连翘,以解结;黄芪、人参、甘草,配诸苦寒者三之一多,则滋营气,补土也。生甘草泻肾之火,补下焦元气;人参、橘皮以补胃气;苏木、当归尾去恶血;生地黄、当归身补血;酒制汉防己除膀胱留热;泽泻助秋,去酒之湿热。凡此诸药,必得桔梗为舟楫,乃不下沉。投剂之后,疽当不痛不拆,精气大旺,饮啖进,形体健。予如言服之,药后投床大鼾,日出乃宿,以手扪疮,肿减七八,予疑疮透喉,遽邀明之视之。明之惊喜曰:疮平矣,屈指记日,不五七日作痂子,可出门矣。如是三日,忽有霄寐之变,予惧其为死候,甚忧之,而无可告语之者。

适明之入门,戏谓予曰:子服药后有三验,而不以相告何也?乃历数云:子三二日来健啖否乎?曰:然。又问:子脚膝旧弱,今行步有力否乎?曰:然。又问:子昨宵梦有霄寐之变,何不自言?予为一笑,终不以此变告之也。二十九日,疮痛全失,去灸瘢脓出,寻作痂。初,镇人见刘帅病疽之苦,言及者皆为悲惨,闻予复病此疮,亲旧相念者,皆举手加额,以早安为祷。十月十七日,明之邀往其家,乘马过市,人见之,有为之失喜者。盖始于投剂,至疮痂敛,都十四日而已。

予往聊城,见明之治梁县杨飞乡胁痈,及郭文之父脑疽,杨叔能背疽,不十数日皆平复,然皆不若治予疮之神也。医无不难,疗脑背疮尤难。世医用技,岂无取效者,至于治效之外,乃能历数体中不言之秘,平生所见,惟明之一人而已,乙未秋,予自济南回,伤冷太过,气绝欲死,明之投剂,应手而愈,起予之死,并此为二矣。

他日效刘斯立传钱乙,当补述之。明年秋七月二十有五日,河东元好问记(李杲所用之方为黄连消毒饮:黄连一钱、黄芩五分、黄柏五分、生地黄四分、知母四分、羌活一钱、独活四分、防风四分、藁本五分、当归尾四分、桔梗五分、黄芪二分、人参三分、甘草三分、连翘四分、苏木二分、防己五分、泽泻二分、橘皮二分。上件锉如麻豆大,都作一服,水三盏,煎至一盏半,去滓,温服,食后。一方加山栀子二分,五味子二分,麦门冬二分,枳壳二分,猪苓二分,名消毒溃坚汤,治八发痈肿、瘰疬、奶痈,随患人虚实,药剂轻重用之,无不作效。另外本案在《名医类案·卷十·脑项疽》有摘录:东垣治一人,因饮酒太过,脉沉数,脑之下,项之上,有小疮,不痛不痒,谓是白疮,慢不加省。二日后,觉微痛。又二日,脑顶麻木,肿势外散,热毒焮发。又三日,痛大作。一医以五香连翘汤;又一医云:此疽也,然而,不可速疗,须四月可愈。果如二子言,可畏之甚也,乃请东垣视之。谈笑如平时,且谓,疮固恶,可无虑耳。且膏粱之变,不当投五香。疽已七八日,当先用火攻之策。然后用药,午后用火,艾炷如二核许者攻之,至百壮,乃觉痛。次为处方,云是足太阳膀胱之经,其病逆当反治。脉中得弦紧,按之洪大而数,且有力。必当伏其所主,而先其所因。其始则同、其终则异。可使破积,可使溃坚,可使气和则已。必先岁气,毋伐天和,以时言之,可收不可汗。经病禁下,法当结者散之,咸以软之。然寒受邪而禁针。以诸苦寒为君,为用甘寒为佐、酒热为因、用为使。以辛温和血,夫辛以散结为臣,三辛三甘,益元气而和血脉。淡渗以燥湿,扶持秋令,以益气泻火。以入本经之药以和血,且为引用;既以通经,以为主用。君用芩、连、黄柏、生地黄、知母酒制之,本经羌活、独活、藁本、防风、防己、当归、连翘以解结,黄芪、人参、生甘草、陈皮、苏木、泽泻、桔梗配诸苦寒者三之一,多则滋荣气、补土也。生甘草泻肾之火,补下焦元气,人参、陈皮以补胃,苏木、当归尾去恶血,生地、归身补血,酒制汉防己,除膀胱留热,泽泻助秋令,去酒之湿热,必以桔梗为舟楫,乃不下沉。服后,疽当不痛,大折,精气大旺,饮啖进,形体健。投床大鼾,日出乃寤,以手扪疮,肿减七八矣。李疑疮适透喉,遽邀视之,惊喜曰:疮平矣。不五七日,作痂而愈。——编者注)。(李杲《东垣试效方·卷三·疮疡门·疮疡治验》)

尹老家寒,己酉岁十月初,有仲冬之寒,形志皆苦,于手阳明大肠经分出痈,第四日稠脓,幼小有癥疝,其臂外皆肿痛甚,先肿在阳明,左右寸皆短,中得之俱弦,按之洪缓有力。此痈得自八风之变,以脉断之,邪气在表。其证大小便如故,饮食如常,腹中和,口知味,知不在里也。不恶风寒,只热躁,脉不浮,知不在表也。表里既和,邪气在经脉之中也。故云凝于经络为疮痈。其痈出身半以上,故风从上受之。故知是八风之变为疮,只经脉之中也。治其寒邪,调和经中血气,使无凝滞则已矣。

白芷升麻汤:

白芷七分、升麻半钱、甘草一分、黄芩二钱(酒制)、生黄芩一钱半、黄芪二钱、桔梗半钱、红花少许。

上哎咀,作一服,水酒各一大盏半,同煎至一盏,去滓,大温服,临卧,一服而愈(本案在《兰室秘藏·卷下·疮疡门·白芷升麻汤》中也有记载。——编者注)。(李杲《东垣试效方·卷三·疮疡门·明疮疡之本末·疮疡治验》)

脱肛医案

东垣治一女子,脱肛,用糯米一勺,浓煎饮,去米候温,洗肛温柔。却先以砖一片,火烧通红,用醋沃之,以青布铺砖上,坐肛于青布上,如热则加布令厚,其肛自吸入而愈。(《李东垣医案拾遗·名医类案·卷八·脱肛》)

外阴瘙痒臊臭医案

一富者前阴臊臭，又因连日饮酒，腹中不和，求先师（指其老师李杲。——编者注）治之。曰：夫前阴者，足厥阴肝之脉络循阴器，出其挺末。凡臭者，心之所主，散入五方为五臭，入肝为臊，此其一也。当于肝经中泻行间，是治其本，后于心经中泻少冲，乃治其标。如恶针，当用药（龙胆泻肝汤：柴胡、泽泻各一钱，车前子、木通各五分，生地黄、当归、草龙胆各三分；锉如麻豆大，都作一服，水三盏，煎至一盏，去渣，空心稍热服，便以美膳压之；此药柴胡入肝为引用；泽泻、车前子、木通淡渗之味，利小便，亦除臊气，是名在下者引而竭之；生地黄、草龙胆之苦寒，泻酒湿热，更兼车前子之类，以撤肝中邪气；肝主血，用当归以滋肝中血不足也。主治阴部时复热痒及臊臭。——编者注）除之。酒者，气味俱阳，能生里之湿热，是风湿热合于下焦为邪，故《经》云：下焦如渎。又云：在下者引而竭之。酒是湿热之水，亦宜决前阴以去之（本案在明代高武《针灸聚英·卷一上·手少阴心经·少冲》中也有记载，文字略有不同。东垣曰：一富者前阴躁臭，求先师张洁古也治之。曰：夫前阴足厥阴之脉络循阴器，出其挺末。凡臭者，心之所主，散人五方为五臭。入肝为躁，此其一也。当于肝经泻行间，是治其本，后于心经中泻少冲，是治其标。——编者注）。（李杲《兰室秘藏·卷下·阴痿阴汗门·阴痿阴汗及腥臊论》）

胎瘤医案

李和叔一日问先师（指罗天益老师李杲。——编者注）曰：中年以来得一子，至一岁之后，身生红丝瘤不救，后三四子，至一二岁，皆病瘤而死，何缘至此疾？师曰：予试思之。翌日，见和叔曰：吾得之，汝乃肾中伏火，精气中多有红丝，以气相传生子，故有此疾。遇触而动，发于肌肉之间，俗名曰胎瘤是也。汝试观之，果如其言。遂以滋肾丸（见《兰室秘藏》，药物组成：黄柏、知母各二两，肉桂一钱，上为细末，熟水为丸，如梧桐子大，每服一二百丸，空心白汤下。主治不渴而小便闭，热在下焦血分。——编者注）数服，以泻肾中火邪，补真阴之不足，忌酒辛热之物。其妻予六味地黄丸，以养阴血，受胎五月之后，以黄芩、白术二味作散，啖五七服，后生子，至三岁，前证不复作矣。李心中诚服曰：先生乃神医也，遂从而学之。其子今已年壮。（李杲《东垣试效方·卷九·杂方门》）

皮肤皴裂医案

东垣治一人，皮肤皴裂，不任其痛，两手不能执辕，足不能履地，停辙止宿，因制润肤膏与之即效。方以珠青四两，白蜡八钱，乳香二钱，于铄铛内，先下沥青，随手下黄蜡、乳香，次入麻油一二匙，俟沥青熔开，微微熬动，放大净水盆于其旁，以搅药用铄锌滴一二点于水中试之，如硬，入少油。看软硬合宜，新绵滤于水中，揉扯以白为度，磁器内盛，或油纸裹。每用，先火上炙裂口子热，捻合药亦火上炙软，涂裂口上，纸少许贴之，自然合矣。（《李东垣医案拾遗·名医类案·卷七·皮肤皴裂》）

麻风医案

戊申岁正月，段库病厉风。满面连鬓极痒，眉毛已脱落，须用热水沃之稍缓，每昼夜须数次或砭刺亦缓。先师曰："风论"中：夫厉者，荣卫热胕，其气不清，故使其鼻柱坏而色败，皮肤疡溃，风寒客于脉而不去，名曰厉风。治之者，当刺其肿上，已刺，以锐针刺其处，按出其恶气，尽乃止。常食如常食，勿食他食。如以药治之，当破血去热，升阳去痒，泻荣逆，辛温散之，甘温升之，行阳明经，泻心火，补肺气，乃治之正也。补气泻荣汤：升麻六分，连翘六分，苏木三分，当归、全蝎、黄连、地龙、黄芪（以上各三分），生黄芩四分,甘草一钱半,人参二分,生地黄四分,桃仁三个,桔梗半钱,麝香少许,胡桐泪一分,虻虫去翅足,微妙,二个,水蛭炒令烟尽,二个。上件锉如麻豆大,除连翘另到,胡桐泪研,白豆蔻二分为细末,二味另放,麝香、虻虫、水蛭三味为细末,另放外,都作一服,水二大盏,酒一匙,入连翘煎至一盏六分,再入白豆蔻二味并麝香等三味,再上火煎一二沸,去渣,稍热,早饭后、午饭前服。忌酒、湿面、生冷、硬物。(李杲《东坦试效方·卷九·杂方门·脉风成厉》)

第五节　眼科医案

翳医案

　　王峰学士魏邦彦夫人目翳暴生,从下而起,其色绿,肿痛不可忍。先师曰:翳从下而上,病从阳明来也。绿非五色之正色,殆肺肾合而为病耶,乃就画家以墨调腻粉合成色谛视之,曰与翳色同矣。肺肾为病者无疑矣。乃泻肺肾之邪,而以入阳明之药为之使,既效,而他日复病作者三,其所从来之经与翳色各异,乃以意消息之,曰诸脉者,皆属于目,脉病则目从之,此必经络不调,目病未已也。问之果然,因如所论者治之,疾遂不作。(李杲《东垣试效方·卷五·眼门·绿翳瞳肿治脸》)

　　魏邦彦之妻,目翳暴生。从下而上,其色绿、肿痛不可忍。杲曰:翳下面上,病从阳明来也,绿非五色之正,殆肺与肾合而为病耶。乃泻肺肾之邪,而以入阳明之药为使。既效矣,而他日病复作者三,其所从来之经,与翳色各异。乃曰:诸脉皆属于目,脉病则目从之。此必经络不调,则目病未已也。问之果然,因如所论而治之,疾遂不作(明代高武在《针灸聚英·卷一上·足阳明胃经》中记载:东垣曰:魏邦彦夫人目翳,自下侵上者,自阳明来也。主目冷泪出,上观,瞳子痒,远视,昏夜无见,目眴动,与项口相引,口眼㖞斜,口不能言,面叶叶牵动,眼赤痛,耳鸣耳聋。——编者注)。(《李东垣医案拾遗·元史·李杲传》)

戊申六月,徐总管患眼疾,于上眼皮下出黑白翳两个,隐涩难开,两目紧缩而无疼痛,两手寸脉细紧,按之洪大无力,知足太阳膀胱为命门相火煎熬,逆行作寒水翳及寒膜遮睛证。哈欠,善悲健忘,嚏喷眵泪,时自泪下,面赤而白,能食,不大便,小便数而欠,气上而喘,方用拨云汤:黄芪一分,细辛、生姜、葛根、川芎以上各五分,柴胡七分,荆芥穗、藁本、生甘草、升麻、当归身、知母以上各一钱,羌活、防风、黄柏以上各一钱五分。上咀,锉如麻豆大,都作一服,水二盏,煎至一盏,去渣,食后热服[本案在《东垣试效方·卷五·眼门》中也有记载,但文字差别较大:戊申六月,徐总管患眼疾,于上眼皮下出黑白翳二个,隐涩难开,两目紧缩,无疼痛,两手寸脉细紧,按之洪大无力。知足太阳膀胱为命门相火煎熬逆行,作寒水翳及寒膜遮睛证,哈欠善悲,健忘,嚏喷眵泪,时自泪下,面赤而白,能食不大便,小便数而欠,气上而喘,以拨云汤(拨云汤:黄芪一分、细辛半钱、柴胡七分、生姜五分、荆芥穗一钱、羌活一钱半、防风一钱半、藁本一钱、生甘草一钱、升麻一钱、葛根五分、川芎半钱、知母一钱、黄柏一钱半、当归身一钱。切碎,都作一服,水二盏,煎至一盏,去渣,稍热服,食后。——编者注)治之]。(李杲《兰室秘藏·卷上·眼耳鼻门·内障眼论》)

张济明,眼病翳六年,以至遮瞳人,视物不明,如觉云气遮障,时值暑热大作,点此药(百点膏:黄连二钱,碎如麻豆大,以水一大碗,熬至半碗,将当归六分、甘草六分、防风八分、蕤蕤仁三分研泥;同熬,滴水中不散,入去沫蜜少许,再熬少时为度,令病人心静点之,至目微痛为度,日点五七次,临卧,尤疾效,但欲多点,使药力相继也。——编者注)五七日,翳退去一半。(李杲《东垣试效方·卷五·眼门·论瞳子散大并方》)

瞳子散大医案

戊戌初冬,李叔和至西京,朋友待之,以猪肉煎饼,同蒜醋食之,后饮酒大醉,卧于暖炕,翌日病眼,两瞳子散大于黄睛,视物无的,以小为大,以短为长,卒然见非常之处,行步踏空,多求医疗而莫之愈。至己亥春,求治于先师。曰:《内经》有云:五脏六腑之精气,皆上注于目,而为之精。精之窠为眼,骨之精为瞳子。又云:筋骨血气之精而与脉并为系,上属于脑(《灵枢·大惑论》)。又瞳子黑眼法于阴。今瞳子散大者,由食辛热之物太甚故目疾也。所谓辛主散,热则助火,上乘于脑中,其精故散,精散则视物亦散大也。夫睛明者,所以视万物者也,今视物不者,则精衰矣。盖火之与气,势不两立,故《经》曰:壮火食气,壮火散气。手少阴、足厥阴所主风热,连目系。邪之中人,各从其类,故循此道而来攻,头目肿闷,而瞳子散大,皆血虚阴弱故也。当除风热,凉血益血,以收耗散之气,则愈矣。滋阴地黄丸:熟地黄一两,生地黄一两半,酒制,焙干,柴胡八钱,天门冬去心,焙,炙甘草、枳壳各三钱,人参二钱,黄连三钱,地骨皮二钱,五味子三钱,黄芩半两,当归身五钱,水洗净,酒拌,焙。《内经》云:热淫所伤,平以咸寒,佐以苦甘,以酸收之。以黄连、黄芩大苦寒,除邪气之盛,为君。当归身辛温,生熟地黄苦甘寒,养血凉血,为臣。五味子酸寒,体轻浮上,收瞳子之散大;人参、甘草、地骨皮、天门冬、枳壳苦甘寒,泻热补气,为佐。柴胡引用,为使也。上件为细末,炼蜜为丸,如绿豆大,每服百丸,温茶清送下,食后。日进三服,制之缓也。大忌食辛辣物而助火邪,及食寒冷物损胃气,药不能上行也。(李杲《东垣试效方·卷五·眼门》)

第六节 口齿科医案

牙痛医案

刘经历之内,年三十余,病齿痛不可忍,须骑马外行,口吸凉风则痛止,至家则其痛复作,家人以为祟神,祷于巫师,而不能愈,遂求治于先师。师闻其故,曰:此病乃湿热为邪也。足阳明贯于上齿,手阳明贯于下齿,况足阳明多血多气,加以膏粱之味,助其湿热,故为此痛。今立一方,不须骑马,常令风寒之气生与牙齿间。以黄连、胡桐泪之苦寒,新薄荷叶、荆芥穗之辛凉,四味相合,而作风寒之气,治其湿热,为主。以新升麻之苦平,行阳明经,为使。牙齿,骨之余,以羊胫骨灰补之,为佐。麝香少许入肉,为引用。为细末擦之,痛乃减半。又以调胃承气汤去硝加黄连,以治其本。服之下三两行,其痛良愈,遂不复作。(李杲《东垣试效方·卷五·眼门·绿翳瞳肿治脸》)

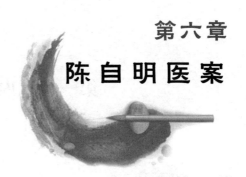

第六章
陈自明医案

　　陈自明（约 1190—1272），字良甫，又作良父，晚年自号"药隐老人"，南宋临川（今江西省抚州）人；曾任建康府明道书院医谕。陈氏治学主张博览群书，善于总结经验。精研《内经》《难经》《伤寒论》及《神农本草经》等经典，寻师访友，遍游各地，精通内、外、妇、儿各科，对妇产科及外科尤为擅长，尤其是善用四物汤治疗妇科疾病。陈氏全面系统总结宋代以前妇产科文献，纂成《妇人大全良方》。明代薛己校注本《校注妇人良方》流行较广，王肯堂《女科准绳》、武之望《济阴纲目》均受其影响，因而有"妇人大全而薛注、薛注而女科准绳、女科准绳而济阴纲目"之说。故《四库全书提要·医家类》更是评价说："自明采摭诸家，提纲挈领，于妇科证治，详悉无遗。"另著《外科精要》。

　　陈氏采用论方案结合方式，先论继方终案，以证理论。《妇人大全良方》所录医案包括内科、妇科，尤其是内科医案较妇科医案为多，均为内科常见病与多发病，说明陈氏也十分重视内科疾病。另外，还收录了薛注本《外科精要》中的部分医案，以有助于理解《外科精要》。

第一节　内科医案

发热医案

乙巳年，罗安人病，发热自汗，心烦，身体骨立，足痛拘挛，不能屈伸，饮食不进。虽老医亦不能疗。召仆治之，六脉弦弱。仆曰：虽脉似劳，实非劳也。似脚气，而非正脚气。但当调脾生血，其热必退；然后攻足，则可望安。遍寻诸方，皆无对证之药，遂处四白散子（四白散：黄芪、厚朴、益智仁、藿香、白术、白扁豆、陈皮各一两，半夏、茯苓、人参、白豆蔻仁、乌药、甘草各半两，芍药两半，檀香、沉香各一分；上为细末，每服三钱，水一盏，姜三片，大枣一个，煎至七分，温服；主治男子、妇人血虚发热，夜多盗汗，不进饮食，四肢羸瘦，骨立，拘挛，脚痛不能行。——编者注）与服，不半剂，热退能食。又处苍术圆（苍术圆：乳香、没药各二钱，川牛膝、青盐各半两，熟艾四钱，川乌三钱，炒全蝎一钱，共为细末。用大木瓜切一头留作盖，去穰，上药放入木瓜内，将盖签定；安木瓜于黑豆中蒸令极烂，取出去皮，连药研成膏；却入生苍术末拌令得所，丸如梧桐子大。每服五十丸，空心用木瓜汤下，或温盐酒亦得，一日三服，忌血与蒜。主治干湿脚气，筋脉拘挛，疼痛不能行履，兼补下部。——编者注）继之，筋脉伸、足能行而愈。（陈自明《妇人大全良方·卷四·〈圣惠方〉妇人脚气论》）

咳嗽医案

乙卯年七月，仆尝治一妇人咳嗽不已，服诸药无效，渐成劳瘵。求余诊

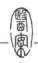

之,六脉濡弱。以愚考之,此是血弱,又因忧戚太过而成斯疾。合用当归等药治之必愈。遂先用《古今录验》橘皮汤(橘皮汤:陈皮、紫菀、麻黄、杏仁、当归、肉桂、甘草、黄芩各等分,为末,每服五钱,水盏半,煎至一盏,去滓热服。主治春冬伤寒,秋夏冷湿咳嗽,喉中作声,上气不得下。——编者注),空心服苏子降气汤,后用金钗煎、熟地黄丸、当归丸调理得安。(陈自明《妇人大全良方·卷六·咳嗽用温药方论第十二》)

治一妇人,时行感热咳嗽,遂用小柴胡汤去人参、姜、枣,只加北五味子,煎服愈。(陈自明《妇人大全良方·卷六·咳嗽用温药方论第十二》)

喘证医案

仆尝疗罗安人,年近六十。遇秋冬之交,上气喘促,不能坐卧,六脉洪实,服诸药无效。问疾之源,少年自川中任所服饵丹砂,又恐是丹毒为害。遂服洗心散,皆无效。仆以华盖散(《局方》华盖散:麻黄,紫苏,杏仁,橘红,桑白皮,茯苓,甘草;主治风寒哮喘。《圣济总录》华盖散:茯苓、葶苈子、桑白皮、大黄,主治气喘咳嗽,胸膈满闷,口干烦热,及吐血;《博济方》华盖散:紫苏子、麻黄、杏仁、陈皮、桑白皮、茯苓、炙甘草,主治咳嗽上气,胸膈烦满,项背拘急,声重久塞,头昏目眩,痰气不利。因书中未标方药组成,故将同名之方一并列出。——编者注)数服而愈,漫记之。(陈自明《妇人大全良方·卷六·妇人喘满方论第十四》)

沈兴宗待制,尝病痰喘不能卧。人扶而坐数日,客有见之曰:我曾如此,得良药一服瘥,我以千缗酬之,谓之千缗汤(千缗汤:半夏七枚、皂角一寸、炙甘草一寸、生姜如指大,以水一碗,煮去半,顿服。——编者注),可试为之。兴宗得汤,一服而瘥。(陈自明《妇人大全良方·卷六·妇人喘满方论第十四》)

有两浙张大夫,病喘二十年,每至秋冬辄剧,不可坐卧,百方不瘥。后得临平僧法本方(九宝汤:薄荷、紫苏、大腹皮、麻黄各四两,桑白皮、肉桂、杏仁、陈皮、甘草各二两,切碎,每服半两。水一盏半,姜十片,乌梅一个,煎至六分,去滓,食后温服。主治感风伏热,一切咳嗽喘息,不问高年、小儿、室女、产前、产后皆可服,惟虚劳自汗不可服。——编者注),服之遂瘥。法本凡病三十年,服此药(指九宝汤,——编者注)半年,乃绝根本,永不复发。凡服此药,须久乃瘥。(陈自明《妇人大全良方·卷六·妇人喘满方论第十四》)

尝治许主簿,痢疾愈后,咳逆不止,服诸药无效。遂灸期门穴,不三壮而愈。如有呕逆之证,虽经云无阴则呕,然多有胃热而呕,亦有胃寒而生,亦有暑毒而生。如胃热而呕,宜服小柴胡汤、孙兆竹茹汤、芦根汤、官局桔梗汤、竹叶石膏汤加生姜主之。呕而发渴者,猪苓汤。(陈自明《妇人大全良方·卷八·妇人痢后呕哕方论第十一》)

 ## 心痛医案

己未在金陵,有家提干上之下巽内人,病心腹胀痛。众医投木香、沉香、槟榔、大腹、芍药、姜、桂之类,病益甚。召仆诊之,六脉弦紧而和,不似病脉。但诊之时两手如火,以此知其实痛也。众问如何治疗？仆曰:大凡心腹刺痛,不可便作虚冷治疗。有两医答曰:非冷而何？热即生风,冷生气是也。仆曰不然。《难经》云:虚则痒,实则痛。又仲景云:腹痛者,桂枝加芍药汤;痛甚者,桂枝加大黄汤。家提干云:荆布素来质弱。仆曰:有可辨处,遇痛时使一婢按之,若痛止,是虚寒证也。若按之转甚,手不可近,此实痛也。即令一婢按之,手不可近,叫唤异常。仆曰:此实热无可疑者,当用大柴胡汤治之。众皆不许,仆责状而投之(大柴胡汤:柴胡、黄芩、芍药、半夏、生姜、枳实、大枣,和解少阳,内泻热结。——编者注),八服愈。(陈自明《妇人大全良方·卷七·妇人两胁胀痛方论第十七》)

乙丑年春初,次女年十五,经脉未行。忽一日心痛如刺,吐饮不止,脉沉缓弦细。以苏合香丸、沉香丸、神保丸、理中丸、诃子散、七气汤皆无效。

仆思之此证非虫即饮作梗,非《局方》九痛丸则不可。遂合就(九痛丸:狼毒一两,炮附子三两,炮干姜、巴豆霜、人参、吴茱萸各一两,为细末,炼蜜和丸,如梧桐子大,每服空腹温酒下一丸;卒中恶心腹胀痛,口不能言者,服二丸立瘥;主治九种心痛,连年流注心胸痛,冷冲上气,落马堕车,瘀血等。——编者注),服一二丸即愈。(陈自明《妇人大全良方·卷七·妇人血气心痛方论第十四》)

言语失常医案

一男子亦曾病此证(指一女,眼见鬼物,言语失常,循衣直视案。——编者注),亦用此药(指用乳香煎汤送养正丹,并佐以三生饮。养正丹:黑铅、水银、硫黄研、朱砂各一两,研末;用建盏一只,火上熔铅成汁,次下水银,用柳杖子打停,取下歇少时,入二味打停,候冷取下,研为粉,以糯米软饭丸如绿豆大;每服三十丸,枣汤吞下,空心、食前,日二服;此药升降阴阳,补接真气,非止头旋;主治虚风头眩,吐涎不已。三生饮:生南星一两,生乌头、生附子各半两,木香一分,切碎为末,每服半两。水二大盏,生姜十片,煎至六分,去滓温服。或口噤不省人事者,用细辛、皂角各少许为细末,或只用半夏为细末,用少许以芦管吹入鼻中,俟喷嚏,其人少苏,然后进药;主治卒中,昏不知人,口眼㖞斜,半身不遂,咽喉作声,痰气上壅,无问外感风寒、内伤喜怒,或六脉沉伏,或指下浮盛,并宜服之;兼治痰厥、饮厥及气虚眩晕,悉有神效。——编者注)收效。(陈自明《妇人大全良方·卷三·妇人风邪颠狂方论第十二》)

愚曾治一女人,眼见鬼物,言语失常,循衣直视。众医多用心药治之,无效。仆投养正丹(养正丹:黑铅、水银、硫黄研、朱砂各一两,研末;用建盏一只,火上熔铅成汁,次下水银,用柳杖子打停,取下歇少时,入二味打停,候冷取下,研为粉,以糯米软饭丸如绿豆大;每服三十丸,枣汤吞下,空心、食前,日二服。此药升降阴阳,补接真气,非止头旋。主治虚风头眩,吐涎不已。——编者注)二贴,煎乳香汤送下,以三生饮(三生饮:生南星一两,生乌头、生附子各半两,木香一分,切碎为末,每服半两。水二大盏,生姜十片,煎至六分,去滓温服。或口噤不省人事者,用细辛、皂角各少许为细末,或只用半夏为细末,用少许以芦管吹入鼻中,俟喷嚏,其人少苏,然后进药;如气盛之人,只用南星五钱重,木香一钱,加生姜十四片,煎作两服饮之,名星香饮。主治卒中,昏不知人,口眼㖞斜,半身不遂,咽喉作声,痰气上壅,无问外感风寒、内伤喜怒,或六脉沉伏,或指下浮盛,并宜服之;兼治痰厥、饮厥及气虚眩晕,悉有神效。养正丹与《百一方》抱胆丸无异,抱胆丸内中无硫黄,有乳香也,自合方见效。——编者注)佐之,立愈。(陈自明《妇人大全良方·卷三·妇人风邪颠狂方论第十二》)

神昏医案

昔有武士守边,大雪出帐外观瞻,忽然晕倒,时时继作,随行医官灌此药(附子理中汤:附子、人参、干姜、炙甘草、白术等分,为末,每服四钱,煎去滓,不拘时服;主治五脏中寒,口噤,四肢强直,失音不语。——编者注),两剂遂醒。(陈自明《妇人大全良方·卷三·妇人中风方论第一》)

痞满医案

戊午秋,在京城有一妇人,中焦虚痞,腹胁胀痛,大便秘结,六脉微弱,更数医服药无效,仆投此药(三脘散:大腹皮、紫苏、沉香、木瓜、独活各一两,白术、川芎、木香、甘草、陈皮、槟榔各三分;切碎,每服三钱,水一盏,煎至七分,去滓,空心日中热服。主治中焦虚痞,两胁气痛,面目手足浮肿,大便秘涩,兼治脚气。——编者注)不终剂而愈。(陈自明《妇人大全良方·卷七·妇人两胁胀痛方论第十七》)

呕吐医案

　　仆尝治一痢后呕不止，六脉虚弱，此胃寒而呕。又似暑毒凝于胃脘，投《局方》香薷圆（香薷一两、紫苏五钱、木瓜五钱、藿香五钱、茯神五钱、炙甘草二钱半、檀香二钱半、丁香二钱半，为细末，炼蜜为丸，每两作三十丸，每服一丸至二丸，细嚼，温汤送下，或新汲水化下；小儿每服半丸，不拘时候。主治伤暑伏热，烦渴瞀闷，头目昏眩，胸膈烦满，呕哕恶心，口苦舌干，肢体困倦，不思饮食，或发霍乱，吐利转筋。——编者注），愈。（陈自明《妇人大全良方·卷八·妇人痢后呕哕方论第十一》）

腹痛医案

　　开庆己未年七月间，裕斋马观文夫人曹氏，病气弱倦怠，四肢厥冷，恶寒自汗，不进饮食。一医作伏暑治之，投暑药；一医作虚寒治之，投热药；无效。召仆诊之，六脉虽弱而两关差甚。裕斋问曰：此何证也？仆答曰：以脉说之，六部虽弱而关独甚，此中焦寒也。中焦者，脾也；脾胃既寒，非特但有是证，必有腹痛、吐泻之证。今四肢厥冷，四肢属脾，是脾胃虚冷，无可疑者。答曰：未见有腹痛、吐泻之证，合用何药治之？仆答曰：宜用附子理中汤。未服药间，旋即腹痛而泻，莫不神之！即治此药（附子理中汤：附子、人参、干姜、炙甘草、白术等分，为末，每服四钱，煎去滓，不拘时服；主治五脏中寒，口噤，四肢强直，失音不语。——编者注），一投而瘥。（陈自明《妇人大全良方·卷三·妇人中风方论第一》）

泄泻医案

　　一妇人，泄泻不止，似痢非痢，似血非血，其色如浊酒。召余诊之，则六脉沉绝。众医用热药及丹药服之，则发烦闷。仆先用败毒散（柴胡、前胡、川芎、羌活、独活、枳壳、茯苓、桔梗、人参、甘草、生姜、薄荷；散寒祛湿，益气解表。——编者注）数服加陈米煎，次又用胃风汤（人参、白术、茯苓、当归、川芎、芍药、肉桂；主治风冷乘虚入客肠胃，水谷不化，泄泻注下，腹胁虚满，肠鸣，及肠胃湿毒，下如豆汁，或下瘀血，日夜无度。——编者注）加粟米煎，愈。调中汤去大黄，亦疗此证。（陈自明《妇人大全良方·卷八·妇人滞下方论第十》）

余家中宗亲张公度母氏，年七十，日下利数十行，百方治之不愈，又苦腰脚拘挛。公度以蒺藜、酸枣仁治拘挛而利愈（陈自明阐发说，经云：春伤于风，夏必飧泄。盖木气刑土也，土不能渗泄，则木气胜，故泄。——编者注）。（陈自明《妇人大全良方·卷八·妇人风入肠间或秘或利方论第七》）

赵府博上与下辖，婺州人也。宜人病泄泻不止，如附子、木香、诃子、肉豆蔻、龙骨等药及诸丹服之皆无效。召仆诊之，肝肾脉虚弱，此肝肾虚也。府博云：其说见在何经？仆曰：诸方论泄痢，皆是言脾胃病，不过谓风冷、湿毒之所侵入及饮食伤滞，遇肠虚则泄痢，而不知肝肾气虚亦能为泄痢。古书所载甚明，不可不辨。经曰：泄痢前后不止，肾虚也。又曰：诸厥固泄，皆属于下。下谓下焦肝肾之气也。门户束要，肝之气也；守司于下，肾之气也。肝气厥而上行，故下焦不能禁固而泄痢。肾为胃关，门户不要，故仓廪不藏也。若病泄痢，其源或出于此。而专以脾胃药治之，则谬固千里矣。遂服木香散（木香散：木香、补骨脂各一两，高良姜、砂仁、厚朴各三分，赤芍药、橘红、肉桂、白术各半两，胡椒、吴茱萸各一分，肉豆蔻四个，槟榔一个；上为散，每服三钱；用不经水猪肝四两许，去筋膜，批为薄片，重重掺药置一鼎中，入浆水一碗，醋一茶脚许盖覆；煮肝熟，入盐一钱，葱白三茎细切，生姜弹子许拍破，同煮，水欲尽，空心为一服，冷食之；初服微泄不妨，亦是逐下冷气，少时自止；经年冷痢、滑泄，只一服；渴即饮粥汤，忌生冷、油腻物；如不能食冷物，即添少浆暖服。嘉兴谢医得此方，恶其繁，只用浆水煮猪肝,丸如梧桐子大,粥饮下五十丸,其效亦若。暴泻痢只是一服。主治脏腑冷极及久冷伤惫,口疮、下泄、米谷不化,饮食无味,肌肉瘦悴,心多嗔恚,妇人产后虚冷下泄及一切水泄、冷痢。唯热痢、热泻不治。——编者注),数服而愈。(陈自明《妇人大全良方·卷八·妇人泄泻方论第八》)

痢疾医案

仆尝治一痢疾,咳逆不止,六脉沉弱。诸医用药灼艾,皆无效。仆投退阴散(退阴散:干姜、川乌,等分,为粗末,炒令黄色,候冷捣为末,每服一钱,水一盏,盐一捻,煎至半盏服。主治阴毒伤寒,手足逆冷,脉沉细,头痛腰重,连进三服。小小伤寒,每服一字,入正元散内同煎,入盐一捻。阴毒伤寒,咳逆煎一服,细细热呷便止。——编者注),两服愈。(陈自明《妇人大全良方·卷八·妇人滞下方论第十》)

有一妇人病痢疾月四十日,服诸药不愈。召仆诊之,六脉沉弱。大凡下痢之脉,宜沉宜弱,但服十全大补汤,姜、枣煎成,加白蜜半匙,再煎数沸,服之愈。(陈自明《妇人大全良方·卷八·妇人滞下方论第十》)

潞公在北门,日盛夏间苦大腹不调。公随行医官李琬,本衢州市户,公不独终始涵容之,又教以医事。公病泄利,琬以言动摇之,又求速效。即以赤石脂、龙骨、干姜等药馈公,公服之,不大便者累日,其势甚苦。余方自共城来见公。未坐定,语及此事,公又不喜服大黄药。余告曰:此燥粪在直肠,药所不及,请以蜜兑导之,公为然。时七月中苦热,余汗为公作蜜兑(蜜兑法:好蜜四五两,银石器内慢火熬,不住手以匙搅,候可丸;见风硬即以蛤粉涂手,掐作人指状,长三寸许,坐厕上纳之,以手掩定,候大便通即放手。未快再作。——编者注),是夕三用药,下结粪四五十枚,大如胡桃,色黑如橡栗。公二三日间,饮食已如故。世有一种虚人,不可服利药,今载其法。(陈自明《妇人大全良方·卷八·妇人风入肠间或秘或利方论第七》)

胁痛医案

邓安人年五十,忽然气痛,投神保丸愈。不一二日再痛,再服神保丸六七十粒,大腑不通,其疾转甚。亦有要用沉香、木香、姜、桂等药,而未敢投。痛甚则筑心、筑背、筑定两胁,似有两柴十字插定心胁,叫声彻天。召仆诊之,六脉沉伏,乍来乍去。众问仆诊脉吉凶何如?答曰:夫九痛之脉不可准也,但以证辨用药。观其人质肥伟,问其大腑数日不通,仆曰实痛也。其腹必胀,但以人按之痛甚,手不可向迩,此大实也。经云:大满大实者,可下之。用气针圆(气针圆:木香、青皮、大黄、槟榔各一两,牵牛字子二两,半生半炒;为末,炼蜜丸如梧子大,温水下三十丸。疏利滞气,空胸膈,止刺痛;主治久积风壅。——编者注)五、六百粒,是夜即愈。(陈自明《妇人大全良方·卷七·妇人两胁胀痛方论第十七》)

癥瘕医案

尝治一妇人,血气作楚,如一小盘样,走注刺痛,要一人伏定方少止,亦用此二药(葱白散:川芎、当归、枳壳、厚朴、肉桂、干姜、芍药、茴香、青皮、苦楝子、木香、熟地黄、麦芽、三棱、莪术、茯苓、神曲、人参各等分,为细末,每服三钱,水一盏,连根葱白二寸,拍破,盐半钱,煎至七分,温服,内大黄、诃子,宜相度病状。如大便不利,入大黄同煎,却不入盐;如大便自利,入诃子煎;主治一切冷气不和,膀胱气攻冲疼痛,治妇人产前、产后腹痛,胎不安或血刺痛,兼能治血脏宿冷,百节倦疼,肌体怯弱,劳伤带癖,久服尽除。乌鸡煎丸:吴茱萸、高良姜、白姜、当归、赤芍药、延胡索、补骨脂、花椒、生地黄、刘寄奴、莪术、陈皮、青皮、川芎各一两,荷叶灰四两,熟艾二两;上为末,醋煮面糊团如梧子大,每服三五十圆;汤使于后:月经不通,红花苏木酒下;白带,牡蛎粉调酒下;子宫久冷,茯苓煎汤下;赤带,建茶清下;血崩,豆淋酒调绵灰下;胎不安,蜜和酒下;肠风,陈米饮调百草霜下;心痛,菖蒲煎酒下;漏胎下血,乌梅温酒下;耳聋,蜡点茶下;胎死不动,斑蝥三十个煎酒下;脚、腰痛,当归酒下;胎衣不下,芸薹共研水下;头风,薄荷点茶下;血风眼,黑豆甘草汤下;生疮,地黄汤下;身体疼痛,黄芪末调酒下;四肢浮肿,麝香汤下;咳嗽喘满,杏仁桑白皮汤下;腹痛,芍药调酒下;产前后下痢白者,干姜汤下;赤者,甘草汤下;赤白杂者,一宜汤下;常服;温酒、醋汤任下,并空心、食前服;主治妇人百病。——编者注)而愈。寻常小小血气,用此二药亦有奇效,故录于后。(陈自明《妇人大全良方·卷七·妇人疝癖诸气方论第七》)

陈宜人病血气作楚,痛不可忍,服诸药无效。召仆诊之,两关脉沉弱,为肝脉沉差紧,此血气渐成疝癖也。只以此二药(葱白散:川芎、当归、枳壳、厚朴、肉桂、干姜、芍药、茴香、青皮、苦楝子、木香、熟地黄、麦芽、三棱、莪术、茯苓、神曲、人参各等分,为细末,每服三钱,水一盏,连根葱白二寸,拍破,盐半钱,煎至七分,温服,内大黄、诃子,宜相度病状。如大便不利,入大黄同煎,却不入盐;如大便自利,入诃子煎;主治一切冷气不和,膀胱气攻冲疼痛,治妇人产前、产后腹痛,胎不安或血刺痛,兼能治血脏宿冷,百节倦疼,肌体怯弱,劳伤带癖,久服尽除。乌鸡煎丸:吴茱萸、高良姜、白姜、当归、赤芍药、延胡索、补骨脂、花椒、生地黄、刘寄奴、莪术、陈皮、青皮、川芎各一两,荷叶灰四两,熟艾二两;上为末,醋煮面糊团如梧子大,每服三五十圆;汤使于后:月经不通,红花苏木酒下;白带,牡蛎粉调酒下;子宫久冷,茯苓煎汤下;赤带,建茶清下;血崩,豆淋洒调绵灰下;胎不安,蜜和酒下;肠风,陈米饮调百草霜下;心痛,菖蒲煎酒下;漏胎下血,乌梅温酒下;耳聋,蜡点茶下;胎死不动,斑蝥三十个煎酒下;脚、腰痛,当归酒下;胎衣不下,芸薹共研水下;头风,薄荷点茶下;血风眼,黑豆甘草汤下;生疮,地黄汤下;身体疼痛,黄芪末调酒下;四肢浮肿,麝香汤下;咳嗽喘满,杏仁桑白皮汤下;腹痛,芍药调酒下;产前后下痢白者,干姜汤下;赤者,甘草汤下;赤白杂者,一宜汤下;常服;温酒、醋汤任下,并空心、食前服;主治妇人百病。——编者

注）安愈。（陈自明《妇人大全良方·卷七·妇人疝瘕诸气方论第七》）

仆尝治一妇人血气刺痛，极不可忍，甚而死一二日方省。医巫并治，数年不愈。仆以葱白散（葱白散：川芎、当归、枳壳、厚朴、肉桂、干姜、芍药、茴香、青皮、苦楝子、木香、熟地黄、麦芽、三棱、莪术、茯苓、神曲、人参各等分，为细末，每服三钱，水一盏，连根葱白二寸，拍破，盐半钱，煎至七分，温服，内大黄、诃子，宜相度病状。如大便不利，入大黄同煎，却不入盐；如大便自利，入诃子煎。主治一切冷气不和，膀胱气攻冲疼痛，治妇人产前、产后腹痛，胎不安或血刺痛，兼能治血脏宿冷，百节倦疼，肌体怯弱，劳伤带癖，久服尽除。——编者注）、乌鸡圆（乌鸡煎丸：吴茱萸、高良姜、白姜、当归、赤芍药、延胡索、补骨脂、花椒、生地黄、刘寄奴、莪术、陈皮、青皮、川芎各一两，荷叶灰四两，熟艾二两；上为末，醋煮面糊团如梧子大，每服三五十圆。汤使于后：月经不通，红花苏木酒下；白带，牡蛎粉调酒下；子宫久冷，茯苓煎汤下；赤带，建茶清下；血崩，豆淋酒调绵灰下；胎不安，蜜和酒下；肠风，陈米饮调百草霜下；心痛，菖蒲煎酒下；漏胎下血，乌梅温酒下；耳聋，蜡点茶下；胎死不动，斑蝥三十个煎酒下；脚、腰痛，当归酒下；胎衣不下，芸薹共研水下；头风，薄荷点茶下；血风眼，黑豆甘草汤下；生疮，地黄汤下；身体疼痛，黄芪末调酒下；四肢浮肿，麝香汤下；咳嗽喘满，杏仁桑白皮汤下；腹痛，芍药调酒下。产前后下痢白者，干姜汤下；赤者，甘草汤下；赤白杂者，一宜汤下。常服。温酒、醋汤任下，并空心、食前服。主治妇人百病。——编者注）遂安。（陈自明《妇人大全良方·卷七·妇人疝瘕诸气方论第七》）

顷年在毗陵，有一贵官妻，患小便不通，脐腹胀不可忍。众医皆作淋治，如八正散之类。数种皆治不通，痛愈甚。余诊之曰：此血瘕也，非暝眩药不可去。余用此药（桃仁煎：桃仁、大黄各一两，虻虫半两，朴硝二两；为末，以醇醋二升半，银石器中慢火煎取一升五合；下大黄、桃仁、虻虫等，不住手搅，欲下手丸；下朴硝，更不住手搅，良久出之，丸如梧桐子大；前一日不吃晚食，五更初用温酒吞下五丸，日午取下如赤豆汁，或如鸡肝、虾蟆衣状；未下再作，如鲜血来即止，续以调血气药补之。主治妇人血瘕血积，闭经。——编者注），更初服至日午，疼痛不可忍，遂卧少顷，下血块如拳者数枚，小便如黑豆汁一二升，痛止得愈。（陈自明《妇人大全良方·卷七·妇人八瘕方论第九》）

余族子妇病，腹中有大块如杯，每发痛不可忍。时子妇已贵，京下善医者悉，常服其药莫愈。陈应之曰：此血瘕也。投黑神圆（黑神圆：神曲、茴香各四两；木香、炒花椒、丁香各半两；槟榔四枚；漆六两，半生，半用汤煮半日令香；除椒、漆，五物皆半生半炒为细末，用前生熟漆和丸如弹子大；茴香末十二两，铺阴地荫干；候外干，并茴香收器中，极干去茴香；肾余育肠、膀胱疝癖及疝坠、五膈、血崩、产后诸血，漏下赤白，并一丸分四服；死胎一丸，皆绵灰酒下；难产炒葵子四十九枚，捣碎，酒煎下一丸；诸疾不过三服，疝气十服，膈气、癥癖五服，血瘕三丸当瘥。——编者注）三圆，杯气尽消，终身不复作。（陈自明《妇人大全良方·卷七·妇人疝瘕方论第八》）

中风医案

缪安人年六十五六，忽然中风，不省人事，无汗有痰。已办后事，众医为不可活也。召仆诊之，六脉浮缓，脾脉溢关，此真风脉也。先投参苏饮（参苏饮：人参、紫苏叶、半夏、茯苓、葛根、前胡各三分，甘草、木香、陈皮、枳壳、苦梗各半两；为末，每服四钱，姜七片，大枣一枚，煎去滓，空心温服；腹痛加芍药。治痰饮停积胸中，中脘闭塞，呕吐痰涎，眩晕嘈烦，忪悸哕逆；及痰气中人，停留关节，手足曳，口眼㖞斜，半身不遂，食已即呕，头疼发热，状如伤寒。——编者注）六服，先宽气下痰，次以木香煮散（木香煮散：羌活、麻黄各一两，防风三分，白术、陈皮、黑附子、木香、槟榔、牛膝、炮川乌、草豆蔻、杏仁、人参、茯苓、川芎、当归、甘草、桂心各半两；为末，每服四钱重，生姜五片，煎去滓热服。大便不通加大黄，心腹胀加葶苈子、滑石，膈上上壅滞，咳嗽气促，加半夏、升麻、天门冬、知母。主治瘫痪，并素有风湿，诸药不效。常服调气、进食、宽中。——编者注）而愈。又享十年之寿。（陈自明

《妇人大全良方·卷三·妇人中风方论第一》）

有人病左臂不随，后已痊平，而手指不便，无力，试诸药不验，服此药（三痹汤：续断、姜汁炒杜仲、防风、肉桂、细辛、人参、茯苓、当归、白芍药、甘草各一两，秦艽、生地黄、川芎、独活各半两，黄芪、川牛膝各一两；切碎为末，每服五钱，水二盏，生姜三片，大枣一枚，煎至一盏，去滓，腹稍空热服，不拘时候。主治血气凝滞，手足拘挛、风痹、气痹等。——编者注）才半即安。（陈自明《妇人大全良方·卷三·妇人风痹手足不随方论第五》）

水肿医案

仆尝以此药（葱白散：川芎、当归、枳壳、厚朴、肉桂、干姜、芍药、茴香、青皮、苦楝子、木香、熟地黄、麦芽、三棱、莪术、茯苓、神曲、人参各等分，为细末，每服三钱，水一盏，连根葱白二寸，拍破，盐半钱，煎至七分，温服，内大黄、诃子，宜相度病状。如大便不利，入大黄同煎，却不入盐；如大便自利，入诃子煎。主治一切冷气不和，膀胱气攻冲疼痛，治妇人产前、产后腹痛，胎不安或血刺痛，兼能治血脏宿冷，百节倦疼，肌体怯弱，劳伤带癖，久服尽除。——编者注）治浮肿，立效。（陈自明《妇人大全良方·卷七·妇人疝癖诸气方论第七》）

淋证医案

鄞县武尉耿梦得，其内人患沙石淋者十三年，每溲痛楚不可忍，溺器中小便下沙石剥剥有声。百方不效，偶得此方（杜牛膝俗呼苦杖根，多取洗净切碎，以一合用水五盏，煎至一盏去滓，用麝香、乳香少许调下；主治妇人诸般淋。——编者注）服之，一夕而愈，目所视也。《本草》云：牛膝治茎中痛。（陈自明《妇人大全良方·卷八·妇人淋沥小便不通方论第一》）

血证/鼻衄/医案

一富室男子,鼻血不止,六脉洪数。究竟,云服丹药太过,遂用黄连、黄芩、大黄为末,水煎服,愈。调服亦可。(陈自明《妇人大全良方·卷七·妇人衄血方论第五》)

曾赵恭人鼻衄不止,诸治不瘥,召余治之。先用苏合香丸四粒,次用五苓散浓煎白茅花汤调服即止,次用芎归汤调理。(陈自明《妇人大全良方·卷七·妇人衄血方论第五》)

血证/吐血医案

陈日华云:先公绍兴初,游福清灵石寺,主僧留饮食。将竟,侍者赴堂,斋罢来侍立,见桌子不稳,急磬折极之,举首即呕血,盖食饱拗破肺也。明年再至寺,因问去年呕血者无恙否? 其主僧答云:得四生丸(四生丸:生荷叶、生艾叶、生柏叶、生地黄,等分烂研,丸如鸡子大,每服一丸,水三盏,煎至一盏,去滓温服,无时候。主治吐血、衄血,阳乘于阴,血热妄行。——编者注)服之遂愈。自得此方,屡救人有效。(陈自明《妇人大全良方·卷七·妇人衄血方论第五》)

仆尝治一人吐血,诊其脉,肝部弦,气口濡,此因怒极而得之。遂用苏合香圆和鸡苏圆(鸡苏散:鸡苏叶一两,阿胶、刺蓟、生地黄各一两,黄芪、羚羊角、茜根、甘草各半两,麦门冬、黄芩、当归、伏龙肝各三分;为粗末,每服四钱,水一盏,姜三片,竹茹半鸡子大,煎至六分,去滓温服,主治治妇人吐血,心烦昏闷。鸡苏散:鸡苏叶、黄芩各一两,当归、赤芍药各半两,伏龙肝、阿胶各二两;为粗末,每服四钱,水一盏,煎至六分,去滓温服;主治妇人虚损气逆,吐血不止。陈自明在介绍本案之前,有两个鸡苏散,不知本案中用哪一个? ——编者注)服即效。(陈自明《妇人大全良方·卷七·妇人衄

血方论第五》)

尝治一男子,因饱低头负重吐血,诸药无效,亦投四生丸(四生丸:生荷叶、生艾叶、生柏叶、生地黄,等份烂研,丸如鸡子大,每服一丸,水三盏,煎至一盏,去滓温服,无时候。主治吐血、衄血,阳乘于阴,血热妄行。——编者注)及青饼子(青饼子:青黛、杏仁各一两,华佗方以牡蛎粉炒杏仁,牡蛎不用;同研成膏,熔黄蜡和作三十饼子,每服一饼子,用干柿半个夹定,以湿纸裹煨令香,同嚼,粥饮下,无时候;主治咯血。——编者注)即安,更不发。仆观初虞世治吐血,不喜用竹茹、生地黄、藕汁。然亦不可狃泥此说。如阳乘于阴,血得热则流散,经水沸溢,宜服凉药以解之。大黄、犀角、生地黄、生艾、藕汁岂能无效?如阴乘于阳,所谓天寒地冻,水凝成冰,宜服温药以暖之。干姜、肉桂岂能无功?学人更宜思之。(陈自明《妇人大全良方·卷七·妇人衄血方论第五》)

血证/尿血医案

陈总领云:余倾在章贡,时年二十六,忽小便后出鲜血数点,不胜惊骇,却全不疼,如是一月。若不饮酒则血少,终不能止。偶有乡兵告以市医张康者常疗此疾,遂呼之来。供一器清汁,云是草药,添少蜜,解以水,两服而愈。既厚酬之,遂询其药名,乃镜面草,一名螺靥草,其色青翠,所在石阶缝中有之。(陈自明《妇人大全良方·卷八·妇人小便出血方论第五》)

血证/便血医案

仆尝治一妇人,便血不止,用煮附圆(煮附丸:香附用醋煮,焙碾为末,醋煮糊为丸,如梧桐子大,每服三十丸,米饮送下,无时候。妇人数堕胎,由气不下降,所以胎气不固,此药尤妙;一方有艾,同煮亦好。主治妇人、室女一切血气、经脉不调,脐腹痛,面色痿黄,心怔乏力,腹胀胁痛,头晕恶心、饮食减少、崩漏带下、大肠便血、积聚癥瘕，并皆治之。——编者注）加五灵脂效。（陈自明《妇人大全良方·卷八·妇人大便下血方论第十二》）

痹症医案

邓安人，夏月亦病历节，痛不可忍，诸药无效。召仆诊之，人迎与心脉虚，此因中暑而得之，合先服酒蒸黄连丸，众医莫不笑，用此药服一帖即愈。自后与人良验。（陈自明《妇人大全良方·卷四·妇人血风白虎历节走疰方论第二》）

有一妇人，先自两足踝骨痛不可忍，次日流上于膝，一二日流于髀骨，甚流至于肩，肩流于肘，肘流于后溪。或如锤锻，或如虫啮，痛不可忍，昼静夜剧，服诸药无效。召仆诊之，六脉紧。余曰：此真历节证也，非解散之药不能愈。但用小续命汤（加减小续命汤：麻黄、防己、人参、黄芩、肉桂、甘草、白芍药、川芎、杏仁各一两，炮附子半两，防风一两半；切碎，每服五钱。水一盏半，生姜七片，大枣两个，煎至七分，去滓，不以时候服。主治卒暴中风，不省人事，渐觉半身不遂，口眼㖞斜，手足战掉，语言謇涩，肢体麻痹，神情昏乱，头目眩重，痰涎并多，筋脉拘挛，不能屈伸，骨节烦疼，不得转侧。若治脚气缓弱，久服得瘥。久病风人，每遇天色阴晦，节候更改，宜预服之，以防暗哑。——编者注），一剂而愈。（陈自明《妇人大全良方·卷四·妇人血风白虎历节走疰方论第二》）

项筋强痛医案

有人患此病（指项筋强痛。——编者注），自午后发，黄昏时定。余曰：此患必先从足起。经言十二经络各有筋，惟足下少阴之筋自足至项。大抵筋者，肝之合也。日中至黄昏，天之阳，阳中之阴也。又曰：阳中之阴，肺也。自离至兑，阴旺阳弱之时。故《灵宝秘法》云：离至乾，肾气绝而肝气弱。肝肾二脏受阴气,故发于是时。余受此方(木瓜煎:木瓜二个,取盖去穰;没药二两,研;乳香一分,研;后二味内木瓜中,盖上盖子合,竹签定之,饭上蒸三四次,烂,研成膏子,每服三匙;生地黄汁半盏,无灰上醽二盏和之,用八分盏热暖化膏子服。——编者注),三服而愈。(陈自明《妇人大全良方·卷四·妇人项筋强痛方论第六》)

脚弱医案

有人脚弱,服此(加减小续命汤:麻黄、防己、人参、黄芩、肉桂、甘草、白芍药、川芎、杏仁各一两,炮附子半两,防风一两半;切碎,每服五钱。水一盏半,生姜七片,大枣两个,煎至七分,去滓,不以时候服。主治卒暴中风,不省人事,渐觉半身不遂,口眼㖞斜,手足战掉,语言謇涩,肢体麻痹,神情昏乱,头目眩重,痰涎并多,筋脉拘挛,不能屈伸,骨节烦疼,不得转侧。若治脚气缓弱,久服得瘥。久病风人,每遇天色阴晦,节候更改,宜预服之,以防暗哑。——编者注)六七剂得瘥。(陈自明《妇人大全良方·卷三·妇人中风方论第一》

第二节　妇科医案

月经先期医案

癸丑春,有一妇人,年四十四五,其证说话气短,足弱,行得数步则口若含霜。七十日内三次经行,遇行则口冷,头目眩晕,足冷则透心冷痛。每行则口中冷,气不相续,有时鼻中热,面赤翕然而热,身体不仁,不能行步,手足不随,不能俯仰,冷痹骨痛,有时悲伤。梦与前夫相随,则上气奄然而极,心惊,志意不定,恍惚多忘,却能食,如此仅一年许。医者投热药则面翕然而热,气满胸中,咽中窒塞,闷厥;投冷药则泻。又一医者以十全汤服之,则发烦躁,心惊而跳。一医者以双和汤服之,觉得面上与腹中甚如火焊,心愈惊,欲吐不吐,大便秘,里急后重。求仆诊之,六脉弦缓,喜见于春,此是可治之疾。未供药间,忽然吐泻,泻后觉肛门如火,虽泻六次,却不多。仆一时识证未尽,且与俞山人降气汤八服。次日诊之,脉差有力,云服药之后,觉鼻中热,心烦闷绝,齿噤。与参苏饮八服,黄连圆二两许。越三日,云服药之后,其疾如故。与茯苓补心汤服之,皆无效。仆以脉证详之,只有排风汤甚对此证。或曰:何以见得是此证? 一、能食饮,此风饥也;二、七十日三次经行,此是荣经有风,血得风散也;三、头目眩晕,此肝风也;四、面赤翕然而热,悲伤,此心风也;五、身体不仁,不能行步,梦与前夫相随,此脾风也;六、手足不随,腰痛难以俯仰,冷痹骨疼,此肾风也。诸有此疾,令人心惊,志意不定,恍惚多忘,真排风汤证也。或曰风脉当浮,今脉弦缓微弱,恐非风也。答曰:风无一定之脉,大抵此证虚极生风。然排风汤所用之药有十全大补汤料,亦有平补之意,却不僭燥,共十服(排风汤:白鲜皮、白术、白芍药、桂心、川芎、当归、防风、杏仁、甘草各二两,茯苓、麻黄、独活各三两;为末,每服三钱,生姜四片,煎去滓温服,无时候。主治男子、妇人风虚湿冷,邪气入脏,狂言妄语,精神错乱,及风入五脏等证。——编者注)。越三日,云服之有效,脉亦差胜,只是心中如烟生,似有微热,大便尚秘。此真是风证,再与排风汤十服,兼牛黄清心圆(牛黄清心丸:白芍药、麦门冬、黄芩、当归、防风、白术各一两半,柴胡、桔梗、川芎、茯苓、杏仁各一两二钱半,神曲、蒲黄、人参各二两半,羚羊角末、麝香研、龙脑研各一两,肉桂、大豆黄卷、炒阿胶各一两七钱半,白敛、炮干姜各七钱半,牛黄研一两二钱,雄黄研八钱,山药七两,甘草五两,金箔一千二百箔,大枣一百枚,蒸熟去皮、核研成膏。上除枣、杏仁、金箔、二角末及牛黄、麝香、雄黄、龙脑四味外,为细末,入余药和匀,用炼蜜与枣膏为丸,每两作一十丸,用金箔为衣。每服一丸,温水化下，食后服之。小儿惊痫，即酌度多少，以竹叶汤温温化下。主治诸风缓纵不随，语言謇涩，心怔健忘，恍惚去来，头目眩冒，胸中烦郁，痰涎壅塞，精神昏愦，又治心气不足，神志不定，惊恐怕怖，悲忧惨戚，虚烦少睡，喜怒无时，或发狂颠，神情昏乱。——编者注）、皂角圆（皂角丸：皂角捶碎，以水十八两六钱揉汁，用蜜一斤，同熬成膏；干薄荷叶、槐角各五两；青橘皮、知母、贝母、半夏、威灵仙、白矾、甘菊各十两；牵牛子二两；以上为末，以皂角膏搜和为丸，如梧桐子大，每服二十丸，食后，生姜汤下。主治风气攻注，头面肿痒，遍身拘急，痰涎壅滞，胸膈烦闷，头痛目眩，鼻塞口干，皮肤瘙痒，腰脚重痛，大便风秘，小便赤涩，及咳嗽喘满，痰唾稠浊，语涩涎多，手足麻痹，暗风痫病，偏正头痛，夹脑风：妇人血风攻注，遍身疼痛，心怔烦躁，瘾疹瘙痒，并宜服之。——编者注）助之。越三日，云服前药一二日，大烦躁。于热诸证悉除。只是足弱不能支持，脉亦弱，予秘传降气汤十服。又越三日云诸证悉退，只是梦里虚惊，大便滑泄，如食伤相似，奏厕频数，脉尚弱。与五积散数服，加人参、盐煎，兼感应丸即愈。自后云，皆无恙矣，但上重而头眩，不能久立久坐，服与排风汤，则脱然安矣。以此方之药依右法，不可杜撰、臆度处方。（陈自明《妇人大全良方·卷三·妇人中风方论第一》）

崩漏医案

仆尝疗一妇人崩漏暴下，请医投姜、桂、附子等药，服之愈甚。召余诊之，六脉紧数，遂用此药[如圣散：棕榈、乌梅各一两，干姜一两五分（并烧过存性）；上为细末，每服二钱，乌梅酒调下，空心、食前服；久患者不过三服即愈。主治妇人血山崩。陈自明还强调说凡血崩之疾。亦有阴阳冷热之不同，不可一概用药。——编者注]兼《局方》龙脑鸡苏圆（龙脑鸡苏圆：柴胡二两，同木通以沸汤大半升级浸泡一二宿，绞汁后入膏；木通同柴胡浸、阿胶炒微燥、蒲黄微炒、人参各二两，麦门冬四两，黄芪一两，鸡苏即薄荷一斤，炙甘草一两半，生地黄末六两，后入膏；除别研药后入外，并捣，罗为细未,将好蜜二斤,先炼一二沸,然后阿生下地黄末,不住手搅,时时入绞下前木通、柴胡汁,慢慢熬成膏,勿令焦,然后将其余药末同和为丸,如豌豆大。每服二十丸,嚼破热水下,不嚼亦得。功效除烦解劳,消谷下气,散胸中郁热,主治肺热咳嗽,治鼻衄吐血,血崩下血,血淋、热淋、劳淋、气淋,止消渴,除惊悸,凉上膈,解酒毒。又治胃热口臭,肺热喉腥,脾疸口甜,胆疸口苦。常服聪耳明目,开心益智。若虚劳烦热,消渴惊悸,煎人参汤下。咳嗽唾血,鼻衄吐血,将麦门冬汤浸去心煎汤下,并食后、临卧服之。惟血崩下血,诸淋疾,皆空心食前服。治淋用车前子汤下。——编者注),数服即安。(陈自明《妇人大全良方·卷一·崩暴下血不止方论第十五》)

　　一亲戚,妇人年四十五,经年病崩漏不止,面黄肌瘦,发黄枯槁,语言声嘶,服诸药无效。召仆诊之,六脉微濡。问之服何药?云:凡是当归、川芎、涩血诸品、丹药服之皆不作效。仆遂合《博济方》伏龙肝散(伏龙肝散:棕榈炭、伏龙肝、屋梁上尘土等份,碾和令停,入龙脑、麝香各少许。每服二钱,温酒调下,淡醋汤亦可。患十年者,半月可安。主治妇人赤白带下,久患不瘥,肌肤黄瘁,多困乏力。——编者注),兼白矾圆(白矾丸:枯北矾四两、附子二两、黄狗头骨灰四两,上为末,粟米粥为丸,如梧桐子大;每服三十丸,空心醋汤吞下,或饭饮亦可,日三服;忌生冷毒物。主治妇人血脏久冷,赤白带下,补虚进食,暖血海。——编者注),服之愈。(陈自明《妇人大全良方·卷一·崩中漏下生死脉方论第十七》)

　　余亲戚黄守正卿为和剂局日,内子凌妇人忽苦此疾,危殆,百药不效。偶得此方(琥珀散:赤芍药、香附子、荷叶、头发、当归、棕榈炭、乌纱帽,等分,除棕榈炭外,其余并切粗片,新瓦上成黑炭,存性三分,为细末,每服三五钱,空心童子小便调下;如人行十里,再进一服,不过七八服即止;如产后血去多加醋、京墨、麝香少许。治崩暴下血。——编者注),旋即安愈。(陈自明《妇人大全良方·卷一·调经门·崩暴下血不止方论第十五》)

闭经医案

余尝治一女人，年十九岁，月经不行，遂妄行而呕血，诸药无效。察其形容，人肥，脉不大不小。仆投以四生丸（四生丸：生荷叶、生艾叶、生柏叶、生地黄，等分烂研，丸如鸡子大，每服一丸，水三盏，煎至一盏，去滓温服，无时候。主治吐血、衄血，阳乘于阴，血热妄行。——编者注）即安。（陈自明《妇人大全良方·卷七·妇人衄血方论第五》）

痛经医案

罗安人每遇经脉行时，则脐与小腹下痛不可忍，服药无效，仆以桂枝桃仁汤愈。自后再发，一投而瘥。桂枝桃仁汤（桂枝桃仁汤：桂枝、芍药、生地黄各二两，桃仁五十个，甘草一两；为粗末，每服五钱，水二盏，姜三片，大枣一个，煎至一盏，去滓温服；若经候顿然不行，脐腹痛，上攻心胁欲死；或因不行，结积渐渐成块，脐下如覆杯，久成肉瘕，不可复治；由惊恐、忧思，意所不决，气郁抑而不舒，则乘于血，血随气行，滞则血结。以气主先之，血主后之，宜服桂枝桃仁汤。不瘥，宜地黄通经丸。已成块者，宜万病丸。——编者注）（陈自明《妇人大全良方·卷七·妇人痃癖诸气方论第七》）

不孕症医案

臣妻年二十七，无子，服此药（秦桂丸：秦艽、肉桂、杜仲、防风、厚朴各三分，生附子、茯苓各一两半，白薇、干姜、沙参、牛膝、半夏各半两，人参一两，细辛二两一分；生碾为细末，炼蜜为丸如赤豆大，每服三十丸，空心食前，醋汤、米饮任下；未效更加丸数，已觉有孕便不可服。主治妇人无子。——编者注）十二日便有孕。残药与石门县令妻，年三十四，断产已十六年,服此药便有孕。又残药与太子中守文季妻,年四十无子,服此遂有孕。(陈自明《妇人大全良方·卷九·求嗣门·〈千金翼〉求子方论第四》)

胎死腹中医案

仆为儿时,曾有一亲戚胎死腹中,不下数日,百计已穷。记忆我先人用朴硝半两研细,以童子小便调下,胎即落矣。(陈自明《妇人大全良方·卷十七·产难门·产难子死腹中论第五》)

子悬医案

丁未六月间,罗新恩孺人黄氏有孕七个月,远出而归。忽然胎上冲心而痛,卧坐不安。两医治之无效,遂说胎已死矣。便将蓖麻子去皮研烂,加麝香调贴脐中以下之,命在垂危。召仆诊视,两尺脉沉绝,他脉平和。仆问二医者曰:契兄作何证治之? 答曰:死胎也。何以知之? 答曰:两尺脉绝,以此知之。仆问之曰:此说出在何经? 二医无答。遂问仆曰:门下作何证治之? 仆答曰:此子悬也。若是胎死,却有辨处。夫面赤舌青者,子死母活;面青舌青吐沫者,母死子活;唇口俱青者,母子俱死,是其验也。今面色不赤,舌色不青,其子未死;其证不安,冲心而痛,是胎上逼心,谓之子悬。宜紫苏饮子(紫苏饮:大腹皮、人参、川芎、陈皮、白芍药各半两,当归三钱,紫苏一两,炙甘草一钱;为细末,分作三服,每服用水一盏半,生姜四片,葱白七寸,煎至七分,去渣空心服。主治妊娠胎气不和,怀胎近上,胀满疼痛,谓之子悬。兼治临产惊恐,气结连日不产。——编者注)治,药十服,而胎近下矣。(陈自明《妇人大全良方·卷十二·妊娠门·妊娠胎上逼心方论第八》)

妊娠疟病医案

仆尝治一妊妇,六七个月而沾疟疾,先寒后热,六脉浮紧,众医用柴胡、桂枝无效。仆言此疾非常山不愈,众医不肯。因循数日,病甚无计,黾勉听仆治之。遂用七宝散(七宝散:常山、厚朴、青皮、陈皮、甘草、槟榔、草果,等份,切碎,每服半两;于未发,隔夜用水一碗,酒一盏,煎至一大盏,滤出露一宿,却将滓再用酒、水更根据前煎一次,去滓;别以碗盛贮,亦露一宿;来日当发之,早烫温,面东先服头药,少歇再服药滓,大有神效。主治男子、妇人一切疟疾;或先寒后热,或先热后寒;或寒多热少,或热多寒少;或一日一发,或一日二三发;或连日、或间日发,或三四日一发;不问鬼疟、食疟、不伏水土、山岚瘴气似疟者,并皆治之。——编者注)一服愈。黄帝问曰:妇人重身,毒之奈何? 岐伯曰:有故无殒。帝曰:愿闻其故,何谓也? 岐伯曰:大积大聚,其可犯也,衰其大半而止。岂不以审药之性味,明治疗之方,处于中庸,与疾适好于半而止之,勿过而余,则何疑于攻治哉!(陈自明《妇人大全良方·卷十四·妊娠疟疾方论第九》)

难产医案

缪宅厥息孺人杜氏,生产数日不下,坐婆、魂童救疗皆无效,召仆诊之。仆曰:产前脉不可考,但当察色而知之。遂揭帐明烛以察之,其面色赤,舌色青,见此色者,知胎已死,母却无忧矣。或问曰:何以知之? 余答曰:面赤舌青者,子死母活明矣。供自合至宝丹(至宝丹:水牛角代、朱砂末、雄黄末、玳瑁、琥珀末各一两、麝香末、冰片末各一分,金箔半入药半为衣、银箔各五十片,牛黄末半两,安息香一两慢火熬膏;将水牛角、玳瑁为细末,入余药研匀,将安息香膏重汤煮凝成后,入诸药中和搜成剂,盛不津器中,并旋丸如桐子大,用人参汤化下三至五丸;又疗小儿诸痫,急惊心热,卒中客忤,不得眠睡,烦躁风涎搐搦,每二岁儿服二丸,人参汤化下。主治卒中急风不语,中恶气绝,中诸物毒暗风,中热疫毒,阴阳二毒,山岚瘴气毒,蛊毒水毒,产后血晕,口鼻血出,恶血攻心,烦躁气喘,吐逆,难产闷乱,死胎不下。已上诸疾,并用童子小便一合,生姜自然汁三五滴,入于小便内温过,化下三丸至五丸,神效。又疗心肺书积热,伏热呕吐,邪气攻心,大肠风秘,神魂恍惚,头目昏眩,睡眠不安,唇口干燥,伤寒狂语,并皆疗之。——编者注)二粒服之,胎即落矣。以此见古人处方神速。(陈自明《妇人大全良方·卷十七·产难门·产难子死腹中论第五》)

产后胞衣不下医案

有一亲戚妇人,产后胞衣不下,血胀迷闷,不记人事。告之曰死矣！仆曰:某收得赵大观文局中真花蕊石散(花蕊石散:花蕊石一斤、硫黄四两,拌匀,先用纸和胶泥固瓦罐子一个,内可容药。候泥干入药在内,密泥封口,焙笼内焙令透热,便安在四方砖上,用炭一秤,笼叠周匝,自巳、午时从下生火,令渐渐上彻,有坠下火,放夹火上,直至经宿、火冷炭消尽;又放经宿,罐冷定,取出细研,以绢罗至细,瓷合内盛,根据法用之。主治产后气欲绝,缘败血不尽,血迷、血晕,恶血奔心,胎死腹中,胎衣不下至死者。但心头暖,急以童子小便调一钱,取下恶物如猪肝,终身无血风、血气疾。膈上有血,化为黄水即吐出,或小便中出也。若先下胎衣,则泛泛之药不能达;若先治血闷,则寻常之药无此功,无如此药有两全之效也。——编者注)在笥中,谩以一帖赠之,以童便调,灌药下即苏,衣与恶物旋即随下,乘兴无恙。(陈自明《妇人大全良方·卷十八·产后门·胞衣不出方论第四》)

产后头痛医案

茂恂,熙宁初从事濮上幕府,郡之蓐医胡者为余言,数政之前,有朱汴水部施黑龙丹,凡产后诸病危甚垂死者无不愈,郡中及村落人赖以全活者甚众。汴受代归,妇人数千号泣遮道送行,尚有一二粒未之施也。先人自三峰谪官淮阳,家嫂马氏蓐中大病,医者康从变投丹立愈,访之乃得于汴也。且言每鬻一粒,辄受千钱,必其获厚利,不欲求之。后起守汝海,从变饯别一驿,临行出此方为献,每以救人,无不验者。卢道原侍郎再帅泾原,时姨母妊娠,至临潼就蓐。后数日,有盗夜入其室,惊怖成疾,众医不能治。乃以 弟尝遗此药,服之遂安。家人金华君在秦生文度,数日苦头痛,未止又心痛。痛发两股,上下走注,疾热甚恶。昏躁烦愦,目视灯如金色,勺饮不下,服药甚众无效。弟曰:黑龙丹可服。初以(黑龙丹:百草霜五两,硫黄、乳香各一钱,花蕊石、琥珀一钱,共研细末;当归、五灵脂、川芎、高良姜、熟地黄各一两,细锉,以沙合盛,赤石脂,泯缝纸筋,盐泥固济;炭火十斤,煅令通赤,去火候冷,取开看成黑糟色,取出细研,与前五味再研,如法修制和匀,以米醋煮面糊丸如弹子大,每服一丸;炭火烧令通赤,投于生姜自然汁,与童子小便入酒,漉出晒干研细,只用此酒调下。主治产后一切血疾,产难,胎衣不下,危急恶疾垂死者。但灌药得下,无不全活,神验不可言。——编者注)半粒投之即能饮粥,而他药入辄吐出不受。觉痛稍缓又投半粒,又得安眠。自中夜服药至五鼓,下恶物数升,头痛顿减;又至食时复下数升,涣然醒愈。盖败血所致,其效如此。建中靖国元年五月二十日,郭茂恂记。(陈自明《妇人大全良方·卷十八·产后门·产后通用方论第三》)

仲氏嫂金华君,在秦产七日而不食,始言头痛。头痛而心痛作,既而目睛痛如割,如是者更作更止,相去才瞬息间。每头痛甚欲取大石压,食久渐定。心痛作则以十指抓壁,血流掌;痛定,目复痛,又以两手自剜取之,如是者十日不已。国医二三辈,郡官中有善医者亦数人,相顾无以为计。且言其药犯芎,可以愈头痛;犯姜黄,可以治心痛。率皆悠悠不根之言,竟不知病本所起。张益困顿,医益术殚。余度疾势危矣,非神丹不可愈。方治药而张召余。夫妇付以诸子,与仲氏别惨,恒不复言。余瞋目戒张曰:弟安心养疾。亟出召伯氏曰:事急矣,进此丹(黑龙丹:百草霜五两,硫黄、乳香各一钱,花蕊石、琥珀一钱,共研细末;当归、五灵脂、川芎、高良姜、熟地黄各一两,细锉,以沙合盛,赤石脂,泯缝纸筋,盐泥固济;炭火十斤,煅令通赤,去火候冷,取开看成黑糟色,取出细研,与前五味再研,如法修制和匀,以米醋煮面糊丸如弹子大,每服一丸;炭火烧令通赤,投于生姜自然汁,与童子小便入酒,漉出晒干研细,只用此酒调下。主治产后一切血疾,产难,胎衣不下,危急恶疾垂死者。但灌药得下,无不全活,神验不可言。——编者注)可乎? 仲氏尚迟迟以两旬不食,恐不胜任。黄昏进半粒,疾少间;中夜再服药下,瞑目寝如平昔;平旦一行三升许,如蝗虫子,三疾减半;巳刻又行如前,则顿愈矣。遣荆钗辈视之,奄殆无气。午后体方凉、气方属,乃微言索饮,自此遂平复。大抵产者,以去败恶为先,血滞不快乃至是尔。后生夫妇不习此理,老媪、庸医不能中医,所以疾苦之人,十死八九。大数虽定,岂得无夭? 不遇良医,终抱遗恨! 今以施人,俾终天年,非祈于报者,所冀救疾苦、养性命尔。崇宁元年五月五日,郭忳序。(陈自明《妇人大全良方·卷十八·产后门·产后通用方论第三》)

第三节 儿科医案

泄泻医案

甲子夏秋间,仆处赵经略厅有侄孙,年九岁,病疾甚重,召小方脉未至,遂令仆诊之。六脉平细,以证观之,云是血痢。其实非也,只是血水而已。仆云:记得调中汤治状,云治夏月初秋,忽有暴寒折于盛热,结于四肢,则壮热头痛。寒伤于胃则下痢,或血、或水、或赤,壮热冥闷,脉数,宜服此(调中汤：葛根、黄芩、芍药、桔梗、藁本、赤茯苓、白术、炙甘草等份，切碎，每服三钱，水一盏，煎至七分，去滓温服，移时再服。——编者注）。遂合之，去大黄，服之而愈。（陈自明《妇人大全良方·卷八·妇人滞下方论第十》）

疮疡医案

一童子腋下患痈，久不敛，脓清脉大，怠倦懒食，自汗口干。用内补黄汤及豆豉饼，两月而愈。凡疮溃而脓清，或疮口不合，或聚肿不溃，肌寒肉冷，自汗色脱者，皆气血虚极也，非大温补不可。[陈自明《外科精要（薛注本）·卷中·察疽发有内外之别第二十四》]

第四节　外科医案

疮疡医案

一妇人患头项俱肿，痛不可当，发热作渴，喜冷。内服清热，外敷寒凉，色黯不焮，胸中气噎，此阳气虚寒。彼泥素有痰火，不受温补。余用参、芪各五钱，姜、桂各二钱，一剂肿顿起而溃，又用大补药而愈。薛己阐发说，凡疮疽肿高痛甚，烦渴饮冷，此病气元气俱有余，宜用清热消毒散、仙方活命饮为主。若肿高痛甚，口干饮热，此病气有余，元气不足，宜用托里消毒散、参芪四补散为主。若漫肿微痛，食少体倦，此病气元气俱不足，宜用六君、补中二汤壮其脾胃，则未成者消，已成者溃，已溃者敛矣。[陈自明《外科精要（薛注本）·卷上·脑疽灸法第十》]

一武职患脑疽，内溃热渴，头面肿胀如斗，胸背色焮如涂丹，烦热便秘，此表里俱实,若非苦寒之剂,内疏外泄不救。遂针周项出脓,及用清凉饮一剂,内大黄用五钱,再用消毒散而愈。[陈自明《外科精要(薛注本)·卷上·疗发背痈疽灸法用药第一》]

上林陈静涵,面患疔,脉洪数有力,属邪气蕴结。余用清热消毒散二剂未应。或用黄芪、肉桂等药二剂,反益其势,致耳目唇口俱肿闭,头面如斗,由邪气外实也。前脉按之无力,由元气内虚也。连进托里消毒之药,及数砭患处,出黑血碗许,已而脓与腐肉并溃而出。复用托里之药,疮势渐愈。七日后,复因调护失宜,以致烦渴不食,两尺脉如丝欲绝,急用八味丸(指金匮肾气丸。——编者注)料煎服,其脉顿复,手足自温。使非砭以泄其外,托里散以补其内,八味丸以回其阳,则治之失宜,必致不救。慎之慎之![陈自明《外科精要(薛注本)·卷上·疗发背痈疽灸法用药第一》]

辛丑孟夏,余至四明,有屠寿卿氏,当门齿忽如所击,痛不可忍,脉洪大而弦。余曰:弦洪相搏,将发疮毒也。先用清胃散,加白芷、银花、连翘一剂,痛即止。至晚,鼻上发一疮,面肿黯痛,用前药加犀角一剂,肿至两额,口出秽气,脉益洪大,恶寒内热,此毒炽血瘀,药力不能敌也。乃数砭患处出紫血,服犀角解毒之剂,翌日肿痛尤甚,乃砭患处与唇上,并刺口内赤脉,各出毒血,再服前药至数剂而愈。[陈自明《外科精要(薛注本)·卷中·辨痈疽阴阳浅深缓急治法第二十五》]

二守韩宗器,不慎起居,舌胀如菌,痰涌便秘,服芩连、二陈之类,脉浮而数,欲针出血。余谓此足三阴亏损之症,且有形而不痛者,阴之类也,法当峻补其阴,毋损其血,况虚浮之脉乎?遂朝补脾肺,夕滋肾肝而愈。后因大劳,面目俱赤,遍身搔痒,时已仲冬。余曰:大热而甚,寒之不寒,是无水也。乃用制火壮水之剂而愈。[陈自明《外科精要(薛注本)·卷下·论痈疽喉舌生疮如菌第四十二》]

摇城金允文,舌胀吐痰,反服降火化痰,针刺出血,便秘痰甚。余诊之,左尺关洪数,右寸关弦数,用滋肾水生肝血益脾胃之剂,诸症少愈。因近火,顿面赤身痒,六脉弦数。余谓此水竭火升之象,难免于春二月矣,于次

年清明日果卒。［陈自明《外科精要（薛注本）·卷下·论痈疽喉舌生疮如菌第四十二》］

大尹陈国信，素阴虚，背患疽。用参、芪大补而不敛，内热发热，舌燥唇裂，小便频数，口干饮汤，呕吐泻利，耳闭目盲，仰首眩晕，脉浮大而数。余曰：疮口不敛，脾土败也；舌燥唇裂，肾水枯也；小便频数，肺气衰也。内热发热，虚火上炎也；口干饮汤，真寒之象也；呕吐泻利，真火衰败也；耳闭目盲，肝木枯败也；仰首眩晕，肾气绝也。辞不治，后果殁。［陈自明《外科精要（薛注本）·卷中·形症逆顺务在先明第二十八》］

黄汝耘，患发背，用生肌药益溃，大便泄泻，其脉微缓。余谓脾胃虚，先用二神丸以止其泻，次用大补药以固其本，更用猪蹄汤洗患处，用黄芪末以涂其外。喜其初起曾用艾灸，毒不内攻，两月而愈。［陈自明《外科精要（薛注本）·卷中·论疮口冷涩难合第三十二》］

甲戌年，疡医常器之，诊太学史氏之母云：内有蓄热，防其作疽。至辛巳六月，果背胛微痒，疮粒如黍，灼艾即消，隔宿复作。用膏药覆之，晕开六寸许，痛不可胜，归咎于艾。适遇一僧，自云病疮甚危，尝灸八百余壮方苏。遂用大艾壮如银杏者，灸疮头及四傍各数壮，痛止，至三十余壮，赤晕悉退。又以艾作团，如梅杏大者四十壮，乃食粥安寝，疮突四寸，小窍百许，患肉俱坏而愈。［陈自明《外科精要（薛注本）·卷上·灸法要论第八》］

江阴举人陈鸣岐，寓京患背疽，用大补之剂而愈。翌日欲回，先期设席作谢，对谈如常。是晚得家信，大拂其意，恼怒发热作渴，食梨子少许，至夜连泻数次，早促余视，脉已脱矣，竟至不起。夫梨者，利也，利下行之物，凡脾胃虚寒，产妇金疮者，皆当忌之。［陈自明《外科精要（薛注本）·卷中·体察爱护论第三十五》］

节推王器之，背患疽，疮头如黍，焮痛背重，脉沉而实，此毒在内。服黄连内疏汤二剂少退，更与仙方活命饮而愈。［陈自明《外科精要（薛注本）·卷上·疗发背痈疽灸法用药第一》］

进士申天益，臂患痈，寒热头痛，形气虚弱，此手足阳明经风邪之症。

用桔梗升麻汤二剂,外邪顿散。用托里消毒散二剂,肿痛顿退。乃用补中益气汤调理,形气渐复而愈。[陈自明《外科精要(薛注本)·卷中·察疽发有内外之别第二十四》]

金宪申天益兄,背患疽,脉沉而实,肿硬木闷,大便秘结,此毒蓄于内。用大黄、白芷,名万全散,一服去瘀血,疮顿消。[陈自明《外科精要(薛注本)·卷中·论医者更易良方第三十八》]

秋官高竹真,患背疽,色黯坚硬,重如负石,神思昏愦可畏。其亲廷评郑沙村请同往治。郑云:竹真先任湖广某县时,以某河涉险不便,竹真为整治有功。其民为立生祠,凡渡河者,无不祷祭。竹真患此,悉疑立祠致祟。余曰:不然,病因元气虚寒,积毒炽盛所致。遂以杵蒜摊患处,用钱大艾炷灸二十余壮,尚不知。乃摊蒜补艾灸,亦不知。乃着肉灸,良久方知。再灸方痛,内服参附大补之剂而起。[陈自明《外科精要(薛注本)·卷上·灸法要论第八》]

儒者顾大有,年几六旬,仲冬背疽初起入房,患处黑死五寸许,黯晕尺余,漫肿坚硬,背如负石,发热作渴,小便频数,两耳重听,扬手露体,神思昏愦,脉沉而细,右手为甚,便秘二十七日,计进饮食百余碗,腹内如常。众欲通之,余曰:所喜者此耳,急用大剂六君加姜、附、肉桂,三剂疮始焮痛。自后空心用前药,午后以六味丸加参、芪、归、术五剂,复用活命饮二剂,针出黑血甚多,瘀脓少许,背即轻软。仍用前药,便亦通利。余他往四日,神思复昏,疮仍黑陷,脓水淋漓,饮食不进,急以归、术各一两,炮附子五钱,姜、桂各三钱服之,即索饮食,并鸭子二枚,自后日进前药二剂,肉腐脓溃而愈。[陈自明《外科精要(薛注本)·卷中·用药温凉须防秘泄论第三十三》]

儒者周在鲁,怀抱久郁,背脊患疽,肝脉弦洪,脾脉浮大,按之微细。以补中益气加桔梗、贝母,少用银花、白芷,二剂,肝脉顿退,脾脉顿复。乃以活命饮二剂,脓溃肿消,肝脉仍弦。此毒虽去,而胃气复伤。仍用前汤加半夏、茯苓而愈。用银花、白芷,非为治疮,乃解患者之疑耳。[陈自明《外科精要(薛注本)·卷上·疗发背痈疽灸法用药第一》]

水部曹文兆,背胛患之半月余,疮头如粟且多,内痛如刺,其脉歇止。此元气虚而疽蓄于内,非灸不可。遂灼二三十余壮,余以六君加藿香、归数剂,疮势渐起,内痛顿去,胃脉渐至。但疮色紫,瘀肉不溃,此阳气虚也。燃桑枝灸患处,以解散其毒,补接阳气,仍以前药,加参、芪、归、桂,色赤脓稠,瘀肉渐腐,两月而愈。夫邪气沉伏,真气怯弱,不能起发,须灸而兼大补。若投以常药,待其自溃,鲜有不误者。[陈自明《外科精要(薛注本)·卷中·疮出未辨用津润墨围论第三十》]

太守朱阳山之内,年五十二,四月四日,背当心生疽如栗,三日渐大,根盘五寸许,不肿痛,不寒热,脉微而沉。余曰:实则痛,虚则痒,不发不治,溃而不敛亦不治。乃与大补阳气之剂,色白而黯,疮势如故,神疲食减,小便淋涩。乃与大补气血,加姜、桂二剂,疮亦不起。十五日涉怒呕泻并作,复与大补药一剂,疮仍不起,留前药二剂,昏愦不服。或劝之,省悟,根据方连进七剂,十六日疮起而溃,色红而淡。十九日与大补二十余剂,后因劳自汗,口干舌强,太阳发际、脑顶俱胀,此血气俱虚,肝胆火上炎,用补中益气加山栀、芍药,顿愈。但内热少睡,手足发热,不时霍热,用逍遥散加山栀,热退,复用归脾汤,疮亦愈。计疮发及敛凡四十二日,未尝一用攻疮之药。[陈自明《外科精要(薛注本)·卷中·体察爱护论第三十五》]

通府张廷仪,背患疽,作呕焮痛,大便秘结,口干作渴,此内蕴热毒。用竹叶石膏汤二剂,诸症顿退;用托里消毒散,四畔肿消;用仙方活命饮,疮亦寻愈。[陈自明《外科精要(薛注本)·卷上·痈疽既灸服药护脏腑论第十一》]

宪副陈鲁山,居官勤苦,劳伤元气,背患疽,漫肿,中央色黯,四畔微赤微痛,脉浮大,按之微细,左寸短而右寸若无。十余日,肿未全起。此病气元气虚寒,朝用参、芪、姜、桂、归、术、陈皮、半夏、炙草,温补其阳,夕用加减八味丸(加减八味丸方:地黄二两,炒山药、山茱萸各一两,肉桂半两,泽泻、牡丹皮、茯苓各八两,五味子一两半;上为细末,炼蜜丸如梧桐子大,每日五更初,未言语前,用温酒或盐汤吞下三四十丸。——编者注)滋其肝肾,各四剂而腐溃。但脓水清稀,盗汗自汗,内热晡热,脉浮而数,改用八珍汤。复发热,而夜阳举,此肾虚而火动,仍用加减八味丸料煎服而安。又因怒动肝火,疮出鲜血二盏许,左关弦数,右关弦弱。此肝木侮脾,以致肝不能藏血,脾不能统血,用十全大补兼前药各二剂而血止。再用前药,调理而痊。[陈自明《外科精要(薛注本)·卷上·疗发背痈疽灸法用药第一》]

许鸿胪,发背十余日,肿硬木闷,肉色不变,脉沉而实,此毒在内。先以黄连内疏汤,更以消毒托里药,其毒始发。奈欲速愈,急用生肌药,患处如负石,身如火燉,遂致不起。[陈自明《外科精要(薛注本)·卷中·论疮口冷涩难合第三十二》]

一妇人背患流注,内溃胀痛,服流气化痰之剂,自汗盗汗,脉大而弱,此元气亏损之症也。与参、芪各一两,归、术各五钱,肉桂二钱,服而针之。至夜半,始出稀脓二碗许。翌日大汗倦甚,烦热作渴,扬手气促,脉洪大而数。仍用前药加附子一钱,炙甘草二钱,二剂,脉症悉退。又以六君加姜、桂二十余剂,始离床褥。后因劳复,寒热作渴,汗出,时仲冬,寝帏气出如雾,用十全大补加桂、附,二剂而痊。[陈自明《外科精要(薛注本)·卷中·辨痈疽阴阳浅深缓急治法第二十五》]

一男子,背疮漫肿微痛,食少体倦。余曰:症属形病俱虚,法当补元气为主。彼不信,乃用攻毒之剂,中央肉黯五寸许,恶症悉具,复求治。余曰:此胃气虚寒,而变症作矣,当急温补脾胃,则恶症自退,黯肉自生。仍不信,乃割死肉,祛恶症,遂致不起。[陈自明《外科精要(薛注本)·卷中·辨痈疽阴阳浅深缓急治法第二十五》]

一男子,背患疽,腐肉虽溃而新肉不生,此毒气解而脾胃之气虚也。用六君子加芎、归、五味、黄芪渐愈,用十全大补汤全愈。[陈自明《外科精要(薛注本)·卷上·疗发背痈疽灸法用药第一》]

一男子,背患疽,肉腐脓清,肌肉不生,此邪去而气血俱虚也。用十全大补汤,月余而敛。[陈自明《外科精要(薛注本)·卷上·疗发背痈疽灸法用药第一》]

一男子,背患疽,肿痛,赤晕尺余,背如负石。其势当峻攻,其脉又不宜。遂砭赤处,出紫血碗许,肿痛顿退。更用神功散及仙方活命饮二剂,疮口及砭处出血水而消。[陈自明《外科精要(薛注本)·卷上·疗发背痈疽灸法用药第一》]

　　一男子背疮溃而瘀血不散,此阳气虚弱也。用参、芪、归、术峻补,更以桑枝灸,又用托里散加肉桂,疮口自敛。此补接阳气之法也。[陈自明《外科精要(薛注本)·卷中·察疽发有内外之别第二十四》]

　　一男子患痈,肿硬不溃,脉弱时呕。彼欲用败毒等药,余谓肿硬不溃,乃阳气虚弱,呕吐少食,乃胃气虚寒,法当温补脾胃。大抵肿赤痛甚,烦躁脉实而呕为有余,当下之,肿硬不溃,脉弱而呕为不足,当补之。若痛伤胃气,或感寒邪秽气而呕者,虽肿疡犹当助胃壮气。彼不信,仍服攻伐之药,而果殁。[陈自明《外科精要(薛注本)·卷中·形症逆顺务在先明第二十八》]

　　一儒者患背疽,肿焮痛甚,此热毒蕴结而炽盛。用隔蒜灸而痛止,服仙方活命饮而肿消,更与托里药而溃愈。[陈自明《外科精要(薛注本)·卷上·疗发背痈疽灸法用药第一》]

　　有患者,因脓不溃,以毒药罨之,其势益甚,毒延咽喉、脚膝,皆为不治。余用此膏(麦饭石膏:白麦饭石二两,炭火煅,醋淬数次,研极细;鹿角四两,用炭火烧烟尽,研极细;用米醋调和,入砂器煎,以竹片不住手搅熬成膏。先以猪蹄汤洗净,以鹅翎拂涂四围,干则以醋润之。若腐烂用布帛摊贴之。——编者注),一夕顿溃,凡疽得脓,其毒始解。或有不溃者,须用此膏。故录之,俾精择修合,以取十全之功也。薛自加按语说:前症属腑属阳,而气血未损者,用前膏敷之,固无不愈。然亦有属脏属阴,而气血有亏者,当审其因,而调治其内,可也。大凡疮阳之作,由胃气不从,疮疡之溃,由胃气腐化,疮疡之敛,由胃气营养。余尝治初结未成脓者,托而散之,已成欲作脓者,托而腐之,脓成未溃者,托而开之,脓已溃者,托而敛之。东垣先生云:胃气乃生发之源,为人身之本。丹溪先生亦谓:治疮当助胃壮气,

使根本坚固,厥有旨哉。[陈自明《外科精要(薛注本)·卷下·论痈疽用麦饭石膏治效第三十九》]

余为儿时,见亲戚一妇人,病痈在背之左,高大而熟,未破之间,有医者云:可烙。彼时有一老成人云:凡背之上,五脏俞穴之所系,膈膜之所近,烙之不得其法,必致伤人。医答曰:宜浅而不宜深,宜横入不宜直入,恐伤破膜子。宜下而不宜上,恐贮脓血。得此诀,尽无妨也。于是烧铁火箸烙之,肉破脓出如湍水,自此而愈,当时直是恐人,非刽子手者,不能为之,烙后真有神效,若不能识生熟浅深,上下横直之要妙,不若不烙之为愈,故载之末卷。[陈自明《外科精要(薛注本)·卷下·补遗》]

御医王介之室,背疽不起发,不焮赤,泄泻欲呕,饮食少思,手足厥冷,脉息如无,此阳气虚寒。用大补之剂,加附子二钱、姜、桂各一钱,不应。附子加至三钱,二剂,泄泻愈甚。又以附子一枚,姜、桂各三钱,参、芪、归、术各五钱,作一剂,腹内始热,呕吐始止,手足始温,脉息始复。仍用大补加姜、附,四剂乃溃,三十剂得愈。六年后,仍殁虚寒之症。[陈自明《外科精要(薛注本)·卷中·形症逆顺务在先明第二十八》]

中翰郑朝用,疽溃发热吐痰,饮食无味,肌肉不生,疮出鲜血。余曰:此脾气亏损,不能摄血归源也,法当补脾。彼不信,用消毒凉血之剂,加恶寒呕吐,始悟余言,用六君加炮姜、半夏、茯苓,数剂诸症悉退。又用十全大补,疮口渐敛。后因饮食稍多,泄泻成痢,此脾胃虚寒下陷,用补中益气,送四神丸,而痢止,继以六君子汤而疮愈。[陈自明《外科精要(薛注本)·卷中·辨痈疽阴阳浅深缓急治法第二十五》]

二守施希禄,项患毒,脓已成,因畏针,焮延至胸,色赤如霞,其脉滑数,饮食不进,月余不寐,肢体甚倦。此气血虚,而不能溃也。余针之,肿出即睡,觉而思食,用托里药,两月而愈。[陈自明《外科精要(薛注本)·卷中·看色灼艾防蔓论第三十一》]

上舍陈履学之内,先从左肩下一点寒,三日后,右肩下发一白肿如瓯,中红如酒盏,自用消解凉药一剂不散,次投十宣散四剂,加痛略红,次连投参、芪、丁、桂、防、芷之剂,脓溃后,恶心呕吐,头晕不止,厥逆寒战,鼓牙,虚汗,顶平脓清,此投解散凉剂服,遍肿浮热,肿之误。急洗去围药,投以参、芪、归、术、地黄、姜、附大剂一服,原从左肩下旧寒一点先热起,又进一高脓稠。兼纤乌金膏,数日出腐筋如脂膜大小数片。日进前药二服,参、芪投至八钱,逾两月始安。愈后时以劳厥,即投参、芪、归、术、姜、附大剂乃苏。[陈自明《外科精要(薛注本)·卷中·疮出未辨用津润墨围论第三十》]

一男子肩患毒,痛饮冷,烦躁便秘,脉数而实。以清凉饮二剂,少愈;以金银花散四剂,悉退;又以十宣散去桂加天花粉、金银花数剂,疮溃而痊。此脉与症皆属有余也。[陈自明《外科精要(薛注本)·卷中·察疽发有内外之别第二十四》]

举人边云衢,腋下患毒,呕逆不食,肠鸣切痛,四肢厥冷,脉沉而细。余谓中气不足,寒邪内淫,用托里温中汤,一剂顿愈。更以香砂六君子治之。彼谓肿疡时呕,当作毒气斯攻心治之;溃疡时呕,当作阴虚补之。余曰:此丹溪大概之言也,即诸痛痒疮皆属心火之意。假如赤肿痛甚,烦躁脉实而呕,为有余,法当下之。肿硬不痛不溃,脉弱而呕,为不足,法当补之。亦有痛伤胃气,或感寒邪秽气而作呕者,虽肿疡尤当助胃壮气。彼执不信,用攻伐之药,病愈甚。复请诊,其脉微细而发热。余谓热而脉静,脱血脉实,汗后脉躁者,皆难治,后果殁。[陈自明《外科精要(薛注本)·卷上·痈疽既灸服药护脏腑论第十一》]

一妇人,癸卯冬,失物发怒,缺盆内微肿。甲辰春,大如覆碗,左肩胛亦肿,肉色如故。或针出鲜血三碗许,腹痛如锥,泄泻不止,四肢逆冷,呕吐恶寒,或时发热,绝食已七日矣,其脉洪大,时或微细,此阳气脱陷也。用六君加炮姜三钱、附子二钱,早服,至午不应,再剂加附子五钱,熟睡觉来,诸症顿退六七,少进稀粥。再四剂,诸症悉退,饮食如故,缺盆始痛。针出清脓二碗许,诸症复至,此虚极也。以十全大补加姜、桂、附各一钱,三剂而安。后减干姜、桂、附各五分,与归脾汤,兼服五十余剂而愈。[陈自明《外科精要(薛注本)·卷中·辨痈疽阴阳浅深缓急治法第二十五》]

表甥居富,右手小指患之(指疮疡。——编者注)。或用针出血,敷以凉药,掌指肿三四倍,六脉洪大,此真气夺则虚,邪气胜则实也。先以夺命丹一服,活命饮二剂,势稍缓,余因他往。或又遍刺出血,肿延臂腕如大瓠,手指肿大数倍,不能消溃,乃真气愈虚,邪气愈盛。余回,用大剂参、芪、归、术之类,及频灸遍手,肿势渐消。后大便不实,时常泄气,此元气下陷。以补中益气汤加补骨脂、肉豆蔻、吴茱萸、五味子,又以生脉散代茶饮,大便渐实,手背渐溃,又用大补药五十余服渐愈。[陈自明《外科精要(薛注本)·卷上·痈疽灼艾痛痒论第九》]

邻人苏子遇之内,左手指患疔,麻痒,寒热恶心,左半体皆麻,脉数不时见。余曰:凡疮不宜不痛,不可大痛,烦闷者不治,今作麻痒,尤其恶也。用夺命丹二服,不应,又用解毒之剂,麻痒始去,乃作肿痛。余曰:势虽危,所喜作痛,但毒气无从而泄。欲针之,适值望日,其家俱言尻神,不从,势愈肿甚。余强针之,诸症顿退,又用解毒之剂,其疮全愈。[陈自明《外科精要(薛注本)·卷中·辨痈疽阴阳浅深缓急治法第二十五》]

臂秋官钱可容,腹患痈,焮肿作痛,烦渴饮冷,大便不通,脉沉数实,此热毒蕴于内。用清热消毒散加大黄二钱一剂,诸症悉退。但形气顿虚,用托里消毒散去金银花、白芷,倍加参、芪、归、术而安。[陈自明《外科精要(薛注本)·卷中·察疽发有内外之别第二十四》]

毛砺庵侧室,肚患痈月余矣,色黯不肿,内痛作呕,饮食不入,四肢逆冷,其脉或脱绝或浮大,杂用定痛败毒之剂。余曰:此气血俱虚而作痛,内决无脓,不治之症也。强用大温补之药二剂,痛止,色赤,饮食少进。余谓但可延日而已。人皆以为有脓,复强针之,又用大补之剂,始出清脓少许。众仍以为毒结于内,用攻脓保其必生,殊不知乃速其死耳,惜哉![陈自明《外科精要(薛注本)·卷中·辨痈疽阴阳浅深缓急治法第二十五》]

锦衣傅允承母,年逾七十,腰生一瘤,作痒异常,脉浮数而反恶寒。余曰:此疮疽之症也,未溃而先弱,何以收敛,况大便不通,则其气已竭,治之无功。其子恳请,不得已,用六君加藿香、神曲,数剂,饮食渐进,大便始通。

更用峻补之剂,溃而脓清,作渴,再用参、芪、当归、麦门、五味、熟地而渴止。允承喜曰:吾母可无虞矣! 余曰:尚难收敛,先日之言也。彼疑,遂速他医,卒致不起。〔陈自明《外科精要(薛注本)·卷中·用药温凉须防秘泄论第三十三》〕

一男子股内患毒,欲求内消。其脉滑数,脓已成矣,因气血虚而不溃,遂刺之,脓出作痛。以八珍汤治之,渐可。但脓水清稀,更以十全大补汤加炮附子五分,数剂渐愈,乃去附子,又三十余剂而愈。〔陈自明《外科精要(薛注本)·卷中·察疽发有内外之别第二十四》〕

地官李孟卿,环跳穴患疽,内服外敷,皆败毒寒剂,因痛极刺之,脓瘀大泄,疮口开张,其色紫黯,右关脉浮大。此胃气复伤,不能荣于患处也。余以豆豉饼、六君子加藿香、砂仁、炮姜数剂,由是胃气醒而饮食渐进,患处暖而肌肉渐生,再以十全大补汤而愈。〔陈自明《外科精要(薛注本)·卷中·论疮口冷涩难合第三十二》〕

上舍李通甫,腿患疮,作痛,少食作呕,恶寒。余以为痛伤胃气,用六君子汤加当归四剂,疼痛少止,饮食加进。又以十宣散加白术、茯苓、陈皮数剂,脓成,针而出之。又以前散去防风、白芷,数剂而痊。〔陈自明《外科精要(薛注本)·卷上·痈疽既灸服药护脏腑论第十一》〕

一老人,腿患痈,脓自溃,忽发昏瞆,脉细微,此血虚极也。以大补之剂而苏。〔陈自明《外科精要(薛注本)·卷中·看色灼艾防蔓论第三十一》〕

操江都宪张恒山,左足次指患之,痛不可忍。急隔蒜灸三十余壮,即将举步。彼欲速愈,自敷凉药,遂致血凝肉死,毒气复炽。再灸百壮,服活命饮,出紫血,其毒方解。脚底通溃,腐筋烂肉甚多,将愈,予因考绩北上。又误用生肌药,反助其毒,使元气亏损,疮口难敛。予回,用托里药补之,喜其禀实且客处,至三月余方瘥。〔陈自明《外科精要(薛注本)·卷上·痈疽灼艾痛痒论第九》〕

大尹王汝邻,两足发热,吐痰如涌,左尺数而无力。余谓足三阴虚。彼反服四物、二陈、黄柏、知母之类,喉舌作痛,又服清热败毒之剂,其舌如赤桃,脉洪数而无力。此脾肺复伤,肾经亏甚,虚火上炎,水泛而为痰也。当滋化源以生肾水,遂用补中益气汤,六味地黄丸而愈。[陈自明《外科精要(薛注本)·卷下·论痈疽喉舌生疮如菌第四十二》]

大尹都承庆,患附骨疽,内痛如锥,外色不变,势不可消。喜其未用寒剂,只因痛伤胃气,而不思饮食,用六君子汤治之,饮食少进。更以十全大补,二十余剂而脓成,针去。仍以大补汤倍用参、芪、归、术,加麦门、五味、远志、贝母,数服,脓渐止,而疮亦愈。

按二症,盖因湿热滞于肉理,真气不能运化。其始治宜实脾土,和气血,隔蒜灸,而疽自消矣。[陈自明《外科精要(薛注本)·卷中·论疮口冷涩难合第三十二》]

举人刘华甫,焮肿作痛,脉浮而数,此毒蓄于经络。用内托复煎散二剂而焮肿减,用仙方活命饮四剂而肿痛止,更用托里药而痊。[陈自明《外科精要(薛注本)·卷上·疗发背痈疽灸法用药第一》]

邝进士,患痈将痊,大便秘结,服大黄等药,反废饮食。余用补气血之剂加桃仁、麻仁,未效,更以猪胆汁深纳谷道,续以养血气而愈。[陈自明《外科精要(薛注本)·卷中·论医者更易良方第三十八》]

儒者胡本中之内,冬患之(指疮疡。——编者注),肿痛热渴,脉洪数实,用清热消毒之药,溃脓而愈。次年三月,其舌肿大,遍身患紫疔如葡萄,不计其数,手足尤多,各刺出黑血,此脾胃受毒。先服夺命丹七粒,出臭汗,疮热益甚,便秘二日,与大黄、芩、连各三钱,升麻、白芷、山栀、薄荷、连翘各二钱,生甘草一钱,水煎三五沸服之,大小便出臭血甚多,下体稍退。乃磨入犀角汁再服,舌本及齿缝出臭血,诸毒顿消,更用犀角地黄汤而愈。[陈自明《外科精要(薛注本)·卷上·脑疽灸法第十》]

向来有一贵人,苦疽疾,正生此一证,诸医无策,愚云:昔尝闻一名医讲论,凡人遇五更初,肾气必开,若一语言咳嗽口唾,即肾气复合,遇肾开时,进一服平补药,其功效胜寻常服峻补之药十数服,愚以此策献之,遂选用山药丸,所用皆平补肾气,全无僭偏重之药,依此法皆平补肾气,全无僭偏重之药,依此法而进,详以告病者,与其侍旁之子弟,如法而服药三日之,医者诊脉已平复矣。凡有疽疾之人,肾脉虚弱,未可便如古人之论,以为不可治。若人有痼冷虚弱,危困之疾,如其法而用药,可谓用力寡而收功倍矣。无比山药丸出《局方》,不重复录。[陈自明《外科精要(薛注本)·卷下·论服补药捷径第五十二》]

有一贵人,病疽疾未安而渴作,一日饮水数升,愚遂献此方,诸医失笑云:此药若能止渴,我辈当不复业医矣。诸医尽用木瓜、紫苏、乌梅、人参、茯苓、百药煎等生津液止渴之药,服多而渴愈甚。数日之后,茫无功效,不得已而用此药(加减八味丸方:地黄二两,炒山药、山茱萸各一两,肉桂半两,泽泻、牡丹皮、茯苓各八两,五味子一两半;上为细末,炼蜜丸如梧桐子大,每日五更初,未言语前,用温酒或盐汤吞下三四十丸。——编者注),服之三日,渴止,因此相信,遂久服之,不特渴疾不作,气血益壮,饮食加倍,强健过于少壮之年。盖用此药,非愚敢自执鄙见,实有源流,自为儿时,闻先君知县言:有一士大夫病渴疾,诸医遍用渴药治疗,累载不安,有一名医诲之,使服加减八味丸,不半载而疾痊,因疏其病源云:今医多用醒脾、生津、止渴之药误矣,其疾本起于肾水枯竭,不能上润,是以心火上炎,不能既济,煎然而生渴。今服八味丸,降其心火,生其肾水,则渴自止矣。复疏其药性云:内真北五味子最为得力,此一味独能生肾水,平补降心气,大有功效。家藏此方,亲用有验,故敢详著之,使有渴疾者,信其言,专志服饵取效,无为庸医所惑,庶广前人笃志收方济惠之意。[陈自明《外科精要(薛注本)·卷下·论疽疾向安忽然发渴第四十八》]

州守胡延器,脓熟不溃,倦怠发热。余为针之,脓遂涌出,已而发热恶寒,大渴不止,此虚之极也。服人参黄芪汤二剂,热愈甚,又二剂始应。再以当归补血汤数剂渐痊。[陈自明《外科精要(薛注本)·卷中·看色灼艾防蔓论第三十一》]

昨有一贵人,苦疽疾,医者用药失序,久而不痊,因致虚弱,全不饮食。愚欲进嘉禾散,而诸医争言,内有丁香发热,不可用,殊不知治疽之药,丁香预其一,况有因怒气而发疽,今嘉禾散中所用之药,尽是平和益脾胃降气之药,辨论不胜,迟迟数日,服他药无效,卒于用之,而病人方能进食。自此已后,遇早晨住服他药,必进嘉禾散一服,疾安而后已。嘉禾散载《和荆局方》,不录。[陈自明《外科精要(薛注本)·卷下·调节饮食兼平胃气论第五十三》]

流注医案

一弱人,流注内溃,出败脓五六碗,是时口眼歪斜。以独参汤加附子二钱,二剂少愈,更以十全大补之剂,月余而痊。大抵疮疡脓血既泄,当大补气血为先,虽有他症,当以末治之。[陈自明《外科精要(薛注本)·卷中·看色灼艾防蔓论第三十一》]

通府李廷仪,患流注,唾痰气促。自恃知医,用化痰理气等剂,半载而溃,用托里等剂脓水淋漓,肿硬不消,寒热往来,饮食少思,肌肉消瘦,大便不实,手足时冷,两尺脉浮大,按之微细。余曰:此属命门火衰,当用八味丸。不信,乃服参、芪、归、术之类,更加痰喘、泄泻。服八味丸、益气汤,年余而痊。[陈自明《外科精要(薛注本)·卷中·形症逆顺务在先明第二十八》]

痔疮医案

仆尝治一妇人,久病心焦多怒,遂成痔疾。状如莲子,热肿而痛,遂用熊胆人梅花肺子并研,更用猪胆汁调开涂痔立愈。(陈自明《妇人大全良方·卷八·妇人痔漏方论第十三》)

疭癖医案

四明马朝奉后院亦病此(指疭癖。——编者注),用此二药(葱白散:

川芎、当归、枳壳、厚朴、肉桂、干姜、芍药、茴香、青皮、苦楝子、木香、熟地黄、麦芽、三棱、莪术、茯苓、神曲、人参各等分，为细末，每服三钱，水一盏，连根葱白二寸，拍破，盐半钱，煎至七分，温服，内大黄、诃子，宜相度病状。如大便不利，入大黄同煎，却不入盐；如大便自利，入诃子煎；主治一切冷气不和、膀胱气攻冲疼痛，治妇人产前、产后腹痛、胎不安或血刺痛，兼能治血脏宿冷，百节倦疼，肌体怯弱，劳伤带癖，久服尽除。乌鸡煎丸：吴茱萸、高良姜、白姜、当归、赤芍药、延胡索、补骨脂、花椒、生地黄、刘寄奴、莪术、陈皮、青皮、川芎各一两，荷叶灰四两，熟艾二两；上为末，醋煮面糊团如梧子大，每服三五十圆；汤使于后：月经不通，红花苏木酒下；白带，牡蛎粉调酒下；子宫久冷，茯苓煎汤下；赤带，建茶清下；血崩，豆淋酒调绵灰下；胎不安，蜜和酒下；肠风，陈米饮调百草霜下；心痛，菖蒲煎酒下；漏胎下血，乌梅温酒下；耳聋，蜡点茶下；胎死不动，斑蝥三十个煎酒下；脚、腰痛，当归酒下；胎衣不下，芸薹共研水下；头风，薄荷点茶下；血风眼，黑豆甘草汤下；生疮，地黄汤下；身体疼痛，黄芪末调酒下；四肢浮肿，麝香汤下；咳嗽喘满，杏仁桑白皮汤下；腹痛，芍药调酒下；产前后下痢白者，干姜汤下；赤者，甘草汤下；赤白杂者，一宜汤下；常服；温酒、醋汤任下，并空心、食前服；主治妇人百病。——编者注）愈。（陈自明《妇人大全良方·卷七·妇人疝癖诸气方论第七》）

第五节　死亡医案

一、内科医案

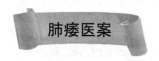
肺痿医案

余昔在鲁山日,有一少,自称太医。曹镇有寄居王世安少府,本京师人,始病风淫末疾,为此生以快药累累利之。后为肺痿,咯脓血,卒至大便不通而死。古人服药,尤所谨重,不若今人之轻生,故举此以戒后人。(陈自明《妇人大全良方·卷八·妇人大便不通方论第六》)

内痈医案

上舍毛体仁,素阴虚,春初咳嗽,胸中隐痛,肾脉洪数,肺脉数而时不见。余曰:内当结痈,先用六味地黄丸料一剂服之。翌早来谓余曰:昨得良剂,嗽愈六七,务求一方,到监调理。余曰:此阴火上炎,患痈之症,第因元气虚弱,未能发出。因其易忽,余辞不能。乃别用降火化痰等剂,愈甚。月余复请诊之,脉洪滑而数。余曰:脓已成矣,当请常治者同议针之,且免内溃之患。仍不决。又月余请视,他医已先开疮孔偏上,兜脓不出,仍内溃,脉愈洪大。余曰:脉洪滑而数,视其舌青黯,五内已坏,无能为矣。后果然。[陈自明《外科精要(薛注本)·卷中·察疽发有内外之别第二十四》]

二、妇科医案

乳痈医案

　　开庆间,淦川嘉林曾都运恭人吴氏,年已五十而病奶痈,后果不起(陈自明阐发气病机说,夫妇人乳痈者,由乳肿结聚,皮薄以泽,是成痈也。足阳明之经脉则血涩不通,其血又归之,气积不散,故结聚成痈。《千金》云:年四十以下治之多愈,年五十以上宜速治之即瘥。若不治者,多死中年。又怀胎发乳痈肿及体结痈,此必无害也。盖怀胎之痈,病起于阳明。阳明者,胃之脉也。主肌肉,不伤脏,故无害也。诊其右手关上脉沉,则为阴虚者,则病痈、乳痈,久不瘥则变为瘘。——编者注)。(陈自明《妇人大全良方·卷二十三·乳痈方论第十五》)

三、口齿科医案

唇茧医案

　　一男子唇患之(指疮疡。——编者注),有紫脉自疮延至口内。余曰:此脉过喉,则难治矣,须针紫脉并疮头出恶血,以泄其毒则可。不信,乃别用解毒之剂,头面俱肿。复请治,脉洪数,按之全无,恶症悉具。余曰:无能为也。彼求治甚笃、时口内肿胀,针不能入。为砭肿处出血,势虽少退,终至不起。[陈自明《外科精要(薛注本)·卷上·痈疽灼艾痛痒论第九》]

第六节 选录医案

一、内科医案

消渴医案

许学士云：壬戌年，一卒病渴，日饮水一斗，不食者三月，心中烦闷。时已十月，余谓心经有伏热，与此药（火府丹：生地黄、木通、黄芩各一两，为细末，炼蜜杵，丸梧子大，每服三十粒，木通煎汤下；主治心经热，小便涩，五淋，脐下满痛。——编者注）数服。越二日，不觉来谢，当日三服渴止，又三服饮食如故。此本治淋，用以治渴，可谓通变也（本案又见许叔微《普济本事方·卷第二·心小肠脾胃病》，文字略有出入。壬戌年，一卒病渴，日饮斛水，不食者三月，心中烦闷，时已十月，予谓必心经有伏热，与此丹数服，五十粒，温水下。越二日，不觉来谢，云：当日三服渴止，又次日三服，饮食如故。此本治淋，用以治渴，信知用药要在变通也。——编者注）。（陈自明《妇人大全良方·卷八·妇人淋沥小便不通方论第一》）

便秘医案

黄鲁直母安康郡大苦秘结，以公度药投之而大便利（陈自明阐发说，风气行，津液燥，故秘，即不可专以秘燥为风也。——编者注）。（陈自明《妇人大全良方·卷八·妇人风入肠间或秘或利方论第七》）

二、妇科医案

闭经医案

陈总领日华云:乡人杨元鼎女及笄,病证甚危,一岁之间百药俱试,无有效者。亦尝从余求治法,无有应之者。偶遇名医得此方(资血汤:马鞭草、荆芥穗各四两,肉桂、枳壳、川芎、当归、赤芍药各二两,牡丹皮一两,止为粗末,每服四钱。乌梅一个,水二盏,同煎至一盏,去滓,空心、食前,日四服;有此证服至半月,经脉自通。此方至妙,不可轻视,非一二服便见特达之效而视之,仍眼后,素有诸疾,因此药皆去矣。主治妇人血热气虚,经候涩滞不通,致使血聚,肢体麻木,浑身疼痛,烦倦,或室女年及,经脉未行,日渐黄瘦,将成劳疾。切不可便投红花破硬等药,他日为患也。若是前证,则憎寒发热,五心烦躁,饮食减少,宜服此药滋养而通利也。——编者注),只一料遂除根。专录此方传人。(陈自明《妇人大全良方·卷一·调经门·室女经闭成劳方论第九》)

崩漏医案

近朝有王御医值夜唤起,忽有一宫女,血如山崩。其时暑月,药筒中只有大顺散两帖,用冷水调服,旋即奏效。(陈自明《妇人大全良方·卷一·崩暴下血不止方论第十五》)

难产医案

曾有一妇人,累日产不下,服催生药不验。许学士曰:此必坐草太早,心怀一点惧气,结而不行,然非顺不顺也。《素问》云:恐则气下。盖恐则精却,却则上焦闭,闭则气还,还则下焦胀,气乃不行矣。得此药(紫苏饮:大腹皮、人参、川芎、陈皮、白芍药各半两,当归三钱,紫苏一两,炙甘草一钱;为细末,分作三服,每服用水一盏半,生姜四片,葱白七寸,煎至七分,去渣空心服。主治妊娠胎气不和,怀胎近上,胀满疼痛,谓之子悬。兼治临产惊恐,气结连日不产。——编者注),一服便产(本案见于许叔微《普济本事方·卷第十·妇人诸疾》。——编者注)。及妇人六七月子悬者,余用此数数有验,不十服,胎便近下。

脏躁医案

乡先生程虎卿内人黄氏,妊娠四五个月,遇昼则惨戚,悲伤泪下,数欠,如有所凭。医与巫者兼治,皆无益。仆年十四,正在斋中习业,见说此证,而程省元惶惶无计。仆遂告之管先生伯同,说记忆先人曾说,此一证名曰脏躁悲伤,非大枣汤不愈。虎卿借方看之甚喜,对证笑而治,药(大枣汤:炙甘草三两、小麦一升、大枣十个,煎煮去滓,温分三服;主治妇人脏躁,悲伤欲哭。——编者注)一投而愈矣。(陈自明《妇人大全良方·卷十五·妊娠脏躁悲伤方论第十三》)

许学士云:乡里有一妇人,数欠,无故悲泣不止。或谓之有祟,祈禳请祷备至,终不应。予忽忆有一症云:妇人脏躁,悲伤欲哭,象如神灵,数欠者,大枣汤。余急令治(大枣汤:炙甘草三两、小麦一升、大枣十个,煎煮去滓,温分三服;主治妇人脏躁,悲伤欲哭。——编者注),药尽剂而愈(本案见于许叔微《普济本事方·卷第十·妇人诸疾》。——编者注)。古人识病制方,种种妙绝,如此试而后知。(陈自明《妇人大全良方·卷十五·妊娠脏躁悲伤方论第十三》)

三、外科医案

外伤出血医案

　　《张氏经脸方》治刀伤破损，血不止，痛难禁：此出于荆门军点头录，余分教石城乡人戴尧臣，作尉试马，于泮宫之前，马锣人于篱，戴损大指甲离肉，血淋，余偶记此方，亟令人将葱白煨烂，乘热缚定，痛与血随止，葱冷再易，遂不复痛，翌月洗面，全不见痕迹。小木匠姓雷，在教授厅工作，忽请暇问之，云脚眼为斧角所伤，乘急用泥塞，至今攻注成肿，发寒热，不可立，余遂令剔去旧土，令血再出，却用煨葱白傅之，不移时，雷复来，用斧凿矣，云一用葱白，痛佳血止，今已不疼。推官宋琢定，验两处杀伤，气偶未绝，亟令保甲取葱白，锅内炒热，以敷伤处，继而呻吟，再易葱，而伤者无事矣。曾以语乐平宰鲍旗，再会鲍日，葱白甚妙，乐平人好斗多伤，每有杀伤公事未暇诘问，先将葱白傅伤损者，活人甚众，大辟遂减，余亦自用皆效，仍无瘢痕，此方即傅其他刀伤搕损，不必它求，无慈白处以叶亦可，只是要炒热为上，时易为佳，伤多煨炮不及，但以干锅内，且烙且杵，令涎出，葱热用之妙。（陈自明《外科精要·卷下·金疮箭镞竹木刺汤火方》）

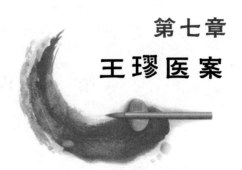

第七章
王璆医案

　　王璆(生卒年代不祥),字孟玉,号是斋,南宋山阴(今浙江绍兴)人,庆元三年(1197年)官汉阳守。王氏素喜搜集简明实用医方,历十九年,以病证为纲,以方为目,方后附案,编为《是斋百一选方》,初刊于1196年;后经刘承父校正,重新刊刻,增补内容,名为《新刊续添是斋百一选方》,是宋代较有影响的方书之一。流传较广,其影响超过当时《博济方》《济生方》等。

　　《是斋百一选方》20卷,31门,载方1142首,涉及内、外、妇、儿、五官等临床各科,凡汗吐下和温清消补诸法兼备。所录方剂除注明出处、证治、组成以外,对药物炮制、方剂用法、禁忌等内容均有详细说明。方后附案以内科为主,兼及其他各科,不仅证明证方剂的实用性,而且还有利于临床随证选方。

第一节　内科医案

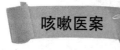

咳嗽医案

壬子年春时行此疾(肺寒咳嗽。——编者注)。姚知县克温名廷衮云:浙东黄盐苦嗽,因得此方(百问温肺汤:麻黄一至二两、杏仁一两、五味子、炙甘草、肉桂,为粗末,每服四钱,加生姜煎服。主治肺寒咳嗽,声重多涕。——编者注),二服即愈,因以见传,家间患此者,服之皆验,不过三二服。(王璆《是斋百一选方·卷之五·第六门·无求子百问温肺汤》)

喘证医案

滁阳高司法名申之,每苦喘疾,发甚时,非此药(五味子汤:橘皮三两,炙甘草一两半,麻黄四两,五味子、杏仁各二两,为粗末,每次二大钱,水煎服;如喘甚加药末,入马兜铃、桑白皮同煎,夏月减麻黄一两,主治寒喘。——编者注)不能治。(王璆《是斋百一选方·卷之五·第六门·五味子汤》)

务观郎中娣忽发喘嗽,服诸药皆不瘥,得此方(五味子切散:炮干姜、炙甘草各半两,陈皮三分,桂、茯苓、五味子各一两,上为切散,每服五钱,水煎热服。理喘下气,主治肺虚寒。——编者注)三服遂愈。(王璆《是斋百一选方·卷之五·第六门·五味子切散》)

心悸医案

韩魏公方云：予旧有心疾，怔忡健忘，梦寐恍惚，多不得睡，睡状无不有，心药无不服，用尽医工，谓如菖蒲之类，心气愈散，必有以收敛之始见功。又本用心过而成，宜更用阿胶、黄芪补之，乃撰成此方（十四友丸：柏子仁研、远志、炒酸枣仁、紫石英、熟干地黄、当归各一两，茯神、人参、茯苓、黄芪、阿胶、蛤粉炒、肉桂各一两，龙齿一两半，朱砂半两研；上为细末，炼蜜为丸，如梧桐子大。每服三四十丸，枣汤下，食后临卧服。补诸虚不足，益血，收敛心气。治怔忡不宁，精神昏倦，睡卧不安。——编者注），大觉有神效。（王璆《是斋百一选方·卷之一·第二门·十四友丸》）

心病医案

道宁苏先生仁仲戊子年心气大作，服此（香参散：人参半两，湿纸裹煨；大北枣三枚，以丁香三七粒纳其中，湿纸裹煨；生姜指大切作两片，以青盐少许纳其中，湿纸裹煨；上件咀，以水一升，于银石器内慢火熬成一盏以下。睡觉烦闷时倾服。大治心气，育神养气。——编者注）而愈。（王璆《是斋百一选方·卷之一·第二门·香参散》）

失心风医案

濮十太尉之子六将使侄尝患心风，服此（宁志丸：朱砂一两绢包，放入猪心并用麻线缚合，又以甜笋壳再裹了麻皮扎定，无灰酒二升，入砂罐子或银器内煮，令酒尽为度，取朱砂别研，将猪心用竹刀切碎研烂，入人参、茯苓、当归、菖蒲、乳香研、炒酸枣仁各半两，大枣四两煮熟，并与朱砂和丸如梧桐子大，留少许朱砂为衣；每服五十丸，人参汤下，不拘时候。此方濮十

太尉之子六将使传。——编者注）一料,病减十之八矣。（王璆《是斋百一选方·卷之一·第二门·宁志丸》）

张德明传,其阁中失心数年,服此药（水银半两;生薄荷一大握,和水银如泥,研细;麝香一钱;建茶一分研;半夏一两,以生姜汁煮三五十沸,取出切块,更煮令熟,培干,为细末;入薄荷泥内,更研千百转,丸如芥子大,金银汤下十五丸,临睡时服,三日再进一服。治心风。——编者注）而愈。后再作,服第二方（朱砂、乳香各一分,研,人参、茯苓、茯神、琥珀各半两,菖蒲半两,为细末,炼蜜为丸,如梧桐子大,每服二十丸。食后酒下,日进二服。如不能饮酒,以枣汤下,此药可常服!——编者注）遂安。（王璆《是斋百一选方·卷之一·第二门·治心风》）

张德明阁中服之（瓜蒂散:瓜蒂末、赤小豆末等份,研匀,热米饮调一钱,羸人半钱,得吐即止。治心风。——编者注）吐涎甚多,遂安。德明阁中服三钱方吐,数日后又服,遂全安。（王璆《是斋百一选方·卷之一·第二门·瓜蒂散》）

心虚医案

有人病心虚,每见垂挂动摇之物辄恶之,服此（朱砂一两研细末,麻油四两,白芨二两,木通一两,于油内煎令焦黄,滤去,放令油如人体温,于瓷器内和朱砂末,令如糍糕,以皂角浆水洗去油,并用新汲水洗去皂角浆,于瓷盒内以新水养之,每日早晨换水。空心就舌上丸七粒如桐子大。若用一匙头许,以温酒化下亦可。补心气,轻健手足,治废忘。——编者注）遂愈。（王璆《是斋百一选方·卷之一·第二门·软朱砂法》）

胸痹医案

吴开内翰宣和壬寅得此方（炒香附散:高良姜、炒香附各一两,为末,每服二钱,入盐,米饮调服;治心脾痛不可忍。——编者注),即修和,次日登舟,舟人妻病心痛欲死,吴以半碗许饮之即愈。二味须各炒,同炒即不效。(王璆《是斋百一选方·卷之八·第十门·香附散》)

神昏医案

陈正卿云,顷年与一承局同航船承局者,为舟中人言,尝为官司差往昌国,见白蟹不论钱,因买百金得数十枚,痛饮大嚼,且食细柿,至夜忽大吐,继之以血,昏不识人,病垂殆,同邸有知其故者,忧之,忽一道人云,惟木香可解,但深夜无此药,偶有木香饼子一帖,试用之,病人口已噤,遂调药灌,即渐渐苏,吐定而愈!(王璆《是斋百一选方·卷之十七·第二十五门·治食蟹反恶》)

绍兴辛亥,康州陈侍郎彦修病风虚极昏,服(白附子散:炮白附子半两、炮天南星半两、炮黑附子一分,为细末,每服二钱,水一盏,姜五片,慢火煎六分,不拘时候服。小儿一钱,水一盏,姜三片,慢火煎,不住手搅匀,至小半盏,分三服。主治大人小儿虚风呵欠,止吐化涎。吴内翰宣和癸卯在真州,李博士景开以治其孙,甚效。——编者注)三四服,醒然,遂安。(王璆《是斋百一选方·卷之三·第四门·白附子散》)

狂证医案

吕少张淳熙壬寅丁家难,积忧之后,遂成狂易之疾,服此(桂真官方:朱砂半两为细末,好酒二升,银石或砂器内慢火煮至半升许,入麝香一钱,更煎数沸,取出随意饮之,以尽为度。心神既定,却服补心气药即愈。——编者注)一剂即定。继以蕤仁之类心气药,七日而安。(王璆《是斋百一选方·卷之一·第二门·治心气》)

翻胃医案

顷者(指詹丞宗,——编者注)甲申之春,以事至临安寓,止朱家桥詹翁店,詹翁年六十余,苦翻胃危殆,已治棺在床侧,适予有宣司之辟,往别而去,其詹翁已不能言。及十一月自淮上归,过其门,意此翁已不存,为之惨然,方访问间,而此翁已出迎揖见,其颜色极红润,甚惊异之,问其所以,乃云:官人是日离去,即有一川官来歇,得药(安脾散:高良姜一两,以百年壁上土三二合敲碎,用水二碗煮干,薄切成片;木香、草果各半两;炙甘草一两半;同为细末,每服二大钱,空心食前米饮入盐点服,盐酒亦得。主治翻胃吐食,及吃食咽酸,日吐黄水,曾经诸方不瘥者。——编者注),数服遂愈,其后授得此方。(王璆《是斋百一选方·卷之二·第三门·安脾散》)

腹痛医案

向来一妇人,因产后虚寒,呕恶不食,腹痛如割,时作寒热,复出盗汗,瘦瘁骨立,脐腹之左结成硬块,其大如掌,冰冷,虽盛暑此处独无汗,每块微动则痛不可忍,百药不效。梦中人告以此方(艾叶五两,淮枣十二两置砂瓶内煮烂去核同艾叶捣烂如泥,捻成薄饼子,猛火焙干,乘热急碾为末;花椒五两,以阿胶二两、米醋三升,同花椒置砂瓶内煮,极干取出,焙燥并碾为细末;酒洗当归、白芍药、酒浸蒸晒熟干地黄、川芎、白薇、炮附子、卷柏同为细末,与艾叶、椒末拌匀,米醋面糊为丸,梧桐子大,每服五七十丸至一百丸二百丸,艾醋汤空心食前服此药。主治妇人一切虚寒,胎前产后赤白带下,或成血瘕,久服此药自然融化。——编者注),服之数服,恶心、寒热、盗汗辄止,尽一料遂平复,独血块如故,服五六料,其块自融化,如鱼冻而出。(王璆《是斋百一选方·卷之十八·第二十六门·艾煎丸》)

泄泻医案

尝有人患此（指泄泻偏湿者。——编者注）两月，一剂（黄连一两、生姜四两，于锅铫内同炒至姜赤黄色去姜不用，将黄连碾为细末，每服二钱，腊茶同调下，不拘时；若欲速效，一料只作二服。——编者注）而愈。（王璆《是斋百一选方·卷之六·第八门·治湿泻》）

庐州知录周汝功嘉禾人，乃尊守永嘉时，每苦滑泄，服此药（荜拨丸：荜拨、炮干姜、丁香、炮附子、吴茱萸、高良姜、胡椒各一两，山茱萸、草豆蔻各半两；为末，枣肉丸如梧桐子大，食前陈米饮下五十丸，日三服，主治滑泄甚妙。——编者注）果有效！（王璆《是斋百一选方·卷之六·第八门·荜拨丸》）

盛秀文传于贺方回云：顷在河朔因食羊肝，生脾胃泄泻脓血，仍发脾气，呕吐霍乱，心腹撮痛，时出冷汗，四体厥逆，殆不可忍，邑宰万俟怀此药（大藿香散：藿香叶一两，木香、青皮、炒神曲、人参、煨肉豆蔻、炒高良姜、炒麦芽、煨诃子、茯苓、炒甘草、姜汁制厚朴、炒陈皮各一两，炮干姜半两，为细末，每服二钱。吐逆泻痢不下食，或呕酸苦水，反胃恶心，并用水一盏，煨生姜半块拍破同煎，盐一捻安盏中，候煎药及七分热呷；水泻滑泄，肠风脏毒，陈米饮入盐热调下；赤白痢，煎甘草、黑豆汤下；脾元受虚邪变为寒热，或脾胃虚冷，醋心气胀，宿滞酒食，噫满不化，膈不上快，面色积黑，痰气作晕，头目眩掉，水一盏，姜三片，枣子一个擘破，同煎至七分，入盐少许，嚼姜枣，汤热服；胃气吃噫，生姜自然汁半茶脚，入盐点热呷；绝不思食，或吃少，气弱膈满，煨姜小块先嚼，入盐点热服，中酒亦如之；一切气膈变成万病，如上服之。寻常不拘时候，如汤点，入姜、盐、紫苏最佳，大能消食顺气，利膈开胃，其功不可细述！大治一切心肺脾胃气变为万病，服之皆愈。——编者注），煎以进，再服即定。（王璆《是斋百一选方·卷之二·第三门·大藿香散》）

吴内翰母夫人服之（茯苓一两、木香半两，为细末，煎紫苏、木瓜汤调下二钱匕；主治飧泄，洞利不止。——编者注）大有功效。（王璆《是斋百一选方·卷之六·第八门·治飧泄》）

赵从简通判甲辰年丁母忧食素之久，苦泻不止，日七、八行，首尾几年，每服它药，不过一二日复作，得此方（茱萸断下丸：炒艾叶半两、砂仁、炮附子、肉豆蔻各一分，炒吴茱萸二两半，赤石脂、干姜各半两；为细末，面糊为丸如梧桐子大，每服五至七十丸，食前米饮下；主治脏寒腹痛，泄泻不止。——编者注）而愈，后数年间遇泻，服之又效。（王璆《是斋百一选方·卷之六·第八门·茱萸断下丸》）

痢疾医案

姚祐自殿监迁入座，母夫人病痢，诸药不效，令李昂箴轨革有真人指灵草之语，一日登对，上讶其色悴，具以实奏，诏赐一散子，数服而愈。仍喻只炒椿子熟，末之饮下。王璆《是斋百一选方·卷之六·第八门·治痢》）

有人夏月患痢，一日六七十行，用五苓散者，两服立止（王璆还在本案前录祭酒林谦之说，韶州医人刘从周治病有功，议论殊不凡，且有验，云大凡痢疾，不问赤白而后为冷热之症，若手足和暖，则为阳，只须先服五苓散，用粟米饮调下，次服感应丸二十粒即愈；若觉手足厥冷，则为阴，当服暖药，如已寒丸附子之类，如此治痢无不效。——编者注）。（王璆《是斋百一选方·卷之六·第八门·治噤口痢》）

张叔潜秘书知敛州时，其阁中病血痢，一医者用此药（合成平胃散一两，续断末二钱半，拌匀，每服二钱，水煎服。——编者注）治之而愈。（王璆《是斋百一选方·卷之六·第八门·治血痢》）

便秘医案

绍兴刘驻泊汝翼云：魏邸知明州时，宅库之妻患此疾（瓜蒌焙干为末，每服三钱,热酒调下,不能饮者,以米饮调下,频进数服,以通为度;治腹胀,小便不通。——编者注)垂殆,随行御医某人治此药,令服遂愈。(王璆《是斋百一选方·卷之六·第八门·治腹胀,小便不通》)

攒宫有一老人,患八、九日不通,有木匠授以此方(皂角去黑皮,以沸汤半盏泡,上用盏盖定,候通口服之,先办少粥,通后即食。——编者注),只一服便见效。(王璆《是斋百一选方·卷之六·第八门·治风秘》)

头痛医案

王定国因被风吹,项背拘急,头目昏眩,太阳并脑俱痛,自山阳舟至泗州求医,杨吉老既诊,脉即与药一弹丸,便服,王因疑话,经一时再作,并进两丸,病若失去。王甚喜,问为何药,答曰:公如道得其中一味,即传此方。王思索良久,自川芎、防风之类,凡举数种,皆非,但一味白芷耳。王益神之。此药初无名,王曰:是药处自都梁名人,可名都梁丸也。(王璆《是斋百一选方·卷之八·第十一门·都梁丸》)

吴内翰初得此方(无名异研细,以生葱细剉,入温酒中调药,服讫温酒半盏投之。——编者注),侄女户限上损脑痛呼,试令服之,痛立止。(王璆《是斋百一选方·卷之十三·第二十一门·治一切坠压擶扑》)A:181

峡州教探王执中,字叔权,永嘉人,其母患头风,卧病余半年,遍服头风药,虽少愈,而未能去体,偶何用之来访云,祖母尝因惊避戎马奔走,得头风疾数年,有道人令服此(十味如神丸:晋矾、天门冬、五味子各半两,半夏四十九粒,姜汁浸南星一个,麦门冬、远志各二两,炙甘草、白术、人参各一分;上为末,生姜自然汁调,飞罗面煮糊梧桐子大,朱砂一分为衣,每服十丸至十五丸,食后临卧生姜汤下。主治偏正头风,坠痰涎,散滞气,宽胸膈。久服清头目,强腰膝。——编者注)而验。(王璆《是斋百一选方·卷之九·第十二门·十味如神丸》)

头目不清医案

辛丑年葛丞相作正言苦此疾（指头目不清。——编者注），逾月语音不出，服柴胡之类亦去，医者云是燥，用此药（芎辛散：川芎、细辛、防风、桔梗、白芷、甘草、羌活各一两，桑白皮半两，为末，每服二钱，加生姜二片，薄荷三叶，煎服。主治壅塞痰盛，清头目。——编者注）数服而愈。（王璆《是斋百一选方·卷之五·第六门·治虚冷咳嗽痰盛等疾》）

中风医案

韩宗愈参议之子友仁苦瘫痪，服药逾年不效，得此方（锡磷脂丸：锡磷脂一两、自然铜二两，同入坩埚内，火煅一时辰，醋淬；炮天雄一对；炮附子六钱；炮草乌头二两；防风、没药、炮天南星、炒赤小豆、白僵蚕、白附子、补骨脂、萆薢、五灵脂、胡芦巴、白胶香各一两；乳香半两、糯米三合；骨碎补四两；为细末，无灰酒糊为丸梧桐子大，每服三十丸，空心胡桃酒送下。——编者注），初服便觉稍减，服至一料，遂能行履。（王璆《是斋百一选方·卷之三·第四门·锡磷脂丸》）

后表弟唐仲举因冒风湿，手足缓弱，略不能动，伏枕已三日，欲转侧须三数人扶掖，甚以为虑。予教令服此（顺元散：炮乌头二两，炮附子、炮天南星各一两，木香半两；为粗末，每服三大钱，水一盏半，姜七片，煎至八分，稍热服。温里外寒，和一切气，通血络。——编者注），只三服，次日履地脱然。（王璆《是斋百一选方·卷之三·第四门·生料五积散、顺元散》）

庐州李副将得此疾（指瘫痪，口眼㖞斜。——编者注），以火龙丸（龙虎丹又名火龙丸：地龙四两、生延胡索四两、松节二两、核桃肉十五个、乳香三钱、螻蛄十四个、蜈蚣二条、没药三钱、草乌头四两、全蝎十四个、螻蛄、蜈蚣、全蝎三味用好酒一升，同煎十数沸，取出焙干；共为细末，用煮肉药酒打糊为丸,如梧桐子大,每服十丸。左瘫右痪,麝香酒下。——编者注)、四生丸(四生丸:五灵脂、当归、骨碎补、川乌头各等份,为细末,用无灰酒、面糊为丸,如梧桐子大,每服七丸,渐加至十丸至十五丸,温酒送下。主治瘫痪,口眼㖞斜,中风涎急,半身不遂,不能举者。——编者注)相间而服,不一年,病去八九分。(王璆《是斋百一选方·卷之三·第四门·龙虎丹》)

　　绍熙辛亥耿侍郎微中(顺元散又名沈氏五积散:炮乌头二两,炮附子、炮天南星各一两,木香半两;为粗末,每服三大钱,水一盏半,姜七片,煎至八分,稍热服。温里外寒,和一切气,通血络。——编者注)服此而愈。(王璆《是斋百一选方·卷之三·第四门·生料五积散、顺元散》)

　　十五弟深患暗风十余年,得此药(大圣丹又名乌龙丹:川乌五两、生五灵脂五两,捣罗为细末,入脑麝少许,滴水搜和如弹子大放在铺有穰草的米筛上置有风处阴干,不得罨损,以纱绢袋悬之。用时取生姜自然汁隔宿浸软,就盏内以手调开,用薄荷酒化,仍再入脑麝少许于酒内。每一丸小儿分作八服,五十以上分作四至六服。主治中风,半身不遂,言语謇涩,行步不正,或久远鹤膝风,暗风,服至三十日除去根本。——编者注)遂安。(王璆《是斋百一选方·卷之三·第四门·大圣丹》)

水肿医案

　　滁州公使酒库攒同陈通,患此(指水肿浮胀。——编者注)一病垂死,已不下药,偶一妇人传此方(大蒜一个烂研,以蛤粉和,无分两,可丸即止,如梧桐子大,每服十丸,白汤下。——编者注)云,是道人所授,服之,病自小便而下几数桶,遂愈。(王璆《是斋百一选方·卷之十二·第十八门·治气虚水肿浮胀》)

　　绍兴术士朱蓑衣名甫苦此疾(指水蛊腹胀。——编者注),医者只令服加禾散,久之不效,葛丞相授以此法(加禾散、四柱散细末各等份,合和令匀,依法煎服。——编者注),即安!(王璆《是斋百一选方·卷之十二·第

十八门·治水蛊腹胀》）

太学同舍姚子大刘亨叔并患此病,势可畏,服之（五皮散:大腹皮、茯苓皮、陈橘皮、生姜皮、桑白皮各等份为粗末,每服三大钱,水煎服。主治脾受湿,面目四肢虚肿,通利不便。——编者注）而安!（王璆《是斋百一选方·卷之十二·第十八门·治水蛊腹胀》）

淋证医案

韩安伯参议名元修云,渠尊人曾患此（指淋证。——编者注）数日,痛楚不可言。因阅《千金方》用乳香石（乳香石乃乳香中拣出夹石者。——编者注）研细,以米饮或麦门冬汤调下,二服遂愈,饥泡适中时服,空心亦得。（王璆《是斋百一选方·卷之十五·第二十三门·治血淋及五淋等疾》）

癃闭医案

赵史君云,其子年十余岁,因小遗为犬所惊,当时虽无它,后旬日忽小便不通,大便初觉自利,后复如常,率半月余方一小遗,饮食起居间皆无所苦,亦无腹胀、肢体肿满之患,凡服通利水脏治淋涩药并不效。移书间一医姓刘忘其名,寄三方来,第一方用地骨皮一两,防风半两,甘草一分为细末,煎麦门冬汤调下,不四五日即通,服之不已即三日一通,终剂已两日一通矣。再服第二方用青皮、陈皮、通草之类,不能尽记,数服即平愈,第三方不曾用也。（王璆《是斋百一选方·卷之十九·第二十七门·小便不通》）

血证医案

滁州赵史君云,其族姐为尼,住新金一寺,忽苦此疾（突然吐血。——编者注）,医者不肯治,偶一士大夫说此药（童子小便和酒调下花蕊石

散。——编者注），不数服而愈。（王璆《是斋百一选方·卷之六·第七门·治暴吐血》）

葛察判名采，阁中苦此疾（指吐血，——编者注），百药皆试，得此方（生地黄一斤捣汁，其滓再入好酒少许取汁令尽；炮附子一两半入地黄汁内，用银石器熬成膏，并将附子取出焙干，更用干山药三两同为细末，与地黄膏子和成剂，木臼内杵一二十下，丸如梧桐子大，每服三十丸，渐渐加至五十丸，空心米饮吞下。——编者注）服之取效，后虽发，屡服有验。（王璆《是斋百一选方·卷之六·第七门·治吐血》）

南阳赵宣德患（指暴吐血，——编者注），服之（桂末二钱，水汤各半，浓调约半盏许，猛吃，主治暴吐血。——编者注）如神，其甥亦吐血，二服永安。（王璆《是斋百一选方·卷之六·第七门·治暴吐血》）

绍兴癸酉秋苏少连病此（吐血。——编者注），极可畏，百药不效。偶姜昌言通判传此方（白术散：白术二两，人参、茯苓、黄芪各一两，山药、百合、炙甘草各半两，前胡、柴胡各一分；上为散，每服一钱半，姜三片，枣一枚，水煎温服，每日服3次。王璆论述说，凡吐血，咯血，其得之多因积热之甚，或饮食过度，驰骋伤胃络也，不然惊恐悸怒，使气逆上而不下行，血随气行，宛积胸间，久则吐血咯血，宜服白术散，行荣卫，顺气止血，进食退热，唯忌食热面、煎炙、海味、猪、鸡一切发风之物，酒不宜饮，食不宜饱，常令饥饱得所，自然胸膈空利，气血流顺也。——编者注），服之遂愈。（王璆《是斋百一选方·卷之六·第七门·白术散》）

孙仲盈说，临安张上舍曾以此（莲子心七枚、糯米二十一粒，为细末酒调服。——编者注）治一人（劳心吐血。——编者注）得效。（王璆《是斋百一选方·卷之六·第七门·治劳心吐血》）

吴丞相冲卿忽吐血，孙兆用冰澄蚌粉研细，入辰砂少许，米饮调下二钱，日三服遂安。（王璆《是斋百一选方·卷之六·第七门·忽吐血》）

一士人无故舌出血，仍有小穴，名医耿隅者曰，此名血衄，炒槐花敷之而愈。（王璆《是斋百一选方·卷之八·第十一门·治齿衄》）

消渴医案

眉山揭颖臣长七尺,健饮啖,倜傥人也。忽得消渴疾,日饮水数斗,食倍常而数溺,消渴药服之逾年,疾日甚,自度必死,治棺衾,嘱其子于人。蜀有良医张肱隐之子,不记其名,为诊脉,笑曰:君几误死。取麝香(当门子),以酒濡之,作十许丸,用枳椇子作汤,吞之遂愈。问其所以,张生云:"消汤、消中皆脾弱肾败,上不能节汤水,肾液不上溯,乃成此疾。今诊颖臣脾脉极热,而肾不衰,当由果实与酒过度,热在脾,所以饮食过人,而多饮水,饮水既多,不得不多溺,非消渴也。麝香能败瓜果,花近辄不结,枳椇亦胜酒,屋外有此木,屋内酿酒不熟,以木为屋,屋下亦不可酿,故以此二为药,以去生果酒之毒也。"(王璆《是斋百一选方·卷之十二·第十九门·治消渴方》)

虚损医案

葛丞相妇人少年时服之(拱辰丹:鹿茸酥、山茱萸、当归各四两,为末,入麝香半两拌匀,酒煮,面糊为丸,如梧桐子大,每服五十至一百粒,温酒、盐汤下。用于禀赋素弱,固天元一气,使水升火降,五脏自和。——编者注),果效!(王璆《是斋百一选方·卷之十八·第二十六门·拱辰丹》)

绍兴刘驻泊名汝翼,阁中年近六十,素虚弱,服此(钟乳粉、半夏、炮天南星各一两,滑石三钱;半夏、南星为细末,和钟乳、滑石和匀,每服三钱,加生姜十片煎服;禀受虚弱者以此药下黑锡丹五十丸或四神丹十数粒;主治虚冷咳嗽痰盛等疾。——编者注)取效!(王璆《是斋百一选方·卷之五·第六门·治虚冷咳嗽痰盛等疾》)

痹证医案

忠州太守陈逢原传云,渠前知坊州,因暑中取凉食瓜,至秋忽然右腰腿间疼痛,连及膝胫曲折不能,经月右脚艰于举动,凡治腰脚药服之无效。儿子云安刑曹,似在商熙助教处得养肾散方(养肾散:全蝎半两、天麻三钱、苍术一两、生草乌二钱、炮黑附子二钱,为细末,拌匀。肾气,用黑大豆淋酒调一大钱,除腰脚筋骨疼痛,药气所至麻痹少时,须臾疾随药气顿愈。如是骨髓中痛,用胡桃酒下。——编者注),服之才一服,移刻举身麻痹,不数刻闻,脚胜屈伸,再一服即康宁。(王璆《是斋百一选方·卷之十一·第十七门·养肾散》)

鹤膝风医案

淮东赵德远参议之甥,李廿七官人惠以此方(大防风汤:防风、白术、杜仲、当归、熟干地黄、白芍药、黄芪各二两,羌活、牛膝、甘草、人参各一两,炮附子、川芎各一两半,为粗末,每服五钱,生姜七片,大枣一枚,水煎温服。祛风顺气,活血脉,壮筋骨,除寒湿,逐冷气。——编者注),服之,气血流畅,肌肉渐生,遂能良行,不终剂平复如故,真奇方也!(王璆《是斋百一选方·卷之五·第四门·大防风汤》)

善法寺僧如真师孙遂良,绍熙壬子痢之后,足履痿弱,遂成鹤膝风,两膝肿大而痛,髀胫枯腊,但存皮骨而已,拘挛卧,不能屈伸,待人抱持而后能起,如此数月,分为废人。(王璆《是斋百一选方·卷之三·第四门·大防风汤》)

痿证医案

坊州监酒年几四十,虚损,两脚不能行步,试与此药(养肾散:全蝎半两、天麻三钱、苍术一两、生草乌二钱、炮黑附子二钱，为细末，拌匀。肾气，用黑大豆淋酒调一大钱，除腰脚筋骨疼痛，药气所至麻痹少时，须臾疾随药气顿愈。如是骨髓中痛，用胡桃酒下。——编者注)，初进二钱，大腿麻未遂，能起立，再服二钱，大小拇指皆麻，迤逦可行，三服驰走如旧。(王璆《是斋百一选方·卷之十一·第十七门·养肾散》)

疟病医案

䕫州谭逵病疟半年，前人方术用之略尽，皆不能效。邂逅故人窦藏叟先生，口授此方(朱砂、阿魏各一两，研匀和稀糊，丸如皂子大，浓煎人参汤空心服一丸。——编者注)遂愈。(王璆《是斋百一选方·卷之十一·第十六门·治寒疟》)

张大亨左司病(指疟疾。——编者注)甚欲致仕，服之(干姜、炒干姜、高良姜、炒高良姜各一两为末，每服一钱半，以酒调之。猪胆以针刺破，滴入酒中七滴，调匀温服，少顷，以温酒半盏投之，于当发日早服；主治寒疟。——编者注)立愈！(王璆《是斋百一选方·卷之十一·第十六门·治寒疟》)

脚气医案

葛楚贤作湖州签判日，苦此疾(指湿脚气。——编者注)一年半，服此三药(鹿茸丸：鹿茸、五味子、当归、熟干地黄四味等份为细末，酒糊丸如桐子大，空心先服三四十丸，温酒或盐汤下；食前又服川芎、当归二味等份同煎，以调荆芥细末一二钱；食后再服煎四物汤调消风散二三钱。——编者注)，不终剂而愈。(王璆《是斋百一选方·卷之十一·第十七门·治湿脚气，腿腕生疮》)

绍兴府戒珠寺一僧，(指脚膝缓弱无力，——编者注)病数年不能行，服此药(立效丹:面煨附子,葱汁和丸,梧桐子大,每服五六十丸,空心煎葱酒下,吃少温粥蒸饼压之;治脚膝缓弱甚者。——编者注)而愈。(王璆《是斋百一选方·卷之十一·第十七门·治脚气》)

太室居士得此方,乾道己丑岁在都(鄂)州都幕府日,宋判院审言久病脚膝缓弱不能行,传之。数日来谢,此疾经年,无药不服,得方此日即合,二服见效,五服良愈,令有力能拜起矣。后数日又云,因浴遍身去薄皮如糊,肌骨遂莹,其效如神!(王璆《是斋百一选方·卷之十一·第十七门·养肾散》)

昔湘东王患脚气,十年困笃,一日得此方(真方降气汤:紫苏子、生姜汁浸半夏各五两,前胡、炙甘草、当归、姜汁浸厚朴各二两,肉桂、陈皮各三两,虚冷肉桂一两,黄芪二两;为粗末,每次三大钱,生姜三片,大枣水煎服。主治虚阳上攻,气滞不快,上盛下虚,膈壅痰实,咽干不利,咳嗽中满,喘急气粗,脐腹膨胀,满闷虚烦,微渴引饮,头目昏眩,腰痛脚弱,四肢倦怠;及脚气上攻,中满喘急,下元虚冷。——编者注)遂安。(王璆《是斋百一选方·卷之五·第四门·俞山人真方降气汤》)

有一军人苦脚气,服此(苍耳叶九蒸九曝,为细末,酒打,飞罗面为糊,丸如梧桐子大,每服五七十丸至百丸,空心温酒下。——编者注)不唯病去,年逾九十行步如飞。(王璆《是斋百一选方·卷之十一·第十七门·治脚气》)

疼痛医案

浙东提刑陈才甫任郎官日,尝苦臂痛,医者孙宫干令服此药(补髓丹:炒杜仲、补骨脂各十两,用芝麻五两同炒,候芝麻黑色无声为度,筛去芝麻;酒炙鹿茸二两,没药一两;将杜仲、补骨脂、鹿茸为细末,入没药和匀,再用胡桃肉三十个,汤浸去皮,杵为膏,入面少许,酒煮糊为丸如梧桐子大,每日两次,每服一百粒,食前用米饮或温酒或盐汤下。——编者注),非独臂痛

即安,而平日腰痛之疾,自此遂不复作。(王璆《是斋百一选方·卷之十一·第十七门·补髓丹》)

孙盈仲尝患此(指手足十指疼痛麻木。——编者注),其祖善医,云:有风而非虚,以此药(附子、木香等份,为粗末加生姜煎服。——编者注)治之而愈。(王璆《是斋百一选方·卷之三·第四门·治手足十指疼痛麻木》)

庐州郭医云:此陶成一医者,曾以(芫花根研为细末,米醋调敷患处。——编者注)治一妇人产后而得此疾(臂腿之间忽一两点痛著骨,不可忍。——编者注)者,良验。(王璆《是斋百一选方·卷之三·第四门·治臂腿之间忽一两点痛著骨,不可忍》)

奔豚医案

绍熙壬子冬,余亲曾得效,时苦奔豚,小腹引痛四日,只一服(夺命丹:吴茱萸一斤,四两酒浸,四两醋浸,四两汤浸,四两童子小便浸,各一宿,同焙干;泽泻二两;为细末,酒煮面糊为丸,如梧桐子大,每服五十丸,空心食前,盐汤或酒下。治远年日近小肠疝气偏坠搐疼,脐下撮痛,以致闷乱,及外肾肿硬,日渐滋长,阴痒抓成疮,悉治之。——编者注),脏腑微动,痛若失去,遂安。(王璆《是斋百一选方·卷之十五·第二十三门·夺命丹》)

虫证医案

燕贤仲侍郎年二十三四时患此,根据方(酸石榴根洗净,细锉半升,用水五升,煎取半碗以下,去滓,五更腹空时,先炙猪肉,随意吃以引虫,不可过饱,然后温服此药,只作一服,虫自取下,吃白粥一日补之。——编者注)治一剂服之,良久据厕,下虫二时许不数丈,遂愈,更不复发。(王璆《是斋百一选方·卷之十七·第二十五门·治寸白虫》)

砒霜中毒医案

全椒医高照一子，无赖，父笞之，遂服砒霜自毒，大渴利，腹胀欲裂，余教照令服此药（生白扁豆晒干，为细末，新汲水调下二三钱匕。——编者注），以水调随所欲饮，与之不数碗即利而安。王璆（《是斋百一选方·卷之十七·第二十五门·解一切药毒》）

河豚中毒医案

来安县主簿李元度云，白塔寨丁未春有二卒一候兵，同食河豚既醉烧子并食之，遂皆中毒，人急以告巡检，二卒已困殆，仓卒无药用，或人之说独以麻油灌，候兵者油既多，大吐，毒物尽出，腹间顿宽，以此竟无恙。（王璆《是斋百一选方·卷之十七·第二十五门·治河豚毒》）

第二节 妇科医案

难产医案

曾有妇人，累日产不下，服遍催生药不验。予曰：此必坐草太早，心怀恐虑，气结而然，非气乃不行矣，得此药（紫苏饮：大腹皮、人参、陈皮、白芍药各半两，紫苏茎叶一两，当归二分，甘草一分；细锉分作三服，生姜四片，葱白七寸，水煎空腹服。主治妊娠胎气不和，怀胎近上，胀满疼痛，谓之子悬；兼治临产惊恐气结，连日不下。——编者注）一服便产。及妇人六七月子悬者,予用此药数数有验,不十服,胎便近下。注云:恐则阳精却,上而不下流,故则上焦闭也,上焦既闭,气不行流,下焦阴气亦还回不散,而聚为胀也,然上焦固禁,下焦气还,各守一处,故气不行也。(王璆《是斋百一选方·卷之十八·第二十六门·妇人难产方》)

产后温病医案

苏韬光云:侍郎方丈尝以救数十人,余宰清流日倅车申屠行父之子妇,产后病时疫二十余日,已成坏证,偶见闻,因劝其一味只服人参(破证夺命丹:人参一两,煎,一服而尽;主治伤寒阴阳二证不明,或投药错误,致患人困重垂死,七日以后皆可服。——编者注)遂安,是时未知有此方,偶然暗合耳。(王璆《是斋百一选方·卷之七·第九门·破证夺命丹》)

第三节　儿科医案

不乳医案

吴内翰曾氏外孙,初生移时不饮乳及不小便,皆惊以为恶证,亟取《外台秘要》检之,得两证,用此一方(葱白一寸,奶汁二合,于银石器内煎,取一合灌之立愈。治小儿初生不饮乳及不小便。——编者注)遂愈!(王璆《是斋百一选方·卷之十九·第二十七门·治小儿初生不饮乳及不小便方》)

泄泻医案

滁州赵使君云，其女年甫周岁忽苦脏腑，每所下如鸡子黄者半盆许，数日之间几至百往，渐作惊风证。有一士大夫教以钟乳粉二钱，以枣肉和搜，令取意食之，不然以浓煎枣汤调钟乳服，亦可。以儿小只用一钱，已平复矣。（王璆《是斋百一选方·卷之六·第八门·神授丸》）

滁州赵使君云……儿子清老年三岁，过镇江时病久泻危甚，用此法（钟乳粉二钱，以枣肉和搜，令取意食之，或以浓煎枣汤调钟乳服。传方者云，它日或作少疮疡，但不足虑。——编者注）服至半两遂安，亦不生疮。（王璆《是斋百一选方·卷之六·第八门·神授丸》）

痢疾医案

陈庆长知县名祖永云：顷守官南康，其子年十许岁，患噤口痢，水浆不入者数日进药。同官家有方书，载一治法，试用之，一服而痢稍疏，三服遂索粥饮，顿食半盏是痢止而安。其法用干山药一半炒黄色，半生用，研为细末，米饮调下。（王璆《是斋百一选方·卷之六·第八门·治噤口痢》）

疮疡医案

四伯之子年一岁余，满头脓疮成片，用此药（乌龙尾，以麻油脚研，令极细，敷之，虽痛不妨。——编者注）两、三次，作痂而愈。（王璆《是斋百一选方·卷之十六·第二十四门·治小儿头上热疮》）

沈仁父司理年七八岁时，苦脑疽见骨，痛楚异常，沈德和尚书传此方（万金膏：甘草四两、麻油八两、黄丹四两，将甘草根节锉成寸段，椎破，内留一条长者，搅药用，银石器入油，煎甘草令焦黄，取出不用，入黄丹，以前所留长甘草一条,不住手搅如黑色,点少许入水试候成膏不散,用绵滤入瓶封闭令密,坎地二尺许,埋药二十日取出,敷贴如常法。治一切痈疖毒疮。——编者注),一夕敷之即减,不数日间凡五换,遂全愈。(王璆《是斋百一选方·卷之二十·第二十九门·治一切痈疖毒万金膏》)

口疮医案

吴内翰之孙,初生而患口疮,用此方(地龙、吴茱萸,等分为末,米醋入生面,调涂足心;主治老人、虚人、小儿口疮咽痛。——编者注)神效!(王璆《是斋百一选方·卷之八·第十一门·治老人、虚人、小儿口疮咽痛》)

牙疳医案

富次律女年数岁,齿上忽生一黑点,后数日,龈烂成走马疳,用前方(麝香散:麝香、青矾烧赤、烧赤黄矾、白矾烧枯各一分,芦荟半分,蛤蟆半两烧灰;乳钵内细研为散,先以绵拭龈上,恶血出,即用湿纸片子掺药贴;主治齿漏疳虫蚀,齿龈臭烂。——编者注)即愈,自后屡有奇效!(王璆《是斋百一选方·卷之八·第十一门·麝香散》)

第四节 外科医案

面肿医案

张德俊云,顷年和倅余杭人将赴官,因蒸降真木犀香,自干甑,面仆甑上,为热气所熏,面即浮肿,口眼皆为之闭,更数医不能治,最后一医云:古无此证,请以意疗之。于是取僧寺久用炊布烧灰存性,随敷随消,不半日而愈。盖以炊布受汤上气多,返用以出汤毒,亦犹以盐水取咸味耳,医者之智亦可喜。(王璆《是斋百一选方·卷之十三·第二十一门·治汤火伤》)

疮疡医案

唐仲举云,渠令嗣颏颊间苦一漏疮年余,用此膏药(治诸般恶疮万金膏:五倍子一钱,赤芍药、白芷、大黄、肉桂、当归、玄参、干地黄各二钱半,虢丹八两,当归二钱半,羌活、云母各一钱,巴豆三十五粒,乳香、滑石、白胶香各一钱,没药二钱半,各细锉;用麻油一斤省,先将半斤入铫煎沸,下五倍子、赤芍药、白芷、大黄、肉桂、当归、玄参、地黄,以柳枝搅油,候药带焦色,滤去滓;再将药油入铫,候略沸下虢丹四两,打转,看候紫色,滴水成珠,即便倾出安稳处。再将麻油半斤煎沸,下当归、羌活、云母、巴豆及青杨柳枝皮指面大一二十片同煎,候药带焦,滤去滓,再煎药油下乳香、滑石、胶香、没药、虢丹同煎,候如前带紫色,滴入成珠,却将前药药油倾作一铫,同煎打匀为度。煎药时不要火太紧,恐却将前煎药油倾作一桃,同煎打匀为度。煎药时不要火太紧,恐煎过药味。主治诸般恶疮。——编者注)两枚而愈,

后以治他人亦多验。（王璆《是斋百一选方·卷之二十·第二十九门·治诸般恶疮万金膏》）

吴内翰备急方云，其侄祖仁，一日忽觉背疮赤肿如碗大，急用此（将水蛭置肿上，令饮血，胀自落，别换，胀蛭以新水养之即活。——编者注）治之，至晚遂安。（王璆《是斋百一选方·卷之十六·第二十四门·治发背》）

光州有人患肾痈，大小便皆秘，甚以为苦，本州胡判官令以明净牛皮胶，炭火上烧成黑灰，研极细，每服五钱，以米饮调下，服至二两许方通，所下皆秽恶物，痈肿遂消，不复出脓。胡云，凡疮肿皆可服，不拘多少，以脏腑通利为度。（王璆《是斋百一选方·卷之十六·第二十四门·治痈疽发背》）

林判院康朝尝患此（指谷道前后所生之痈。——编者注），痈已破，服此药（甘草一两，文武火慢慢蘸水炙，约自早炙至午后，炙水令尽，不可急性，擘甘草心，觉水润，然后为透，细剉，用无灰酒二小青碗，入甘草，煎至一碗温服，一二服便可保无虞。服此药，虽不能急消，过二十余日必消尽矣。主治谷道前后所生痈疮。——编者注）两服，疮即合，甚妙。（王璆《是斋百一选方·卷之十六·第二十四门·治谷道前后所生痈》）

詹武子年三十岁时，曾患此（指臁疮。——编者注），用之（黄柏、白芨、白蔹、黄丹研各等份，研为极细末，入轻粉多少随意，以蜜和如药剂，微令稀薄，捏成饼，贴疮上，深者填满，以帛片包扎，一日一易，疮渐干或有裂处将药干掺，以瘥为度。——编者注）即安。（王璆《是斋百一选方·卷之十二·第二十门·治臁疮》）

赵先生字子固，母刘氏，年几八十，左足面一疮，下连大趾，上延外踝，以至骨，每岁辄数发，发必兼旬累月，昏暮痒甚爬搔，移时出血如泉流，呻吟痛楚，殆不可忍，夜分即渐已，明日复然。每一更药，则疮转大而剧，百试不验，如是二十余年。淳熙甲辰中冬之末，先生为太府丞，一夕因病大作，相对悲泣无计，困极就睡，梦四神僧默坐一室，旁有长榻，先生亦坐，因而发叹,一僧问其故,先生答之以实,僧云可服牛黄金虎丹,又一僧云,朱砂亦好。既觉,颇惊异,试取药半粒强服之,良久腹大痛,举家相忧且悔,俄而下块物如铁石者数升,是夕疽但微痒不痛,而无血,数日成痂,自此遂愈。朱砂之说,竟不复试。先生因图僧象如所梦者,而记其事。金虎丹出《和剂局方》,本治中风,痰涎壅塞,所用牛黄、龙脑、二粉、金箔之类,皆非老人所宜服,今乃取其效,意此疾积热腑脏而发于皮肤,岁久根深,未易洗涤,故假凉剂以攻之,不可以常疮论也。神僧之梦,盖孝所感云。(王璆《是斋百一选方·卷之十二·第二十门·治足疮》)

疥癣医案

澧州王教授执中,少患疥凡十五年,遇冬则为疮,人教用羊蹄菜根、蛇床子根片切如钱,米泔浸三二宿,漉出,入生姜、矾同研细,裹以生布,遇浴先擦洗良久,以水浇三四次用,即除根,后数年再生,用前法亦愈!(王璆《是斋百一选方·卷之十六·第二十四门·治癣久不瘥者》)

瘾疹医案

吴内翰淑人病此(指瘾疹。——编者注)三十年,服(白芷针刺烧存性,为末,温酒调下二钱。——编者注)三服去根本矣。王璆《是斋百一选方·卷之十·第十五门·治瘾疹》)

瘰疬医案

骆安之妻患(指瘰疬。——编者注)四五年,疮痂如田螺靥不退,辰时着灸(以手仰置肩上,微举肘,取之肘骨尖上是穴,随所患处,左即灸左,右即灸右,艾炷如小筋头许三壮即愈。——编者注),申后即落,所感颇深,凡

三作三灸,遂除根本。(王璆《是斋百一选方·卷之十六·第二十四门·灸瘰疬法》)

痔疮医案

余庚戌除夕痔作,时守官合肥,难得医者,取官局钓肠丸一百二十粒,分为二服,热酒并服之,中夜腹间微痛,下少结粪,且起已安。治证具载本方,所以作效速者,以服多故尔。(王璆《是斋百一选方·卷之十四·第二十二门·钓肠丸》)

疝气医案

杜夷之苦此(指疝气。——编者注)岁久,张子公令就王继先医三年,百药不效,后得此方(附子一两,用防风一两,锉如黑豆大,盐四两,黑豆一合炒附子裂,去诸药留附子;葫芦巴、木香、巴戟天、炮川楝子、肉桂、延胡索、荜澄茄、炒茴香、炒补骨脂各一两,为细末,用糯米粉酒打糊为丸,如梧桐子大,朱砂为衣,每服三五十丸,空心酒下,妇人醋汤下。治小肠寒疝,膀胱伏梁,奔豚,疝气等。——编者注)于张倅,数服去根,且去铃不用,却以此方献继先,继先亦有此疾,服之遂安。(王璆《是斋百一选方·卷之十五·第二十三门·十补丸》)

郭察院名德麟传与葛丞相云,十余年前尝苦疝气,灸之而愈,其法于左右足第二指下中节横纹中,各灸七壮至三七壮止,艾元不须大,如麦粒而紧实为上,太大恐疮难将息,旬日半月间不可多步履,仍不妨自服它药。渠灸后至今不发。葛甥子纲尝依此灸之,亦验。(王璆《是斋百一选方·卷之十五·第二十三门·治小肠气》)

唐仲举苦肾痛,服此药(三茱丸:山茱萸、吴茱萸、石茱萸各二两,炒牵牛子一两,川楝子一两用去翅嘴斑蝥十四个同炒赤色后去斑蝥,炒补骨脂一两七钱,青皮、青盐、炒茴香各三两为细末,醋煮面糊,丸如梧桐子大,每服三、五十丸,先吃炒桃仁十五个,以温酒或盐汤下药,空心食前,炒茴香酒下亦得;主治小肠气,外肾肿疼。——编者注)得效,病自泄气中出。(王璆《是斋百一选方·卷之十五·第二十三门·三茱丸》)

阴囊红肿医案

滁州赵史君曰,渠长子数岁时,忽连夕夜啼,莫晓所谓,继而觉外肾下一处燉赤,不数日阴囊蜕皮,宛如鸡子壳然,如此三五次愈而复作,作即夜啼,蜕皮如前,忽见一道人说用杉木麸炭末、腻粉、生油调涂,一敷遂止。(王璆《是斋百一选方·卷之十九·第二十七门·治小儿风热,阴下赤痛,蜕皮壳方》)

烧伤医案

吴内翰家婢夜炊米,釜翻伤腿膝,以夜不敢白比,晓已遗烂,用此(牛皮胶入少汤,于火上溶稠,狗毛剪碎,以胶和毛摊,软帛封之,直至痂脱,不痛;主治汤火伤,疮脓烂,痛不可忍者。——编者注)治之而愈。(王璆《是斋百一选方·卷之十三·第二十一门·治汤火伤》)

跌打损伤医案

福州长乐县一盗因被笞捶,身无全肤,以情告狱吏,求买胡孙姜,烂研取汁,以酒煎或调服,留滓以敷疮,不数日平复如故。(王璆《是斋百一选方·卷之十三·第二十一门·治打扑伤损》)

第五节　眼科医案

烂眩风眼医案

陆景渊之子曾苦此（指烂眩风眼，两眦痒痛。——编者注），泪渍两颊，皆成疮，百药不效，因理故书得此方（黄连、淡竹叶各一两，柏树皮一两半，水煎，稍冷滴目两及洗烂处，每日三四次；主治烂眩风眼，两眦痒痛。——编者注），试点之，须臾药泪俱下，循疮中流出，其间有小虫，自此遂愈，甚妙。（王璆《是斋百一选方·卷之九·第十二门·治烂眩风眼》）

翳医案

庐州彭知录名大辩，蕃阳人，渠乃尊提举，顷在临安，暴得此疾（指眼睛生翳膜。——编者注），一医僧以此药（兰香子洗净晒干，每用一粒，以筋点大眦头，闭目即觉药在目内团圆旋转，药力过即不转，须臾，自随眵泪出。若翳膜在上如鱼眼然，再易一粒，以病退为度；主治赤眼后生翳膜。——编者注）治之，坐间潦然，酬僧百千，因遂传得，屡以治人。（王璆《是斋百一选方·卷之九·第十二门·治赤眼后生翳膜》）

钱季华之女年数岁，疮疹后两眼皆生翳，只服此药（退翳散：蛤蚧粉、谷精草各一两，研末，每服二钱。并用生猪肝一片，掺药卷用麻线扎，放入浓米泔水中煮熟，取出放冷，食后临卧细嚼，用原煮肝米泔送下。主治目内翳障，或疮疹后余毒不散。——编者注），各退白膜三重，瞳子方了然也。（王璆《是斋百一选方·卷之九·第十二门·退翳散》）

眼病医案

唐丞相李恭公扈从,在蜀中日患眼,或涩,或生翳膜,或即疼痛,或见黑花如豆大,累累数十不断,或见如飞虫翅羽,百方治之不效。僧知深云:相公此病缘受风毒,夫五脏实则泻其子,虚则补其母,母能令子实,子能令母虚,肾是肝之母,今肾受风毒,故令肝虚,肝虚则目中恍惚,五脏亦然。脚气,消中,消渴,诸风等皆由肾虚也,地黄丸悉主之。生干地黄一斤,熟干地黄一斤,石斛、枳壳、防风各四两,酒浸牛膝、炒杏仁;为细末,炼蜜丸如桐子大,空心以豆淋酒下五十丸。豆淋酒法:黑豆半升,炒令烟出,以酒三升浸之。(王璆《是斋百一选方·卷之九·第十二门·治赤眼后生翳膜》)

第六节 鼻咽喉口齿科医案

鼻痔医案

富次律曾患此息肉,已垂出鼻外,用此药(瓜蒂、细辛等份为末,以绵裹如豆许,塞鼻中,须臾即通。——编者注)敷之,即化为黄水,点滴至尽,不三四日遂愈,后不复作。(王璆《是斋百一选方·卷之九·第十二门·治鼻,有息肉,不闻香臭》)

酒齄鼻医案

临川曾景仁尝苦此疾(指酒齄鼻。——编者注),一日得此方(凌霄花、栀子等份,为细末,每服二钱,食后茶调下,日进二服。——编者注)于都下异人,不三次遂去根本。(王璆《是斋百一选方·卷之九·第十二门·治酒鼻》)

赵君猷抚干所传云,贰卿赵再可知湖州时,与一诗僧相厚,而僧患此,酒鼻端生赤瘘数枚,大者如橘,小者如梅李,下垂过口,饮食言语皆所妨废,良自厌恶之。郡有一小兵,事刀镊人,但闻其善取靥,识不知其能治酒齇鼻也。一旦自言于僧,请医此疾,即以药(黄丹五文、饼药五十文省、硇砂三十文、巴豆霜十个,同入饼药罐子中,用慢火熬三两沸取下,续入研细生矿灰三钱。每日一次将药点患处,追出毒物,病退即止;也可用于雀斑,点患处后觉微肿即洗去。——编者注)敷之。凡半月余,每日取恶物如脓血自皮肤出者甚多。其瘘后悉成痂落去,鼻面莹然。遂以十千为谢,且语贰卿俾,直斋阁而求得其方,以传秀却,治人良验。(王璆《是斋百一选方·卷之九·第十二门·治酒鼻》)

重舌医案

李莫安抚内子,夜半忽不能言,烛之,乃舌下生一舌上戴,急取《外台》,检得此方(蒲黄为末敷舌。——编者注),五七敷即愈。(王璆《是斋百一选方·卷之八·第十一门·治重舌上戴妨碍》)

口疮医案

唐仲举母(患口疮。——编者注)用黄柏皮末、青黛等分,拌匀敷之,吐去涎,再敷即愈!(王璆《是斋百一选方·卷之八·第十一门·治口疮》)

牙痛医案

舒挺之抚干尝患(牙痛。——编者注),遍用诸方无若此方(姜黄散:姜黄、细辛、白芷等份,为细末,擦二三次,盐汤漱;主治牙痛不可忍。——编者注)之良。(王璆《是斋百一选方·卷之八·第十一门·姜黄散》)

余顷任淮西幕府,己酉冬被檄来和州,至含山县,齿痛大作,忽于一刀镊人处得草药(王璆考证所用之药是鹤虱。——编者注)一捻许,以汤泡少时,冷暖随意,以手指蘸水痛处即定,明日若失去。(王璆《是斋百一选方·卷之八·第十一门·治风热上攻齿痛》)

政和八年胡长文给事之父牙疼不可忍,面肿,偶无姜黄(指姜黄散:姜黄、细辛、白芷等份,为细末,擦二三次,盐汤漱;主治牙痛不可忍。——编者注),检《本草》,川芎亦治牙,遂以代之,坐间便见肿消痛止,后只用川芎亦验。(王璆《是斋百一选方·卷之八·第十一门·姜黄散》)

齿退不生医案

李莫安抚女子退齿,逾年不生,甚以为挠,因过平江,会李亮卿,语之,李说:"予有此方(雌乌鸡粪、雄乌鸡粪、旧麻底,等份,烧灰存性,研细,入麝香同研,敷于齿龈上。——编者注),已经试验。"用之一月,齿遂生。(王璆《是斋百一选方·卷之八·第十一门·治齿不生》)

喉痹医案

葛彦恢提举阁中曾患喉痹,五八主簿用此方(僵蚕炒为末,以生姜自然汁调服一钱匕。——编者注)治之即安。一方调下二钱,未通,半时许再服,立通,吐出顽涎,别将大黄一块慢火炮熟,打扑尽灰,如一米浓,切片,以两仰坐,令人呷药在口,以笔管注入鼻中,男左女右,注药讫,随即扶令正坐,须臾吐涎,不即扶起,恐吐自鼻中出也,吐了含咽大黄如前。(王璆《是斋百一选方·卷之十·第十三门·治咽喉肿痛》)

刘大夫得此法(治咽痛至危困,以手用力拔顶心发,立通。无发者,撮顶心皮。——编者注)未试,忽一卒苦咽痛不能言,亟去其巾,乃患酒秃,即以意令人用力撮顶心皮,遂安。(王璆《是斋百一选方·卷之十·第十三门·治咽痛至危困》)

郑惟康主簿尝苦喉痹,虽水亦不能下咽,灸三里而愈。(王璆《是斋百一选方·卷之十·第十三门·针急喉闭,缠喉风,并灸法》)

骨鲠医案

滁州蒋教授名南金,顷岁因食鲤鱼玉蝉羹,为肋骨所鲠,凡治鲠药如象牙屑之属,用之皆不效,或者令服此药(贯众不以多少,煎浓汁一盏半,分三服并进。——编者注),连进三剂,至夜一咯而出。(王璆《是斋百一选方·卷之十·第十三门·治骨鲠》)

第七节　骨科医案

跌打损伤医案

埙侄云,三兄在四明尝因雪中撷损,蹉手臼骨,以此(胡孙姜一份,生姜半份,同捣烂以罨损处,用片帛包,干即易之。——编者注)敷之即不痛,寻遂复旧。(王璆《是斋百一选方·卷之十三·第二十一门·治打扑伤损》)

骨折医案

宗子赵叔恭名公衮,以善锤铁著名,其父宰嵊县日,族人聚饮超化寺,醉亡酒坠悬崖之下,亟视之,昏不醒人,手臂已折,舁归,得此二药(一字散:五灵脂别研、生川乌、没药研、生草乌各四两,地胶香一两,地龙、乳香各半两,麝香半钱研,朱砂三分研,白胶香一两;上为细末,每服一字,温酒调下。丸如梧桐子大,加减自少至多服之亦可。若腰以上损,食后服;腰以下损,食前服。觉麻为验,未麻加药,麻甚即减。主治打扑伤损,筋伤骨折。——编者注)治之,遂愈,其后运锤如故。(王璆《是斋百一选方·卷之十三·第二十一门·一字散》)

第八节　死亡医案

溺水医案

绍兴府帅有施此药者,渠一子溺水已死,用其法(神仙解毒万病丸:蛤蚧三两、红芽大戟一两半、山慈姑二两、续随子一两去油研霜、麝香三分;将前三味焙干为细末,入麝香、续随子研令匀,以糯米粥为丸,每料分作四十粒。——编者注)救之遂苏!(王璆《是斋百一选方·卷之十七·第二十五门·神仙解毒万病丸》)

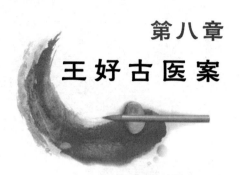

第八章

王好古医案

王好古(约 1200—1264),字进之,号汝庄,晚号海藏老人,元代赵州(今河北省赵县)人;曾担任赵州医学教授。初师张元素,后从师兄李杲之学。著有《阴证略例》《汤液本草》《医垒元戎》《此事难知》《癍论萃英》等。阐发阴证病因病机和辨证,重视脏腑内伤阳气虚损,明确提出"三阴可补"。除运用仲景通脉四逆、当归四逆、理中汤作为内伤三阴的主治方外,又搜集后世温补脾肾诸方如返阴丹、正阳散、附子散、白术散等作为补充。

《阴证略例》列专篇"海藏治验录",收录医案 8 个;《汤液本草》《医垒元戎》中也录有少量医案,还选录了他人医案。包括外感病与内伤杂病,涉及内科、外科、儿科等。

第一节　内科医案

伤寒医案

　　牌印将军完颜公之子小将军,病伤寒六七日,寒热间作,腕后有瘀三五点,鼻中微血出。医以白虎汤、柴胡等药治之不愈。及余诊之,两手脉沉涩,胸膈间及四肢按执之殊无大热,此内寒也。问其故,因暑热卧殿角之侧,先伤寒,次大渴,饮冰酪水一大碗。外感者轻,内伤者重,外从内病,俱为阴也。故先瘀衄,后显内阴,寒热间作,脾亦有之,非往来少阳之寒热也。与调中汤,数服而愈。(王好古《阴证略例·海藏治验录·外阳内阴》)

　　子秦二又病,太阳证悉具,其脉浮数,初为阳证,经所受邪也,神术汤解之,未三日变为阴证,何以然?旺火投盛水也。以其素服三生茶及好食诸冷物,数年来脏腑积而为痼疾,一身之经皆凝寒浸渍,酝酿而成太阴。脉亦从此而变其状,非浮非沉,上下内外举按极有力,坚而不柔,非若阳脉来之有源,尺以下至宛中全无,唯三部中独见鼓击,按之触指,突出肤表异常。紧为甚,所禀元阳无一身游行之火,独萃于胸中,寒气逼之,故搏而大,有加数倍,往来不可以至数名,纵横不可以巨细状。五日后文之与姜、附等剂而复振摇,又与真武、四逆等汤,烦躁大渴不止,若更接姜、附,其汗必作。其人自疑为热而益饮水,及得水稍苏斯须,脉陷沉而紧,厥逆神愦。至六日晡前后,大便秘结,小便赤色而少,强溲得涓滴,时手冷至肘,足冷至膝,脉将绝而不可救;欲复与四逆等汤,恐烦躁私饮而生变。文之请曰:何法以治?余教以乌、附、姜、桂、良姜等,佐以芍药、茴香之类,酒糊丸,引而下之,而使不僭。急服之百丸,昼夜相接八九,阳气从下复生,胸膈不烦躁,不思水,与温剂则微咽,大便软,屡下。气阴得以出,小便通快成剂如灰汁,脉微生,服丸至千半,阳气遍体,作汗而愈。后神又不全,少气乏力,又与温中等药数服,然后良愈。非平昔饮冷,肠胃积寒之久者,脉不如此之鼓击也。击鼓者何?虽可谓大,非大也,忿怒也,宜详审辨认,世罕有之。大抵此脉属紧,比紧为尤甚,故名鼓击也。仲景云:诸紧为寒。又云:脉浮而紧,寒在表也;脉沉而紧,寒在里也。紧似弦而非,有如牵绳之状,即为紧也,非带洪而有源也。成无己云:累累如循长竿,连连而强直也。通真子歌云:紧若牵绳转索初。海藏云:牵绳之紧,循竿之直,二者皆近于鼓击,鼓击者,尤甚于二脉数倍。启玄子云:盛脉同阳,四倍已上,阴之极也。(王好古《阴证略例·海藏治验录·鼓击脉》)

发热医案

至元庚辰六月,许伯威年五十四,中气本弱,病伤寒八九日,医者见其热甚,以凉药下之,又食梨三四枚,痛伤脾胃,四肢冷时发昏愦。予诊其脉,动而中止,有时自还,乃结脉也。心亦动悸,吃噫不绝,色变青黄,精神减少,目不欲开,倦卧,恶人语笑。

以炙甘草汤(炙甘草四两、生姜三两、人参二两、生地黄一斤、桂枝三两、阿胶二两、麦门冬半升、麻仁半升、大枣三十枚,上九味,以清酒七升,水八升,先煮八味,取三升,去滓,内胶烊消尽;温服一升,日三服。——编者注)治之。(王好古《汤液本草·卷上·东垣先生〈用药心法〉·药味专精》)

神昏医案

潞州义井街北浴堂秦二母,病太阴证,三日不解,后呕逆恶心,而脉不浮。文之与半硫丸二三服,不止,复与黄芪建中等药。脉中得之极紧,无表里,胸中大热,发渴引饮。众皆疑为阳证,欲饮之水,余与文之争不与。又一日与姜、附等药,紧脉反细沉,阳犹未生,以桂、附、姜、乌之类酒丸,每百丸接之,二日中凡十余服,渴止,脉尚沉细,以其病人身热,躁烦不宁,欲作汗,不禁其热,去其衣被盖覆,体之真阳营运未全,而又见风寒,汗不能出,神惯不醒。家人衣之,装束甚厚,以待其毙。但能咽物,又以前丸接之,阳脉方出而作大汗。盖其人久好三生茶,积寒之所致也。愈后,原秘大小始得通利,翌日再下瘀血一盆如豚肝。然文之疑不能判,余教以用胃风汤加桂、附,三服血止。

其寒甚如此,亦世之所未尝见也,治宜详之。大抵前后证变之不同,以脉别之,最为有准,不必求诸外证也。(王好古《阴证略例·海藏治验录·阴血》)

狂证医案

宝丰阿磨堆候君辅之县丞,为亲军时,饮食积寒,所伤久矣。一日病,其脉极沉细易辨,即阴证无疑。内寒外热,故肩背胸胁瘢出十数点,语言狂乱。家人惊曰:发瘢,谵语,莫非热乎? 余曰:非也。阳为阴逼,上入于肺,传之皮毛,故瘢微出;神不守舍,故错言如狂,非谵语也。肌表虽热,以手按执,须臾透冷如冰。

余与姜、附等药,前后数日,约二十余两后,出大汗而愈。

及见庭中物色、儿童、鸡犬,指之曰:此正我二三日间梦中境物也。然则神不守舍信矣! 愈后起行,其狂又发,张目而言曰:今我受省札为御马群大使,如何不与我庆。及诊之,脉又沉迟,三四日不大便。余与理中丸,三日内约半斤,其疾全愈。候公之狂,非阳狂之狂,乃失神之狂,即阴也,但脉阴为验。学者当审,独取诸脉,不凭外证可也。(王好古《阴证略例·海藏治验录·阴狂》)

彰德张相公子谊夫之妻许氏,乃状元许先之之女,绍明之妹也。病阳厥怒狂,发时饮食四五倍,骂詈不避亲疏,服饰临丧,或哭或歌,或以刃伤人,不言如哑,言即如狂,素不知书识字,便读文选。人皆以为鬼魔。待其静诊之,六脉举按皆无,身表如冰石,其发也叫呼,声声愈高。余昔闻洁古老人云:本经言夺食则已,非不与之食而为夺食也,当以药大下之而使不能食,为之夺食也。

予用大承气汤下之,得藏府数升,狂稍宁。待一二日复发,又下之,得便数升,其疾又宁。待一二日又发,三下之,宁如旧,但不能食。疾稍轻而不已,下之又五七次,计大便数斗,疾缓身温,脉生,至十四日其疾愈,脉如旧,困卧三四日起苏,饮食微进,又至十日后得安。始得病时,语言声怒非常,一身诸阳尽伏于中,隐于胃,非大下之可乎? 此易老夺食之意也。上阳狂一条,本不当列阴证中,今暨阴证并列,其狂则一,其为寒热二也。差之毫厘,谬以千里,读者至此,其三复之。(王好古《阴证略例·海藏治验录·阳狂》)

腹痛医案

潞州提领姬世英,平昔好冷物凉药,自谓青粱充肥必多热,因眼疾,又并服寒剂,数日遂得阴病,脉紧而无力,自胸至脐腹下,大痛剧甚,凡痛则几至于毙。去岁已尝有此证,求治子宋文之得愈。今复病,尤甚于去年,又亟命文之。文之与姜、附等剂,虽稍苏,痛不已。遂以文之所用方内倍芍药令服之。予谓病者曰:良久痛当自胸中下,节次至腹,或大便得利,或后出余气,则寒毒得以出矣。后果如其言。翌日愈后,令常服神应丸,以断其积寒之根。(王好古《阴证略例·海藏治验录·腹痛》)

血证/便血医案

海藏云:杨师三朝三大醉,至醒发大渴,饮冷水三巨杯,次又饮冰茶三碗,后病便鲜血四次,约一盆,先以吴茱萸丸,翌日又与平胃五苓各半散,三大服血止,复白痢,又与神应丸四服,白痢乃止,其安如故。或问曰:何为不用黄连之类以解毒,所用者温热之剂?予曰:若用寒药,其疾大变难疗,寒毒内伤,复用寒药,非其治也。况血为寒所凝,浸入大肠间而便下,得温乃行,所以用温热,其血自止。经云治病必求其本,此之谓也。胃既温,其血不凝而自行,各守其乡也。(王好古《医垒元戎·卷第七·太阴证》)

阴证医案

宝丰弋唐臣,时始冠,平日饮食嗜冷,久遂成阴证,脉迟七八至一止,二三日后脉仅三至。余亟进温热之剂数服,四五日不解,遂续夜半一服,昼三夜一,脉颇生。一夕误阙其药,明旦证遂增剧,复连进前药,七日兼夜,脉生,大汗而解。人问其故,余曰:人与天地同一气耳。阳病昼剧而夜宁,阴病夜剧而昼宁,各从其类而化也。今病阴极,至夜尤甚,故令夜半服药。何以然?所以却类化之阴,而接子后所生之阳,则阴易退而阳易生矣!此一条具见前章。(王好古《阴证略例·海葬治验录·夜服》)

疼痛医案

有人初得病,四肢逆冷,脐下筑痛,身疼如被杖,盖阴证也。急服金液、破阴等丹。其脉遂沉而滑,沉者阴也,滑者阳也,病虽阴而见阳脉,有可生之理,仲景所谓阴病见阳脉者生也。仍灸气海、丹田百壮,手足温,阳回得汗而解。或问滑脉之状,如何便有生理?予曰:仲景云翕奄沉。曰:何谓也?沉为纯阴,翕为正阳,阴阳和合,故名曰滑。古人论滑脉,虽云往来前却流利展转,替替然与数相似,仲景三语而尽也。此三字极难晓会。然翕合也,言张而复合也,故曰翕为正阳;沉言忽降而下也,故曰沉为正阴;方翕而合,俄降而下,奄谓奄忽之间。仲景论滑脉,可谓谛当矣。其言皆有法,

故读者极难晓会。（王好古《阴证略例·辨少阴紧脉证仲景悉附·伏阳一证》）

第二节　其他医案

阴阳易医案

宝丰侯八郎，外感风，内伤冷，自服通圣散，大汗出，内外阳气俱脱，不及治而死。其子国华，又病伤寒四五日，身微癍，渴饮水。及诊之，沉弦欲绝，厥阴脉也。温药数日不已，又以姜、附等药，微见脉生。因渴私饮水一盂，脉复退，但见头不举，目不开。问之，则犯阴易。若只与烧裈散，则寒而不济矣。遂煎吴茱萸汤一大服，调烧裈散，连进二服，作大汗，两昼夜汗止。何以然？以其至阴，汗从骨髓中得温而出，所以两昼夜方止。（王好古《阴证略例·海藏治验录·阴易》）

疹医案

有人病遍身风热细疹，痒痛不可任，连胸胫脐腹近阴处皆然，涎痰亦多，夜不得睡。以苦参末一两，皂角二两，水一升，揉滤取汁，银石器熬成膏，和苦参末为丸，如梧桐子大，食后，温水下二十至三十丸，次日便愈。（王好古《汤液本草·卷中·草部·苦参》）

小儿疮疡医案

邢三郎家小儿，病寒疽久不愈，先以四物穿山甲汤透之，复以地黄当归汤补之,继以骨碎补丸(骨碎补丸:骨碎补、补骨脂、熟地黄、当归、续断、石楠叶、黄芪、石斛、牛膝、杜仲、萆薢各二两,炮附子一两,白芍药、川芎、菟丝子、沙参、羌活、防风、独活、天麻各一两五钱。主治诸痹,筋骨疼痛,脚膝痹痛。——编者注)外治。(王好古《医垒元戎·卷第十》)

第三节　选录医案

温病医案

《衍义》云:有一温病已十二日,诊之,其脉六七至而涩,寸稍大,尺稍小,发寒热,颊赤口干,目不了了,耳聋。问之病后数日经水乃行,此属少阳热入血室也。若治不对病,则必死,乃按其证与小柴胡汤,服二日,又与小柴胡汤加桂干姜也,一日寒热遂止。又云:我脐下急痛。又与抵当丸,微利,脐下痛痉,身渐凉,脉渐匀,尚不了了,乃复与小柴胡汤。次日云:我但胸中热燥,口鼻干。又少与调胃承气汤,不得利。次日又云心中痛。又与陷胸丸半服,利三行。次日,虚烦不宁,时妄有所见,时复狂言;虽知其中有燥屎,以其极虚,不敢攻之,遂与竹叶汤去其烦热。其夜大便自通,至晓两次,有燥屎数枚,而狂言虚烦尽解,但咳嗽唾脓,此肺虚。若不治,恐乘虚而成肺痿,遂与小柴胡去人参大枣生姜,加干姜五味子汤,一日咳嗽减,二日而病悉愈。以上皆用张仲景方。(王好古《医垒元戎·卷第一·肺痿之源》)

咳嗽医案

《衍义》有人曾患气嗽,将期或教以服陈皮、生姜焙干,神曲等分,为

末,糊丸桐子大,食后临睡服三十丸,米饮下,旧有膀胱疾,自此皆愈。(王好古《医垒元戎·医垒元戎·卷第八》)

有人病嗽多日,或教以燃款冬花三两枚于无风处,以笔管吸其烟,满口则咽之,数日效。(王好古《汤液本草·卷中·草部·款冬花》)

痢疾医案

《衍义》云:有一男子,暑月患血痢,医妄用以凉药逆治,专用黄连、阿胶、木香治之,此药始感便治则可,今痢久肠虚,理不可服,逾旬不几至委顿,故曰理当别药,知是论之诚在医之通变矣,循经则万无一失,引此为例,余皆仿此。海藏云:暑月久血痢,不用黄连,阴在内也。(王好古《医垒元戎·卷第七·太阴证》)

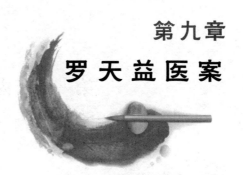

第九章
罗天益医案

　　罗天益(1220—1290),字谦甫,号容斋;元代真定藁城(今河北藁城)人,著《卫生宝鉴》,整理《东垣试效方》。深入探讨脾胃的生理功能,揭示脾胃与其他四脏以及营卫津液的关系;将李杲所论饱食所伤和劳倦所伤分为食伤和饱伤、虚中有寒和虚中有热,治疗突出甘补辛升,发挥了李杲脾胃内伤学说。并在补中益气汤基础上加川芎、蔓荆子、细辛、白芍,而成顺气和中汤,用于治疗气虚头痛。

　　《卫生宝鉴》中的"药误永鉴"以病案形式对误治进行辨析,警示后学。"医案类集"各卷后均附有医案,症状记录较为详尽,治疗过程具体,用药思路颇具特色,分析方药配伍规律深受后世称赞。如《名医类案》《续名医类案》中就选录其多个医案,民国裘庆元将散见于《卫生宝鉴》各卷的治验案摘录,编辑成《罗谦甫治验案》。

第一节　内科医案

伤寒医案

省掾曹德裕男妇,三月初病伤寒八九日,请予治之。脉得沉细而微,四肢逆冷,自利腹痛,目不欲开,两手常抱腋下,昏昏嗜卧,口舌干燥。乃曰前医留白虎加人参汤一服,可服否? 予曰:白虎虽云治口燥舌干,若执此一句亦未然。今此证不可用白虎者有三:《伤寒论》云:立夏以前,处暑以后,不可妄用,一也;太阳证无汗而渴者不可用,二也;况病人阴证悉具,其时春气尚寒,不可用,三也。仲景云:下利清谷,急当救里,宜四逆汤。遂以四逆汤三两加人参一两,生姜十余片,连须葱白九茎,水五大盏,同煎至三盏,去渣,分三服,一日服之。至夜利止,手足温。翌日大汗而解,继以理中汤数服而愈。孙真人《习业篇》云:凡欲为太医,必须谙甲乙、素问、黄帝针经、明堂流注、十二经、三部九候、本草、药性、仲景、叔和,并须精熟,如此方为太医。不尔,犹无目夜游,动致颠陨,执方用药者,再斯可矣。(罗天益《卫生宝鉴·卷二十四·执方用药辨》)

中暑医案

燕南河北道提刑按察司书吏高士谦,年逾四十,至元戊寅七月间,暑气未退,因官事出外劳役,又因过饮,午后大发热而渴,冰水不能解。其病早晨稍轻减,服药不效,召予治之。诊其脉弦数,《金匮要略》云:疟脉自弦,弦数者多热。《疟论》曰:瘅疟脉数,素有热气盛于身,厥逆上冲,中气实而不外泄。因有所用力,腠理开,风寒舍于皮肤之内、分肉之间而发,发则阳气盛而不衰,则病矣。其气不及于寒,故但热而不寒者,邪气内藏于里,而外舍于分肉之间,令人消烁脱肉,故名曰瘅疟。《月令》云:孟秋行夏令,民多瘅疟。洁古云:动而得之,名曰中暑,以白虎加栀子汤治之。士谦远行劳役,又暑气有伤,酒热相搏,午后时助,故大热而渴,如在甑中。先以柴胡饮子一两下之,后以白虎加栀子汤,每服一两,数服而愈。(罗天益《卫生宝鉴·卷十六·泻痢门·瘅疟治验》)

温病医案

丁巳岁,予从军回,住冬于曹州界,以事至州,有赵同知谓予曰:家舅牛经历,病头面赤肿,耳前后尤甚,疼痛不可忍,发热恶寒,牙关紧急,涕唾稠黏,饮食难下,不得安卧。一疡医于肿上砭刺四五百余针,肿赤不减,其痛益甚。不知所由然,愿请君一见。

予遂往诊,视其脉浮紧,按之洪缓。此证乃寒覆皮毛,郁遏经络,热不得升,聚而赤肿。《经》云:天寒则地冻水冰。人气在身中,皮肤致密,腠理闭,汗不出,血气强,内坚涩。当是之时,善行水者不能注冰,善穿地者不能凿冻,善用针者亦不得取四厥。必待天温冰释冻解,而后水可行,地可穿,人脉亦犹是也。又云:冬月闭藏,用药多而少针石也。宜以苦温之剂,温经散寒则已。所谓寒致腠理,以苦发之,以辛散之,宜以托里温经汤(托里温经汤:人参、苍术各一钱,白芍药、炙甘草各一钱半,白芷、当归、麻黄各二钱,防风、葛根各三钱,升麻四钱;主治寒覆毛皮,郁遏经络,不得伸越,热伏荣中,聚而为赤肿,痛不可忍,恶寒发热,或相引肢体疼痛。㕮咀,每服一两重,水三盏。先煎麻黄令沸,去沫,再下余药同煎,至一盏,去渣,大温服讫。卧于暖处,以绵衣覆之,得汗而散。——编者注)。麻黄苦温,发之者也,故以为君;防风辛温,散之者也。升麻苦辛,葛根甘平,解肌出汗,专治阳明经中之邪,故以为臣;血留而不行者则痛,以香白芷、当归身辛温以和血散滞。

湿热则肿,苍术苦甘温,体轻浮,力雄壮,能泄肤腠间湿热。人参、甘草甘温,白芍药酸微寒,调中益气,使托其里,故以为佐。依方饵之,以薄衣覆其首,以厚被覆其身,卧于暖处,使经血温、腠理开、寒乃散、阳气伸,大汗出后,肿减八九分;再服去麻黄、防风,加连翘、黍粘子,肿痛悉去。《经》言汗之则疮已,信哉斯言!或人以仲景言,疮家虽身肿痛,不可发汗,其理何也?予曰:此说乃营气不从,逆于肉理而患疮肿,作身疼痛,非外感寒邪而作疼痛,故戒之以不可发汗,若汗之则成痓也。又问仲景言鼻衄者不可发汗,复言脉浮紧者,当以麻黄汤发之,衄血自止。所说不同,其故何也?愿闻其说。予曰:此议论血正与疮家概同。且夫人身血之与汗,异名而同类,夺汗者无血,夺血者无汗。今衄血妄行,为热所逼,更发其汗,反助邪热,重竭津液,必变凶证,故不可汗。若脉浮则为在表,脉紧则为寒,寒邪郁遏,阳不得伸,热伏荣中,迫血妄行,上出于鼻。则当麻黄汤散其寒邪,使阳气得舒,其衄自止。又何疑焉?或者叹曰:知其要者,一言而终。不知其要,流弊无穷。洁古之学,可谓知其要者矣!(罗天益《卫生宝鉴·卷十三·疮肿门·汗之则疮已》)

喘证医案

己未岁初秋越三日,奉召至六盘山,至八月中,霖雨不止,时承上命治不邻吉歹元帅夫人,年逾五旬,身体肥盛。因饮酒吃潼乳过度,遂病腹胀喘满,声闻舍外,不得安卧,大小便涩滞。气口脉大两倍于人迎,关脉沉缓而有力。予思霖雨之湿,饮食之热,湿热大盛,上攻于肺,神气躁乱,故为喘满。邪气盛则实,实者宜下之,故制平气散(平气散:青皮、槟榔各三钱,大黄七钱,陈皮五钱,牵牛子半生半炒二两;为末,每服三钱,煎生姜汤一盏调下。《内经》曰:肺苦气上逆,急食苦以泻之。故白牵牛苦寒,泻气分湿热,上攻喘满,故以为君。陈皮苦温,体轻浮,理肺气;青皮苦辛平,散肺中滞气,故以为臣。槟榔辛温,性沈重,下痰降气;大黄苦寒,荡涤满实,故以为

使也。——编者注)以下之。一服减半,再服喘愈。(罗天益《卫生宝鉴·卷十二·咳嗽门·盛则为喘治验》)

发热医案

建康道按察副使奥屯周卿子,年二十有三,至元戊寅三月间病发热,肌肉消瘦,四肢困倦,嗜卧盗汗,大便溏多,肠鸣不思饮食,舌不知味,懒言语,时来时去,约半载余。请予治之,诊其脉浮数,按之无力,正应王叔和浮脉歌。云:脏中积冷荣中热,欲得生精要补虚。先灸中脘,乃胃之经也,使引清气上行,肥腠理;又灸气海,乃生发元气,滋荣百脉,长养肌肉;又灸三里,为胃之合穴,亦助胃气,撒上热,使下于阴分;以甘寒之剂泻热,其佐以甘温,养其中气;又食粳米羊肉之类,固其胃气。戒于慎言语,节饮食,惩忿窒欲,病气日减。数月,气得平复。逮二年,肥盛倍常。或曰:世医治虚劳病,多用苦寒之剂。君用甘寒之药,羊肉助发热,人皆忌之。令食羊肉粳米之类,请详析之。予曰:《内经》云:火位之主,其泻以甘。《藏气法时论》云:心苦缓,急食酸以收之。以甘泻之,泻热补气,非甘寒不可。若以苦寒以泻其土,使脾土愈虚,火邪愈盛。又曰:形不足者温之以气,精不足者补之以味。劳者温之,损者益之。《十剂》云:补可去弱,人参、羊肉之属是也。先师亦曰:人参能补气虚,羊肉能补血虚。虚损之病,食羊肉之类,何不可之有?或者叹曰:洁古之学,有自来矣!(罗天益《卫生宝鉴·卷五·虚中有热治验》)

肺痛医案

梁济民因膏粱而饮,因劳心过度,肺气有伤,以致气出腥臭,唾涕稠黏,口舌干燥,以加减泻白散(加减泻白散:桑白皮三钱,桔梗二钱,地骨皮、炙甘草各一钱半,知母七分,麦门冬、黄芩各五分,五味子二十个;㕮咀作一服,水二盏,煎至一盏,去渣,食后温服;忌酒面辛热之物,日进二服。梁氏膏粱之子,因洪饮大热之气所伤,滋溢心火,刑于肺金。故以桑白皮、地骨皮苦微寒降肺中伏火而补气,用以为君;黄芩、知母苦寒,治气息腥臭,清利肺气,用以为臣;肺欲收,急食酸以收之,五味子之酸温以收肺气。麦门冬甘苦寒,治涕唾稠黏,口舌干燥,用以为佐;桔梗体轻辛温,治痰逆,利咽膈,为使也。——编者注)主之。(罗天益《卫生宝鉴·卷十一·咽喉口齿门·肺热喉腥治验》)

心悸医案

　　至元庚辰六月中,许伯威五旬有四,中气本弱,病伤寒八九日。医者见其热甚,以凉剂下之,又食梨三四枚,伤脾胃,四肢冷,时昏愦,请予治之。诊其脉动而中止,有时自还,乃结脉也。亦心动悸,呃噫不绝,色青黄,精神减少,目不欲开,倦卧恶人语,予以炙甘草汤治之。成无己云:补可去弱。人参大枣,甘,补不足之气。桂枝、生姜,辛,益正气,五脏痿弱,荣卫涸流,湿以润之。麻仁、阿胶、麦门冬、地黄之甘,润经益血,复脉通心。加桂枝、人参,急扶正气。减生地黄,恐损阳气,锉一两服之,不效。予再思脉病对,莫非药陈腐而不效乎?再于市铺选尝气味厚者,再煎服之,其病减半,再服而愈。凡药昆虫草木,生之有地;根叶花实,采之有时。失其地,性味少异;失其时,气味不全。又况新陈不同,精粗不等,倘不择用,用之不效,医之过也。《内经》云:司岁备物,气味之专精也。修合之际,宜加意焉。(罗天益《卫生宝鉴·卷二十一·咀药类·药味专精》)

神昏心悸医案

　　真定府赵吉夫,约年三旬有余,至元丙寅五月间,因劳役饮食失节,伤损脾胃,时发烦躁而渴,又食冷物过度,遂病身体困倦头痛,四肢逆冷,呕吐而心下痞。医者不审,见其四肢逆冷,呕吐心下痞,乃用桂末三钱,以热酒调服,仍以绵衣覆之,作阴毒伤寒治之。须臾汗大出,汗后即添口干舌涩,眼白睛红,项强硬,肢体不柔和,小便淋赤,大便秘涩,循衣摸床,如发狂状,问之则言语错乱,视其舌则赤而欲裂,朝轻暮剧。凡七八日,家人皆自谓危殆不望生全,邻人吉仲元举予治之。诊其脉六七至,知其热证明矣。遂用大承气汤苦辛大寒之剂一两,作一服服之,利下三行,折其胜势。翌日,以黄连解毒汤大苦寒之剂二两,使徐徐服之以去余热。三日后,病十分中减之五六,更与白虎加人参汤约半斤,服之,泻热补气,前证皆退。戒以慎起居,节饮食,月余渐得平复。《内经》曰:凡用药者,无失天时,无逆气宜,无翼其胜,无赞其复,是谓至治。又云:必先岁气,无伐天和。当暑气方盛之时,圣人以寒凉药,急救肾水之原,补肺金之不足。虽有客寒伤人,仲景用麻黄汤内加黄芩、知母、石膏之类,发黄发狂,又有桂枝汤之戒。况医者用桂末热酒调服,此所谓差之毫厘,谬之千里,此逆仲景之治法。经云:不伐天和,不赞其复,不翼其胜,不失气宜。不然,则故病未已,新病复起矣。(罗天益《卫生宝鉴·卷二十三·阳证治验》)

头昏医案

杨郎中之内五十一岁,身体肥盛。己酉春,患头目昏闷,面赤热多,服清上药不效,请予治之,诊其脉洪大而有力。《内经》云:面热者,足阳明病。《脉经》云:阳明经气盛有余,则身已前皆热。况其人素膏粱,积热于胃。阳明多血多气,本实则风热上行,诸阳皆会于头,故面热之病生矣。先以调胃承气汤七钱、黄连二钱、犀角一钱,疏利三两行,彻其本热。次以升麻加黄连汤(升麻加黄连汤:升麻、葛根各一钱,白芷、黄连各七分,炙甘草、草豆蔻、人参各五分,附子七分,益智仁三分;㕮咀作一服,水三盏,连须葱白同煎至一盏,去渣温服。——编者注),去经络中风热上行,如此则标本之病邪俱退矣。(罗天益《卫生宝鉴·卷九·诸风门·头面诸病·面热治

法并方》)

狂证医案

甲寅岁四月初,予随斡耳朵行至界河里住。丑厮兀闽病五七日,发狂乱弃衣而走,呼叫不避亲疏,手执溲乳,与人饮之。时人皆言风魔了,巫师祷之不愈而反剧。上闻,命予治之。脉得六至,数日不得大便,渴饮溲乳。予思之,北地高寒,腠理致密,少有病伤寒者。然北地此时乍寒乍热,因此触冒寒邪,失于解利,因转属阳明证。胃实谵语,又食羊肉以助其热,两热相合,是谓重阳则狂。阳胜宜下,急以大承气汤一两半,加黄连二钱,水煎服之。是夜下利数行、燥屎二十余块,得汗而解。翌日再往视之,身凉脉静,众人皆喜曰:罗谦甫医可风魔的也。由此见用,伤寒非杂病之比,六经不同,传变各异。诊之而疑,不知病源,立相侮嫉。呜呼!嗜利贪名,耻于学问,此病何日而愈耶?(罗天益《卫生宝鉴·卷六·发狂辨》)

厥证医案

郝道宁友人刘巨源,时年六十有五,至元戊寅夏月,因劳倦饮食不节,又伤冷饮,得疾。医者往往皆以为四时证,治之不愈。逮十日,道宁请太医罗谦甫治之。诊视曰:右手三部脉沉细而微,太阴证也。左手三部脉微浮而弦,虚阳在表也,大抵阴多而阳少。今所苦身体沉重,四肢逆冷,自利清谷,引衣自覆,气难布息,懒语言,此脾受寒湿,中气不足故也。仲景言下利清谷,急当救里,宜四逆汤温之。《内经》复有用热远热之戒,口干但欲嗽水,不欲咽,早晨身凉而肌生粟,午后烦躁,不欲去衣,昏昏睡而面赤,隐隐红斑见于皮肤,此表实里虚故也。内虚则外证随时而变,详内外之证,乃饮食劳倦,寒伤于脾胃,非四时之证明矣。治病必察其下,今适当大暑之时,而得内寒之病,以标本论之,时为标也,病为本也。用寒则顺时而违本,用热则从本而逆时,此乃寒热俱伤,必当从乎中治。中治者,温之是也。遂以钱氏白术散,加升麻,就本方加葛根、甘草以解其斑;少加白术、茯苓以除湿而利其小便也。人参、藿香、木香,安脾胃,进饮食。哎咀,每服一两煎服,再服斑退而身温,利止而神出。次服异功散、治中汤辛温之剂,一二服,五日得平。止药,主人曰:病虽少愈,勿药可乎?罗君曰:药,攻邪也。《内经》曰:治病以平为期。邪气既去,强之以药,变证随起。不若以饮食调养,待其真气来复,此不药而药、不治而治之理存焉。从之,旬日良愈。噫!谦甫之为医,深究《内经》之旨,以为据依,不为浮议之所摇,胸中了然而无所滞,岂验方而用药者比也?巨源友旧,朝夕往视之,故得其详,不可不录之以为戒。五月二十五日郝道宁谨题。(罗天益《卫生宝鉴·卷二十四·用热远热从乎中治》)

南省参议官常德甫,至元甲戌三月间,赴大都。路感伤寒证,勉强至真定,馆于常参谋家。迁延数日,病不差。总府李经历并马录事来求治,予往视之。诊得两手六脉沉数,外证却身凉,四肢厥逆,发斑微紫,见于皮肤,唇及齿龈破裂无色,咽干声嗄,默默欲眠,目不能闭,精神郁冒,反侧不安。此证乃热深厥亦深,变成狐惑,其证最急。询之从者,乃曰:自内丘县感冒头痛,身体拘急,发热恶寒,医以百解散发之,汗出浃背,殊不解。每经郡邑,治法一同,发汗极多,遂至如此。予详其说,兼以平昔膏粱积热于内,已燥津液。又兼发汗过多,津液重竭,因转属阳明,故大便难也。急以大承气下之,得更衣。再用黄连解毒汤,病减大半。复与黄连犀角汤,数日而安,自此德甫交情愈厚也。(罗天益《卫生宝鉴·卷六·泻热门·阳证治验》)

真定府武德卿,年四十六岁。至元丙子三月间,因忧思劳役,饮食失节得病:肢体冷,口鼻气亦凉,额上冷汗出,时发昏愦,六脉如蛛丝。一医作风证,欲以宣风散下之。予因思钱氏小儿论制宣风散,谓小儿内伤脾胃,或吐或泻,久则风邪陷入胃中而作飧泄。散中有结,恐传慢惊,以宣风散导去风邪。《内经》云:久风为飧泄。正此谓也。今德卿形证,乃阴盛阳虚,苦寒之剂,非所宜也。《内经》云:阴气有余为多汗身寒。又《阴阳应象论》云:

阴盛则身寒汗出,身常清,数栗而寒,寒而厥。《调经篇》亦云:阴盛生内寒。岐伯曰:厥气上逆,寒气积于胸中而不泻。不泻则温气去,寒独留,故寒中。东垣解云:此脾胃不足,劳役形体,中焦营气受病,末传寒中,惟宜补阳。遂以理中汤加黑附子,每服五钱,多用葱白煎羊肉汤,取清汁一大盏,调服之。至夕四肢渐温,汗出少,夜深再服。翌日精神出,六脉生,数服而愈。尝记李思顺云:证者证也。病状于中,证形于外。凡学医道,不看《内经》,不求病源,妄意病证,又执其方,此皆背本趋末之务。其误多矣,宜慎思之。(罗天益《卫生宝鉴·卷六·除寒门·阴气有余多汗身寒》)

胃脘痛医案

两浙江淮都漕运使崔君长男云卿,年二十有五,体本丰肥,奉养膏粱,时有热证。友人劝食寒凉物,及服寒凉药,于至元庚辰秋,病疟久不除。医以砒霜等药治之,新汲水送下,禁食热物。疟病不除,反添吐泻,脾胃复伤,中气愈虚,腹痛肠鸣。时复胃脘当心而痛,不任其苦,屡易医药,未尝有效。至冬还家,百般治疗而不瘥。延至四月间,因劳役烦恼过度,前证大作,请予治之,具说其由。诊得脉弦细而微,手足稍冷,面色青黄而不泽,情思不乐,恶人烦冗,饮食减少,微饱则心下痞闷,呕吐酸水,发作疼痛,冷汗时出,气促闷乱不安,须人额相抵而坐,少时易之。予思《内经》云:中气不足,溲便为之变,肠为之苦鸣;下气不足,则为痿厥心冤。又曰寒气客于肠胃之间,则卒然而痛,得炅则已。炅者,热也。非甘辛大热之剂,则不能愈,遂制此方(扶阳助胃汤:炮干姜一钱半、拣参、草豆蔻、炙甘草、肉桂、白芍药各一钱,陈皮、白术、吴茱萸各五分,炮附子二钱,益智仁五分;㕮咀作一服,水三盏,生姜三片,枣子两个,煎至一盏去渣,食前温服。《内经》曰:寒淫于内,治以辛热,佐以苦温。附子、干姜大辛热,温中散寒,故以为君。草豆蔻仁、益智仁,辛甘大热,治客寒犯胃,为佐。脾不足者以甘补之,炙甘草甘温,白术、橘皮苦温,补脾养气。水挟木势,亦来侮土,故作急痛。桂辛热以退寒水,芍药味酸以泻木克土,吴茱萸苦热,泄厥气上逆于胸中,以为使也。——编者注)三服大势皆去,痛减过半。至秋先灸中脘三七壮,以助胃气。次灸气海百余壮,生发元气,滋荣百脉,以还少丹服之,则喜饮食,添肌肉,润皮肤。明年春,灸三里二七壮,乃胃之合穴也,亦助胃气,又引气下行。春以芳香助脾,复以育气汤加白檀香平治之。戒以惩忿窒欲,慎言语,节饮食,一年而平复。(罗天益《卫生宝鉴·卷十三·烦躁门·胃脘当心而痛治验》)

痞满厥证医案

至元己亥,廉台王千户年四十有五,领兵镇涟水。此地卑湿,因劳役过度,饮食失节,至秋深,疟痢并作,月余不愈,饮食全减,形容羸瘦,乘马轿以归。时已仲冬,求予治之,具陈其由。诊得脉弦细而微如蛛丝,身体沉重,手足寒逆,时复麻痹,皮肤痂疥,如疠风之状,无力以动,心腹痞满,呕逆不止,此皆寒湿为病。久淹,真气衰弱,形气不足,病气亦不足,阴阳皆不足也。《针经》云:阴阳皆虚,针所不为,灸之所宜。《内经》曰:损者益之,劳者温之。《十剂》云:补可去弱——先以理中汤加附子,温养脾胃,散寒湿;涩可去脱——养脏汤加附子,固肠胃,止泻痢,仍灸诸穴以并除之。《经》云:府会太仓,即中脘也。先灸五七壮,以温脾胃之气,进美饮食;次灸气海百壮,生发元气,滋荣百脉,充实肌肉;复灸足三里——肾之合也——三七壮,引阳气下交阴分,亦助胃气;后灸阳辅二七壮,接续阳气,令足胫温暖,散清湿之邪。迨月余,病气去,渐平复。今累迁侍卫亲军都指挥使,精神不减壮年。(罗天益《卫生宝鉴·卷十六·泻痢门·阴阳皆虚灸之所宜》)

呕吐医案

戊午春,攻襄阳回,住夏曹州界,有蒙古百户昔良海,因食酒肉饮潼乳,得霍乱吐泻，从朝至午，精神昏愦，以困急来求予视之。脉得浮数，按之无力，所伤之物已出矣。即以新汲水半碗，调桂苓白术散（桂苓白术散：茯苓、白术、桂枝各半两，甘草、泽泻、石膏各一两，滑石二两，寒水石一两；为末热汤调下三钱。主治冒暑饮食所伤，传受湿热内盛，霍乱吐泻，转筋急痛，腹满闷，小儿吐泻惊风。——编者注），徐徐服之，稍安。又于墙阴掘地一穴，约二尺许，贮以新汲水，在内搅动。待一时澄定，名曰地浆。用清者一盏，再调服之，渐渐气调，吐利遂止，至夜安眠。翌日微燥渴，却以钱氏白术散时时服之，良愈。或问用地浆者，何也？予曰：坤为地，地属阴土，平日静顺，感至阴之气。又于墙阴，贮以新汲水，取重阴之气也。阴中之阴，能泻阳中之阳。今霍乱因暑热内伤而得之，故《痹论》云：阴气者静则神藏，躁则消亡。又加以暑热，七神迷乱，非至阴之气则不愈，予用之者此也。或曰：《内经》福世之方书，岂不信然？（罗天益《卫生宝鉴·卷十六·泻痢门·内伤霍乱治验》）

　　佚庵刘尚书第五子太常少卿叔谦之内李氏，中统三年春，欲归宁父母不得，情动于中，又因劳役，四肢困倦，躁热恶寒，时作疼痛，不欲食，食即呕吐，气弱短促，怠惰嗜卧。医作伤寒治之，解表发汗，次日传变，又以大小柴胡之类治之。至十余日之后，病证愈剧。病家云：前药无效，莫非他病否？医曰：此伤寒六经传变，至再经传尽，当得汗而愈。翌日，见爪甲微青黑色，足胫至腰如冰冷，目上视而睹不转睛，咽嗌不利，小腹冷，气上冲心而痛，呕吐不止，气短欲绝，召予治之。予诊其脉沉细而微，不见伤寒之证，此属中气不足，妄作伤寒治之。发表攻里，中气愈损，坏证明矣。太夫人泣下避席曰：病固危困，君尽心救治。予以辛热之药，㕮咀一两，作一服，至夜药熟而不能饮，续续灌下一口，饮至半夜，稍有呻吟之声，身体渐温，忽索粥饮，至旦食粥两次。又煎一服，投之。至日高，众医皆至，诊之曰：脉生证回矣。众喜而退。后越三日，太夫人曰：病人大便不利，或以用脾约丸润之，可乎？予曰：前证用大辛热之剂，阳生阴退而愈。若以大黄之剂下之，恐寒不协，转生他证。众以为不然，遂用脾约丸二十丸润之，至夜下利两行。翌日面色微青,精神困弱,呕吐复作。予再以辛热前药温之而愈矣,故制此方(温中益气汤:炮附子、炮干姜各五钱,草豆蔻、炙甘草各三钱,益智仁、白芍药、丁香、藿香、白术各二钱,人参、陈皮、吴茱萸各一钱半,当归一钱;哎咀,每服五钱,水煎去渣,温服食前;病势大者,服一两重。论曰:《内经》云:寒淫于内,治以辛热,佐以苦甘温。附子、干姜大辛热,助阳退阴,故以为君;丁香、藿香、豆蔻、益智、茱萸辛热,温中止吐,用以为臣;人参、当归、白术、陈皮、白芍药、炙甘草苦甘温,补中益气,和血脉协力,用以为佐使矣。——编者注)。(罗天益《卫生宝鉴·卷十八·妇人门·中气不足治验》)

　　中书左丞相史公,年六旬有七,至元丁卯九月间,因内伤自利数行,觉肢体沉重,不思饮食,嗜卧懒言语,舌不知味,腹中疼痛,头亦痛而恶心。医以通圣散大作剂料服之,覆以厚衣。遂大汗出,前证不除而反增剧。易数医,四月余不愈。予被召至燕,命予治之。予诊视得六脉沉细而微弦,不欲食,食即呕吐。中气不调,滞于升降。口舌干燥,头目昏眩,肢体倦怠,足胻冷,卧不欲起。丞相素不饮酒,肢体本瘦,又因内伤自利,又复获汗,是重竭津液,脾胃愈虚,不能滋荣周身百脉,故使然也。非甘辛大温之剂,则不能温养其气。经云:脾欲缓,急食甘以缓之。又脾不足者,以甘补之。黄芪、人参之甘,补脾缓中,故以为君。形不足者温之以气,当归辛温,和血润燥。木香辛温,升降滞气。生姜、益智、草豆蔻仁辛甘大热,以荡中寒,理其正气。白术、炙甘草、橘皮,甘苦温乃厚肠胃。麦糵面宽肠胃而和中,神曲辛热,导滞消食而为佐使也。上件哎咀一两,水煎服之,呕吐止,饮食进。越三日,前证悉去。左右侍者曰:前证虽去,九日不大便,如何?予曰:丞相年高气弱,既利且汗,脾胃不足,阳气亏损,津液不润也。岂敢以寒凉有毒之剂下之?仲景曰:大发汗后,小便数,大便坚,不可用承气汤。如此虽内结,宜以蜜煎导之。须臾去燥屎二十余块,遂觉腹中空快,上下气调,又以前药服之,喜饮食,但有所伤,则以橘皮枳术丸消导之。至月余,其病乃得平复。丞相曰:病既去矣。当服何药以防其复来?予曰:不然。但慎言语,节饮食,不可服药。夫用药如用刑,民有罪则刑之,身有疾则药之。无罪妄刑,是谓疟民；无病妄药，反伤正气。军志有曰：允当则归，服而舍之可也。丞相说而然之（本案所用为参术调中汤，组成：人参、黄芪各五钱，当归、厚朴、益智仁、草豆蔻、木香、白术、炙甘草、炒神曲、麦蘖面、橘皮各三钱，锉如麻豆大，每服一两，水二盏，生姜三片，煎至一盏，去滓食前温服；主治内伤自利，脐腹痛，肢体倦，不喜食，食即呕，嗜卧懒言，足胻冷，头目昏。——编者注）。（罗天益《卫生宝鉴·卷五·温中益气治验》）

不食医案

　　一妇人三十余岁，忧思不已，饮食失节，脾胃有伤，面色鬙黑不泽，环唇尤甚，心悬如饥状，饥不欲食，气短而促。大抵心肺在上，行荣卫而光泽于外，宜显而不藏；肾肝在下，养筋骨而强于内，当隐而不见；脾胃在中，主传化精微以灌四脏，冲和而不息。其气一伤，则四脏失所，忧思不已，气结而不行；饮食失节，气耗而不足，使阴气上溢于阳中，故黑色见于面。又经云：脾气通于口，其华在唇。今水反来侮土，故黑色见于唇，此阴阳相反，病之逆也。《上古天真论》云：阳明脉衰于上，面始焦。始知阳明之气不足，故用冲和顺气汤（冲和顺气汤：葛根一钱半，升麻、防风、白芷各一钱，黄芪八分，人参七分，甘草四分，芍药、苍术各三分；吹咀作一服，水二盏，姜三片，枣两个，煎至一盏，去渣，早饭后、午前温服。

　　罗氏分析说，《内经》曰：上气不足，推而扬之。以升麻苦平，葛根甘温，自地升天，通行阳明之气，为君。人之气以天地之疾风名之，气留而不行者，以辛散之。防风辛温，白芷甘辛温，以散滞气，用以为臣。苍术苦辛，蠲除阳明经之寒湿。白芍药之酸，安太阴经之怯弱。《十剂》云：补可去弱，人参、羊肉之属是也。人参、黄芪、甘草甘温，益正气以为臣。《至真要大论》云：辛甘发散为阳。生姜辛热，大枣甘温，和荣卫，开腠理，致津液，以复其阳气，故以为使也。此药助阳明生发之剂，以复其色耳。早饭后、午前温服是取天气上升之时，使人之阳气易达故也。——编者注），数服而愈。

（罗天益《卫生宝鉴·卷九·诸风门·阴出乘阳治法方》）

食积医案

癸丑岁,予随王府承应至瓜忽都地面住冬。有博兔赤马刺,约年三旬有余,因猎得兔,以火炙食之。各人皆食一枚,惟马刺独食一枚半。抵暮至营,极困倦渴,饮潼乳斗余。是夜腹胀如鼓,疼痛闷乱,卧而欲起,起而复卧,欲吐不吐,欲泻不泻,手足无所措。举家惊慌,请予治之,具说饮食之由。诊其脉,气口大一倍于人迎,乃应食伤太阴经之候也。右手关脉又且有力,盖烧肉干燥,因而多食则致渴饮。干肉得潼乳之湿,是以滂满于肠胃。肠胃乃伤,非峻急之剂则不能去。遂以备急丸五粒,觉腹中转失气,欲利不利。复投备急丸五粒,又与无忧散五钱,须臾大吐,又利十余行,皆物与清水相合而下,约二斗余。腹中空快,渐渐气调。至平旦,以薄粥饮少少与之。三日后,再以参术之药调其中气,七日而愈。或曰:用峻急之药,汝家平日所戒。今反用之何也?予对曰:理有当然,不得不然。《内经》曰:水谷入口,则胃实而肠虚,食下则肠实而胃虚。更虚更实,此肠胃传化之理也。今饮食过节,肠胃俱实。胃气不能腐熟,脾气不能运化,三焦之气不能升降,故成伤也。大抵内伤之理,伤之微者,但减食一二日,所伤之物自得消化,此良法也;若伤之稍重者,以药内消之;伤之大重者,以药除下之。《痹论》有云:阴气者静则神藏,躁则消亡,饮食自倍,肠胃乃伤。今因饮食太过,使阴气躁乱,神不能藏,死在旦夕矣。孟子云:若药不瞑眩,厥疾弗瘳。峻急之剂,何不可用之有?或者然之。（罗天益《卫生宝鉴·卷四·饮食自倍肠胃乃伤治验》）

腹痛医案

参政商公,时年六旬有二,元有胃虚之证。至元己巳夏,上都住,时值六月,霖雨大作,连日不止。因公务劳役过度,致饮食失节,每旦则脐腹作痛,肠鸣自利,须去一二行乃少定,不喜饮食,懒于言语,身体倦困,召予治之。予诊其脉沉缓而弦,参政以年高气弱,脾胃宿有虚寒之证,加之霖雨及劳役饮食失节,重虚中气。《难经》云:饮食劳倦则伤脾。不足而往,有余随之。若岁火不及,寒乃大行,民病骛溏。今脾胃正气不足,肾水必挟木势,反来侮土,乃薄所不胜乘所胜也。此疾非甘辛大热之剂,则不能泻水补土,虽夏暑之时,有用热远热之戒。又云:有假者反之,是从权而治其急也。《内经》云:寒淫于内,治以辛热,用附子温中汤(附子温中汤:炮干姜、炮附子各七钱,人参、炙甘草、白芍药、茯苓、白术各五钱,草豆蔻、厚朴、陈皮各三钱;㕮咀,每服五钱或一两,,生姜五片,水煎去渣,温服,食前。主治中寒腹痛自利,米谷不化,脾胃虚弱,不喜饮食,懒言语,困倦嗜卧。——编者注)。干姜、附子辛甘大热,以泻寒水,用以为君。脾不足者,以甘补之。人参、白术、甘草、陈皮,苦甘温以补脾土。胃寒则不欲食,以生姜、草豆蔻辛温治客寒犯胃。厚朴辛温厚肠胃,白茯苓甘平助姜附,以导寒湿。白芍药酸微寒,补金泻木以防热伤肺气为佐也,不数服良愈。(罗天益《卫生宝鉴·卷二十三·中寒治验》)

何秀才一女子病,其父谓予曰:年十三时,五月间,因伤冷粉,腹中作痛,遂于市药铺中,赎得神芎丸服之。脐腹渐加冷疼,时发时止。今逾七八年不已,何也? 答曰:古人云:寒者热之。治寒以热,良医不能废其绳墨而更其道也。据所伤之物,寒也;所攻之药,亦寒也。重寒伤胃,其为冷痛,岂难知哉? 凡人之脾胃,喜温而恶冷。况女子幼小,血气尚弱,不任其寒。故阳气潜伏,寒毒留连,久而不除也。治病必先求其本,当用温中养气之药,以救前失。服之月余方愈。呜呼! 康子馈药,孔子拜而受之,以未达不敢尝,此保生之重者也。奈何常人命医,拱默而令切脉,以谓能知病否。且脉者,人之血气附行于经络之间。热胜则脉疾,寒胜则脉迟。实则有力,虚则无力。至于所伤何物,岂能别其形象乎? 医者不可不审其病源,而主家不可不说其病源。如何氏女子,不以病源告医,而求药于市铺,发药者亦不审其病源而以药付之,以致七八年之病,皆昧此理也。孙真人云:未诊先问,最为有准。东坡云:只图愈疾,不图困医。二公之语,其有功于世大矣。(罗天益《卫生宝鉴·卷三·轻易服药戒》)

赵运使夫人,年五十八岁,于至元甲戌三月中,病脐腹冷疼,相引胁下痛不可忍,反复闷乱,不得安卧。予以当归四逆汤(当归四逆汤:当归七分,炮附子、肉桂、茴香、柴胡各五分,芍药四分,茯苓、延胡索、川楝子各三分,泽泻二分。㕮咀作一服,水煎去渣,空心食前温服,主治脐腹冷痛,相引腰胯而痛。论曰:《难经》云:任之为病,内结七疝,此寒积所致也。《内经》云:寒淫于内,治以辛热,佐以苦温。以附子、官桂甘辛大热,助阳退阴,用以为君。玄胡、茴香辛温,除下焦虚寒;当归辛温,和血止痛,故以为臣。芍药之酸寒,补中焦之气,又防热药损其肝温。泽泻咸平,茯苓甘平,去膀胱中留垢。川楝子苦寒,酒煮之止痛,又为引用,乃在下者引而竭之之意也。柴胡苦平,行其本经,故以为使也。——编者注)主之,数服而愈。先灸中庭穴(中庭穴在膻中下一寸六分陷者中,任脉气所发,可灸五壮,针入三分,或灸二七壮、三七壮。——编者注)。(罗天益《卫生宝鉴·卷十八·妇人门·疝气治验》)

真定一秀士,年三十有一,肌体本弱,左胁下有积气,不敢食冷物,得寒则痛,或呕吐清水,眩晕欲倒,目不敢开,恶人烦冗。静卧一二日,及服辛热之剂,则病退。延至甲戌初秋,因劳役及食冷物,其病大作,腹痛不止,冷汗自出,四肢厥冷,口鼻气亦冷,面色青黄不泽,全不得卧,扶几而坐,又兼咳嗽,咽膈不利。故《内经》云:寒气客于小肠膜原之间,络血之中,血滞不得注于大经,血气稽留不得行,故宿昔而成积矣。又寒气客于肠胃,厥逆上出,故痛而呕也。诸寒在内作痛,得炅则痛立止。予与药服之,药不得入,见药则吐,无如之何治之。遂以熟艾约半斤,白纸一张,铺于腹上。纸上摊艾令匀,又以慭葱数枝,批作两半,铺于熟艾上数重。再用白纸一张覆之,以慢火熨斗熨之,冷则易之。若觉腹中热,腹皮暖不禁,以绵三襜,多缝带系之,待冷时方解。初熨时得暖则痛减,大暖则痛止。至夜得睡,翌日再与

对证药服之,良愈。故录此熨法以救将来之痛也。(罗天益《卫生宝鉴·卷十六·泻痢门·葱熨法治验》)

腹胀医案

范郎中夫人,中统五年八月二十日,先因劳役饮食失节,加之忧思气结,病心腹胀满,且食则呕,暮不能食,两胁刺痛。诊其脉弦而细,《黄帝针经·五乱篇》云:清气在阴,浊气在阳,乱于胸中,是以大悗。《内经》曰:清气在下,则生飧泄;浊气在上,则生䐜胀。此阴阳返作病之逆从也。至夜,浊阴之气,当降而不降,胀尤甚。又云:脏寒生满病。大抵阳主运化精微,聚而不散,故为胀满。先灸中脘穴,乃胃之募,引胃中生发之气上行,次以此方(木香顺气汤:苍术、吴茱萸各五分,木香、厚朴、陈皮、姜屑各三分,当归、益智仁、茯苓、泽泻、柴胡、青皮、半夏、升麻、草豆蔻各二分;呹咀,水煎去渣,食前稍热服;忌生冷硬物及怒气。论曰:《内经》云:留者行之,结者散之。以柴胡、升麻,苦平,行少阳阳明二经,发散清气,运行阳分,故以为君。生姜、半夏、豆蔻、益智辛甘大温,消散大寒,故以为臣。厚朴、木香、苍术、青皮辛苦大温,通顺滞气。当归、陈皮、人参辛甘温,调和荣卫,滋养中气。浊气不降,以苦泄之。吴茱萸,苦热泄之者也。气之薄者,阳中之阴。茯苓甘平,泽泻咸平,气薄,引导浊阴之气,自上而下,故以为佐使也。气味相合,散之泄之,上之下之,使清浊之气,各安其位也。——编者注)助之,数日良愈。(罗天益《卫生宝鉴·卷十八·妇人门·胀治验》)

泄泻医案

张秀才者,亦听方士之说,服四生丸推陈致新。服月余,大便或溏或泻,饮食妨阻,怠惰嗜卧,目见黑花,耳闻蝉声,神虚头旋,飘飘然身不能支,至是方知药之误也。遂调饮食,慎起居,谨于保养。三二年间,其证犹存,

逾十年后方平复。(罗天益《卫生宝鉴·卷一·无病服药辨》)

真定路总管刘仲美,年逾六旬,宿有脾胃虚寒之证。至元辛巳闰八月初,天气阴寒,因官事劳役,渴而饮冷,夜半自利两行。平旦召予诊视,其脉弦细而微,四肢冷,手心寒,唇舌皆有褐色,腹中微痛,气短而不思饮食。予思《内经》云:色青者肝也,肝属木。唇者,脾也,脾属土。木来克土,故青色见于唇也。舌者心之苗,水挟木势,制火凌脾,故色青见于舌也。《难经》有云:见肝之病,则知肝当传之于脾,故先实其脾气。今脾已受肝之邪矣,洁古先师云:假令五脏胜,各刑已胜,补不胜而泻其胜,重实其不胜,微泻其胜,而以黄芪建中汤加芍药附子主之。且芍药味酸,泻其肝木,微泻其胜。黄芪、甘草甘温,补其脾土,是重实其不胜。桂、附辛热,泻其寒水,又助阳退阴。饴糖甘温,补脾之不足,肝苦急,急食甘以缓之。生姜、大枣,辛甘大温,生发脾胃升腾之气,行其荣卫,又能缓其急。每服一两,依法水煎服之,再服而愈。(罗天益《卫生宝鉴·卷二十二·肝胜乘脾》)

真定总管史侯男十哥,年四十有二,肢体本瘦弱,于至元辛巳,因收秋租,佃人致酒,味酸不欲饮,勉饮三两杯,少时腹痛,次传泄泻无度,日十余行。越十日,便后见血,红紫之类,肠鸣腹痛,求医治之。曰:诸见血皆以为热,用芍药檗皮丸治之,不愈。仍不欲食,食则呕酸,形体愈瘦,面色青黄不泽,心下痞,恶冷物,口干,时有烦躁,不得安卧,请予治之,具说其由。诊得脉弦细而微迟,手足稍冷。《内经》云:结阴者便血一升,再结二升,三结三升。经云:邪在五脏,则阴脉不和;阴脉不和,则血留之。结阴之病,阴气内结,不得外行,无所禀,渗入肠间,故便血也。宜以平胃地榆汤(平胃地榆汤:苍术一钱,升麻一钱,炮附子一钱,地榆七分,陈皮、厚朴、白术、干姜、茯苓、葛根各半钱,炙甘草、益智仁、人参、当归、炒神曲、白芍药各三分,水二盏,生姜三片,枣二个,水煎,食前温服。此药温中散寒,除湿和胃。——编者注)治之。服之数服,病减大半。仍灸中脘三七壮,乃胃募穴,引胃上升,滋荣百脉。次灸气海百余壮,生发元气,灸则强食生肉,又以还少丹服之,则喜饮食,添肌肉。至春再灸三里二七壮,壮脾温胃,生发元气,此穴乃胃

之合穴也。改服芳香之剂,戒以慎言语,节饮食,良愈。(罗天益《卫生宝鉴·卷十六·泻痢门·结阴便血治验》)

征南副元帅大忒木儿,年六旬有八,戊午秋征南,予从之。过扬州十里,时仲冬,病自利完谷不化,脐腹冷疼,足胻寒,以手搔之,不知痛痒。尝烧石以温之,亦不得暖。予诊之,脉沉细而微,予思之,年高气弱,深入敌境,军事烦冗,朝暮形寒,饮食失节,多饮乳酪,履于卑湿,阳不能外固,由是清湿袭虚,病起于下,故胻寒而逆。《内经》云:感于寒而受病,微则为咳,盛则为泄为痛。此寒湿相合而为病也,法当急退寒湿之邪,峻补其阳,非灸不能病已。先以大艾炷于气海,灸百壮,补下焦阳虚。次灸三里二穴各三七壮,治胻寒而逆,且接引阳气下行。又灸三阴交二穴,以散足受寒湿之邪,遂处方(加减白通汤:炮附子、炮干姜各一两,肉桂、炙甘草、半夏、草豆蔻、人参、白术各半两;㕮咀,每服五钱,生姜五片,葱白五茎,水煎去渣,空心宿食消尽,温服;主治形寒饮冷,大便自利,完谷不化,脐腹冷痛,足胻寒而逆。——编者注)云,寒淫所胜,治以辛热。湿淫于外,平以苦热,以苦发之。以附子大辛热助阳退阴,温经散寒,故以为君。干姜、官桂,大热辛甘,亦除寒湿;白术、半夏,苦辛温而燥脾湿,故以为臣。人参、草豆蔻、炙甘草,甘辛大温,温中益气;生姜大辛温,能散清湿之邪;葱白辛温,以通上焦阳气,故以为佐。又云:补下治下,制以急,急则气味厚。故大作剂服之,不数服泻止痛减,足胻渐温,调其饮食,逾十日平复。明年秋,过襄阳,值霖雨,阅旬余,前证复作。再依前灸添阳辅,各灸三七壮,再以前药投之,数服良愈。(罗天益《卫生宝鉴·卷二十二·胻寒治验》)

至元己巳夏六月,予住于上都。金院董彦诚,年逾四旬,因劳役过甚,烦渴不止,极饮湩乳,又伤冷物。遂自利肠鸣腹痛,四肢逆冷,冷汗自出,口鼻气亦冷,六脉如蛛丝,时发昏愦。众太医议之,以葱熨脐下,又以四逆汤五两,生姜二十片,连须葱白九茎,水三升,煮至一升,去渣凉服。至夜半,气温身热,思粥饮,至天明而愈。

《玉机真脏论》云:脉细皮寒,气少泄利,饮食不入,此谓五虚。浆粥入胃,则虚者活。信哉! 鲁斋许先生闻之,叹曰:病有轻重,方有大小,治有缓急。金院之证,非大方从权急治,则不能愈也。《至真要大论》云:补下治下,制以急,急则气味厚,此之谓也。(罗天益《卫生宝鉴·卷六·除寒门·阴证治验》)

痢疾医案

镇阳有一士人,躯干魁梧而意气雄豪,喜交游而有四方之志,年逾三旬,已入任至五品。出入从骑塞途,姬侍满前,饮食起居,无不如意。不三年,以事罢去。心思郁结,忧虑不已,以致饮食无味,精神日减,肌肤渐至瘦弱,无如之何。遂耽嗜于酒,久而中满,始求医。医不审得病之情,辄以丸药五粒,温水送之,下二十余行。

时值初秋,暑热犹盛,因而烦渴,饮冷过多,遂成肠鸣腹痛而为痢疾有如鱼脑,以至困笃,命予治之。诊其脉乍大乍小,其证反覆闷乱,兀兀欲吐,叹息不绝。

予料曰:此病难治,启玄子云,神屈故也。以其贵之尊荣,贱之屈辱,心怀慕眷,志结忧惶,虽不中邪,病从内生,血脉虚减,名曰脱营。《疏五过论》云:尝贵后贱,虽不中邪,病从内生,名曰脱营。或曰:愿闻其理。《黄帝针经》有曰:宗气之道,纳谷为宝。谷入于胃,乃传之脉,流溢于中,布散于外。精专者行于经隧,终而复始,常营无已,是为天地之纪。故气始从手太阴起,注于阳明,传流而终于足厥阴。循腹里,入缺盆,下注肺中。于是复注手太阴,此营气之所行也。故日夜气行五十营,漏水下百刻,凡一万三千五百息。所谓变通者并行一数也,故五十营备,得尽天地之寿矣。今病者始乐后苦,皆伤精气。精气竭绝,形体毁阻。暴喜伤阳,暴怒伤阴,喜怒不能自节。盖心为君主,神明出焉,肺为相辅,主行荣卫,制节由之。主贪人欲,天理不明,则十二官相使,各失所司,使道闭塞而不通。由是则经营之气脱去,不能灌溉周身,百脉失其天度,形乃大伤,以此养生则殃。何疑

之有焉？（罗天益《卫生宝鉴·卷二·脱营》）

真定钞库官李提举，年逾四旬，体干魁梧，肌肉丰盛。其僚友师君告之曰：肥人多风证，君今如此，恐后致中风。搜风丸其药推陈致新化痰，宜服之。李从其言，遂合一料，每日服之。至夜下五行，如是半月，觉气短而促。至一月余，添怠惰嗜卧，便白脓，小便不禁，足至膝冷，腰背沉痛，饮食无味，仍不欲食，心胸痞满，时有躁热，健忘，恍惚不安。凡三易医皆无效，因陈其由，请予治之。予曰：孙真人云：药势有所偏助，令人脏气不平。药本攻疾，无病不可饵。平人谷入于胃，脉道乃行；水入于经，其血乃成。水去则荣散，谷消则卫亡。荣散卫亡，神无所依。君本身体康强，五脏安泰，妄以小毒之剂，日下数行。初服一日，且推陈下行，疏积已去，又何推焉？今饮食不为肌肤，水谷不能运化精微，灌溉五脏六腑，周身百脉，神将何依？故气短而促者，真气损也。怠惰嗜卧者，脾气衰也；小便不禁者，膀胱不藏也；便下脓血者，胃气下脱也；足胻寒而逆者，阳气微也；时有躁热、心下虚痞者，胃气不能上荣也；恍惚健忘者，神明乱也。《金匮要略》云：不当下而强下之，令人开肠洞泄便溺不禁而死。前证所生非天也，君自取之，治虽粗安，促君命期矣。李闻之，惊恐，汗浃于背，起谓予曰：妄下之过，悔将何及！虽然，君当尽心救其失。予以谓病势过半，命将难痊，固辞而退。至秋疾甚作，医以夺命散下之，躁热喘满而死。《内经》曰：诛罚无过，是谓大惑。如李君者，盖《内经》所谓大惑之人也，卫生君子，可不戒哉？（罗天益《卫生宝鉴·卷三·戒妄下》）

便秘医案

静江府提刑李君长子，年一十九岁，至元壬午四月间，病伤寒九日。医者作阴证治之，与附子理中丸数服，其证增剧。别易一医作阳证，议论差互，不敢服药。李君亲来邀请予为决疑，予避嫌辞。李君拜泣而告曰：太医若不一往，犬子只待死矣。不获已遂往视之，坐间有数人。予不欲直言其证,但细为分解,使自忖度之。凡阳证者,身须大热而手足不厥,卧则坦然,起则有力,不恶寒,反恶热,不呕不泻,渴而饮水,烦躁不得眠,能食而多语,其脉浮大而数者,阳证也。凡阴证者,身不热而手足厥冷,恶寒蜷卧,面向壁卧,恶闻人声,或自引衣盖覆,不烦渴,不欲食,小便自利,大便反快,其脉沉细而微迟者,皆阴证也。诊其脉沉数得六七至,其母云,夜来叫呼不绝,全不得睡,又喜冰水。予闻其言,阳证悉具,且三日不见大便,宜急下之。予遂秤酒煨大黄六钱、炙甘草二钱、芒硝二钱,水煎服之。至夕下数行,燥粪二十余块,是夜汗大出。翌日又往视之,身凉脉静矣。予思《素问·热论》云:治之各通其脏腑。故仲景述伤寒论,六经各异,传受不同。《活人书》亦云:凡治伤寒,先须明经络。若不识经络,触途冥行,前圣后圣,其揆一也。昧者不学经络,不问病源,按寸握尺,妄意疾证,不知邪气之所在,动致颠要,终不肯悔。韩文公曰:医之病病在少思。理到之言,勉人学问,救生之心重矣。(罗天益《卫生宝鉴·卷二十四·阴证阳证辨》)

癥瘕医案

真定王君用,年一十九岁,病积,脐左连胁如覆杯,腹胀如鼓,多青络脉,喘不能卧。时值暑雨,加之自利完谷,日晡潮热,夜有盗汗,以危急来求。予往视之,脉得浮数,按之有力,谓病家曰:凡治积非有毒之剂攻之则不可,今脉虚弱如此,岂敢以常法治之?遂投分渗益胃之剂,数服而清便自调。杂以升降阴阳,进食和气,而腹大减,胃气稍平,间以削之,不月余良愈。先师尝曰:洁古老人有云,养正积自除,犹之满坐皆君子,纵有一小人,自无容地而出。今令真气实,胃气强,积自消矣。洁古之言,岂欺我哉?《内经》云:大积大聚,衰其大半而止。满实中有积气,大毒之剂尚不可过,况虚中有积者乎?此亦治积之一端也。邪正虚实,宜精审焉。(罗天益《卫生宝鉴·卷十四·腹中积聚·养正积自除》)

完颜正卿丙寅二月间,因官事劳役,饮食不节,心火乘脾,脾气虚弱,又以恚怒,气逆伤肝,心下痞满,四肢困倦,身体麻木。次传身目俱黄,微见青色颜黑,心神烦乱,怔忡不安,兀兀欲吐,口生恶味,饮食迟化,时下完谷,小便癃闭而赤黑,辰巳间发热,日暮则止,至四月尤盛。其子以危急求予治之,具说其事。诊其脉浮而缓,《金匮要略》云:寸口脉浮为风,缓为痹,痹非中风,四肢苦烦,脾色必黄,瘀热以行。趺阳脉紧为伤脾,风寒相搏,食谷则眩,谷气不消,胃中苦浊,浊气下流,小便不通,阴被其寒,热流膀胱,身体尽黄,名曰谷疸。宜茯苓栀子茵陈汤(茯苓栀子茵陈汤:茵陈一钱,茯苓五分,栀子、苍术、白术各三钱,黄芩六分,黄连、枳实、猪苓、泽泻、陈皮、防己各二分,青皮一分;哎咀作一服,用长流水三盏,煎至一盏,去渣,食前温服。《内经》云:热淫于内,治以咸寒,佐以苦甘。又湿化于火,热反胜之,治以苦寒,以苦泄之,以淡渗之。以栀子、茵陈苦寒,能泻湿热而退其黄,故以为君。《难经》云:并主心下满,以黄连、枳实苦寒,泄心下痞满。肺主气,今热伤其气,故身体麻木。以黄芩苦寒,泻火补气,故以为臣。二术苦甘温,青皮苦辛温,能除胃中湿热,泄其壅滞,养其正气。汉防己苦寒,能去十二经留湿,泽泻咸平,茯苓、猪苓甘平,导膀胱中湿热,利小便而去癃闭也。——编者注)主之。一服减半,二服良愈。(罗天益《卫生宝鉴·卷十四·谷疸治验》)

至元丙寅六月,时雨霖霪,人多病瘟疫。真定韩君祥,因劳役过度,渴饮凉茶,及食冷物,遂病头痛,肢节亦疼,身体沉重,胸满不食,自以为外感伤,用通圣散两服。药后添身体困甚,方命医治之,医以百解散发其汗。越四日,以小柴胡汤二服,后加烦热躁渴。又六日,以三一承气汤下之,躁渴尤甚,又投白虎加人参柴胡饮子之类,病愈增。又易医用黄连解散汤、硃砂膏、至宝丹之类,至十七日后,病势转增传变,身目俱黄,肢体沉重,背恶寒,皮肤冷,心下痞硬,按之而痛,眼涩不欲开,目睛不了了,懒言语,自汗,小便利,大便闭而不下。命予治之,诊其脉紧细,按之虚空,两寸脉短不及本位。此证得之因时热而多饮冷,加以寒凉药过度,助水乘心,反来侮土,先囚其母,后薄其子。经云:薄所不胜乘所胜也。时值霖雨,乃寒湿相合,此为阴证发黄明也,予以茵陈附子干姜汤(茵陈附子干姜汤:炮附子、炮干姜、茵陈一钱二分,白术四分,草豆蔻一钱,茯苓三分,枳实、半夏、泽泻各半钱,陈皮三分;哎咀为一服,生姜五片,水煎去渣,凉服,不拘时候。主治因凉药过剂,变为阴证,身目俱黄,四肢皮肤冷,心下痞硬,眼涩不欲开,自利蜷卧。——编者注)主之。《内经》云:寒淫于内,治以甘热,佐以苦辛。湿淫所胜,平以苦热,以淡渗之,以苦燥之。附子、干姜,辛甘大热,散其中寒,故以为君。半夏、草豆蔻,辛热;白术、陈皮苦甘温,健脾燥湿,故以为臣。生姜辛温以散之,泽泻甘平以渗之,枳实苦微寒,泄其痞满,茵陈苦微寒,其气轻浮,佐以姜附,能去肤腠间寒湿而退其黄,故为佐使也。煎服一两,前证减半,再服悉去。又与理中汤服之,数日气得平复。或者难曰:发黄皆以为热,今暑隆盛之时,又以热药治之,何也? 予曰:理所当然,不得不然。成无己云:阴证有二,一者始外伤寒邪,阴经受之,或因食冷物伤太阴经也。二者始得阳证,以寒治之,寒凉过度,变阳为阴也。今君祥因天令暑热,冷物伤脾,过服寒凉,阴气大胜,阳气欲绝,加以阴雨,寒湿相合,发而为黄也。仲景所谓当于寒湿中求之,李思顺云:解之而寒凉过剂,泻之而逐寇伤君。正以此也。圣圣之制,岂敢越哉? 或者曰:洁古之学,有自来矣。(罗天益《卫生宝鉴·卷二十三·阴黄治验》)

头痛医案

杨参谋名德,字仲实,年六十一岁。壬子年二月间,患头痛不可忍,昼夜不得眠,郎中曹通甫邀予视之。其人云:近在燕京,初患头昏闷微痛,医作伤寒解之。汗出后,痛转加,复汗解,病转加而头愈痛,遂归。每过郡邑,召医用药一同,到今痛甚不得安卧,恶风寒而不喜饮食。诊其六脉弦细而微,气短而促,语言而懒。《内经》云:春气者病在头。年高气弱,清气不能上升头面,故昏闷。此病本无表邪,因发汗过多,清阳之气愈亏损,不能上荣,亦不得外固,所以头苦痛而恶风寒,气短弱而不喜食,正宜用顺气和中汤（顺气和中汤：黄芪一钱半，人参一钱，炙甘草七分，白术、陈皮、当归、白芍各五分，升麻、柴胡各三分，细辛、蔓荆子、川芎各二分；㕮咀作一服，水二盏煎至一盏，去渣温服，食后服之。罗氏分析说，《内经》云：阳气者，卫外而为固也。今年高气弱，又加发汗，卫外之气愈损，故以黄芪甘温补卫实表为君；人参甘温，当归辛温，补血气。白芍酸寒，收卫气而为臣；白术、陈皮、炙甘草，苦甘温，养胃气，生发阳气，上实皮毛，肥腠理，为佐；柴胡、升麻，苦平，引少阳阳明之气上升，通百脉灌溉周身者也；川芎、蔓荆子，细辛辛温，体轻浮，清利空窍为使也。此药升阳而补气，头痛自愈。——编者注）。一服减半，再服痊愈。（罗天益《卫生宝鉴·卷九·诸风门·气虚头痛治验》）

眩晕医案

参政杨公七旬有二，宿有风疾。于至元戊辰春，忽病头旋眼黑，目不见物，心神烦乱，兀兀欲吐，复不吐，心中如懊憹之状，头偏痛，微肿而赤色，腮颊亦赤色，足胻冷，命予治之。予料之，此少壮之时，喜饮酒，久积湿热于内，风痰内作，上热下寒，是阳不得交通，否之象也。经云：治热以寒。虽良工不敢废其绳墨，而更其道也。然而病有远近，治有轻重。参政今年高气弱，上焦虽盛，岂敢用寒凉之剂，损其脾胃。经云：热则疾之。又云：高巅之上，射而取之。予以三棱针约二十余处刺之，其血紫黑，如露珠之状，少顷，头目便觉清利，诸证悉减。遂处方（天麻半夏汤：天麻、半夏各一钱，橘皮、柴胡各七分，黄芩、甘草、茯苓、前胡各五分，黄连三分；味㕮咀为一服，生姜三片，水煎去渣，食后温服，忌酒面生冷物。主治风痰内作，胸膈不利，头旋眼黑，兀兀欲吐，上热下寒，不得安卧。——编者注）云，眼黑头旋，虚风内作，非天麻不能除。天麻苗谓之定风草，此草独不为风所摇，故以为君。头偏痛者，乃少阳也，非柴胡、黄芩酒制不能治。黄连苦寒酒炒，以治上热，又为因用，故以为臣。橘皮苦辛温，炙甘草甘温补中益气为佐。生姜、半夏辛温,能治风痰,茯苓甘平利小便,导湿热引而下行,故以为使。服之数服,邪气平,生气复而安矣。(罗天益《卫生宝鉴·卷二十二·风痰治验》)

中风医案

顺德府张安抚,字耘夫,年六十一岁,于己未闰十一月初,患风证。半身不遂,语言謇涩,心神昏愤,烦躁自汗,表虚恶风,如洒冰雪,口不知味,鼻不闻香臭,闻木音则惊悸,小便频多,大便结燥。若用大黄之类下之,却便饮食减少不敢用,不然则满闷。昼夜不得瞑目而寐,最苦,于此约有三月余。凡三易医,病全不减。至庚申年三月初七日,又因风邪,加之痰嗽,咽干燥,疼痛不利,唾多,中脘气痞似噎。予思《内经》有云:风寒伤形,忧恐忿怒伤气,气伤脏乃病,脏病形乃应。又云:人之气以天地之疾风名之。此风气下陷入阴中,不能生发上行,则为病矣。又云:形乐志苦,病生于脉。神先病也,邪风加之。邪入于经,动无常处。前证互相出见,治病必求其本,邪气乃覆。论时月则宜升阳,补脾胃,泻风木;论病则宜实表里,养卫气,泻肝木,润燥,益元气,慎喜怒,是治其本也,宜以加减冲和汤治之(加减冲和汤:柴胡、黄芪各五分,升麻、当归、炙甘草各三分,半夏、黄檗、黄芩、人参、陈皮、芍药各二分;㕮咀作一服,水二盏煎至一盏,去渣温服)。(罗天益《卫生宝鉴·卷八·风中腑兼中脏治验》)

太尉忠武史公,年六十八岁,于至元戊辰十月初,侍国师于圣安寺丈室中,煤炭火一炉在左侧边,遂觉面热,左颊微有汗。师及左右诸人皆出,因左颊疏缓,被风寒客之。右颊急,口喝于右,脉得浮紧,按之洪缓。予举医学提举忽君吉甫专科针灸,先于左颊上灸地仓穴一七壮,次灸颊车穴二七壮,后于右颊上热手熨之,议以升麻汤加防风、秦艽、白芷、桂枝(即秦艽升麻汤:升麻、葛根、炙甘草、芍药、人参各半两,秦艽、白芷、防风、桂枝各三钱;上㕮咀,每服一两,水二盏,连须葱白三茎,长二寸,约至一盏,去渣,稍热服;食后服药毕,避风寒处卧,得微汗出则止。主治中风手足阳明经口眼喎斜,恶风恶寒,四肢拘急。——编者注),发散风寒,数服而愈。或曰:世医多以续命汤等药治之,今君用升麻汤加四味,其理安在?对曰:足阳明经起于鼻,交頞中,循鼻外,入上齿中。手阳明经亦贯于下齿中,况两颊皆属阳明。升麻汤乃阳明经药,香白芷又行手阳明之经。秦艽治口噤,防风散风邪,桂枝实表而固荣卫,使邪不能再伤,此其理也。夫病有标本经络之别,药有气味厚薄之殊,察病之源,用药之宜,其效如桴鼓之应。不明经络所过,不知药性所在,徒执一方,不惟无益,而又害之者多矣。学者宜精思之。(罗天益《卫生宝鉴·卷八·风中血脉治验》)

提学侍其公,年七十九岁,至元丙寅六月初四日中暑毒,霍乱吐利,昏冒终日,不省人事。时夜方半,请予治之。诊其脉洪大而有力,一息七八至,头热如火,足寒如冰,半身不遂,牙关紧急。予思《内经·五乱篇》中云:清气在阴,浊气在阳,营气顺脉,冒气逆行,乱于胸中,是谓大悗云云。乱于肠胃,则为霍乱,于是霍乱之名,自此而生。盖因年高气弱,不任暑气,阳不维阴则泻,阴不维阳则吐。阴阳不相维,则既吐且泻矣。前贤见寒多以理中丸,热多以五苓散为定法治之。今暑气极盛,阳明得时,况因动而得之,中暑明矣,非甘辛大寒之剂,则不能泻其暑热,坠浮焰之火而安神明也。遂以甘露散甘辛大寒,泻热补气,加白茯苓以分阴阳,约重一两,冰水调灌,渐渐省事而诸证悉去。后慎言语,节饮食,三日,以参术调中汤之剂增减服之,理正气,逾十日后,方平复。(罗天益《卫生宝鉴·卷十六·泻痢门·中暑霍乱吐利治验》)

有曹通甫外郎妻萧氏,六旬有余,孤寒无依。春月忽患风疾,半身不遂,语言蹇涩,精神昏愦,口眼喎斜,与李仲宽证同(指中风。——编者注)。予刺十二经井穴,接其经络不通,又灸肩井、曲池。详病时,月处药,服之减半。予曰:不须服药,病将自愈。明年春,张子敬郎中家见行步如故。予叹曰:夫人病全得不乱服药之力。由此论李仲宽乱服药,终身不救。萧氏贫困,恬憺自如获安。《内经》曰:用药无据,反为气贼,圣人戒之。一日,姚雪斋举许先生之言曰:富贵人有二事反不如贫贱人,有过恶不能匡

救,有病不能医疗。噫！其李氏之谓欤！（罗天益《卫生宝鉴·卷二·用药无据反为气贼》）

真定府临济寺赵僧判,于至元庚辰八月间患中风,半身不遂,精神昏愦,面红颊赤,耳聋鼻塞,语言不出,诊其两手六脉弦数。尝记洁古有云:中脏者多滞九窍,中腑者多著四肢。今语言不出,耳聋鼻塞,精神昏愦,是中脏也;半身不遂,是中腑也。此脏腑俱受病邪,先以三化汤一两,内疏三两行,散其壅滞,使清气上升,充实四肢。次与至宝丹,加龙骨、南星,安心定志养神治之,使各脏之气上升,通利九窍。五日音声出,语言稍利,后随四时脉证加减,用药不匀,即稍能行步。日以绳络其病脚,如履阈或高处,得人扶之方可逾也。又刺十二经之井穴,以接经络。翌日不用绳络,能行步。几百日大势尽去,戒之慎言语,节饮食,一年方愈。（罗天益《卫生宝鉴·卷八·风中脏治验》）

中书左丞张仲谦,年五十二岁,至元戊辰春正月,在大都患风证,半身麻木。一医欲汗之,未决可否,命予决之。予曰:治风当通因通用,汗之可也。然此地此时,虽交春令,寒气独存,汗之则虚其表,必有恶风寒之证。仲谦欲速瘥,遂汗之,身体轻快。后数日,再来邀予视之曰:果如君言,官事繁剧,不敢出门,当如之何？予曰:仲景云:大法夏宜汗,阳气在外故也。今时阳气尚弱,初出于地,汗之则使气亟夺,卫气失守,不能肥实腠理,表上无阳,见风必大恶矣。《内经》曰:阳气者卫外而为固也。又云:阳气者若天与日,失其所则折寿而不彰。当汗之时,犹有过汗之戒,况不当汗而汗者乎？遂以黄芪建中汤加白术服之,滋养脾胃,生发荣卫之气,又以温粉扑其皮肤,待春气盛,表气渐实,即愈矣。《内经》曰:心不可伐,时不可违。此之谓也。（罗天益《卫生宝鉴·卷二十三·时不可违》）

小便频数医案

书右丞合剌合孙,病小便数而欠,日夜约去二十余行,脐腹胀满,腰脚沉重,不得安卧。至元癸未季春下旬,予奉圣旨治之,遂往诊视,脉得沉缓,时时带数。尝记小便不利者有三,不可一概而论也。若津液偏渗于肠胃,大便泄泻,而小便涩少,一也,宜分利而已;若热搏下焦津液,则热湿而不行,二也,必渗泄则愈;若脾胃气涩,不能通利水道下输膀胱而化者,三也,可顺气令施化而出也。今右丞平素膏粱,湿热内蓄,不得施化,膀胱窍涩,是以起数而见少也,非渗泄分利,则不能快利,遂处一方,名曰茯苓琥珀汤(茯苓琥珀汤:茯苓、琥珀、白术各半两,泽泻一两,滑石七钱,猪苓半两,炙甘草、桂各三钱;为末,每服五钱,水煎,空心食前;待少时,以美膳压之。——编者注)。《内经》曰:甘缓而淡渗。热搏津液内蓄,脐胀腹满,当须缓之泄之,必以甘淡为主,是用茯苓为君。滑石甘寒,滑以利窍;猪苓、琥珀之淡以渗泄而利水道,故用三味为臣。脾恶湿,湿气内蓄,则脾气不治,益脾胜湿,必用甘为助,故以甘草、白术为佐。咸入肾,咸味下泄为阴,泽泻之咸以泻伏水;肾恶燥,急食辛以润之,津液不行,以辛散之,桂枝味辛,散湿润燥,此为因用,故以二物为使。煎用长流甘澜水,使不助其肾气,大作汤剂,令直达于下而急速也。两服减半,旬日良愈。(罗天益《卫生宝鉴·卷十七·胞痹门·小便数而欠》)

水肿医案

　　至元戊寅五月间,霖淫积雨不止,鲁斋许平仲先生,时年五十有八,面目肢体浮肿,大便溏多,腹胀肠鸣,时痛,饮食短少,命予治之,脉得弦细而缓。先生曰:年壮时多曾服牵牛大黄药,面目四肢,时有浮肿。今因阴雨,故大发。予曰:营运之气,出自中焦。中焦者,胃也。胃气弱不能布散水谷之气,荣养脏腑经络皮毛,气行而涩为浮肿,大便溏多而腹肿肠鸣,皆湿气胜也。四时五脏,皆以胃气为本。五脏有胃气,则和平而身安。若胃气虚弱,不能运动,滋养五脏,则五脏脉不和平。本脏之气盛者,其脉独见,轻则病甚,过则必死。故经曰:真脏之脉弦,无胃气则死。先生之疾,幸而未至于甚,尚可调补。人知服牵牛、大黄,为一时之快,不知其为终身之害也。遂用平胃散加白术、茯苓、草豆蔻仁,数服而肠胀、溏泻、肠鸣、时痛皆愈,饮食进,止有肢体浮肿,以导滞通经汤(导滞通经汤:木香、白术、桑白皮、陈皮各五钱,茯苓一两;㕮咀,每服五钱,水二盏,煎至一盏去渣,空心食前温服。《内经》曰:湿淫所胜,平以甚热,以苦燥之,以淡泄之。陈皮苦温,理肺气,去气滞,故以为主。桑白皮甘寒,去肺中水气水肿胪胀,利水道,故以为佐。木香苦辛温,除肺中滞气。白术苦甘温,能除湿和中,以苦燥之。白茯苓甘平,能止渴、除湿、利小便,以淡泄之,故以为使也。主治脾湿有余,及气不宣通,面目手足浮肿。——编者注)主之,良愈。(罗天益《卫生宝鉴·卷十四·腹中积聚·胃气为本》)

淋证医案

中统三年六月中,黄明之小便淋,茎中痛不可忍,相引胁下痛,制此(参苓琥珀汤:人参五分,茯苓四分,川楝子一钱,琥珀三分,生甘草一钱,延胡索七分,泽泻、柴胡、当归各三分;㕮咀作一服,水煎去渣,空心食前温服。——编者注)服之,大效。(罗天益《卫生宝鉴·卷十七·胞痹门·淋痛治验》)

癃闭医案

至元己巳上都住,夏月,太保刘仲晦使引进史柔明来曰:近一两月,作伴数人,皆有淋疾,是气运使然,是水土耶?予思之,此间别无所患,此疾独公所有之,殆非运气水土使然。继问柔明近来公多食甚物,曰:宣使赐木瓜百余对,遂多蜜煎之。每客至以此待食,日三五次。予曰:淋由此也。《内经》曰:酸多食之令人癃。可与太保言之,夺饮则已。一日,太保见予问曰:酸味致淋,其理安在?予曰:小便主气。《针经》云:酸入于胃,其气涩以

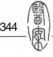

收。上之两焦,弗能出入也。不出则留胃中,胃中和温则下注膀胱之胞。胞薄以懦,得酸则缩绻,约而不通,水道不行,故癃而涩,乃作淋也。又曰:阴之所生,本在五味。阴之五宫,伤在五味。五味口嗜而欲食之,必自裁制,勿使过焉。五味过则皆能伤其正,岂止酸味耶? 太保叹曰:凡为人子不可不知医。信哉! (罗天益《卫生宝鉴·卷二·酸多食之令人癃》)

血证医案

经历晋才卿,膏粱而饮,至春病衄。医曰:诸见血者为热,以清凉饮子投之,即止。越数日,其疾复作。医又曰:药不胜病故也。遂投黄连解毒汤,既而或止,止而复作。易医数回,皆用苦寒之剂,俱欲胜其热而已,然终不愈。而饮食起居,浸不及初。肌寒而时躁,言语无声,口气臭秽,恶如冷风,然其衄之余波,则未绝也。或曰:诸见血者热。衄,热也。热而寒之,理也。今不唯不愈而反害之,何哉?《内经》曰,以平为期;又言,下工不可不慎也。彼唯知见血为热,而以苦寒攻之,抑不知苦泻土。土,脾胃也。脾胃,人之所以为本者。今火为病而泻其土,火固未尝除而土已病矣。土病则胃虚,胃虚则营气不能滋荣百脉,元气不循天度,气随阴化而无声肌寒也。意粗工嘻嘻以为可治,热病未已,寒病复起。此之谓也。(罗天益《卫生宝鉴·卷二·泻火伤胃》)

痹证医案

真定府张大,年二十有九,素好嗜酒。至元辛未五月间,病手指节肿痛,屈伸不利,膝膑亦然,心下痞满,身体沉重,不欲饮食,食即欲吐,面色痿黄,精神减少。至六月间,来求予治之。诊其脉沉而缓,缓者脾也。《难经》云:膺主体重节痛,膺者脾之所主。四肢属脾,盖其人素饮酒,加之时助,湿气大胜,流于四肢,故为肿痛。《内经》云:诸湿肿痛,皆属脾土。仲景云：湿流关节，肢体烦痛。此之谓也，宜以大羌活汤（大羌活汤：羌活、升麻各一钱，独活七分，苍术、防风、威灵仙、白术、当归、茯苓、泽泻各半钱；㕮咀作一服，水煎去渣温服，食前一服，食后一服；忌酒面生冷硬物。——编者注）主之。《内经》云：湿淫于内，治以苦温，以苦发之，以淡渗之。又云：风能胜湿。羌活、独活，苦温透关节而胜湿，故以为君。升麻苦平，威灵仙、防风、苍术，苦辛温发之者也，故以为臣。血壅而不流则痛，当归辛温以散之；甘草甘温，益气缓中；泽泻咸平，茯苓甘平，导湿而利小便，以淡渗之也，使气味相合，上下分散其湿也。（罗天益《卫生宝鉴·卷二十三·肢节肿痛治验》）

脚气医案

中书粘合公，年四旬有余，躯干魁梧。丙辰春，从征至扬州北之东武隅，脚气忽作，遍身肢体微肿，其痛手不能近，足胫尤甚，履不任穿，跣以骑马，控两镫而以竹器盛之，以困急来告。予思《内经》有云：饮发于中，胕肿于上。又云：诸痛为实。血实者宜决之，以三棱针数刺其肿上，血突出高二尺余，渐渐如线流于地，约半升许，其色紫黑。顷时肿消痛减，以当归拈痛汤（当归拈痛汤：炙甘草、茵陈、酒黄芩、羌活各半两，防风、知母、猪苓、泽泻、当归各三钱，酒苦参、升麻、黄芩、人参、葛根、苍术各二钱，白术一钱半；㕮咀，每服一两，水煎去渣，食前温服，待少时美膳压之。主治湿热为病，肢体烦疼，肩背沉重，胸膈不利，下疰于胫，肿痛不可忍。——编者注）重一两半服之，是夜得睡，明日再服而愈。本草十剂云：宣可去壅，通可去滞。《内经》云：湿淫于内，治以苦温。羌活苦辛，透关节而胜湿。防风甘辛，温，散经络中留湿，故以为主。水性润下，升麻、葛根苦辛平，味之薄者阴中之阳，引而上行以苦发之也；白术苦甘温，和中胜湿，苍术体轻浮，气力雄壮，能去皮肤腠理间湿，故以为臣。夫血壅而不流则痛，当归身辛温以散之，使血气各有所归。人参甘草甘温，补脾胃，养正气，使苦剂不能伤胃。仲景云：湿热相合,肢节烦疼。苦参、黄芩、知母、茵陈苦寒,乃苦以泄之者也。凡酒制炒以为因用,治湿不利小便,非其治也。猪苓甘温平,泽泻咸平,淡以渗之,又能导其留饮,故以为佐。气味相合,上下分消其湿,使壅滞之气得宣通也。(罗天益《卫生宝鉴·卷二十二·北方脚气治验》)

鬼痊病医案

入国信副使许可道至雄州,请予看脉。予诊之,脉中乍大乍小,乍短乍长,此乃血气不匀,邪气伤正。本官说在路到邯郸驿中,夜梦一妇人,著青衣,不见面目,用手去胁下打了一拳,遂一点痛,往来不止,兼之寒热而不能食,乃鬼击也。予曰:可服八毒赤丸。本官言尝读《名医录》中,见李子豫八毒赤丸,为杀鬼杖。予遂与药(雄黄、矾石、硃砂、炮附子、藜芦、牡丹皮、巴豆各一两,蜈蚣一条;八味为末,炼蜜丸如小豆大,每服五七丸,冷水送下,无时;主治鬼痊病。——编者注)三粒,临卧服。明旦下清水二斗,立效。(罗天益《卫生宝鉴·卷二十·杂方门·八毒赤丸》)

又进白海青陈庆玉第三子,因昼卧于水仙庙中,梦得一饼食之,心怀忧思,心腹痞满,饭食减少,约一载有余,渐渐瘦弱,腹胀如蛊,屡易医药及师巫祷之,皆不效,又不得安卧,召予治之。予诊之,问其病始末,因思之,此疾既非外感风寒,又非内伤生冷,将何据而医?予思李子豫八毒赤丸(雄黄、矾石、硃砂、炮附子、藜芦、牡丹皮、巴豆各一两,蜈蚣一条;八味为末,炼蜜丸如小豆大,每服五七丸,冷水送下,无时;主治鬼痊病。——编者注),颇有相当,遂合与五七丸服之,下清黄涎斗余,渐渐气调,而以别药理之,数月良愈,不二年身体壮实如故。(罗天益《卫生宝鉴·卷二十·杂方门·八毒赤丸》)

第二节 妇科医案

痛经医案

一妇人血气凝疼痛,数服(通经丸:桂心、川乌头、桃仁、当归、广茂、炮干姜、川椒、煨大黄、青皮各等分为末,每一两用四钱,以米醋熬成膏,和余药六钱入臼中,杵千下为丸如桐子大。每服二十丸,淡醋汤送下,加至三十丸,温酒亦得。主治妇人室女月水不调,疼痛,或成血瘕。——编者注)便效。(罗天益《卫生宝鉴·卷十八·妇人门·师尼寡妇异乎妻妾之治》)

闭经医案

一妇人病经血半年不通,因见涂中余渣汁(即生地黄汤用法,将生地黄取汁饮服。——编者注),以为弃去,言可惜,辄饮数杯,其经即通。(罗天益《卫生宝鉴·卷十·鼻中诸病并方》)

热入血室医案

一妇人患热入血室证,医者不识,用补血调气血药治之,数日遂成血结胸。或劝用前药,予曰:小柴胡用已迟,不可行也。无已,则有一方,可刺期门矣。予不能针,请善针者治之,如言而愈。或问热入血室,何为而成结胸也?予曰:邪气传入经络,与正气相搏,上下流行。遇经水适来适断,邪气乘虚入于血室,血为邪所迫,入于肝经。肝受邪则谵语而见鬼,复入膻中,则血结于胸中。何以言之？妇人平居，水养木，血养肝，方未受孕，则下行之为月水，既妊则中畜之以养胎，及已产则上壅之以为乳汁，皆血也。今邪逐血，并归于肝经，聚于膻中，结于乳下，故手触之则痛，非药可及，故当刺期门也。（罗天益《卫生宝鉴·卷十八·妇人门·热入血室证治并方》）

第三节　儿科医案

抽搐医案

魏敬甫之子四岁，一长老摩顶授记，众僧念咒，因而大恐，遂惊搐，痰涎壅塞，目多白睛，项背强急，喉中有声，一时许方省。后每见衣皂之人，辄发。多服朱、犀、龙、麝镇坠之药，四十余日，前证仍在，又添行步动作神思如痴，命予治之。诊其脉沉弦而急，《黄帝针经》云：心脉满大，痫瘛筋挛；又肝脉小急，痫瘛筋挛。盖小儿血气未定，神气尚弱，因而惊恐，神无所依，又动于肝。肝主筋，故痫瘛筋挛。病久气弱小儿，易为虚实，多服镇坠寒凉之药，复损其气，故行步动作如痴。《内经》云：暴挛痫眩，足不任身，取天柱穴者是也。天柱穴乃足太阳之脉所发，阳痫附而行也。又云：癫痫瘛疭，不知所苦，两跷主之，男阳女阴。洁古老人云：昼发取阳跷申脉，夜发取阴跷照海，先各灸二七壮。阳跷申脉穴在外踝下容爪甲白肉际陷中；阴跷照海穴，在足内踝下陷中是也。次与沉香天麻汤（沉香天麻汤：沉香、川乌、益智仁各二钱，炙甘草一钱半，姜屑一钱半，独活四钱，羌活五钱，天麻、附子、半夏、防风各三钱，当归一钱半；㕮咀，每服五钱，水二盏，姜三片，煎一盏温服，食前。忌生冷硬物、寒处坐卧。罗氏分析说，《素问·举痛论》云：恐则气下，精竭而上焦闭。又曰：从下上者，引而去之。以羌活、独活苦温，味之薄者阴中之阳,引气上行,又入太阳之经为引用,故以为君。天麻、防风辛温以散之,当归、甘草辛甘温,以补气血不足,又养胃气,故以为臣。黑附、川乌、益智,大辛温,行阳退阴,又治客寒伤胃。肾主五液,入脾为涎,以生姜、半夏燥湿化痰。《十剂》云:重可去怯。以沉香辛温体重,清气去怯安神,故以为使。气味相合,升阳补胃,恐怯之气,自得而平矣。——编者注),服三剂而痓愈。(罗天益《卫生宝鉴·卷九·诸风门·惊痫治验》)

中山王知府次子薛里,年十三岁,六月十三日暴雨方过,池水泛溢,因而戏水,衣服尽湿,其母责之。至晚,觉精神昏愦,怠惰嗜卧。次日,病头痛身热,腿脚沉重。一女医用和解散发之,闭户塞牖,覆以重衾,以致苦热不胜禁,遂发狂言,欲去其衾。明日,寻衣撮空,又以承气汤下之。下后语言渐不出,四肢不能收持,有时项强,手足瘛疭,搐急而挛,目左视而白睛多,口唇肌肉蠕动,饮食减少,形体羸瘦。

命予治之,具说前由。予详之,盖伤湿而失于过汗也。且人之元气,起于脐下肾间,动气周于身,通行百脉。今盛暑之时,大发其汗,汗多则亡阳,百脉行涩,故三焦之气,不能上荣心肺,心火旺而肺气焦,况因惊恐内蓄。《内经》曰:恐则气下。阳主声,阳既亡而声不出也。阳气者精则养神,柔则养筋。又曰:夺血无汗,夺汗无血。今发汗过多,气血俱衰,筋无所养,其病为痓,则项强手足瘛疭,搐急而挛。目通于肝,肝者,筋之合也。筋既燥而无润,故目左视而白睛多。肌肉者,脾也。脾热则肌肉蠕动,故口唇蠕动,有时而作。经云:肉痿者,得之湿地也。脾热者,肌肉不仁,发为肉痿。痿者,痿弱无力,运动久而不仁。阳主于动,今气欲竭,热留于脾,故四肢不用,此伤湿过汗而成坏证明矣。当治时之热,益水之原救其逆,补上升生发之气。黄帝针经曰:上气不足,推而扬之,此之谓也。

以人参益气汤(人参益气汤:黄芪五分,人参、黄柏、升麻、柴胡、白芍药各三分,当归、白术、炙甘草各二分,陈皮三分,生甘草二分;哎咀为一服,水浸两时辰后煎,去渣热服,早食后,午饭前,各一服。——编者注)治之。《内经》曰:热淫所胜,治以甘寒,以酸收之。人参、黄芪之甘温,补其不足之气而缓其急搐,故以为君。肾恶燥,急食辛以润之。生甘草甘微寒,黄柏苦辛寒以救肾水而生津液,故以为臣。当归辛温和血脉,橘皮苦辛,白术苦甘,炙甘草甘温,益脾胃,进饮食。肺欲收,急食酸以收之。白芍药之酸微寒,以收耗散之气,而补肺金,故以为佐。升麻、柴胡苦平,上升生发不足之气,故以为使,乃从阴引阳之谓也。投之三日后,语声渐出,少能行步,四肢柔和,食饮渐进,至秋而愈。(罗天益《卫生宝鉴·卷二十四·过汗亡阳变证治验》)

黄疸医案

一小儿身体蒸热,胸膈烦满,皮肤如渍橘之黄,眼中白睛亦黄,筋骨痿弱,不能行立。此由季夏之热,加以湿气而蒸热,搏于经络,入于骨髓,使脏气不平,故脾遂乘心,湿热相和而成此疾也。盖心火实则身体蒸热,胸膈烦满;脾湿胜则皮肤如渍橘之黄。有余之气,必乘己所胜而侮不胜,是肾肝受邪,而筋骨痿弱,不能行立。《内经》言脾热者色黄而肉蠕动,又言湿热成痿。信哉斯言也!此所谓子能令母实,实则泻其子也。若脾土退其本位,肾水得复,心火自平矣。又《内经》曰:治痿独取于阳明。正谓此也,予用加减泻黄散(加减泻黄散:黄连、茵陈各五分,黄柏、黄芩四分,茯苓、栀子各三分,泽泻二分;㕮咀作一服,水煎去渣,稍热服;后一服减半。《内经》云,土位之主,其泻以苦。又云,脾苦湿,急食苦以燥之。故用黄连、茵陈之苦寒,除湿热为君;肾欲坚,急食苦以坚之,故以黄檗之苦辛寒强筋骨为臣;湿热成烦,以苦泻之,故以黄芩栀子之苦寒止烦除满为佐;湿淫于内,以淡泄之,故以茯苓、泽泻之甘淡利小便,导湿热为使也。此药退脾土,复肾水,降心火。——编者注)主之,待五日再服而良愈。(罗天益《卫生宝鉴·卷十九·小儿门·小儿季夏身热痿黄治验》)

癥瘕医案

赵黄姑十三岁,癖积甚大,以至危笃,予以此(圣效透肌散:桑白皮、荆芥各三钱,雄黄、粉霜各二钱半,蒺藜、当归、硇砂、肉豆蔻、炮穿山甲各二钱,轻粉一字半,海金砂一字;为末研和匀,独头蒜研如泥,入头醋和如稀糊,调药如膏,约癖积大小,摊在纸上贴病处,用新绵一叶覆之,以三襜紧系。待一二时辰,觉疼痛无妨,只待口鼻内蒜香为度,其效不可具述,癖消为度。主治小儿奶癖、食癖,时发寒热,咳嗽,胁下坚硬结块。——编者注)贴之,得效如神。(罗天益《卫生宝鉴·卷十九·小儿门·癖积疳瘦》)

第四节　外科医案

疮疡医案

中书右丞姚公茂,六旬有七,宿有时毒。至元戊辰春,因酒病发,头面赤肿而痛,耳前后肿尤甚,胸中烦闷,咽嗌不利,身半以下皆寒,足胫尤甚。由是以床相接作炕,身半以上卧于床,身半以下卧于炕,饮食减少,精神困倦而体弱,命予治之。诊得脉浮数,按之弦细,上热下寒明矣。《内经》云:热胜则肿。又曰:春气者病在头。《难经》云:蓄则肿热,砭射之也。盖取其易散故也,遂于肿上约五十余刺,其血紫黑如露珠之状,顷时肿痛消散。又于气海中火艾炷灸百壮,乃助下焦阳虚,退其阴寒。次于三里二穴,各灸三七壮,治足胻冷,亦引导热气下行故也。遂处一方,名曰既济解毒汤(既济解毒汤:酒大黄、酒黄连、酒黄芩、炙甘草、桔梗各二钱,柴胡、升麻、连翘、当归、各一钱;哎咀作一服,水煎去渣,食后温服,忌酒湿面大料物及生冷硬物。主治上热头目赤肿而痛,胸膈烦闷不得安卧,身半以下皆寒,足胻尤甚,大便微秘。——编者注),以热者寒之。然病有高下,治有远近,无越其制度。以黄芩、黄连苦寒酒制炒,亦为因用,以泻其上热,以为君。桔梗、甘草辛甘温上升,佐诸苦药以治其热。柴胡、升麻苦平,味之薄者阳中之阳,散发上热以为臣。连翘苦辛平,以散结消肿;当归辛温和血止痛;酒煨大黄苦寒,引苦性上行至巅,驱热而下以为使。投剂之后,肿消痛减,大便利,再服减大黄。慎言语,节饮食,不旬日良愈。(罗天益《卫生宝鉴·卷二十三·上热下寒治验》)

陈录判母,年七十有余,亦冬至后脑出疽,形可瓯面大,命疡医诊视,俟疮熟以针出脓。因怒笞侍妾,疮辄内陷,凹一韭叶许。面色青黄不泽,四肢逆冷,汗出身清,时复呕吐,脉极沉细而迟。盖缘衰老之年,严寒之时,病中苦楚,饮食淡薄,已涤肥脓之气,独存瘦瘁之形,加之暴怒,精神愈损,故有此寒变也,病与时同。与疡医议,速制五香汤一剂,加丁香、附子各五钱,剂尽疮复大发,随证调治而愈。《内经》曰:凡治病必察其下。谓察时下之宜也。诸痛疮疡,皆属心火,言其常也;如疮盛形羸,邪高痛下,始热终寒,此反常也,固当察时下之宜而权治。故曰:经者常也,法者用也,医者意也,随所宜而治之,可收十全之功矣。(罗天益《卫生宝鉴·卷十三·疮肿门·凡治病必察其下》)

僧阁仲章服火炼丹砂二粒,项出小疮,肿痛不任,牙痒不能嚼物,服凉膈散半斤始缓。后饮酒辄发,药以寒凉之剂则缓,终身不愈。(罗天益《卫生宝鉴·卷一·无病服药辨》)

戊午冬,予从军住冬于成武县。有贾仓使父,年逾六旬,冬至后数日,疽发于背,五七日肿势约七寸许,不任其痛。疡医视之,曰脓已成,可开发矣。公惧不从,越三日,医曰:不开恐变证生矣。遂以燔针开之,脓泄痛减。以开迟之故,逾二日变证果生。觉重如负石,热如焫火,痛楚倍常,六脉沉数,按之有力,此膏粱积热之变也。邪气酷热,固宜以寒药治之,时月严凝,复有用寒远寒之戒。乃思《内经》云：有假者反之。虽违其时，以从其证可也。与疡医议，急作清凉饮子加黄连，秤一两五钱，作一服服之，利下两行，痛减七分。翌日复进前药，其证悉除，后月余平复。（罗天益《卫生宝鉴·卷十三·疮肿门·凡治病必察其下》）

至元壬午五月二十八日，王伯禄年逾五旬有七，右臂膊肿盛，上至肩，下至手指，色变，皮肤凉，六脉沉细而微，此乃脉证俱寒。予举疡医视之，曰：此乃附骨痈，开发已迟，以燔针起之，脓清稀解。次日肘下再开之，加呃逆不绝。彦和与丁香柿蒂散两服，稍缓。次日，呃逆尤甚，自利，脐腹冷痛，腹满，饮食减少，时发昏愦。于左乳下黑尽处，灸二七壮，又处托里温中汤（托里温中汤：沉香、丁香、益智仁、茴香、陈皮各一钱，木香一钱半，炙甘草二钱，羌活、炮干姜三钱，炮附子四钱；㕮咀作一服，水三盏，生姜五片，煎至一盏，去渣，温服。主治疮为寒变而内陷者，脓出清解，皮肤凉，心下痞满，肠鸣切痛，大便微溏，食则呕逆，气短促，呃逆不绝，不得安卧，时发昏愦。《内经》云：寒淫于内，治以辛热，佐以苦温。故以附子、干姜大辛热，温中外，发阳气自里之表，故以为君。羌活味苦辛温，透关节。炙甘草甘温，补脾胃，行经络，通血脉。胃寒则呕吐呃逆不下食，益智仁、丁香、沉香，大辛热，以散寒为佐；疮气内攻气聚而为满，木香、茴香、陈皮，苦辛温，治痞散满为使也。——编者注），用干姜、附子、木香、沉香、茴香、羌活等药，㕮咀一两半，欲与服。或者曰：诸痛痒疮疡，皆属心火，又当盛暑之时，用干姜附子可乎？予应之曰：理所当然，不得不然。《内经》曰：脉细皮寒，泻利前后，饮食不入，此谓五虚。况呃逆者，胃中虚寒故也。诸痛痒疮疡，皆属心火，是言其定理也。此证内外相反，须当舍时从证也，非大方辛热之剂急治之，则不能愈也。遂投之，诸证悉去，饮食倍进，疮势温，脓色正。彦和复用五香汤数服，后月余平复。噫！守常者众人之见，知变者知者之事，知常而不知变，细事因而取败者亦多矣，况医乎哉？守常知变，岂可同日而语乎哉？（罗天益《卫生宝鉴·卷十三·疮肿门·舍时从证》）

晋州吴权府佃客，五月间收麦，用骡车搬载，一小厮引头，被一骡跑倒，又咬破三两处，痛楚不可忍。五七日脓水臭恶难近，又兼蛆蝇极盛，药不能救，无如之何，卧于大门外车房中。一化饭道人见之云：我有一方（蝉花散：蝉蜕、青黛各半两，细辛二钱半，蛇退皮烧存性一两；为末和匀，每服三钱，酒调下；主治夏月犬伤，及诸般损伤，蛆虫极盛，臭恶不可近者。——编者注），用之多效，我传与汝。修合既得，方合服之，蛆皆化为水而出，蝇亦不敢近。又以寒水石为末敷之，旬日良愈，众以为神，故录之。（罗天益《卫生宝鉴·卷二十·杂方门·蝉花散》）

疝气医案

癸丑岁，奉诏至六盘山，上命治火儿赤纽邻，久病疝气，复因七月间饥饱劳役，过饮湩乳所发。甚如初，面色青黄不泽，脐腹阵痛，搐撮不可忍，腰曲不能伸，热物熨之稍缓，脉得细小而急。予思《难经》云：任之为病，男子内结七疝，皆积寒于小肠之间所致也。非大热之剂，即不能愈，遂制此方（沉香桂附丸：沉香、炮附子、川乌、炮干姜、高良姜、茴香、肉桂、吴茱萸各一两，为末，醋糊丸如桐子大，每服五十丸至七八十丸，空心食前用热米饮汤送下或温酒吞下，日二服，忌冷物。主治中气虚弱，脾胃虚寒，饮食不美，气不调和，退阴助阳，除脏腑积冷，心腹疼痛，胁肋膨胀，腹中雷鸣，面色不泽，手足厥冷，便利无度；下焦阳虚，七疝，痛引小腹不可忍，腰屈不能伸。——编者注）。（罗天益《卫生宝鉴·卷十五·疝气治验》）

第五节 五官科医案

目昏暗医案

　　省郎中张子敬,六十七岁,病眼目昏暗,唇微黑色,皮肤不泽,六脉弦细而无力。一日出示治眼二方,问予可服否?予曰:此药皆以黄连大苦之药为君,诸风药为使,凡人年五十,胆汁减而目始不明。《内经》云:土位之主,其泻以苦。诸风药亦皆泻土,人年七十,脾胃虚而皮肤枯,重泻其土,使脾胃之气愈虚,而不能营运营卫之气,滋养元气。胃气不能上行,膈气吐食诸病生焉。又已年高衰弱,起居皆不同,此药不可服。只宜慎言语,节饮食,惩忿窒欲,此不治之治也。子敬以为然。明年春,除关西路按察使,三年致仕还,精神清胜,脉遂平和,此不妄服寒药之效也。《内经》曰:诛罚无过,是谓大惑,解之可也。(罗天益《卫生宝鉴·卷二十四·解惑》)

喉痹医案

　　征南元帅不潾吉歹,辛酉八月初三戌时生,年七旬,丙辰春东征,南回至楚丘,诸路迎迓,多献酒醴,因而过饮。遂腹痛肠鸣,自利日夜约五十余行,咽嗌肿痛,耳前后赤肿,舌本强,涎唾稠粘,欲吐不能出,以手曳之方出,言语艰难,反侧闷乱,夜不得卧。使来命予,诊得脉浮数,按之沉细而弦。即谓中书粘公曰:仲景言下利清谷,身体疼痛,急当救里,后清便自调。急当救表,救里四逆汤,救表桂枝汤。总帅今胃气不守,下利清谷,腹中疼痛,虽宜急治之,比之咽嗌,犹可少待。公曰:何谓也?答曰:《内经》云:疮发于咽嗌,名曰猛疽。此疾治迟则塞咽,塞咽则气不通,气不通则半日死,故宜急治。

于是遂砭刺肿上,紫黑血出,顷时肿势大消。遂用桔梗、甘草、连翘、黍粘、酒制黄芩、升麻、防风等分,㕮咀,每服约五钱,水煮清,令热漱,冷吐去之。咽之恐伤脾胃,自利转甚,再服涎清肿散,语言声出。后以神应丸辛热之剂,以散中寒,解化宿食,而燥脾湿。丸者,取其不即施化,则不犯其上热,至其病所而后化,乃治主以缓也。不数服,利止痛定。后胸中闭塞,作阵而痛。予思《灵枢》有云:上焦如雾,宣五谷味,熏肤充身泽毛,若雾露之溉,是为气也。今相公年高气弱,自利无度,致胃中生发之气,不能滋养于心肺,故闭塞而痛。经云:上气不足,推而扬之。脾不足者,以甘补之。再以异功散甘辛微温之剂,温养脾胃,加升麻、人参上升,以顺正气,不数服而胸中快利而痛止。《内经》云:调气之方,必别阴阳。内者内治,外者外治,微者调之,其次平之,胜者夺之,随其攸利,万举万全。又曰:病有远近,治有缓急,无越其制度。又曰:急则治其标,缓则治其本。此之谓也。(罗天益《卫生宝鉴·卷二十二·病有远近治有缓急》)

第六节　死亡医案

一、内科医案

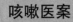
咳嗽医案

丙辰秋,楚丘县贾君次子二十七岁,病四肢困倦,躁热自汗,气短,饮食减少,咳嗽痰涎,胸膈不利,大便秘,形容羸削,一岁间更数医不愈。或曰:明医不如福医。某处某医,虽不精方书,不明脉候,看证极多,治无不效,人目之曰福医。谚云:饶你读得王叔和,不如我见过病证多。颇有可信,试命治之。医至,诊其脉曰:此病予饱谙矣,治之必效。于肺腧各灸三七壮,以蠲饮枳实丸消痰导滞。不数服,大便溏泄无度,加腹痛,食不进,愈添困笃。其子谓父曰:病久瘦弱,不任其药。病剧遂卒。冬予从军回,其父以告予。予曰:思《内经》云,形气不足,病气不足,此阴阳俱不足。泻之则重不足,此阴阳俱竭,血气皆尽,五脏空虚,筋骨髓枯,老者绝灭,壮者不复矣,故曰不足补之。此其理也。令嗣久病羸瘦,乃形不足;气短促,乃气不足;病潮作时嗜卧,四肢困倦,懒言语,乃气血皆不足也。补之唯恐不及,反以小毒之剂泻之。虚之愈虚,损之又损,不死何待? 贾君叹息而去。予感其事,略陈其理。夫高医愈疾,先审岁时太过不及之运,察人之血气饮食勇怯之殊。病有虚实浅深在经在脏之别,药有君臣佐使大小奇偶之制,治有缓急因用引用返正之则。孙真人云:凡为太医,必须谙《甲乙》《素问》《黄帝针经》、明堂流注、十二经、三部九候、五脏六腑、表里孔穴、本草、药对、仲景、叔和诸部经方。又须妙解五行阴阳,精熟《周易》,如此方可为太医。不尔,则无目夜游,动致颠损。正五音者,必取师旷之律吕,而后五音得以正;为方员者,必取公输之规矩,而后方员得以成。五音方员,特末技耳,尚取精于其事者。况医者人之司命,列于四科,非五音方员之比,不精于医,不通于脉,不观诸经本草,赖以命通运达而号为福医。病家遂委命于庸人之手,岂不痛哉! 噫! 医者之福,福于渠者也。渠之福安能消病者之患焉? 世人不明此理而委命于福医,至于伤生丧命,终不能悟。此惑之甚者也。悲夫!
(罗天益《卫生宝鉴·卷三·福医治病》)

痞满医案

　　丁巳冬十月,予从军回,至汴梁。有伶人李人爱谓予曰:大儿自今岁七月间,因劳役渴饮凉茶及食冷饭,觉心下痞,请医治之。医投药一服,下利两行,其证遂减。不数日,又伤冷物,心腹复痞满,添呕吐恶心,饮食无味,且不饮食,四肢困倦,懒于言语。复请前医诊视,曰:此病易为,更利几行即快矣。遂以无忧散对,加牵牛末,白汤服。至夕,腹中雷鸣而作阵痛,少焉既吐又泻,烦渴不止,饮冷无度,不复能禁,时发昏愦。再命前医视之,诊其脉,不能措手而退。顷之冷汗如洗,口鼻气渐冷而卒矣。小人悔恨无及,敢以为问。予曰:未尝亲见,不知所以然。既去,或曰:予亲见之,果药之罪欤而非欤?对曰:此非药之罪,乃失其约量之过也。夫药用之无据,反为气贼。《内经》云:约方犹约囊也。囊满弗约则输泄,方成弗约则神与气弗俱,故仲景以桂枝汤治外伤风邪,则曰:若一服汗出病差,停后服,不必尽剂。大承气汤下大满大实,则曰得更衣止后服,不必尽剂。其慎如此,此为大戒,盖得圣人约囊之旨也。治病必求其本,盖李人以俳优杂剧为戏,劳神损气而其中疹然。因时暑热,渴饮凉茶,脾胃气弱,不能运化而作痞满。以药下之,是重困也。加以不慎,又损其阳。虚而复伤,伤而复下,阴争于内,阳扰于外,魄汗未藏,四逆而起。此仲景所谓一逆尚引日,再逆促命期。如是则非失约量之过而何?故《内经》戒云:上工平气,中工乱脉,下工绝气。危生下工,不可不慎也。(罗天益《卫生宝鉴·卷一·方成弗约之失》)

　　真定赵客,乙丑岁六月间,客于他方,因乘困伤湿麪,心下痞满,躁热时作,卧不得安,遂宿于寺中。僧以大毒食药数丸,下十余行,心痞稍减,越日困睡。为盗劫其财货,心有所动,遂燥热而渴,饮冷酒一大瓯。是夜脐腹胀痛,僧再以前药复下十余行,病加困笃。四肢无力,燥热,身不停衣,喜饮冷水。米谷不化,痢下如烂鱼肠脑,赤水相杂,全不思食,强食则呕,痞甚于前,噫气不绝。足胻冷,少腹不任其痛。请予治之,诊其脉浮数八九至,按之空虚。予沂流而寻源,盖暑天之热已伤正气,以有毒大热之剂下之。一下之后,其所伤之物已去而无余矣,遗巴豆之气,流毒于肠胃之间,使呕逆而不能食,胃气转伤而然。及下脓血无度,大肉陷下,皮毛枯槁,脾气弱而衰也。舌上赤涩,口燥咽干,津液不足,下多亡阴之所致也。阴既已亡,心火独旺,故心胸燥热,烦乱不安。经曰:独阳不生,独阴不长,夭之由也,遂辞而退。后易他医。医至,不审其脉,不究其源,唯见痞满,以枳壳丸下之。病添喘满,利下不禁而死。(罗天益在案后评论说,《金匮要略》云:不当下而强下之,令人开肠洞泄便溺不禁而死。此之谓也。夫圣人治病,用药有法,不可少越。《内经》云:大毒去病,十去其六;小毒治病,十去其七;常毒治病,十去其八;无毒治病,十去其九。如不尽行,复如法以谷肉果菜养之,无使过之,过则伤其正矣。《记》有之云:医不三世,不服其药。盖慎之至也。彼僧非医流,妄以大毒之剂下之太过,数日之间,使人殒身丧命。用药之失,其祸若此,病之择医,可不谨乎? 戒之。——编者注)(罗天益《卫生宝鉴·卷一·下多亡阳》)

腹痛医案

癸丑春,藁城令张君,年三十有余,身体丰肥,精神康健,饮食倍于常人。太医王彦宝曰:君肥盛如此,若不预服凉药,恐生热疾。张君从之,遂服三一承气汤二两,下利三十余行。异日,觉阴阴腹痛,且不欲食,食而无味,心下痞满,精神困倦。次添胸膈闭塞,时作如刀刺之痛。稍多食则醋心腹胀,不能消化,以此告予。予曰:昔君刚强,饮啖如常,血气周流,循其天度,十二脏之相使,各守所司,神气冲和,身体太平。君自戕贼,冲气败乱而致病如此。虽悔何及? 予遂以四君子汤甘温之剂,补脾安胃,更加人参、黄芪、升麻,升阳补气,戒以慎起居,节饮食。服之月余,胸中快利而痛止。病气虽去,终不复正气,未几三旬中风而死。

《灵兰秘典》云:主不明则十二官危,形乃大伤。以此养生则殃,以为天下者,其宗大危,戒之戒之! 启玄子云:心不明,邪正一;邪正一,则损益不分;损益不分,则动之凶咎,陷身于羸瘠矣,故形乃大伤。夫主不明,则委于左右;委于左右,则权势妄行;权势妄行,则吏不奉法;吏不奉法,则人民失所,而皆受枉曲矣。且民唯邦本,本固邦宁,本不获安,国将何有? 宗庙之主,安得不至于倾危乎? 故曰戒之戒之! 张君安危不察,损益不分,妄加治疗以召其祸,可痛也哉! 此既往不可咎,后人当以此为明鉴。(罗天益《卫生宝鉴·卷三·主不明则十二官危》)

刘氏子闻人言,腊月晨,饮凉水一杯,一月至春而无目疾,遂饮之。旬余,觉腹中寒痛不任,咳嗽,呕吐,全不思食,恶水而不欲见,足胫寒而逆。医以除寒燥热之剂急救之,终不能效。(罗天益《卫生宝鉴·卷一·无病服药辨》)

泄泻医案

镇人李润之,身体肥盛,恐生风疾,至春服搜风丸。月余,便下无度,饮食减少,舌不知味,口干气短,脐腹痛,足胫冷,眩晕欲倒,面色青黄不泽,日加困笃,乃告亲知曰:妄服药祸,悔将何及。后添烦躁喘满,至秋而卒。(罗天益《卫生宝鉴·卷一·无病服药辨》)

便秘医案

丁巳予从军至开州,夏月,有千户高国用谓予曰:父亲年七十有三,于去岁七月间,因内伤饮食,又值霖雨,泻痢暴下数行。医以药止之,不数日又伤又泻。止而复伤,伤而复泄。至十月间,肢体瘦弱,四肢倦怠,饮食减少,腹痛肠鸣。又以李医治之,处以养脏汤。治之数日,泻止后添呕吐。又易以王医,用丁香、藿香、人参去白、橘皮、甘草,同为细末,煎生姜数服而呕吐止。延至今正月间,饮食不进,扶而后起,又数日不见大便。予问医曰:父亲数日不见大便,何以治之? 医曰:老官人年过七旬,气血衰弱,又况泻痢半载,脾胃又虚,津液耗少,以麻仁丸润之可也。众亲商议,一亲知曰:冯村牛山人,见证不疑,有果决。遂请治之。诊其脉,问其病证,曰此是风结也。以搜风丸百余丸服之,利下数行而死。予悔恨不已,敢以为问。予曰:

未尝亲见,将何以言?高千户退而去。或者曰:予亲见之,细说其证。予曰:人以水谷为本,今年高老人久泻,胃中津液耗少,又重泻之,神将何依?《灵枢经》云:形气不足,病气不足,此阴阳俱不足也,不可泻之,泻之则重不足。重不足则阴阳俱竭,血气皆尽,五脏空虚,筋骨髓枯,老者绝灭,少者不复矣。又曰:上工平气,中工乱脉,下工绝气危生。绝气危生,其牛山人之谓欤!(罗天益《卫生宝鉴·卷二·下工绝气危生》)

头痛医案

总帅相公,年近七旬,戊午秋南征。过扬州,俘虏万余口。内选美色室女近笄年者四,置于左右。予因曰:总帅领十万余众,深入敌境,非细务也。况年高气弱,凡事宜慎。且新房之人,惊忧气蓄于内,加以饮食不节,多致疾病。近之则邪气相传,其害为大。总帅笑而不答,其副帅时亦在坐。异日召予曰:我自十三岁从征回鹘,此事饱经,汝之言深可信矣。至腊月中班师,值大雪三日,新掠人不禁冻馁,皆病头疼咳嗽,腹痛自利,多致死亡者。逮春正月至汴,随路多以礼物来贺,相公因痛饮数次,遂病。脉得沈细而弦,三四动而一止。其证头疼咳嗽,自利腹痛,与新虏人病无异。其脉短涩,其气已衰,病已剧矣,三日而卒。邪气害人,其祸如此。《内经》云:乘年之虚,遇月之空,失时之和,因而感邪,其气至骨。又曰:避邪如避矢石。钱仲阳亦曰:粪履不可近襁褓。婴儿多生天吊惊风,亦犹正气尚弱,不能胜邪故也。由是观之,圣贤之言,信不诬矣!(罗天益《卫生宝鉴·卷三·时气传染》)

中风医案

北京按察书吏李仲宽,年逾五旬,至元己巳春,患风证。半身不遂,四肢麻痹,言语謇涩,精神昏愦。一友处一法,用大黄半斤,黑豆三升,水一豆斗,同煮。豆熟,去大黄,新汲水淘净黑豆,每日服二三合,则风热自去。服之过半,又一友云:通圣散、四物汤、黄连解毒汤,相合服之,其效尤速。服月余,精神愈困。遂还真定,归家养病。亲旧献方无数,不能悉录。又增暗哑不能言,气冷手足寒。命予诊视,细询前由,尽得其说。予诊之,六脉如蛛丝细。予谓之曰:夫病有表里虚实寒热不等,药有君臣佐使大小奇偶之制。君所服药无考凭,故病愈甚。今为不救,君自取耳。未几而死。(罗天益《卫生宝鉴·卷二·用药无据反为气贼》)

国信副使覃公中四十九岁,至元丙寅春,病脐腹冷疼,完谷不化,足胻寒而逆,皮肤不仁,精神困弱。诊其脉沉细而微,遂投以大热甘辛之剂,及灸气海百壮,三里、三穴各三七壮,阳辅各二七壮。三日后,以葱熨,灸疮皆不发。复灸前穴,依前壮数,亦不发。十日后,疮亦更不作脓,疮口皆干。癸丑岁初,予随朝承应,冬屯于瓜忽都地面,学针于窦子声先生。因询穴腧,曰:凡用针者气不至而不效,灸之亦不发。大抵本气空虚,不能作脓,失其所养故也。更加不慎,邪气加之,病必不退。异日因语针灸科忽教授,亦以为然。至元戊辰春,副使除益都府判,到任未几时,风疾。半身麻木,自汗恶风,妄喜笑。又多健忘,语言微涩。医以续命汤复发其汗,津液重竭,其证愈甚,因求医还家。日久神气昏愦,形容羸瘦,饮食无味,便溺遗失,扶而后起,屡易医药,皆不能效。因思《内经》云:阳气者若天与日,失其所则折寿而不彰。今因此病,而知子声先生之言矣。或云:副使肥甘足于口,轻暖足于体,使令足于前,所为无不如意,君言失其所养,何也? 予曰:汝言所养,养口体者也,予论所养,养性命者也。且覃氏壮年得志,不知所养之正,务快于心,精神耗散,血气空虚,因致此疾。《灵枢经》云:人年十岁,五脏始定,血气已通,其气在下,故好走;二十岁血气始盛,肌肉方长,故好趋;三十岁五脏大定,肌肉坚,血气盛满,故好步;四十岁五脏六腑十二经脉,皆大盛以平定,腠理始疏,华荣颓落,发颇斑白,平盛不摇,故好坐;五十岁肝气始衰,肝叶始薄,胆汁始减,目始不明;六十岁心气始衰,善忧悲,血气懈惰,故好卧;七十岁脾气始衰,皮肤已枯;八十岁肺气衰,魄魂散离,故言善误;

九十岁肾气焦脏枯,经脉空虚;百岁五脏皆虚,神气皆去,形骸独居而终矣。盖精神有限,嗜欲无穷,轻丧性命,一失难复,其覃氏之谓欤!(罗天益《卫生宝鉴·卷二·灸之不发》)

血证医案

华严寺和上座代史侯出家,年未四十。至元癸酉四月间,因澡浴大汗出,还寺剃头,伤风寒。头疼,四肢困倦,就市中购通圣散服之。又发之汗,头疼少减。再日复作,又以通圣散发之。发汗数回,反添劳动喘促,自汗恶风,咳而有血,懒于言语,饮食减少。求医治之,医与药,多以生姜为引子。至六月间,精神愈困,饮食减少,形体羸瘦,或咳或唾红血极多,扶而后起。请予治之,具说前由。诊其脉,浮数七八至,按之无力。予曰:不救矣。或曰:何谓不救?《内经》曰:血之与汗,异名而同类,夺汗者无血,夺血者无汗。《金匮要略》云:肺痿之病,从何而得之?师曰:或从汗出,又被快药下利,重亡津之,重虚其肺,不死何待?《藏气法时论》曰:肺欲收,急食酸以收之。用酸补之,辛泻之,盖不知《内经》之旨。仲景云:祸术浅狭,懵然不知病源为治,乃误发汗吐下之相反,其祸至速。世上之士,但务彼翕习之荣,而莫见此倾危之败,惟明者居然能识其本。近取诸身,夫何远之有焉?其僧不数日,果亡。(罗天益《卫生宝鉴·卷二·肺痿辨》)

汗证医案

刑部侍郎王立甫之婿,年二十五岁,至元丁卯十一月间,困劳役忧思烦恼,饮食失节而病。时发躁热,肢体困倦,盗汗湿透其衾,不思饮食,气不足一息,面色青黄不泽。请予治之,具说前证。诊其脉,浮数而短涩,两寸极小。予告曰:此危证也,治虽粗安,至春必死,当令亲家知之。夫人不以为然,遂易医。至正月躁热而卒。异日,立甫同外郎张介夫来谓予曰:吾婿果如君言,愿闻其理。予曰:此非难知也。《内经》曰:主胜逆,客胜从,天之道也。盖时令为客,人身为主。冬三月人皆惧寒,独渠躁热盗汗,是令不固其阳,时不胜其热。天地时令,尚不能制,药何能为?冬乃闭藏之月,阳气当伏于九泉之下,至春发为雷,动为风,鼓坼万物,此奉生之道也。如冬藏不固,则春生不茂,又有疫疠之灾。且人身阳气,亦当伏潜于内,不敢妄扰,无泄皮肤,使气亟夺,此冬藏之应也。令婿汗出于闭藏之月,肾水已涸,至春何以生木?阳气内绝,无所滋荣,不死何待?二君乃叹息而去。(罗天益《卫生宝鉴·卷二·冬藏不固》)

齐大哥十一月间,因感寒邪,头项强,身体痛,自用灵砂丹四五粒并服,以酒引下,遂大汗,出汗后身轻。至夜,前病复来,以前药复汗,其病不愈。复以通圣散发汗,病添,身体沉重,足胻冷而恶寒,是日方命医。医者不究前治,又以五积散汗之。翌日,身重如石,不能反侧,足胻如冰,冷及腰背,头汗如贯珠,出而不流,心胸躁热,烦乱不安,喜饮冷,西瓜、梨、柿、冰水之物,常置左右。病至于此,命予治之。诊得六脉如蛛丝,微微欲绝,予以死决之。主家曰:得汗多矣,焉能为害?予曰:夫寒邪中人者,阳气不足之所致也,而感之有轻重,汗之者岂可失其宜哉?仲景曰:阴盛阳虚,汗之则愈。汗者,助阳退阴之意也。且寒邪不能自出,必待阳气泄,乃能出也。今以时月论之,大法夏月宜汗,此大法焉,然并以太过为戒。况冬三月闭藏之时,无扰乎阳,无泄皮肤,使气亟夺,为养藏之道也。逆之则少阴不藏,此冬气之应也。凡有触冒,宜微汗之,以平为期,邪退乃已。急当衣暖衣,居密室,服实表补卫气之剂,虽有寒邪,弗能为害。此从权之治也。今非时而大发其汗,乃谓之逆,故仲景有云:一逆尚引日,再逆促命期。今本伤而汗,汗而复伤,伤而复汗,汗出数回,使气亟夺,卫气无守,阳泄于外,阴乘于内,故经云:独阳不生,独阴不长。不死何待?虽卢扁亦不能治之活也。是日,至夜将半,项强身体不仁,手足搐急,爪甲青而死矣。《金匮要略》云:不当汗而妄汗之,令人夺其津液,枯槁而死。今当汗之,一过亦中绝其命,况不当汗而强汗之者乎?(罗天益《卫生宝鉴·卷一·汗多亡阳》)

消渴医案

　　古廉韩子玉父,年逾六旬有三,病消渴。至冬添燥热,须裸袒,以冰水喷胸腋乃快。日食肉面数回,顷时即饥,如此月余,命予治疗。诊得脉沈细而疾,予以死决之。子玉及弟泣跪予前曰:病固危笃,君尽心救治,则死而无悔。予答曰:夫消之为病,其名不一,曰食亦,曰消中,曰宣疾,此膏粱之所致也。阳明化燥火,津液不能停,自汗,小便数,故饮一溲二。胃热则消谷善饥,能食而瘦。王叔和云:多食亦饥虚是也。此病仲景所谓春夏剧,秋冬瘥,时制故也。令尊今当差之时反剧,乃肾水干涸不能制其心火,而独旺于不胜之时。经曰:当所胜之时而不能制,名曰真强,乃孤阳绝阴者也。且人之身为主,天令为客。此天令大寒,尚不能制其热,何药能及?《内经》曰:主胜逆,客胜从。正以此也。设从君治疗,徒劳而已,固辞而归。遂易医与灸,不数日而卒。其后子玉感予之诚,相好愈厚。(罗天益《卫生宝鉴·卷二·主胜客则逆》)

二、妇科医案

产后腹痛医案

　　高郎中家好收方书及得效药方,家人有病,自为处治,亦曾有效。中统庚申五月间,弟妇产未满月,食冷酪苦苣及新李数枚,渐觉腹中痛。太夫人以自合槟榔丸七十丸服之,至夜痛尤甚。恐药力未达,又进五十丸,须臾间大吐且泻,其痛增极,肢体渐冷,口鼻气亦冷。急求医疗,未至而卒。后太夫人见予,诉其由,曰:天命耶?药之过耶?君试裁之。予曰:非难知也。凡医治病,虚则补之,实则泻之,此定法也。人以血气为本,今新产血气皆损，胃气虚弱，不能腐熟生硬物，故满而痛也。复以寒剂攻之，又况夏月阴气在内，重寒相合，是大寒气入腹，使阴盛阳绝。其死何疑？《难经》曰：实实虚虚，损不足而益有余。如此死者，医杀之耳，非天命也。太夫人然其言。噫！《曲礼》谓，医不三世，不服其药。其慎如此！彼过已往而不可咎，后之用药者，当以此为戒之。（罗天益《卫生宝鉴·卷三·妄投药戒》）

三、儿科医案

癥瘕医案

真定总管董公长孙，年十一岁，病癖积。左胁下硬如覆手，肚大青筋，发热肌热，咳嗽自汗，日晡尤甚，牙疳臭恶，宣露出血，四肢困倦，饮食减少。病甚危笃，召太医刘仲安先生治之，约百日可愈。先与沉香海金砂丸（沉香海金砂丸：沉香二钱，海金砂、轻粉各一钱，牵牛头一两；为末，研独头蒜如泥，丸如桐子大，每服五十丸，煎灯草汤送下。量虚实加减丸数，取利为验，大便利止后服。主治一切聚积，散脾湿肿胀、肚大、青筋、羸瘦恶证。——编者注）一服，下秽物两三行。次日，合塌气丸（塌气丸：陈皮、莱菔子各半两，木香、胡椒、草豆蔻、青皮各三钱，全蝎二钱半；为末糊丸如桐子大，每服三十丸，食后用米饮下，日三服。白粥百日，重者一年。小儿丸如麻子大，桑白皮汤下十丸，日三服。大人丸如桐子大，每服四十丸。如阴囊洪肿冰冷，用沧盐、干姜、白面为末各三钱，水和膏子摊纸上，涂阴囊上。主治中满下虚，单腹胀满虚损。——编者注）服之。十日，复以沉香海金砂丸再利之。又令服塌气丸，如此互换，服至月余，其癖减半，未及百日良愈。近年多有此疾，服此愈之者多，录之以救将来之病者也。（罗天益《卫生宝鉴·卷十九·小儿门·癖积治验》）

第七节 选录医案

消渴医案

顺德安抚张耘夫,年四十五岁,病消渴,舌上赤裂,饮水无度,小便数多。先师以此药(生津甘露饮:人参、栀子、炙甘草、知母、姜黄、升麻各二钱,白芷、白豆蔻、荜澄茄、甘草各一钱,白葵、兰香、当归、麦门冬各半钱,黄檗、石膏各二钱半,连翘一钱,杏仁一钱半,木香、黄连、柴胡各三分,桔梗三钱,全蝎一个,藿香二分;为末汤浸蒸饼和成剂,捻作饼子,晒半干,杵筛如米大,食后每服二钱,抄在掌内,以舌舐之,随津咽下,或白汤少许送亦可。主治膈消大渴,饮水无度,舌上赤涩,上下齿皆麻,舌根强硬肿痛,食不下,腹时胀满疼痛,浑身色黄,目白睛黄,甚则四肢瘦弱无力,面尘脱色,胁下急痛,善嚏善怒,健忘,臀肉腰背疼寒,两足冷甚。罗氏阐发说,消之为病,燥热之气盛也。《内经》云:热淫所胜,佐以甘苦,以甘泻之。热则伤气,气伤则无润,折热补气,非甘寒之剂不能,故以石膏、甘草之甘寒为君;启玄子云:滋水之源以镇阳光。故以黄连、黄檗、栀子、知母之苦寒泻热补水为臣;以当归、麦门冬、杏仁、全蝎、连翘、白芷、白葵、兰香甘辛寒,和血燥润为佐。以升麻、柴胡苦平,行阳明少阳二经,白豆蔻、木香、藿香、荜澄茄,反佐以取之。因用桔梗为舟楫,使浮而不下也。东垣先生尝谓予曰:洁古老人有云:能食而渴者,白虎倍加人参,大作汤剂多服之;不能食而渴者,钱氏白术散,倍加葛根,大作汤剂广服之。——编者注)治之,旬日良愈。古人云:消渴多传疮疡,以成不救之疾。既效,亦不传疮疡,享年七十五岁终。(罗天益《卫生宝鉴·卷十二·消渴治法并方》)

皮肤皴裂医案

先师东垣老人,路次方城北独树店客舍,有推江轴者,皮肤皴裂,不任其痛,两手不能执辕,足不能履地,停辙止宿,因制此(润肌膏:珠子沥青四两、白黄蜡八钱、乳香二钱;上于铁铫内,先下沥青,随手下黄蜡、乳香,次入麻油一二匙;俟沥青熔开,微微熬动,放大净水盆于其旁以搅药;用铁錍滴一二点于水中,试之如硬,少入油,看硬软合宜,新绵滤于水中揉扯,以白为度;磁器内盛,或油纸裹,每用,先火上炙裂口子热,捻合药亦火上炙软,涂裂口上,用纸少许贴之。主治手足皴涩,皮肤裂开,疼痛不能迎风入手。——编者注)与之。即效,明日遂行。(罗天益《卫生宝鉴·卷十三·疮肿门·疣瘤疥癣皴揭附》)

第十章

张杲医案

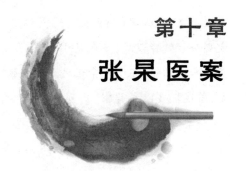

张杲(? —1228?),字季明,南宋新安(今安徽歙县)人,出身中医世家。张氏留心文献,凡涉于医者必录,包括古今医学掌故、传说、医案、见闻等,编纂《医说》历时 35 年之久而未竟,卒后经诸葛兴整理补入某些内容并付梓。《医说》分为 10 卷,49 类。首列历代名医小传,末为医功报应,注明出处,具有重要的文献价值,有助于考镜学术源流。明代周恭受其影响编纂《医说续编》十八卷、俞弁编纂《续医说》十卷;徐春圃编纂《古今医统大全》也借鉴了《医说》体例,首列历世圣贤名医姓氏,表彰医学人物,昭示中医源流。故《四库全书提要》评价说"取材既富,奇疾险证,颇足以资触发,又古之专门禁方往往在焉。盖三世之医,渊源有自,固与道听途说者殊矣"。

《医说》卷之二~卷之六收录诸多医案,涉及内科、妇科、儿科、外科、五官科、骨科等各科,为后世编纂中医类案奠定了基础,并成为明代江瓘编纂《名医类案》之嚆矢,江氏还在其书中选录许多《医说》医案。清代乾隆三十五年浙江仁和(今浙江杭州)余集认为《医说》为《名医类案》之鼻祖,在"重订《名医类案序》"中评价说:"按医之有案,实权舆(指开始。——编者注)于《左氏传》、太史公。魏晋以降,多散见于史集,至丹溪始有专书,皆其门人所日纪,亦小说杂记之属。宋张季明作《医说》十卷,首述轩岐以发其宗,次列证治以穷其变,又此编(指《名医类案》。——编者注)之鼻祖也"。近现代著名学者丁福保编纂《四部总录·医药编》将之列入"医案之属"。

第一节　内科医案

发热医案

　　睦州杨寺丞有女事郑迪功。女有骨蒸内热之病，时发外寒，寒过，内热附骨。蒸盛之时，四肢微瘦，足跗肿者，其病在五脏六腑之中，众医不差。因遇处州吴医，看曰：请为治之。只单用石膏散，服后体微凉如故，其方出《外台秘要》。只用石膏乳细十分似面，以新汲水和，服方寸匕，取身无热为度。（《名医录》）（张杲《医说·卷第四·劳瘵·骨蒸内热》）

　　绍兴中，流落入蜀，王秬叔坚问之曰：公之术，古所谓十全者，几是欤？曰：未也，仅能七八耳。吾长子病，诊脉察色，皆为热极。命煮承气汤欲饮之，将饮复疑，至于再三。将遂饮，如有掣吾肘者，姑持杯以待。儿忽发颤悸，覆绵衾至四五，始稍定，汗下如洗，明日而脱然。使吾药入口则死矣，安得为造妙？世之庸医学方书，未知万一，自以为足，吁，可惧哉！（《夷坚志》）（张杲《医说·卷第二·以医知名》）

　　扬州名医杨吉老，其术甚著。某郡一士人，状若有疾，厌厌不聊，莫能名其何等病苦，往谒之。杨曰：君热证已极，气血消铄且尽，自此三年，当以背疽死，不可为也。士人不乐而退，闻茅山观中一道士于医术通神，但不肯以技自名，未必为人致力，士人心计交切，乃衣惶仆之服，诣山拜之，愿执薪水之役于席下。道士喜，留真弟子中，诲以读经，昼夜抵事左右，颐旨如意，历两月久，觉其与常隶别，呼扣所从来，始再拜谢过，以实白之。道士笑曰：世间哪有医不得底病，汝试以脉示我。才诊脉，又笑曰：汝便可下山，吾亦无药与汝，但日日买好梨吃一颗，如生梨已尽，则取干者泡汤饮之，仍食其滓,此疾自当平。士人归,谨如其戒。经一岁,复往扬州。杨医见之,惊其颜完腴泽,脉息和平,谓之曰:君必遇异人,不然,岂有痊安之理。士人以告杨。立具衣冠,焚香,望茅山设拜。盖自咎其学之未至也。《北梦琐言》载:医者赵鄂云,一朝士疾危,只有一法,请剩吃消梨,不限多少,如咀嚼不及,捩汁而饮,或希万一。用其言,遂愈。此意正同。(《类编》)(张杲《医说·卷第六·预疗背疽》)

咳嗽医案

有妇人患肺热久嗽,身如炙,肌瘦,将成肺劳。以枇杷叶、木通、款冬、紫菀、杏仁、桑白皮等分,大黄减半,如常制为末,蜜丸樱桃大一丸,食后夜卧含化,未终剂而愈。(《本草衍义》)(张杲《医说·卷第四·喘嗽·肺热久嗽》)

予族中有病霍乱吐痢垂困,忽发咳逆,半日之闲,遂至危殆。有一客云有灸咳逆法,凡伤寒及久疾得咳逆,皆为恶候,投药皆不效者,灸之必愈。予遂令灸之。火至肌,咳逆已定。元丰中,予为鄜延经略使,有幕官张平序病伤寒,已困一日。官属会饮,通判延州陈平裕忽言张平序已属纩,求往见之。予问:何遽至此?云:咳逆甚,气已不属。予忽记灸法,试令灸之。未食顷,平裕复来,喜笑曰:一灸遂差。其法乳下一指许,正与乳相直骨间陷中,妇人即屈乳头度之,乳头齐处是穴。艾炷如小豆许,灸三壮。男灸左,女灸右,只一处,火到肌即差。若不差,则多不救矣。(《良方》)(张杲《医说·卷第二·灸咳逆法》)

喘证医案

李翰林,天台人。有莫生患喘病求医。李云:病日久矣,我与治之。乃取青橘皮一片展开,入江子一个,将麻线系定,火上烧烟尽留性,为末。生

姜汁、酒一大钟呷之,过口便定,实神方也。(《名医录》)(张杲《医说·卷第四·喘嗽·喘病》)

不寐医案

明州董生患神气不宁,安卧觉身在床而神离体,惊悸多魇,通夕无寐,许为诊视,询诸医作何证,曰:心病也。许曰:是肝经受邪,非心病也。肝藏魂也,游魂为变,平人肝不受邪,故魂宿于肝,神静而寐。今肝经因虚邪气袭之,魂不归舍,是以卧则扬扬若去体。肝主怒,故小怒辄剧。董喜曰:前此未之闻,虽未服药,已觉沉疴去体也,愿求药法。许曰:君且持此说,与众医议之方,而徐质之。阅旬日复至,云;医遍议古今方书,无与病相对者。许乃为处真珠圆、独活汤二方以赠,服一月而病悉除。其方大体以珠母为君,龙齿佐之。珠入肝经为第一,龙齿与肝同类故也。龙齿、虎睛,今人例作镇心药,而不知龙齿安魂,虎睛定魄,各言其类也。龙能变化,故魂游而不定;虎能专静,故魄止而有守。当随其宜而治之,方载《本事》一卷。(张杲《医说·卷第五·心疾健忘·神气不宁》)

悲思医案

州监军病悲思,郝允告其子曰:法当甚悸即愈。时通守李宋卿御史严甚,监军内所惮也,允与其子请于宋卿。一造问,责其过失,监军皇怖汗出,疾乃已。(《邵氏闻见录》)(张杲《医说·卷第七·病悲思》)

呆病医案

许叔微《本事方》云:军中有一人犯法,褫衣将受刃,得释,神失如痴,予与惊气元一粒,服讫而寐,及觉,病已失矣。江东张提辖因避寇失心已数年,予授其方,随愈。又黄山沃巡检妻狂厥逾年,更十余医而不验。予授其方,去附子加铁粉,亦不终剂而愈。铁粉非但化涎镇心,至如摧抑肝邪特异,若多患怒,肝邪大盛,铁粉能制伏之。《素问》曰:阳厥狂怒,治以铁落饮,金制木之意也。(张杲《医说·卷第五·大惊发狂》)

神昏医案

蔡元长知开封,正据案治事,忽觉如有虫自足心行至腰间,即坠笔晕绝,久之方苏。掾属云:此病非俞山人不能疗。趣使呼之,俞曰:是真脚气也,法当灸风市。为灸一壮,蔡晏然复常。明日疾如初,再呼。俞曰:欲除病根,非千艾不可。从其言,灸五百壮,自此遂愈。仲兄文安公守姑苏,以銮舆巡幸,虚府舍,暂徙昊县。县治卑湿,旋感足痹,痛掣不堪忍,服药弗效,乃用所闻灼风市、肩隅、曲池三穴,终身不复作。僧普清苦此二十年,每发率两月,用此灸二十一壮,即时痛止。其他蒙此力者,不一而足。(《夷坚志》)(张杲《医说·卷第二·脚气灸风市》)

刘太丞,毗陵人。有邻家朱三,只有一子,年三十一岁,忽然卒死,脉全无。请太丞治之,取齐州半夏细末一大豆许纳鼻中,良久,身微暖,气更苏,迤逦无事。人问:卒死,太丞单方半夏如何活得死人?答曰:此南岳魏夫人方,出《外台秘要》。(张杲《医说·卷第十·五绝病·治卒死》)

刑部尚书慕容彦逢为起居舍人,母夫人病,亦召锐于郑,至则死矣,时方六月暑,将就木。锐欲人视,彦逢不忍,意其欲求钱,乃曰:道路之费,当悉奉偿,实不烦人。锐曰:伤寒,法有死一昼夜复生者,何惜一视之?彦逢不得已,自延人,悲哭不止。锐揭面帛注视之,呼仵匠,语之曰:若尝见夏月死者面色赤乎?曰:无。然则汗不出而蹶,尔不死也,幸无呕敛。趋出取药,命以水二升煮其半,灌病者。戒曰:善守之,至夜半大泻则活矣。锐舍于外馆,至夜半时,守病者觉有声勃勃然,遗屎已满席,出秽恶物斗余。一家尽喜,遽敲门呼锐。锐应曰:吾今日体困,不能起。然亦不必起,明日方可进药也。天且明，出门，若将便旋然，径命驾归郑。彦逢诣其室，但留平胃散一帖而已。其母服之数日，良愈。盖锐以彦逢有求钱之疑，故不告而去。（张杲《医说·卷第二·以医知名》）

宣和中有一国医，忽承快行宣押，就一佛刹，医内人，限目今便行。鞭马至，则寂未有人。须臾，卧轿中扶下一内人，快行送至奉旨，取军令状，限日下安痊。医诊视之，已昏死矣。问其从人，皆不知病之由，皇恐无地。良久，有二三老内人至，下轿环而泣之，方得其实。云：因蹴秋千自空而下坠死。医者云：打扑伤损自属外科。欲申明，又恐后时参差不测。再视之，微觉有气，忽忆药箧中有苏合香元，急取半两，于火上焙去脑麝，用酒半升研化灌之，至三更方呻吟，五更下恶血数升，调理数日得痊。予谓正当下苏合香元。盖从高坠下，必挟惊悸，血气错乱，此药非特逐去瘀血，而又醒气，医偶用之，遂见功。此药居家不可阙如，气逆、鬼邪、瘅碟、传尸、心痛、时疾之类皆治。《良方》载甚详，须自合为佳耳。（《本事方》）（张杲《医说·卷第七·蹴秋千坠损》）

狂证医案

开元中，有名医纪朋者，观人颜色谈笑，知病深浅，不待诊脉。帝闻之，召于掖庭中。看一宫人每日昃则笑歌啼号，若狂疾，而足不能履地。朋视之，曰：此必因食饱而大促力，顿仆于地而然。乃饮以云母汤，令熟寐，觉而失所苦。问之乃言：因大华公主载诞，宫中大陈歌吹，某乃主讴，惧其声不能清且长，吃蹄羹，饱而当筵歌大曲，曲罢，觉胸中甚热，戏于砌台，上高而坠下，久而方苏，病狂，足不能步也。（《明皇杂录》）（张杲《医说·卷第五·笑歌狂疾》）

胃脘痛医案

张思顺盛夏调官都城，苦热，食冰雪过多，又饮木瓜浆，积冷于中，遂感脾疼之疾,药不释口,殊无退证。累岁日斋一道人,适一道人曰:我受官人供,固非所惜,但取汉椒二十一粒,浸于浆水碗中,一宿漉出,还以浆水吞之,若是而已。张如所戒,明日椒才下腹即脱然,更不复作。(《类编》)(张杲《医说·卷第五·脾疼》)

食少医案

严州山寺有旦过僧,形体羸瘦,饮食甚少,每夜就枕,遍身出汗,迨旦衣服皆透湿,如此二十年,无复可疗,唯待尽耳。监寺僧曰:吾有药绝妙,为汝治之。三日,宿疾顿愈。遂并授以方,乃单用桑叶一味,乘露采摘,控焙干,研为末,二钱空腹温米饮调下。或值霜落,干者亦堪用,但力不如新者。按:《本草》亦载桑叶主止汗,其口可证。(《辛志》)(张杲《医说·卷第五·桑叶止汗》)

脾疾医案

泗州杨吉老,名医也。徽庙(指北宋徽宗赵佶。——编者注)常苦脾疾,国医进药,俱不效,遂召吉老。诊视讫,进药。徽庙问:何药?吉老对以大理中元。上云:朕服之屡矣,不验。吉老曰:臣所进汤使不同。陛下之疾,以食冰太过得之,今臣以冰煎此药,欲已受病之原。果一二服而愈。(《琐碎录》)(张杲《医说·卷第五·冰煎理中元》)

痞满医案

橘皮,宽膈降气,消痰逐冷,有殊功。他药多贵新,唯此贵陈,须洞庭者最佳。外舅莫强中知丰城县,得疾,凡食已,辄胸满不下,百方治之不效。偶家人辈合橘红汤,取尝之,似有味,因连日饮之。一日坐厅事,方操笔,觉胸中有物坠于腹,大惊目瞪,汗如雨,急扶归。须臾,腹疼,下数块如铁弹子,臭不可闻,自此胸次廓然。盖脾之冷积也。抱病半年,所服药饵凡几种,不知功乃在一橘皮,世人之所忽,岂可不察哉。其方橘皮去穰取红一斤,甘草、盐各四两,水五碗,慢火煮干焙,捣为末,点服。又古方以橘红四两,炙甘草一两,为末汤点,名曰二贤散,以治痰特有验。盖痰久为害,有不可胜言者。世医虽知用半夏、南星、枳实、茯苓之属,何足以语此。(张杲《医说·卷第七·功在橘皮》)

胸满医案

朱肱,吴兴人,尤深于伤寒。在南阳,太守盛次仲疾作,召肱视之,曰:小柴胡汤证也。请并进三服,至晚乃觉满。又视之,问:所服药安在?取视,乃小柴胡散也。肱曰:古人制咀,锉如麻豆大,煮清汁饮之,名曰汤。所以入经络,攻病取快。今乃为散,滞在膈上,所以胸满而病自如也。因旋制,自煮以进两服,遂安。(《夷坚志》)(张杲《医说·卷第三·伤寒·柴胡咀》)

腹痛医案

有人患腹痛,其状不一,有风痛、热痛,有冷痛,有冷积痛,有气积痛,有虫痛,有妇人经脉行而先腹痛,有空心服热药,亦无效。后有智者察之,令于晚食前更进热药,遂安。如此常服,竟无恙。盖暖药虽平旦空腹,至晚药力已过,一夜阴气何以敌之。于晚间再进热药,则一夜暖药在腹,遂可以胜阴气。凡治冷疾,皆如此。(张杲《医说·卷第五·心腹痛淋》)

泄泻医案

半夏,今人唯知去痰,不言益脾,盖能分水故也。脾恶湿,湿则濡而困,困则不能制水。《经》曰:湿胜则泻。一男子夜数如厕,或教以生姜一两碎之,半夏汤洗,与大枣各三十枚,水一升,瓷瓶中慢火烧为熟水,时时呷,数日便已。(张杲《医说·卷第六·脏腑泄痢·半夏益脾止泻》)

欧阳文忠公常得暴下,国医不能愈。夫人云:市人有此药,三文一帖,甚效。公曰:吾辈脏腑与市人不同,不可服。夫人使以国医药杂进之,一服而愈。召卖药者厚遗之求其方,乃肯传。但用车前子一味,为末,米饮下二钱匕。云此药利水道而不动气,水道利则清浊分,谷脏自止矣。(《良方》)(张杲《医说·卷第六·脏腑泄痢·车前止暴下》)

痢疾医案

《独异志》唐贞观中,张宝藏为金吾长史,尝因下直归栎阳,路逢少年畋猎,割鲜野食,倚树叹曰:张宝藏身年七十,未尝得一食酒肉如此者,可悲哉。傍有僧指曰:六十日内官登三品,何足叹也? 言讫不见,宝藏异之,即时还京师,时太宗苦于气痢,众医不效,即下诏问殿廷左右,有能治此疾者,当重赏之。宝藏曾困其疾,即具疏以乳煎荜茇方,上服之立差。宣下宰臣,与五品官,魏徵难之,逾月不进拟。上疾复发,问左右曰:吾前饮乳煎荜茇有功。复命进之,一啜又平,因思曰:尝令与进方人五品官,不见除授,何也? 徵惧,曰:奉诏之际,未知文武二吏。上怒曰:治得宰相,不妨己授三品官,我天子也,岂不及汝耶! 乃厉声曰:与三品文官。授鸿胪卿。时正六十日矣。其方每服用牛乳半升,荜茇三钱匕,同煎减半,空腹顿服。(《良方》)(张杲《医说·卷第六·脏腑泄痢·乳煎荜茇治气痢》)

鄂渚有统制王存病痢几年,无休无息,骨立垂死。逢道人,令煎四物汤下驻车圆,每服一百粒,初服此药,减半,并服之,不数日顿愈。(近世《养生方》)(张杲《医说·卷第六·脏腑泄痢·二药治痢》)

洛阳一女子,年四十六七,耽饮无度,多食鱼蟹,摄理之方蔑如也。后以饮啖过常,蓄毒在脏,日夜二三十泻,大便与脓血杂下,大肠连肛门痛不堪任。医以止血痢药,不效;又以肠风药,则益甚。盖肠风则有血而无脓,凡如此已半年余,气血渐弱,食渐减,肌肉渐瘦。稍服热药,则腹愈痛,血愈下;服稍凉药,则泄注,气羸,粥愈减;服温平药,则病不知。将期岁,医告术穷,垂命待尽。或有人教服人参散,病家亦不敢主张,谩与服之。才一服,知;二服,减;三服,脓血皆定。自此不十服,其疾遂愈。后问其方,云:治大肠风虚,饮酒过度,挟热下痢脓血,疼痛,多日不差。椿根白皮、人参各一两,为末,二钱匕,空心温酒调下,如不饮酒,以温米饮代,忌油腻、湿面、青菜果子、甜物、鸡、鱼、蒜等。(《衍义》)(张杲《医说·卷第六·脏腑泄痢·脏毒下血》)

有人久患痢,赤白兼下,或纯白或纯赤,百药不愈者,病久服药已多,治痢多用毒药攻击,得脏气不和,所以难愈。史载之用轻清和气药与之,遂愈。后来屡有验。其方用罂粟壳蜜炙、人参、白术、白茯苓、川芎、甘草、炙黄芪等分,为细末,二钱,水一盏,生姜、枣、乌梅半个,煎八分,温服不以时。(张杲《医说·卷第六·脏腑泄痢·治赤白痢》)

眩晕医案

秦鸣鹤为侍医,高宗苦风眩,头重,目不能视,武后亦幸灾异,逞其志。至是疾甚,召鸣鹤、张文仲诊之。鸣鹤曰:风毒上攻,若刺头出少血即愈矣。天后自帘中怒曰:此可斩也,天子头上岂是试出血处耶!上曰:医之议病,理不加罪,且吾头重闷,殆不能忍,出血未必不佳。命刺之。鸣鹤刺百会及脑户,出血。上曰:吾眼明矣。言未毕,后自帘中顶礼拜谢之,曰:此天赐我师也。躬负缯宝,以遗鸣鹤。(张杲《医说·卷第二·针愈风眩》)

癃闭医案

饶医熊彦诚,年五十五岁,病前后便溲不通,五日腹胀如鼓,同辈环视皆不能措力。与西湖妙果僧慧月相善,遣信邀致诀别。月惊驰而往,过钓桥,逢一异客,风姿潇洒出尘,揖之曰:方外高士,何孑孑走趋如此? 月曰:一善友久患闭结,势不可疗,急欲往问。客曰:此易事也,待奉施一药。即脱靴入水,探一大螺而出,曰:事济矣。持抵其家,以盐半匕,和壳生捣碎,置病者脐下一寸三分,用宽帛紧系之,仍办触器,以须其通。月未深以为然,姑巽谢之。熊昏不知人,妻子聚泣,诸医知无他策,谩使试之,曾未安席,砉然暴下,医愧叹而散。月归访异人,无所见矣。熊后十六年乃终。白石董守约,以脚气攻注为苦,或教之捶数螺,傅两股上,便觉冷气趋下至足,既而亦安。(《类编》)(张杲《医说·卷第六·治闭结并脚气》)

小便频数医案

一男子小便日数十次,如稠米泔,色亦白,心神恍惚,瘦瘁食减,以女劳得之,服此桑螵蛸散,未终剂而愈。安神魄,定心志,治健忘,小便数,补心气,桑螵蛸、远志、菖蒲、龙骨、人参、茯苓、当归、龟甲醋炙,以上各一两,为末,每服二钱,夜卧,人参汤调下。(《本草衍义》)(张杲《医说·卷第五·小便如泔》)

遗精医案

有人梦遗精,初有所见,后来虽梦中无所见,日夜不拘,常常遗漏。作心气不足,服心气药,无验;作肾气虚,补肾药,亦无验。医问患者觉脑冷否? 应之曰:只为脑冷。服驱寒散,遂安。盖脑者,诸阳之会,髓之海,脑冷则髓不固,是以遗漏也。有此疾者,先去脑中风冷,脑气冲和,兼服益心肾药,无不愈者。(张杲《医说·卷第五·梦遗》)

血证/衄血医案

蔡子渥传云：同官无锡监酒赵无疵其兄衄血甚，已死，入殓，血尚未止，一道人过门，闻其家哭，询问其由。道人云：是曾服丹或烧炼药，予有药，用之即活。囊间出药半钱匕，吹入鼻中，立止。良久得活，乃山栀子烧存性，末之。（《本事方》）（张杲《医说·卷第四·鼻衄吐血·山栀子茅花愈衄血》）

饶州市民李七常苦鼻衄，垂至危困。医授以方，取萝卜自然汁和无灰酒，饮之则止。医云：血随气运转，气有滞逆，所以妄行。萝卜最下气而酒导之，是以一服效。经五日，复如前，仅存喘息。（张杲《医说·卷第四·鼻衄吐血·鼻衄》）

消渴医案

眉山有揭颖臣者，长七尺，健饮啖，倜傥人也。忽得消渴疾，日饮水数斗，食常倍而数溺，消渴药服之逾年，疾日甚，自度必死。治棺衾，属其子询于人。蜀有良医，张肱隐之子，不记其名，为诊脉，笑曰：君几误死矣。取麝香当门子，以酒濡之，作十许元，取枳枸子为汤，饮之遂愈。问其故，张生曰：消渴消中，皆脾衰而肾败，土不能胜水，肾液不上溯，乃成此疾。今诊颖臣，脾脉极巨，脉热而肾不衰，当由果实与酒过度，虚热在脾，故饮食兼人而多饮。饮水既多，不得不多溺也，非消渴也。麝香能败酒，瓜果近辄不结，而枳枸亦能胜酒，屋外有此木，屋中酿酒不熟，以其木为屋，其下亦不可酿酒，故以二物为药，以去酒果之毒。宋玉云枳枸来巢，以其实如鸟乳，故能来巢。今俗讹谓之鸡矩子，亦谓之癫汉指头，盖取其似也。嚼之如牛乳，小儿喜食之。（《大全集》）（张杲《医说·卷第五·消渴》）

昔有仕宦患消渴，医者谓其不过三十日死。弃官而归，半途遇一医人，

令急遣人致北梨二担,食尽则差。仕宦如其言得之,才渴即食,未及五六十枚而病止。(张杲《医说·卷第五·消渴》)

疟病医案

有宗室以恩添差通判常州,郡守不甚加礼,遂苦疟疾,久而弗愈。族人士蘧为钤辖,素善医,往问,正聚话,疟作而颠,撼掖不醒,尽室骇惧。蘧云:无伤也,是中心抑郁,阴阳交战,至于陨厥,正四将军饮子证也。先令灼艾,灸至四百壮,了无苏意。于是急制药,以一大附子,炮,去皮脐;四分之诃子四个,炮去核;陈皮四个,全者洗净,不去白;甘草四两,炙。各自切碎,为四服,用水二盏,姜枣各七。煎去五之三,药成持饮病者。初,一杯灌之,不纳,至再,稍若吞咽,三则倏起坐,四服尽,顿愈,更不复作,一时救急如此。凡病店,临发日逐杯并服,无不神效。(《类编》)(张杲《医说·卷第五·疟疾》)

脚筋挛缩不能伸医案

道人詹志永,信州人。初应募为卒,隶镇江马军。二十二岁,因习骁骑坠马,右胫折为三,困顿且绝。军帅命舁归营医救,凿出败骨数寸,半年稍愈,扶杖缓行,骨空处皆再生,独脚筋挛缩不能伸。既落军籍,沦于乞丐。经三年,遇朱道人,亦旧在辕门,问曰:汝伤未复初,何不求医? 对曰:穷无一文,岂堪办此。朱曰:正不费一文。但得大竹管长尺许,钻一窍,系以绳,挂于腰间,每坐则置地上,举足搓衮之,勿计工程,久当有效。詹用其说,两日便觉骨髓宽畅,试猛伸足,与常口差远。不两月,病筋悉舒,与未坠时等。予顷见丁子章以病足,故作转轴踏脚用之,其理正同,不若此为简便,无力者,立可办也。(《癸志》)(张杲《医说·卷第七·搓衮舒筋》)

肠痈医案

　　杨介吉老者,泗州人,以医术闻四方。有儒生李氏子,弃业,愿娶其女以授其学。执子婿礼甚恭,吉老尽以精微告之。一日,有灵璧县富家妇有疾,遣人邀李生以往。李初视脉,云:肠胃间有所苦耶? 妇曰:肠中痛不可忍,而大便从小便中出。医者皆以谓无此证,不可治,故欲屈君子。李曰:试为筹之,若姑服我之药,三日当有廖,不然,非某所知也。下小元子数十粒,煎黄芪汤下之,富家依其言,下脓血数升而愈。富家大喜,赠钱五十万,置酒而问之。曰:始切脉时,觉芤脉现于肠部。王叔和《脉诀》云:寸芤积血在胸中,关内逢芤肠里痈。此痈生肠内,所以致然。所服者,乃云母膏为元尔。切脉至此,可以言医矣。李后以医科及第,至博士。李稙元秀,即其从子也。(王仲言《余话》)(《类编》)(张杲《医说·卷第六·预疗背疽》)

脚气医案

　　顾安中,广德军人。久患脚气,筋急腿肿,行履不得,因至湖州附船,中有一袋物,为腿酸痛,遂将腿搁袋上,微觉不痛,及筋宽而不急,乃问梢人袋中何物,应曰:宣瓜。自此脚气顿愈。(《名医录》)(张杲《医说·卷第六·附船愈脚气病》)

疼痛医案

　　周离亨尝言作馆职时,一同舍得疾,遍体疼,每作,殆不可忍。都下医或云中风,或云中湿,或云脚气,用药悉不效。疑血气凝滞所致,为制一散,饮之甚验。予未及问所用药,沉思久之,因曰:据此证,非延胡索不可。周君大骇,曰:何以知之? 予曰:以意料之,恐当然尔。延胡索、当归、桂等分,依常法治之为末,疾作时,温酒调三四钱,随人酒量频进之,以知为度。盖延胡索活血化气第一品也。其后赵待制霆,导引失节,肢体拘挛,数服而愈。(张杲《医说·卷第七·遍体尽疼》)

须发不白医案

指挥使姚欢,年八十余,须发不白。自言年六十岁患癣疥,周匝顶踵,或教服黄连,遂愈。久服,故发不白。其法以宣连去须,酒浸一宿,焙干为末,蜜元桐子大,日午、临卧,酒吞二十粒。(《东坡大全》)(张杲《医说·卷第十·黄连愈癣》)

仙茅中毒医案

郑长卿资政说,少时随父太宰官怀州,一将官服仙茅遇毒,舌胀出口,渐大与肩齐,善医环视,不能治。一医独曰:尚可救,少缓无及矣。取小刀劈其舌,随破随合,劈至百数,始有血一点许。医喜曰:无害也。舌应时消缩小。即命煮大黄朴硝数碗,连服之,并以药末掺舌上,遂愈。(张杲《医说·卷第六·中毒·中仙茅附子毒》)

附子中毒医案

盖谅郎中说其兄诜因感疾,医卢生劝服附子酒,每生切大附二两,浸以斗酒,且起辄饮一杯,服之二十年。后再为陕西漕使,谅自太学归,过之南乐县,拉同行。中途晓寒,诜饮一杯竟,复令温半杯,比酒至,自觉微醉,乃与妻使饮。行数里,妻头肿如斗,唇裂血流,下驻路傍,呼随行李职医告之。李使黑豆、绿豆各数合生嚼之,且煎汤并饮,至晓,肿始消。诜仍服之不辍,到长安数月,失明,遂致仕,时方四十二岁。(张杲《医说·卷第六·中

毒·中仙茅附子毒》)

第二节 妇科医案

妊娠口渴医案

一妇人暴渴,唯饮五味汁。名医耿隅诊其脉,曰:此血欲凝,非疾也。而果孕。古方有血欲凝而渴饮味之症,不可不知也。(张杲《医说·卷第九·渴饮五味汁》)

难产医案

朱新仲,祖居桐城,时亲戚间有一妇人妊孕将产,七日而子不下,药饵、符水无不用,待死而已。名医李几道偶在朱公舍,朱引至妇人家视之。李曰:此百药无所施,唯有针法。吾艺未至此,不敢措手尔。遂还。而几道之师庞安常适过门,遂同渴谒朱,朱告之故,曰:其家不敢屈公,然人命至重,公能不惜一行救之否?安常许诺。相与同往,才见孕者,即连呼曰:不死。令其家人以汤温其腰腹间,安常以手上下扪摩之。孕者觉肠胃微痛,呻吟间生一男子,母子皆无恙。其家惊喜,拜谢敬之如神,而不知其所以然。安常曰:儿已出胞,而一手误执母肠胃,不复能脱,故虽投药而无益。适吾隔肠扪儿手所在,针其虎口,儿既痛,即缩手,所以遽生,无他术也。试令取儿视之,右手虎口有针痕,其妙如此(《泊宅编》)。(张杲《医说·卷第二·扪腹针儿》)

产后瘛疭医案

妇人疾，莫大于产蓐，仓猝为庸医所杀者多矣，亦不素讲故也。旧常见杜壬作《医准》一卷，记其平生治人用药之验。其一记郝质子妇产四日，瘛疭载眼，弓背反张。壬以为痉病，与大豆紫汤、独活汤而愈。政和间，余妻才分娩，犹在蓐中，忽作此症，头足反接，相去几二尺，家人惊骇，以数婢强拗之，不直。适记所云，而药囊有独活，乃急为之召医。未至，连进三剂，遂能直。医到，即愈矣，更不须用大豆紫汤。古人处方神验类矣，不可不广告人。二方在《千金》第三卷。（张杲《医说·卷第九·产后痴疽瘛疭》）

产后喉痹医案

成州团练使张锐，字子刚，以医知名，居于郑州。政和中，蔡鲁公之孙妇有娠，及期而病。国医皆以为阳证伤寒，惧胎之堕，不敢投凉剂。鲁公密邀锐视之。锐曰：儿处胎十月，将生矣，何药之能败？即以常法与药，且使倍服之。半日而儿生，病亦失去。明日，妇大泄而喉闭，不入食。众医复指言其疵，且曰：二疾如冰炭，又产蓐甫近，虽扁鹊复生，无活理也。锐曰：毋庸优，将使即日愈。乃入室取药数十粒，使吞之，咽喉即通，下泄亦止。逮满月，鲁公开宴，自诸子诸孙及女妇甥婿合六十人，请锐为客。公亲酌酒为寿，曰：君之术通神，吾不敢知，敢问一药而治二疾，何也？锐曰：此于经无所载，特以意处之。向者所用，乃附子理中丸裹以紫雪尔。方喉闭不通，非至寒药不为用，既已下咽，则消释无余，其得至腹中者，附子力也，故一服而两疾愈。公大加叹异，尽敛席上金匕箸遗之。（张杲《医说·卷第二·以医知名》）

第三节　儿科医案

发热医案

有小儿感冷，身大热恶寒，此有表证，用发汗药，汗出遂凉。过一日复热，医谓表解里未解，验之，服四顺饮子，利动脏腑，一行遂凉。隔一日又再热，医云经热未解，验之小便赤，故知心热未解，服生气汤遂凉。过二日又热，其家无所措手。医曰：脉已和，非病也。既发汗，又利大小便，其儿已虚，阳气无所归，皆见于表，所以身热。以和胃气药，如六神散之类，加乌梅煎，令微觉有酸味，收其阳气归，自此全愈。（张杲《医说·卷第十·小儿·小儿感冷身热》）

齁病医案

信州老兵女三岁，因食咸鰕过多，并得齁喘之疾，乳食不进，贫无可召医。一道人过门，见病女喘不止，教使求甜瓜蒂七枚，研为粗末，用冷水一茶盅许调澄，取清汁，呷一小呷。如其说，才饮竟，即吐痰涎若胶黐状，胸次既宽，齁喘亦定，少日再作，又服之，随手愈。凡三进药，病根如扫。此药味极苦，难吞咽，俗谚所谓甘瓜蒂苦，非虚言也。（《类编》）（张杲《医说·卷第四·喘嗽·治齁喘》）

惊风医案

赵周氏之子三岁，忽惊风掣疭，体如反弓张，不纳乳食，四肢尽冷，众医莫能措手。族弟善信来云：邑主簿李赓，藏一方，疗此证如神。急求，并力治药，才合就，便以擦儿齿，少顷，作哕咳声，手稍转动，自夜至旦灌两饼，从此平复。赵焚香设誓，将终其身以施人。名蝎稍饼子，用赤足金蜈蚣一条，蝎稍、乳香、白花蛇肉、朱砂、天南星、白僵蚕各半两，射香三钱，凡八味。砂、乳、香别研，蛇，酒浸去皮骨，取净肉，南星煨熟，蚕生用，与蜈蚣五者为末，别研三者和均，酒糊元，捏作饼，径四分，煎人参或薄荷、金银汤，磨化一粒，周晬以下者半之，全活小儿不可计。(《庚志》)(张杲《医说·卷第二·惊风妙药》)

虚损医案

女童庄妙真，顷缘二姊坐瘵疾不起，余孽亦骎骎见及。偶一赵道人过门，见而言曰：汝有瘵疾，不治何耶？答曰：吃了多少药，弗效。赵笑曰：吾得一法，治此甚易。当以癸亥夜二更，六神皆聚之时，解去下体衣服，于腰上两傍微陷处，针灸家谓之腰眼，直身平立，用笔点定，然后上床合面而卧，每灼小艾住七壮，劳盎或吐出或泻下，即时平安，断根不发，更不传染。敬如其教，因此获全生。(《类编》)(张杲《医说·卷第二·灸瘵疾》)

第四节　外科医案

疮疡医案

狄梁公性好医药，尤妙针术。显庆中，应制入关，路旁大榜云：能疗此儿，酬绢千匹。有富室儿鼻端生赘如拳石，缀鼻，根蒂如筋，痛楚危亟，公为

脑后下针,疣赘应手而落。其父母挈千缣奉焉,公不顾而去。(《集异记》)
(张杲《医说·卷第二·针鼻生赘》)

房州虞侯张进,本北方人,因送还郡守,逢道人,买酒与饮,得其治痈疽方,寄居文录曹子病背疮,医不能疗,闻进有此技,试呼之。进元无手诀,但以成药涂敷,未旬日而愈。张子温五岁儿,生疮于鬓边,继又发于脑后,证候可忧,亦以付进。凡所用皆一种,不过三夕,二者皆平。温与之钱而问之,进不复有隐,谨以告。但择阿胶透彻者一两,水半升,煎令消,然后入虢丹一两,慢火再熬,数数搅均,俟三五沸,乃取出,摊令极冷,贮于瓶罂中。如用时,以毛扫布疮四面,而露其口,如疮未成,则遍涂肿处,良久自消。切勿犯手,更无他法。虽一切恶疮,皆可敷治,不特痈疽也。(张杲《医说·卷第六·脏腑泄痢·治痈疽》)

京师万胜门剩员王超,忽觉背上如有疮隐起,倩人看之,已如盏大,其头无数,或教往梁门里外科金龟儿张家买药。张视,颦眉曰:此疮甚恶,非药所能治,只有灼艾一法,庶可冀望万分。然恐费力,乃撮艾与之,曰:且归家,试灸疮上,只怕不疼,直待灸疼,方可疗尔。灼火十余,殊不知痛,妻守之而哭。至第十三壮始大痛,四傍恶肉卷烂,随手堕地,即似稍愈,再诣张谢,张付药,敷贴数日,安。则知痈疽发于背胁,其捷法莫如灸也。(《类编》)(张杲《医说·卷第二·灸背疮》)

时康祖大夫患心漏二十年,当胸数窍血液长流,屡访名医,皆云不可治。或云:窍多则愈损,闭则虑穴他歧,当存其一二,犹为上策。坐此,形神剿瘁,又积苦腰痛,行则伛偻,不饮酒,虽鸡鱼蟹蛤之属,亦皆不向口。淳熙四年,通判温州郡守韩子温,见而怜之,为检《圣惠方》载腰痛一门冷热二证示之,使自择。康祖报曰:康祖年老久羸,安敢以为热,始作寒冷治疗。取一方用鹿茸者服之,逾旬痛减,仍觉气宇和畅,遂一意专服,悉屏他药。洎月余,腰屈复伸,无复呼痛,心漏亦愈。以告医者,皆不能测其所以然。后九年,康祖自镇江通判满秩,造朝访子温,则精力倍昔,饮膳无所忌,步履轻捷。云:漏愈之后,日胜一日。子温书吏吴汝弼亦苦是疾,使就求药服之,旬有二日而差。其方本只治腰痛,用鹿茸去毛,酥炙微黄,附子炮去皮脐,皆二两,盐花三分为末,枣肉元三十元,空心酒下。(《己志》)(张杲《医说·卷第六·漏·时康祖心漏》)

向友正,元仲之子也。淳熙八年,为江陵支使摄公安令,痈发于胸臆间,拯疗半岁,弗愈。尝浴罢痛甚,委顿而卧,似梦非梦,见一丈夫微揖而坐,传药方与之,曰:用没药、瓜蒌、乳香三味,酒煎服之。且言桃源许轸知县亦有此方,但不用瓜蒌,若用速效,宜服此。友正敬谢,即如所戒,不终剂而愈。后诣玉泉祷雨,瞻寿亭关王像,盖所感梦者,因绘,祀于家。(《类编》)(张杲《医说·卷第六·疗痈毒》)

皇佑中,学究任道腿间患一疮,始发赤肿,复绝,便变黑,后穴则有黄水出,四边浮浆起,累治不差。医王通看之,此疮狭长,似鱼脐下疮也,遂以大针针四向并中,随针有紫赤水汁出如豆汁,言此一因风毒蕴结而成,二因久坐,血气凝涩而致,三因食肉,有人汗落其间也。道曰:素好读书而久坐。此疾数岁前夏月,道中买猪脯味水饭,疑似人肉,食已后得斯疾。通曰:与误食人汗不远矣。以一异散子,用鸡子清调敷其疮,日三易,数日得愈。道坚求其方,通曰:止用雪玄一味。自后累访名医,求其雪玄何物,医皆不识。道因至许郑间,会医者郝老,曰:尝记《圣惠》有一方治此疾。用腊月猪头烧灰,以鸡子清调敷,此乃是也。雪玄,非郝老博学多记,后医岂不惑耶。(《名医录》)(张杲《医说·卷第十·鱼脐疮》)

有妇人因冬间向火,两股上遂成疮,其汁淋漓,人无识者。后见一人云:此皆火气入内生此,但用黄柏皮为末,掺之立愈。果如其言。后又再作,适无黄柏,用薄荷煎涂之,立愈。(张杲《医说·卷第七·火气入脚生疮》)

有男子六十一岁,脚肿生疮,忽食猪肉,不安。医以药利之,稍愈,时出外中风,汗出后,头面暴肿,起紫黑色,多睡,耳轮上有浮泡小疮,黄汁出,乃与小续命汤加羌活一倍,煎服之,遂愈。(《本草衍义》)(张杲《医说·卷第六·肿·脚肿》)

有人脚肚上生一疮,久遂成漏,凡经二年,百药不效,自度必死。一村人见之,云:此鳝漏耳。但以石灰二三升,百沸汤泡,熏洗,如觉疮痒,即是也。病者如其言,用灰汤淋洗,果痒,竟用此洗,不三两次,遂干。(张杲《医说·卷第六·漏·鳝漏》)

有人患遍身生热毒疮,痛而不痒,手足尤甚,然至颈而止,粘着衣被,晓夕不得睡,痛不可任。有下俚教以菖蒲三斗,锉,日干之,舂罗为末,布席上,使病人恣卧其间,仍以被衣覆之,既不粘着衣被,又复得睡,不五七日之间,其疮如失。后自患此疮,亦如此应手神验。(张杲《医说·卷第十·石葛蒲愈疮》)

白癞病医案

昔有一僧得病,状如白癞,卒不成疮,但每旦取白皮一升许,如蛇蜕。医者谓多啖炙煿所致,与局方解毒雄黄元,三四服而愈。(张杲《医说·卷第三·伤寒·白癞病》)

痔疮医案

唐峡州王及郎中充西路安抚司判官,乘骡人骆谷,及宿有痔疾因此大作,其状如胡瓜,贯于肠头,热如溏灰火,至驿僵仆。主驿吏言:此病某曾患来,须灸即差。用柳枝浓煎汤,先洗痔,便以艾灸其上,连灸三五壮,忽觉一道热气入肠中,因大转泻,先血后秽,一时至痛楚,泻后遂失胡瓜,登骡而驰。(《本李方》)(张杲《医说·卷第二·灸痔疾》)

疝气医案

歙县尉宋荀甫,膀胱气作,痛不可忍,医者以刚剂与之,痛愈甚,溲溺不通三日。许学士视其脉,曰:投热药太过。适有五苓散一两,分为三,易其名,用连须葱一茎,茴香及盐少许,水一盏半,煎七分,连服之。中夜下小便如黑汁一二升,脐下宽,得睡。明日脉已平,续用硇砂元,数日愈。盖是疾本因虚得,不宜骤进补药。邪之所凑,其气必虚,留而不去,其病则实,故先涤所蓄之邪,然后补之。(《本事方》)(张杲《医说·卷第五·膀胱气痛》)

外伤医案

周密班缘捕海寇,被寇以提刀所伤,血出不止,分明筋如断,骨如折,用花蕊石散掩之,血不止,痛亦不定。有兵士李高言:某在军中,被人伤中欲死,见统领与药一帖,名紫金散,掩之血止痛定。明日,疮如铁,遂安,又无瘢痕。后告统领,求此方。只用紫藤香,瓷瓦镰刮下,石碾碾细敷之,救却万千人也。(《名医录》)紫藤香,即降真之最佳者。(张杲《医说·卷第七·治金疮》)

毒蛇咬伤医案

临川有人以弄蛇货药为业,一日方作场,为蝮所啮,即时殒绝,一臂之大如股。少选,遍身皮胀作黄黑色,遂死。有道人方旁观,出言曰:此人死矣,我有一药能疗,但恐毒气益深,或不可治,诸君能相与证明,方敢为出力。众咸辣踊劝之。乃求钱二十文以往,才食顷,奔而至。命汲新水,解裹中药调一升,以杖抉伤者口灌入之。药尽,觉脐中搰搰然,黄水自其口出,腥秽迫人,四体应手消缩,良久复故,其人已能起,与未伤时无异。遍拜观者,且郑重谢道人。道人曰:此药不难得,亦甚易办,吾不惜传诸人,乃香白芷一物也。法当以麦门冬汤调服,适事急不暇,姑以水代之。吾今活一人,可行矣。拂袖而去。郭邵州沰得其方,尝有鄱阳一卒,夜直更舍,为蛇啮腹,明旦赤肿欲裂,以此饮之即愈。(《夷坚志》)(张杲《医说·卷第七·

蛇虫兽咬犬伤·白芷治蛇啮》）

有人被毒蛇伤良久，已昏困，有老僧以酒调药二钱灌之，遂苏，及以药滓涂咬处，良久，复灌二钱，其苦皆去。问之，乃五灵脂一两、雄黄半两为末尔。有中其毒者，用之无不验。（《本草衍义》）（张杲《医说·卷第七·蛇虫兽咬犬伤·被毒蛇伤》）

疖腮医案

仁宗在东宫时，尝患疖腮，命道士赞能治疗，取赤小豆四十九粒咒之，杂他药为末敷之而愈。中贵任承亮在傍知状。后承亮自患恶疮，滨死，尚书郎傅求授以药，立愈。问其方，赤小豆也。承亮始悟道士之技，所谓诵咒，乃神其术尔。久之，沿官过豫章，或苦胁疽，几达五脏，医者治之甚捷。承亮曰：君得非用赤小豆邪？医惊，拜曰：某用此活三十年，愿勿复宣言。周少隐病，宗室彦符传之曰：善恶诸疮，无药可治者，皆能治。有僧发背，状如烂瓜，周邻家乳姆复疽作，用之皆如神。其法，细末水调敷疮及四傍赤肿，药落再敷之。（《类编》）（张杲《医说·卷第十·治善恶疮》）

第五节　五官科医案

目赤肿医案

有人患眼疾，每睡起则眼赤肿，良久却无事，百方治之，无效。师曰：此血热也，非肝病也。卧则血归于肝，热血归肝，故令眼赤肿也。良久便无事者，人睡起，血复散于四肢故也。遂用生地黄汁，浸粳米半升，掺干，曝令透骨干。凡三浸三干，用瓷瓶子煎汤一升，令沸，下地黄米四五匙，煎成薄粥汤，放温，食半饱后，饮一两盏即睡。如此两日，遂愈，生地黄汁凉血故也。（《医余》）（张杲《医说·卷第四·眼疾·眼赤肿》）

目盲医案

郭太尉，真州人。久患目盲，有白翳膜，遍吃眼药，无能效者。有亲仲监税在常州守官，闻张龙之名，因荐于太尉，太尉请张公视之。曰：此眼缘热药过多，乃生外障，视物不明，朝朝昏黑，更无所睹，医者皆为肝元损，下虚，补其肝肾，眼愈盲甚。张曰：请太尉将药点眼并服之一月，取翳微消。后果一月翳退，双目如旧，因求点吃药方。乃只用猪胆，微火，银铫内煎成膏，入冰脑粒如黍米大，点入眼中，微觉翳轻，后又将猪胆白膜皮曝干，合作小绳如钗大小，烧作灰，待冷点翳。盛者亦能治之，此方甚好，勿妄传。（《名医录》）（张杲《医说·卷第四·眼疾·治眼》）

眼病医案

淳熙元年冬，樯侄自鄱阳往四明，过婺州义乌，晚泊逆旅，倏有野服者坐予傍，扣其何人，曰：邑医孙道，攻疗眼疾。樯与之语。孙曰：君贵家子弟，必藏好方，畀我一二，或可为人起疾。樯素秘翻胃方，即口授之。其法：用一大附，去其盖，刳中使净，纳丁香四十九粒，复以盖覆之，线缚于箸，真银石器中，浸以生姜白然汁，及盖而止。慢火煮干，细末一钱匕掺舌上，嗽津下。若烦渴则徐食糜粥，忌油腻生冷。孙喜，书之于册。未几，州钤辖苦此病，危甚。孙为拯正用此方，数服愈。（《类编》）（张杲《医说·卷第四·翻胃·治翻胃》）

面黑医案

兴国初有任氏,美色,聘进士王公甫,谓公甫不遂寸禄,愁郁不怿,不期面色渐变黑,自惭而归母家,求医治。遇一道人,曰:此乃病也,吾有药可愈。任氏恳求得之。曰:女真散以酒下二钱,日两服。数日间,面微微变白,一月如旧。厚赂而得其方,用黄丹、女菀二物,等分为末尔。(《名医录》)(张杲《医说·卷第九·任氏面疾》)

浙人王夫人,忽日面上生黑斑数点,日久满面俱黑,遍求医治不效。忽遇一草泽医,云:夫人中食毒尔。某治之,一月平复。后觅其方,止用生姜一斤,切碎,研汁,将滓焙干,却用姜汁煮糊元。问其故,云:夫人日食斑鸠,盖此物日尝食半夏苗,是以中其毒,故用姜以解之。(《名医录》)(张杲《医说·卷第六·中毒·中斑鸠毒》)

酒渣鼻医案

王仲礼嗜酒,壮岁时疮发于鼻,延于额,心甚恶之,服药弗效。僧法满使服何首乌元,当用二斤,适坟仆识草药,乃掘得之。其法忌铁器,但入砂钵中,藉黑豆蒸熟,既成,香味可人。念所蒸水必能去风,澄以频面,初觉极热,渐加不仁,至晚大肿,眉目耳鼻,浑然无别,望之者,莫不惊畏。王之母高氏曰:凡人感风癞,非一日积,吾儿遇毒,何至于是?吾闻生姜汁、赤小豆能解毒,山豆根、黑蚌粉能消肿,亟命仆捣掖姜汁,以三味为末,调付之。中夜肿退,到晓如初。盖先采何首乌择焉不精,为狼毒杂其巾,以致此挠也。(《类编》)(张杲《医说·卷第六·解毒·解药毒》)

牙痛医案

叶景夏家一妾为病齿所苦,遇痛作时,爬床刮席,叫呼连夕彻旦,匀饮不可入口，医者无所不用，经年不差。或授一方，取附子尖、天雄尖、全蝎七个，皆生碾碎拌和，以纸撚蘸少许点痛处，随手则止。林元礼云：是未足为奇。旧得一法，捕蚵蛟大者一枚，削竹篦子刮其眉，即有汁粘其上，约所取已甚则放之，而以汁点痛处，凡疳蚀痛肿，一切齿痛，悉可用。药到痛定，仍不复作。侄孙云：此名蟾酥膏，先以篦掠眉下，汁未出时，当以细杖鞭其背及头，候作怒鼓胀则流注如涌，然后挹以绵，径室痛处。（《类编》）（张杲《医说·卷第四·口齿喉舌耳·治齿痛》）

吐舌医案

王况，字子亨，本士人，为南京宋毅叔婿。毅叔既以医名擅南北，况初传其学未精，薄游京师，甚凄然。会盐法忽变，有大贾睹揭示，失惊吐舌，遂不能复入。经旬，食不下咽，尪羸日甚，国医不能疗，其家忧惧，榜于市曰：有治之者，当以千万为谢。况利其所售之厚，姑往应其求。既见贾之状，忽发笑不能制，心以谓未易措手也。其家人怪而诘之，况谬为大言答之曰：所笑者，辇毂之大如此，乃无人治此小疾耳。语主人家曰：试取针经来。况谩检之，偶有穴与其疾似是者。况曰：尔家当勒状与我，万一不能治则勿尤我，当为针之，可立效。主病者不得已，亦从之。急针舌之底，抽针之际，其人若委顿状。顷刻，舌遂伸缩如平时矣。其家大喜，谢之如约，又为之延誉，自是翁然名动京师。既小康，始得尽心肘后之书，卒有闻于世。事之偶然，有如此者。况后以医得幸，宣和中为朝请大夫，著《全生指迷论》一书，医者多用之。（王明清《余话》）（张杲《医说·卷第二·针舌底治舌出不收》）

喉痹医案

李王公主患喉痹数日，痛肿，饮食不下。才召到医官，言须针刀开，方得溃破。公主闻用针刀，哭不肯治。痛逼，水谷不入。忽有一草泽医曰：某不使针刀，只用笔头蘸药痈上，霎时便溃。公主喜，遂令召之。方两次上药，遂溃出脓血一盏余，便宽。两日，疮无事。令供其方，医云乃以针系笔心中，轻轻划破，其溃散尔，别无方。言医者，意也，以意取效尔（《名医录》）。（张杲《医说·卷第二·笔针破痈》）

杨立之自黄府通判归楚州，喉间生痈，既肿溃而脓血流注，晓夕不止，寝食俱废，医者束手，适杨吉老来赴郡守招，立之两子走往邀之。至，熟视良久，曰：不须看脉，已得之矣。然此疾甚异，须先啖生姜片一斤，乃可投药，否则无法也。语毕即出。子有难色，曰：喉中溃脓痛楚，岂食生姜？立之曰：吉老医术通神，其言不妄。试取一二片啖我，如不能进，则屏去，无害。遂食之。初时殊为甘香，稍复加益至半斤许，痛处已宽，满一斤，始觉味辛辣，脓血顿尽，粥饵入口，了无滞碍。明日，招吉老，谢而问之。对曰：君官南方，多食鹧鸪，此禽好啖半夏，久而毒发，故以姜制之。今病源已清，无服他药。予记唐小说载：崔魏公暴亡，医梁新诊之，曰：中食毒。仆曰：常好食竹鸡。梁曰：竹鸡多食半夏苗，盖其毒也。命挼生姜汁，折齿灌之，遂复活。甚与此相类。（《类说》）（张杲《医说·卷第六·脏腑泄痢·治喉痈》）

有人患咽喉肿痛，下食不得，身热头疼，大便不通，众医之论纷然，皆以为热，当服凉药。有一善医云：脉紧数，是感寒气所致。众医不从。善医者曰：我有法验得寒热。浴室中生火，用炒木葱汤淋浴，若是病热，则此暖处必有汗，而咽喉痛不减；若是感寒，则虽浴无汗。患信其言，遂入浴淋洗而无汗，就浴室中服麻黄汤一服，须臾大汗出，大便通，即时无事。众医服其神。凡辨热病与感冷，皆可用此法。（《医余》）（张杲《医说·卷第四·口齿喉舌耳·咽喉肿痛》）

喉中异物医案

滁州蒋教授，名南金。因食鲤鱼玉蝉羹，为肋骨所哽，凡治哽药及象牙屑用之，皆不效。或令以贯众不以多少，浓煎汁一盏半，分三服并进。连服三剂，至夜一咯而出。因戏云：此管仲之力也。（《百一选方》）（张杲《医说·卷第四·骨·治》）

　　咸平中，职方魏公在潭州有数子弟，皆幼，因相戏，以一钓竿垂钓，用枣作饵，登陆钓鸡雏。一子学之，而误吞其钩至喉中，急引乃钩，以须逆不能出，命之诸医，不敢措手。魏公大怖，令人遍问老妇必能经历。时有一老妇九十余岁，言亦未尝见此，切料有智识者可出之。时本郡有一莫都料，性甚巧，令闻魏公。魏公呼老妇，责之曰：吾子误吞钩，莫都料何能出之？老妇曰：闻医者意也，其莫都料曾水中打碑塔，添仰瓦。魏公大哈，亲属勉之，曰：试询之。公遂召。莫都料至，沉思时久，言要得一蚕茧及大念珠一串。公与之，都料遂将茧剪如钱大，用物权四面，令软，以油润之，仍中通一窍，先穿上钩线，次穿数珠三五枚，令儿正坐开口，渐添引数珠，挨之到喉，觉至系钩处，乃以力向下一推，其钩以下而脱，即向上急出之，见茧钱向下裹定钩线须而出，并无所损。魏公大喜，遂厚赂之。公曰：心明者，意必大巧；意明者，心必善医。（《名医录》）（张杲《医说·卷第四·口齿喉舌耳·巧匠取喉钩》）

第六节　骨科医案

骨折医案

　　长安石史君尝至通衢，有从后呼其姓第者，曰：吾无求于人，念汝有难，故来救汝。出一纸卷授石，曰：有难则用之，乃治折伤内外损方书也。明年，因趋朝，坐马为它马所踶，折足坠地，又踢一臂折。家人急合此药，且灌且裹,至夜半痛止,后手足皆坚牢如未伤时。方本出《良方》,用川当归、铅粉各半两,硼砂二钱,同研令细,浓煎苏木汁,调服一大匕。损在腰以上,先吃淡粥半碗,然后服药。在腰以下,即先服后食,仍频频呷苏枋汁,别作糯米粥,入药末拌和,摊纸上或绢上,封裹伤处,如骨碎用竹木夹定,乃以纸或衣物包之。其妙如此,故表而出之。(《医余》)(张杲《医说·卷第七·打扑伤损》)

脱臼医案

许元公人京师赴省试,过桥堕马,右臂臼脱。路人语其仆曰:急与挪入臼中,若血渍臼,则难治矣。仆用其说,许已昏迷,不觉痛,遂儳轿异归邸。或曰:非录事田马骑,不能了此疾。急召之,至已入暮,秉烛视其面,曰:尚可治。乃施药封肿处,至中夜方苏,达旦痛止。去其封,损处已白,其青瘀乃移在臼上,自是日日易之,肿直至肩背,于是以药下之,泻黑血三升,五日复常,遂得赴试。盖用生地黄研如泥,木香为细末,以地黄膏摊纸上,掺木香末一层,又再摊地黄贴肿上,此正治打扑伤损及一切痛肿未破,令内消云。(《类说》)(张杲《医说·卷第七·治臂臼脱》)

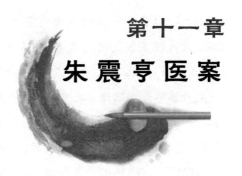

第十一章
朱震亨医案

　　朱震亨(1281—1358),字彦修,元代婺州义乌(今浙江义乌)人。因世居丹溪,故学者尊之为丹溪翁。朱氏40岁师从于刘完素的再传弟子罗知悌,治学主张博采众长,融会诸家,注重学术创新;编纂《格致余论》《金匮钩玄》《局方发挥》《脉因证治》《本草衍义补遗》。推崇刘完素、李杲及张从正三家之学,援引理学阐发医理,倡导相火论和阳有余阴不足论,阐发阴虚火旺的病因病机和治法方药,探讨杂病论治特点和规律。重视中医教育,培养了大批人才,为中医学的发展做出了突出贡献,对后世产生了重要影响。赵道震、赵良仁、戴垚、戴思恭、王履、刘叔渊、虞诚斋等继承朱氏之学,还有很多私淑其学者著书立说,如《丹溪心法》《丹溪心法附余》《丹溪手镜》《丹溪治法心要》《丹溪摘玄》《丹溪纂要》,并发扬光大为丹溪一派。明代王纶在《明医杂著》中评价说"杂病用丹溪"。

　　然而后世不善学习者独执滋阴降火之一偏,并造成流弊,也为批评者授之以柄,如张介宾《景岳全书·辨丹溪》,徐大椿《医学源流论·四大家论》对丹溪之学颇多诟病,徐氏说:"医道之晦久矣,明人有四大家之说……谓为千古医宗,此真无知妄谈也……河间、东垣乃一偏之学,丹溪不过斟酌诸家之言,而调停去取,以开学者便易之门,此乃世俗之所谓名医也……刘则专崇《内经》,而实不能得其精义;朱则平易浅近,未睹本原;至于东垣执专理脾胃之说,纯用升提香燥,意见偏而方法乱,贻误后人。"但晚清唐宗海在《血证论·本草补救论》中客观评价说:"世之读丹溪书者,见其多用凉药,于是废黜热药,贻误不少,而丹溪不任咎也。盖丹溪之书,实未尝废热药。"

朱氏医案散见于《格致余论》《金匮钩玄》《局方发挥》,多是案论结合,论后附案。为便于学习朱氏学术思想、临证思路、用药经验,本书将后世冠以"丹溪"医书中的医案也一并附上。

第一节　内科医案

发热医案

浦江义门郑兄，年二十余，秋间大发热，口渴，妄言妄见，病似邪鬼。七八日后，召我治。脉之两手，洪数而实，视其形肥，面赤带白，却喜露筋，脉本不实，凉药所致。此因劳倦成病，与温补药自安。曰：柴胡七八帖矣。

以黄芪附子汤，冷与之饮。三帖后，困倦鼾睡，微汗而解，脉亦稍软。继以黄芪白术汤，至十日，脉渐收敛而小，又与，半月而安。（朱震亨《格致余论·治病先观形色然后察脉问证论》）

一男子，年十六七岁，发热而昏，目无视，耳无闻，两手脉皆豁大而略数，知其为劳伤矣。时里中多发痘者，虽不知人，与药则饮，与粥则食。

遂教参、芪、当归、白术、陈皮大料浓煎与之，饮至三十余帖，痘始出，又二十余帖，则成脓泡，身无完肤。或曰：病势可畏，何不用陈氏全方治之？余曰：此但虚耳，无寒也。只守前方，又数十余帖而安。后询其病因，谓先四五日恐有出痘之病，遂极力樵采，连日出汗甚多，若用陈氏全方，宁无后悔？（朱震亨《格致余论·痘疮陈氏方论》）

一男子年二十岁，因酒发热，用青黛、瓜蒌仁、姜汁，每日以数匙入寇中，三日而愈。（朱震亨《金匮钩玄·卷二·发热》）

恶寒医案

蒋氏妇，年五十余，形瘦面黑，六月喜热恶寒，两手脉沉而涩，重取似

数,以三黄丸下以姜汁,每三十粒,三十微汗而安。彼以积热、痼冷为叙方之篇目,其得失可知矣。(朱震亨《局方发挥》)

一女子恶寒,用苦参一钱、赤小豆一钱,为末,齑水吐。用川芎、苍术、南星、黄芩、酒曲丸。(朱震亨《金匮钩玄·卷二·阳虚恶寒热》)

永康吕亲,形瘦色黑,平生喜酒,多饮不困,年近半百,且有别馆。忽一日,大恶寒发战,且自言渴,却不饮。予诊其脉大而弱,唯右关稍实略数,重取则涩,遂作酒热内郁,不得外泄,由表热而不虚也。黄芪一物,以干葛汤煎与之,尽黄芪二两、干葛一两,大得汗,次早安矣。(朱震亨《格致余论·病邪虽实胃气伤者勿使攻击论》)

咳嗽医案

临海林兄,患久嗽吐红,发热消瘦,众以为瘵,百方不应。召予视之,脉两手弦数,日轻夜重,计无所出,亦因此(用倒仓法。——编者注)而安。时冬月也。第二年得一子。(朱震亨《格致余论·倒仓论》)

胸膈疼痛医案

东阳王仲延遇诸途,来告曰:我每日食物必屈曲自膈而下,且硬涩作微痛,它无所苦,此何病?脉之,右甚涩而关尤沉,左却和。予曰:污血在胃脘之口,气因郁而为痰,此必食物所致,明以告我,彼亦不自觉。予又曰:汝去腊食何物为多?曰:我每日必早饮点剁酒二三盏,逼寒气。为制一方,用韭汁半银盏,冷饮细呷之,尽韭叶半斤而病安。已而果然。(朱震亨《格致余论·治病必求其本论》)

神昏医案

一女子,年逾笄,性躁味厚,暑月因大怒而呃作,每作则举身跳动,神昏不知人，问之乃知暴病，视其形气俱实，遂以人参芦煎汤。饮一碗，大吐顽痰数碗，大汗昏睡，一日而安。人参入手太阴，补阳中之阴者也。芦则反尔，大泻太阴之阳。女子暴怒气上，肝主怒，肺主气，经曰：怒则气逆。气因怒逆，肝木乘火侮肺，故呃大作而神昏。参芦喜吐，痰尽气降而火衰，金气复位，胃气得和而解。麻黄发汗，节能止汗。谷属金，糠之性热；麦属阳，麸之性凉。先儒谓物物具太极，学人其可不触类而长，引而伸之乎！（朱震亨《格致余论·呃逆论》）

言语错乱医案

宪幕之子傅兄，年十七八，时暑月，因大劳而渴，恣饮梅浆，又连得大惊三四次，妄言妄见，病似邪鬼。诊其脉，两手皆虚弦而带沉数，予曰：数为有热，虚弦是大惊，又梅酸之浆郁于中脘，补虚清热，导去痰滞，病乃可安。遂与人参、白术、陈皮、茯苓、芩、连等浓煎汤，入竹沥、姜汁。与旬日未效。众皆尤药之不审。余脉之，知其虚之未完，与痰之未导也，仍与前方入荆沥，又旬日而安。（朱震亨《格致余论·虚病痰病有似邪祟论》）

外弟岁，一日醉饱后，乱言，妄语妄见，询之，系伊亡兄附体，言生前事甚的，乃叔在旁叱之，曰：非邪，食腥与酒太过，痰所为耳！灌盐汤一大碗，吐痰一二升，汗因大作，困睡一宵而安。（朱震亨《格致余论·虚病痰病有似邪祟论》）

胃脘痛医案

有心痛十八年，因酒、牛乳，痛时以一物拄之，脉三至，弦弱而涩，吞酸，七月内以二陈汤、术、芩、连、桃、郁李仁、泽泻。（朱震亨《脉因证治·卷上·心腹痛》）

噎膈医案

曾制一方,治中年妇人(指患噎膈病。——编者注),以四物汤加和白陈皮、留尖桃仁、生甘草、酒红花,浓煎,入驴尿饮,以防其或生虫也。与数十帖而安。(朱震亨《局方发挥》)

又台州治一匠者(指患噎膈病。——编者注),年近三十,勤于工作,而有艾妻,且喜酒,其面白,其脉涩,重则大而无力。乃令谢去工作,卧于牛家,取新温牛乳细饮之,每顿尽一杯,一昼夜可饮五七次,尽却食物,以渐而至八九次,半月大便润,月余而安。然或口干,盖酒毒未解,间饮甘蔗汁少许。(朱震亨《局方发挥》)

痢疾医案

陈择仁,年近七十,厚味之人也,有久喘病,而作止不常。新秋患滞下,食大减,至五七日后呃作,召予视。脉皆大豁,众以为难。予曰:形瘦者尚可为。以人参白术汤下大补丸以补血,至七日而安。(朱震亨《格致余论·呃逆论》)

金氏妇年近四十,秋初尚热,患滞下,腹但隐痛。夜重于昼,全不得睡,食亦稍减,日干不饮,已得治痢灵砂一帖矣。余视之,两手脉皆涩,且不匀,神思倦甚,饮食全减,因与四物汤倍加白术为君,以陈皮佐之,与十数帖而安。(朱震亨《局方发挥》)

梅长官年三十余,奉养厚者,夏秋间患滞下,腹大痛。有人教服单煮干姜,与一帖痛定,少顷又作,又与又定,由是服干姜至二斤。八日后,予视之,左脉弦而稍大似数,右脉弦而稍大减亦似数,重取之似紧。余曰:此必醉饱后吃寒冷太过,当作虚寒治之。因其多服干姜,遂教四物汤去地黄加人参、白术、陈皮、酒红花、茯苓、桃仁煎,入生姜汁饮之,至一月而安。(朱

震亨《局方发挥》）

叶先生患滞下，后甚逼迫，正合承气证。予曰：气口虚，形虽实而面黄稍白，此必平昔食过饱而胃受伤。宁忍一二日辛苦，遂与参、术、陈皮、芍药等补药十余帖。至三日后，胃气稍完，与承气两帖而安。苟不先补完胃气之伤，而遽行承气，吾恐病安之后，宁免瘦惫乎！（朱震亨《格致余论·病邪虽实胃气伤者勿使攻击论》）

余从叔年逾五十，夏间患滞下病，腹微痛，所下褐色，后重频并，谷食大减，时有微热，察其脉皆弦而涩，似数而稍长，却喜不甚浮大，两手相等，视其神气大减。余曰：此非滞下，忧虑所致，心血亏脾气弱耳！遂与参、术为君，当归身、陈皮为臣，川芎、炒白芍药、茯苓为佐使，时暄热甚，加少黄连，与两日而安。（朱震亨《局方发挥》）

赵立道，年近五十，质弱而多怒，七月炎暑，大饥索饭，其家不能急具，因大怒，两日后得滞下病。口渴，自以冷水调生蜜饮之甚快，滞下亦渐缓，如此者五七日，召予视。脉稍大不数，遂令止蜜水，渴时但令以人参、白术煎汤调益元散与之，滞下亦渐收。七八日后，觉倦甚，发呃，予知其因下久而阴虚也，令其守前药。然滞下尚未止，又以炼蜜饮，如此者三日，呃犹未止。众皆尤药之未当，将以姜、附饮之。予曰：补药无速效，附子非补阴者，服之必死。众曰：冷水饭多得无寒乎？予曰：炎暑如此，饮凉非寒，勿多疑。待以日数，力到当自止。又四日而呃止，滞下亦安。（朱震亨《格致余论·呃逆论》）

周其姓者，形色俱实，患痢善食而易饥，大嚼不择者五日矣。予责之曰：病中当调补自养，岂可滋味戕贼！遂教之只用熟萝卜吃粥耳，少与调治，半月而安。（朱震亨《格致余论·大病不守禁忌论》）

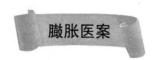

臌胀医案

陈氏年四十余，性嗜酒，大便时见血，于春间患胀，色黑而腹大，其形如鬼。诊其脉数而涩,重似弱。予以四物汤加黄连、黄芩、木通、白术、陈皮、厚朴、生甘草,作汤与之,近一年而安。(朱震亨《格致余论·鼓胀论》)

杨兄,年近五十,性嗜好酒,病疟半年,患胀病,自察必死,来求治。诊其脉弦而涩,重则大,疟未愈,手足瘦而腹大,如蜘蛛状。予教以参、术为君,当归、川芎、芍药为臣,黄连、陈皮、茯苓、厚朴为佐,生甘草些少,作浓汤饮之。一日定三次,彼亦严守戒忌。一月后疟因汗而愈。又半年,小便长而胀愈。中间稍有加减,大意只是补气行湿。(朱震亨《格致余论·鼓胀论》)

余友俞仁叔,儒而医,连得家难,年五十得此疾,自制禹余粮丸服之。予诊其脉,弦涩而数。曰:此丸新制,锻炼之火邪尚存,温热之药太多,宜自加减,不可执方。俞笑曰:今人不及古人,此方不可加减。服之一月,口鼻见血色,骨立而死。(朱震亨《格致余论·鼓胀论》)

头痛医案

东阳陈兄,露筋,体稍长。患体虚而劳,头痛,甚至有诀别之言。余察其脉弦而大带数,以人参、白术为君,川芎、陈皮为佐,至五六日未减,众皆讶之,以药之不对也。余曰:药力有次第矣,更少俟一二宿,当自安。忽其季来问曰:何不少加黄芪?予笑不答。又经一宿,忽自言病顿愈。予脉之,觉指下稍盛。又半日,病者言膈上满,不觉饥,视其腹纹已隐矣。予曰:夜来药中,莫加黄芪否?曰:然。止与三帖。遂速与二陈汤加厚朴、枳壳、黄连,以泻其卫,三帖而安。(朱震亨《格致余论·治病先观形色然后察脉问证论》)

水肿医案

妇人足肿:黄柏、苍术、南星、红花、酒洗草龙胆、川芎、牛膝酒洗、生地

黄。(朱震亨《金匮钩玄·卷二·脚气》)

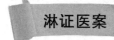
淋证医案

郑廉使之子,年十六,求医曰:我生七个月患淋病,五日、七日必一发。其发也大痛,扪地叫天,水道方行,状如漆和粟者,约一盏许,然后定。诊其脉轻则涩,重则弦。视其形瘦而稍长,其色青而苍。意其父必因多服下部药,遗热在胎,留于子之命门而然。遂以紫雪和黄柏细末,丸梧子大,晒十分干,而与二百丸作一服,率以热汤下,以食物压之,又经半日,痛大作,连腰腹,水道乃行,下如漆和粟者一大碗许,其病减十分之八。后张子忠以陈皮一两,桔梗、木通各半两,作一帖与之,又下漆粟者一合许遂安。父得燥热且能病子,况母得之者乎? 余书此以证东垣红丝瘤之事。(朱震亨《格致余论·秦桂丸论》)

癃闭医案

一妇人脾痛,后患大小不通,此是痰隔中焦,气滞于下焦。二陈汤加木通,初吃后,祖再煎服吐之。(朱震亨《金匮钩玄·卷二·小便不通》)

遗精医案

镇海万户萧伯善公,以便浊而精不禁,亲与试之有效。(朱震亨《格致余论·倒仓论》)

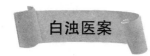
白浊医案

一妇人年近六十,形肥,奉养膏粱,饮食肥美,中焦不清,浊气流入膀

胱,下注白浊,白浊即是湿痰也。(朱震亨《金匮钩玄·浊》)

一人便浊,常有半年,或时梦遗,形搜,作心虚,主治珍珠粉丸和匀定志丸服。(朱震亨《金匮钩玄·浊》)

痰饮医案

予事老母,固有愧千古者,然母年逾七旬,素多痰饮,至此不作。节养有道,自谓有术。只因大便燥结时,以新牛乳、猪脂和糜粥中进之,虽以暂时滑利,终是腻物积多。次年夏时,郁为黏痰,发为胁疮。连日作楚,寐兴陨获。为之子者,置身无地,因此苦思而得节养之说。时进参、术等补胃、补血之药,随天令加减,遂得大腑不燥,面色莹洁,虽觉瘦弱,终是无病。老境得安,职此之由也。因成一方,用参、术为君,牛膝、芍药为臣,陈皮、茯苓等为佐。春加川芎;夏加五味、黄芩、麦门冬;冬加当归身、倍生姜。一日或一帖或二帖,听其小水才觉短少,便进此药。小水之长如旧,即是却病捷法。(朱震亨《格致余论·养老论》)

族叔祖年七十,禀甚壮,形甚瘦,夏末患泄利,至深秋百方不应。予视之曰,病虽久而神不粹,小便涩少而不赤,两手脉俱涩而颇弦,自言膈微闷,食亦减。因悟曰:此必多年沉积,僻在胃肠。询其平生喜食何物,曰:我喜食鲤鱼,三年无一日缺。予曰:积痰在肺。肺为大肠之脏,宜大肠之本不固也。当与澄其源而流自清。以茱萸、陈皮、青葱、蓖苜根、生姜,煎浓汤和以沙糖饮一碗许,自以指探喉中,至半时辰,吐痰半升许如胶,是夜减半。次早又饮,又吐半升而利止。又与平胃散加白术、黄连,旬日而安。(朱震亨《格致余论·治病必求其本论》)

汗证医案

一色目妇人,年近六十,六月内常觉恶寒战栗,喜啖热御绵,多汗如雨,其形肥肌厚,已服附子二十余,但浑身痒甚,两手脉沉涩,重取稍大,知其热甚而血虚也。以四物汤去川芎,倍地黄,加白术、黄芪、炒柏、生甘草、人参,每帖二两重。方与一帖,腹大泄、目无视、口无言,予知其病热深,而药无反佐之过也。仍取前药熟炒与之,盖借火力为向导,一帖利止,四帖精神回,十帖病全安。(朱震亨《局方发挥》)

痹症医案

邻鲍六,年二十余,因患血痢,用涩药取效。后患痛风,叫号撼邻。予视之曰:此恶血入经络证。血受湿热,久必凝浊,所下未尽,留滞隧道,所以作痛。经久不治,恐成偏枯。遂与四物汤加桃仁、红花、牛膝、黄芩、陈皮、生甘草,煎入生姜,研潜行散,入少酒饮之数十帖。又与刺委中,出黑血近三合而安。或曰:比见邻人用草药研酒饮之不过数帖,亦有安者,如子之言,类皆经久取效,无乃太迂缓乎?予曰:此劫病草药,石上采石丝为之君,过山龙等佐之,皆性热而燥者,不能养阴却能燥湿。病之浅者,湿痰得燥则开,热血得热则行,亦可取效。彼病深而血少者,愈劫愈虚,愈劫愈深,若朱之病是也。予以我为迂缓乎?(朱震亨《格致余论·痛风论》)

又朱宅内,年近三十,食味甚厚,性躁急,患痛风,挛缩数月,医祷不应。予视之曰:此挟痰与气证,当和血疏气导痰,病自安。遂以潜行散入生甘草、牛膝、炒枳壳、通草、陈皮、桃仁、姜汁,煎服半年而安。(朱震亨《格致余论·痛风论》)

痿证医案

东阳吴子方,年五十,形肥味厚,且多忧怒,脉常沉涩,自春来得痰气病。医认为虚寒,率与燥热香窜之剂,至四月间两足弱,气上冲,饮食减。召我治之,予曰:此热郁而脾虚,痿厥之证作矣,形肥而脉沉,未是死证。但

药邪太盛,当此火旺,实难求生。且与竹沥下白术膏尽二斤,气降食进,一月后大汗而死。(朱震亨《格致余论·涩脉论》)

司丞叔,平生脚自踝以下常觉热,冬不可加绵于上,常自言曰:我禀质壮,不怕冷。予曰:此足三阴之虚,宜早断欲事,以补养阴血,庶乎可免。笑而不答,年方五十,患痿,半年而死。(朱震亨《格致余论·恶寒非寒病恶热非热病论》)

吾师许文懿始病心痛,用药燥热香辛,如丁、附、桂、姜辈,治数十年而足挛痛甚,且恶寒而多呕。甚而至于灵砂、黑锡、黄芽、岁丹,继之以艾火十余万。又杂治数年而痛甚,自分为废人矣,众工亦技穷矣,如此者又数年。因其烦渴、恶食者一月,以通圣散与半月余,而大腑逼迫后重,肛门热气如烧,始时下积滞如五色烂锦者,如柏烛油凝者,近半月而病似退,又半月而略思谷,而两足难移,计无所出。至次年三月,遂作此法(指倒仓法:用肥黄公牛肉一二十斤,长流水煮糜烂,融入汤中为液,以布滤出渣滓,取净汁,再入锅中,文火熬成琥珀色。每次饮一钟,少时又饮,如此者积数十钟。寒月则重汤温而饮之。病在上者,欲其吐多;病在下者,欲其利多;病在中者,欲其吐下俱多。全在活法,而为之缓急多寡也。须先置一室,明快而不通风者,以安病患。视所出之物,可尽病根则止。吐利后,或渴不得与汤,其小便必长,取以饮病者,名曰轮回酒。与一二碗,非唯可以止渴,抑且可以涤濯余垢。睡一二日,觉饥甚,乃与粥淡食之。待三日后,始与少菜羹自养,半月觉精神焕发,形体轻健,沉疴悉安矣。其后须忌食牛肉五年。朱震亨解释说:牛,坤土也。黄,土之色也。以顺为德,而效法乎健。以为功者,牡之用也。肉者,胃之乐也。熟而为液,无形之物也。横散入肉络,由肠胃而渗透肌肤、毛窍、爪甲,无不入也。积聚久则形质成,根据附肠胃回薄曲折处,以为栖泊之窠臼,阻碍津液气血,熏蒸煿灼成病。自非剖肠刮骨之神妙,孰能去之?又岂合勺铢两之丸散?所能窍犯其藩墙户牖乎?窃详肉液之散溢,肠胃受之,其浓皆倍于前,有似乎肿,其回薄曲折处,非复向时之旧,肉液充满流行,有如洪水泛涨,其浮莝陈朽,皆推逐荡漾,顺流而下,不可停留。表者因吐而汗,清道者自吐而涌,浊道者自泄而去。凡属滞碍,一洗而定。牛肉全重浓和顺之性,盎然涣然,润泽枯槁,补益虚损,宁无精神涣发之乐乎? 正似武王克商之后,散财发粟,以赈殷民之仰望也。其方出于西域之异人,人于中年后亦行一二次,亦却疾养寿之一助也。——编者注),节节如应,因得为全人。次年再得一男,又十四年以寿终。(朱震亨《格致余论·倒仓论》)

下肢疼痛痹症医案

东阳傅文,年逾六十,性急作劳,患两腿痛甚,动则甚痛。予视之曰:此兼虚证,当补血温血,病当自安。遂与四物汤加桃仁、陈皮、牛膝、生甘草,煎入生姜研潜行散,热饮,三四十帖而安。(朱震亨《格致余论·痛风论》)

疟疾医案

前岁宪金詹公,禀甚壮,形甚强,色甚苍,年近六十,二月得痎疟,召我视之。知其饮于醴肥者,告之曰:须远色食淡,调理浃月,得大汗乃安。公不悦。一人从旁曰:此易耳,数日可安。与劫药三五帖,病退。旬日后又作,又与又退,绵延至冬,病犹未除,又来求治。予知其久得药,痰亦少,惟胃气未完,又天寒汗未透,遂以白术粥和丸与二斤,令其遇饥时且未食,取一二百丸,以热汤下,只与白粥调养,尽此药,当大汗而安。已而果然。如此者甚多,但药略有加减,不必尽述。(朱震亨《格致余论·痎疟论》)

予族叔形色俱实,痎疟又患痢,自恃强健能食,绝无忌惮。一日召我曰:我虽病,却健而能食,但苦汗出耳! 汝能止此汗否? 予曰:痎疟非汗出不能愈也。可虑者正在健与能食耳! 此非痢也。胃热善消,脾病不化,食积与病势已甚矣。此时节择饮食以养胃气,省出入以避风寒,候汗透而安。叔曰:世俗谓无饱死痢,我今能食,何谓可虑? 余曰:痢而能食者,知胃气未病也,故言不死,非谓恣食不节择者。不从所言,恣口大嚼,遇渴又多啖水果,如此者月余后,虽欲求治,不可着手矣。淹淹又月余而死。《内经》以骄恣不伦于理,为不治之病。信哉!(朱震亨《格致余论·大病不守禁忌论》)

 脱证医案

浦江郑兄,年近六十,奉养受用之人也。仲夏久患滞下,而又犯房劳。忽一晚正走厕间,两手舒撤,两眼开而无光,尿自出,汗如雨,喉如拽锯,呼吸甚微,其脉大而无伦次,无部位,可畏之甚。余适在彼,急令煎人参膏,且与灸气海穴,艾住如小指大,至十八壮,右手能动,又三壮,唇微动;参膏亦成,遂与一盏,至半夜后尽三盏,眼能动;尽二斤方能言而索粥;尽五斤而利止;十斤而安。(朱震亨《局方发挥》)

第二节　妇科医案

闭经医案

　　一婢,色紫稍肥,性沉多忧,年近四十,经不行三月矣。小腹当中有一气块,初起如栗,渐如炊饼。予脉之,两手皆涩,重取却有。试令按其块,痛甚,扪之高半寸,遂与千金消石丸。至四五次,彼忽自言乳头黑且有汁,恐有娠。予曰:非也,涩脉无孕之理。又与三五帖,脉之稍觉虚豁。予悟曰:药太峻矣,令止前药。与四物汤倍加白术,佐以陈皮。至三十帖,候脉完再与消石丸。至四五次,忽自言块消一晕,便令莫服。又半月,经行痛甚,下黑血半升,内有如椒核数十粒,乃块消一半,又来索药,以消余块。余晓之曰:勿性急。块已开矣,不可又攻。若次月经行,当尽消矣。次月经行,下少黑血块,又消一晕,又来问药。余曰:但守禁忌,至次月必消尽。已而果然。大凡攻击之药,有病则病受之。病邪轻而药力重,则胃气受伤。夫胃气者,清纯冲和之气也。唯与谷、肉、菜、果相宜。盖药石皆是偏胜之气,虽参、芪辈为性亦偏,况攻击之药乎?此妇胃气自弱,好血亦少,若块尽而却药,胃气之存者几希矣。议论此至,医云乎哉?(朱震亨《格致余论·病邪虽实胃气伤者勿使攻击论》)

转胞医案

　　一日吴宅宠人患此,脉之两手似涩,重取则弦,然左手稍和。余曰:此得之忧患,涩为血少气多,弦为有饮,血少则胞弱而不能自举,气多有饮,中焦不清而溢,则胞之所避而就下,故坠。遂以四物汤加参、术、半夏、陈皮、生甘草、生姜,空心饮,随以指探喉中,吐出药汁。俟少顷气定,又与一帖。次早亦然。如是与八帖而安。此法未为的确,恐偶中耳!后又历用数人亦效。未知果如何耶?仲景云:妇人本肥盛且举自满,全羸瘦且举空减,胞系了戾,亦致胞转。其义未详,必有能知之者。(朱震亨《格致余论·胎妇转胞病论》)

妊娠发热医案

予之次女,形瘦性急,体本有热,怀孕三月,适当夏暑,口渴思水,时发小热,遂教以四物汤加黄芩、陈皮、生甘草、木通,因懒于煎煮,数帖而止。(朱震亨《格致余论·慈幼论》)

滑胎医案

予见贾氏妇,但有孕至三个月左右必堕。诊其脉,左手大而无力,重取则涩,知其少血也。以其妙年,只补中气,使血自荣。时正初夏,教以浓煎白术汤下黄芩末一钱,服三四十帖,遂得保全而生。因而思之,堕于内热而虚者,于理为多。曰热曰虚,当分轻重。好生之工,幸毋轻视。(朱震亨《格致余论·胎自堕论》)

难产医案

世之难产者,往往见于郁闷安佚之人,富贵奉养之家。若贫贱辛苦者无有也。方书止有瘦胎饮一论,而其方为湖阳公主作也,实非极至之言。何者?见有此方,其难自若。予族妹苦于难产,后遇胎孕,则触而去之,余甚悯焉。视其形肥而勤于针指,构思旬日,忽自悟曰:此正与湖阳公主相反。彼奉养之人，其气必实，耗其气使和平，故易产。今形肥知其气虚，久坐知其不运，而其气愈弱。久坐胞胎因母气不能自运耳。当补其母之气，则儿健而易产。今其有孕至五六个月，遂于《大全方》紫苏饮加补气药，与十数帖，因得男而甚快。后遂以此方随母之形色性禀，参以时令加减与之，无不应者。因名其方曰大达生散。（朱震亨《格致余论·难产论》）

产后小便失禁医案

一日有徐姓妇，壮年得此。因思肌肉破伤，在外者且可补完，胞虽在腹，恐亦可治。遂诊其脉，虚甚。曰：难产之由，多是气虚，难产之后血气尤虚，试与峻补，因以参、术为君，芎、归为臣，桃仁、陈皮、黄芪、茯苓为佐，而煎以猪羊胞中汤，极饥时饮之，但剂率用一两，至一月而安。盖是气血骤长，其胞自完。恐稍迟缓，亦难成功。（朱震亨《格致余论·难产胞损淋沥论》）

乳岩医案

予族侄妇年十八时，曾得此病（乳岩。——编者注），察其形脉稍实，但性躁急，伉俪自谐，所难者后姑耳！遂以本草单方青皮汤，间以加减四物汤，行以经络之剂，两月而安。（朱震亨《格致余论·乳硬论》）

第三节　儿科医案

喘证医案

东阳张进士次子二岁，满头有疮，一日疮忽自平，遂患痰喘。予视之曰：此胎毒也。慎勿与解利药。众皆愕然。予又曰：乃母孕时所喜何物？张曰：辛辣热物是其所喜。因口授一方，用人参、连翘、芎、连、生甘草、陈皮、芍药、木通浓煎，沸汤入竹沥与之，数日而安。或曰：何以知之？曰：见其精神昏倦、病受得深，决无外感，非胎毒而何？（朱震亨《格致余论·慈幼论》）

痫证闭经医案

陈氏女，八岁时得痫病，遇阴雨则作，遇惊亦作，口出涎沫，声如羊鸣。予视之曰：此胎受惊也。其病深痼，调治半年，病亦可安。仍须淡味以佐药功。与烧丹元，继以四物汤入黄连，随时令加减，半年而安。（朱震亨《格致余论·慈幼论》）

食积腹痛医案

一小儿好吃粽，成腹痛。黄连、白酒，药为末，调服乃愈。（朱震亨《金匮钩玄·卷三·鼻赤》）

豆疮经医案

从子六七岁时患痘疮,发热,微渴,自利。一小方脉视之,用木香散,每帖又增丁香十粒。予切疑焉。观其出迟,固因自利而气弱;察其所下,皆臭滞陈积,因肠胃热蒸而下也。恐非有寒而虚,遂急止之,已投一帖矣。继以黄连解毒汤加白术,与十帖,以解丁香之热,利止疮亦出。其后肌常有微热,而手足生痈疖,与凉剂调补,逾月而安。(朱震亨《格致余论·痘疮陈氏方论》)

疮疡医案

其后此子(指朱震亨次女所生之子。——编者注)二岁,疮痍遍身,忽一日其疮顿愈,数日遂成疟疾。予曰:此胎毒也。疮若再作,病必自安。已而果然。若于孕时确守前方,何病之有?(本案上接:予之次女,形瘦性急,体本有热,怀孕三月,适当夏暑,口渴思水,时发小热,遂教以四物汤加黄芩、陈皮、生甘草、木通,因懒于煎煮,数帖而止。朱震亨认为其外孙所患疮疡与其次女妊娠时发热有关。——编者注)(朱震亨《格致余论·慈幼论》)

第四节 外科医案

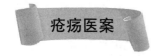
疮疡医案

余从叔父平生多虑,质弱神劳,年近五十,忽左膊外侧廉上起一小红肿，大约如栗。予视之曰：慎勿轻视，且生与人参大料作汤，得二三斤为好。人未之信，谩进小帖数服，未解而止。旬余值大风拔木，疮上起一道红，如线绕至背胛，直抵右肋。予曰：必大料人参少加当归、川芎、陈皮、白术等补剂与之。后与此方两阅月而安。（朱震亨《格致余论·痈疽当分经络论》）

李兄，年四十余而面稍白，神甚劳，忽胁下生一红肿如桃。一人教用神剂，众笑且排，于是流气饮、十宣散杂而进之。旬余召予视之，予曰：非惟不与补药，抑且多得解利，血气俱惫矣。已而果然。或曰：太阳经非多血少气者乎？何臀痈之生，初无甚苦，往往间有不救者，吾子其能治之乎？予曰：臀居小腹之后，而又在其下，此阴中之阴也。其道远，其位僻，虽曰多血，气运不到，气既不利，血亦罕来。中年之后，不可生痈，才有痛肿，参之脉证，但见虚弱，便与滋补，血气无亏，可保终吉。若用寻常驱热拔毒纾气之药，虚虚之祸，如指诸掌。（朱震亨《格致余论·痈疽当分经络论》）

东阳李兄，年逾三十，形瘦肤厚，连得忧患，又因作劳，且过于色，忽左腿外侧廉上，一红肿，其大如栗。一医问其大腑坚实，与承气两帖下之，不效。又一医教与大黄、朱砂、生粉草、麒麟竭，又二三帖。半月后召予视之，曰：事去矣。（朱震亨《格致余论·痈疽当分经络论》）

下疳医案

一邻人，年三十余，性狡而躁，素患下疳疮，或作或止。夏初患自利，膈上微闷，医与治中汤两帖，昏闷若死，片时而苏。予脉之，两手皆涩，重取略弦似数。予曰：此下疳疮之深重者。与当归龙荟丸去麝，四帖而利减。又与小柴胡去半夏，加黄连、芍药、川芎、生姜煎，五六帖而安。（朱震亨《格致余论·治病必求其本论》）

第五节　死亡医案

恶寒医案

进士周本道,年逾三十,得恶寒病,服附子数日而病甚,求予治。诊其脉弦而似缓,予以江茶入姜汁、香油些少,吐痰一升许,减绵大半,周甚喜。予曰:未也,燥热已多,血伤亦深,须淡食以养胃,内观以养神,则水可生而火可降。彼勇于仕进,一切务外,不守禁忌。予曰:若多与补血凉热,亦可稍安。内外不静,肾水不生,附毒必发。病安后,官于婺城,巡夜冒寒,非附子不可疗,而性怕生姜,只得以猪腰子作片,煮附子,与三帖而安。予曰:可急归。知其附毒易发。彼以为迂。半年后,果发背而死(本案在《局方发挥》中也有记录,但有出入:进士周本道,年近四十,得恶寒证,服附子数日而病甚,求余治。诊其脉弦而似缓,遂以江茶入姜汁、香油些少,吐痰一升许,减绵大半;又与通圣散去麻黄、大黄、芒硝,加当归、地黄,百余帖而安。——编者注)。(朱震亨《格致余论·恶寒非寒病恶热非热病论》)

言语错乱医案

金氏妇,壮年。暑月赴筵,妇乃姑询其坐次失序,遂赧然自愧,因成此病。言语失伦,其中又多间一句曰:奴奴不是。脉皆数而弦。余曰:此非邪,乃病也。但与补脾清热导痰,数日当自安。其家不信,邀数巫者,喷水而咒之,旬余而死。或问曰:病非邪而邪治之,何遽至于死?余曰:暑月赴宴,外境蒸热,辛辣适口,内境郁热,而况旧有积痰,加之愧闷,其痰与热,何可胜言。今乃惊以法尺,是惊其神而血不宁也;喷以法水,是审其体、密其肤,使汗不得泄也。汗不泄,则蒸热内燔;血不得宁,则阴消而阳不能独立也。不死何俟? 或曰:《外台秘要》有禁咒一科,庸可废乎? 予曰:移精变气乃小术耳,可治小病。若内有虚邪,外有实邪,当用正大之法,自有成式,昭然可考。然符水惟膈上热痰,一呷凉水,胃热得之,岂不清快,亦可取安。若内伤而虚,与冬严寒,符水下咽,必冰胃而致害。彼郁热在上,热邪在表,须以汗解。率得清冷,肤腠固密,热何由解? 必致内攻,阴阳离散,血气乖争,去死为近。(朱震亨《格致余论·虚病痰病有似邪祟论》)

暴死医案

余伯考形肥骨瘦,味厚性沉,五十岁轻于听信,忽于三月半赎春宣丸一帖,服之下两三行。每年率以为常。至五十三岁时,七月初炎热之甚,无病暴死。此岂非妄认春宣为春泻,而致祸耶? 自上召下曰宣,宣之一字,吐也明矣。张子和先生已详论之,昔贤岂妄言哉! 详之审订无疑。后之死者,又有数人,愚故表而出之,以为后人之戒! (朱震亨《格致余论·春宣论》)

第六节　选录医案

虚损医案

罗先生治一病僧,黄瘦倦怠,罗公诊其病,因乃蜀人,出家时其母在堂,及游浙右经七年。忽一日,念母之心不可遏,欲归无腰缠,徒而朝夕西望而泣,以是得病。时僧二十五岁,罗令其隔壁泊宿,每日以牛肉、猪肚、甘肥等,煮糜烂与之。凡经半月余,且时以慰谕之言劳之。又曰:我与钞十锭作路费,我不望报,但欲救汝之死命尔!察其形稍苏,与桃仁承气,一日三帖下之,皆是血块痰积方止。次日只与熟菜、稀粥,将息又半月,其人遂如故。又半月余,与钞十锭遂行。(朱震亨《格致余论·张子和攻击注论》)

附：冠名丹溪医案

一、内科医案

感冒医案

一老人饥寒作劳,患头疼,恶寒,发热、骨节疼、无汗,妄语,自服参苏饮取汗,脉洪数而左甚。此胃虚作劳,阳明虽受寒气,不可攻击,当大补其虚,俟胃气充实,必自汗而解。以参、黄、芪、归、术、陈皮、炙甘草,每帖加附一片。服五帖,诸证虽解,但口稍干、热未退。乃去附加芍药,渐思食,精爽。间与肉羹,汗自出,热退。(《丹溪纂要·卷之一·第四内伤》)

一男子素嗜酒,困感寒,倦怠不思食,半月后大发热、恶寒,遍身痛。脉浮大,按之豁然,左为甚。此极虚受寒,以人参为君,黄芪、芍药、归身为臣,苍术、陈皮、通草、干葛为佐,大剂与之。五帖,汗如雨,凡三易被,得睡而愈。(《丹溪纂要·卷之一·第四内伤》)

一男子素嗜酒,因衣薄冒风寒,遂觉倦怠,不思食者半月,至睡,徒大发热,痛如被杖,微恶寒,天明诊之,六脉浮大,按之豁豁然,左为甚,作极虚受风寒治之。以人参为君,白术、黄芪、当归身为臣,苍术、甘草、陈皮、通草、

葛根为佐使,与之。至五贴后,周身汗出如雨,凡三易被,觉来诸证悉除。(《丹溪治法心要·卷一·伤风第十二》)

一人旧有下疳疮,忽头痛、发热、自汗,众作伤寒治、反剧。脉弦甚、七至,重则涩。余曰:此病在厥阴而与证不对,以小柴胡加草龙胆、胡黄连,热服。四帖而安。(《丹溪纂要·卷之一·第二伤寒》)

伤寒医案

一人,年二十九,患伤寒,头疼胁疼,四肢痛,胸膈痛,小柴胡汤加羌活、桔梗、香附、枳壳。(《丹溪治法心要·附:医案拾遗》)

一人,年三十六,患伤寒咳嗽,夜发昼可,作阴虚治之;补中益气加天冬、麦冬、贝母、五味。(《丹溪治法心要·附:医案拾遗》)

一人患伤寒,发热如火,口干饮水,小柴胡去半夏加干葛、天花粉。(《丹溪治法心要·附:医案拾遗》)

一人患伤寒,腰疼左脚似冰,小柴胡加黄柏、杜仲、牛膝。(《丹溪治法心要·附:医案拾遗》)

一人年三十四,患伤寒发热,身如芒刺痛,四物汤加参、芪、术、生地、红花。(《丹溪治法心要·附:医案拾遗》)

一人年五十六,好饮酒,患伤寒,发热口干,似火烧,补中益气汤加鸡拒子、当归、川芎、芍药、地黄汁、甘蔗汁。(《丹溪治法心要·附:医案拾遗》)

一少年贫劳,冬患恶寒吐血二三日,六脉紧涩、食减、中痞。医投温胆汤、枳壳汤,三日后发潮热,口干、不渴、有痰。询知其悲泣忍饥、霜中渡水,以小建中汤去芍药加桔梗、陈皮、半夏,四帖而安。(《丹溪纂要·卷之一·第二伤寒》)

中暑医案

一人年五十余,六月间,发热,大汗、恶寒,战栗不自禁,持且烦渴,此暑

病也。脉皆虚微细弱而数。其人好赌,致劳而虚,遂以人参作汤,调人参四苓散,八帖而安。(《丹溪治法心要·卷一·暑第五》)

一人夏大发热、谵语,胶体莫举,喜冷饮,脉洪大而数。以黄芪、茯苓浓煎如膏,用凉水调服三四次后,昏卧如死,气息如常,次日方醒而愈。(《丹溪纂要·卷之一·第五暑》)

一人夏发热、大汗、恶寒、战栗、烦渴,此暑病也。脉虚微而数,其人好赌致劳而虚,以人参作汤,调辰砂四苓散八帖而安。(《丹溪纂要·卷之一·第五暑》)

一少年暑月因大劳而渴,恣饮梅浆,又连大惊,病似邪鬼,脉虚弦而带沉数。数为有热,虚弦是惊,又梅浆郁中脘。补虚,清热,导去痰滞乃可。遂与参、术、陈皮、茯苓、芩、连,并入竹沥、姜汁,旬日未效。以前药入荆沥,又旬日而安。(《丹溪纂要·卷之三·第五十九邪祟》)

发热医案

一肥白人年壮,因劳倦成病。秋间发大热,已服柴胡等药七八帖矣,两手脉洪数而实,观其形色,知其脉本不实,以服凉药所致。因与温补药,黄芪附子汤冷饮。三帖,困睡微汗而解,脉亦稍软。继以黄芪白术汤,脉渐敛小而愈。是肥白人虚也。(《丹溪纂要·卷之一·第四内伤》)

一男子二十三岁,因酒肉发热,用青黛、瓜蒌仁,入姜汁,每以七桃入口数口,三月而愈。(《丹溪摘玄·卷十五·发热门》)

一男子年二十三,因饮酒发热,用青黛、瓜蒌仁,研入姜汁,日饮数匙,三日而愈(《丹溪心法·卷三·发热四十七》《丹溪逸书·丹溪心法类集·卷之三·秋集·发热七十》《丹溪摘玄·卷十七·积热门》《丹溪纂要·卷之一·第七火热》均录有本案。——编者注)。(《丹溪治法心要·卷四·寒热第五十七》)

一男子年二十余岁,四月内因饮酒发热,乃酒毒在内,又为房劳,气血虚乏及食狗肉,用补气血之剂,如葛根以解酒毒,服之微汗出,反懈怠热如故,思气血虚未禁,葛根之散必得鸡距子方解其毒,遂于煎药中加之得愈。(《丹溪摘玄·卷十七·积热门》)

一男子年十九,凡农作不惮劳,忽一日大发热而渴,恣饮水数碗,次早热退,目不识人,言谬误自言,腹肚不能转侧,饮食不进,身转掉不能。又至二日来告急。脉两手涩而大,右为甚,于气海灸三十壮,用白术二钱、黄芪二钱、熟附一片、陈皮半钱,与十帖不效,反增发微渴,余证仍在,却进少粥,此气豁和而血未应也。于前药去附子,加酒归以和血,因有热加人参一钱半,与三十帖而安。(《丹溪治法心要·卷四·寒热第五十七》)

一男子者廿二岁,因酒发热,用青黛、瓜蒌仁,入姜泥,每口以数勺入日中,二日而愈。(《海外回归中医善本古籍丛书·第五册·丹溪秘传方诀·卷之六·发热》)

一人,天明时发微寒便热至晚,两腋汗出手足热甚,则胸满拘急,大便实而能食,似劳怯病者,脉不数,但弦细而沉,询知因怒气得者,但用大柴胡汤,惟胸背拘急不燥,后用二陈汤加羌活、防风、黄芩、红花。(《丹溪治法心要·卷四·寒热第五十七》)

一人,五十三岁,患发热如火,此人平日好酒色,补中益气加黄柏、知母,多用参、术。(《丹溪治法心要·附:医案拾遗》)

一人内弱,本劳苦得,汗下后大虚,脉细数,热如大灸,气短促,人参、当归、白术、黄芪、甘草、五味子、知母、竹叶、水与童便煎服,两帖而安。大病虚脱,本是阴虚,用药灸丹田以补阳,阳生阴长故也。不可用附子止,可用人参多服。(《丹溪治法心要·卷一·时病第十三》)

一人年二十余,九月间发热头痛,妄言见鬼,医与小柴胡十余帖,而热愈甚。其形肥,脉弦大而数,左大甚,遂作虚治之。以人参、白术为君,茯苓、芍药为臣,黄为佐,加附子一片为使,与二帖证不减。或言脉数大,狂热,又大渴,附子恐误。予曰:虚甚,误投寒凉之药,人肥,而左大于右,事急矣,非附子一片,行参、术,乌能有急救乎?再与一帖,乃去附子而作大剂,

与五十余帖,得大汗而愈,自又补养两月,气体犹未安。(《丹溪治法心要·卷四·寒热第五十七》)

一人年十七,出痘发热而昏倦甚,脉大而似数,与参、术、归、陈皮,大料浓汤饮之,二十帖痘出,又与二十帖,则脓胞成,身无全肤,或用陈氏本方与之,予曰但虚无寒,又与前方,至六十帖而安。(《丹溪治法心要·卷八·小儿科·痘疹第四》)

一人因吃面,遍身痛,发热,咳嗽有痰:用苍术一钱半,陈皮一钱,半夏一钱,羌活五分,茯苓五分,防风五分,黄芩五分,川芎五分,甘草二分。上作一服,姜三片煎,半饥半饱时服。(《丹溪治法心要·卷三·卷四·伤食第五十》)

一人因酒肉多发热,青黛、瓜蒌仁、姜汁,右三味,捣,每日以数匙入口中,三日愈。(《丹溪治法心要·卷三·卷四·伤食第五十》)

一少年发热而昏,耳目不闻,见脉豁大而略数,知其为劳伤矣。以人参、黄芪、当归、白术、陈皮,大料浓煎,与十余帖疮始出,又二十余帖,成脓泡,无完肤。或谓合用陈氏全方。予曰:虚耳,无寒也。又数十帖而安。后询其先数日劳力出汗甚多,若用陈氏方,宁无后悔。(《丹溪纂要·卷之四·第七十八小儿证》)

一少年九月间发热、头疼、妄语、大渴。医与小柴胡十余贴,热愈甚。予诊视形肥、脉数大左甚,以参术为君,茯苓、芍药、黄芪为佐,附一片为使。与二贴,不愈。或谓不当用附,予曰:虚甚误投寒药,人肥而脉左大于右,事急矣,非附子则参芪焉能有急效?再一贴,乃去附作大剂,与五、十帖,大汗而愈。(《丹溪纂要·卷之一·第四内伤》)

郑兄年二十余,秋初发热,口渴妄言,病似鬼邪。八日后,两脉洪数而有力,形肥而白,筋骨稍露脉搏手,必凉药所致,此劳倦病,温补自安。已得柴胡七八帖矣,未效,因与黄芪附子汤,冷与饮之,三帖后,微汗得睡,脉亦软,后又继之,以黄芪白术汤调补十日安,又加陈皮,与半月复归。(《丹溪治法心要·卷三·卷四·寒热第五十七》)

恶寒医案

进士周本道年三十余,得畏寒病,服附子数百而病甚,求治,脉弦而似缓,予以江茶入姜汁、香油些少,吐痰一升许,减缓太半,及与防风通圣散去大黄、芒硝,加地黄,百余帖而安。周甚喜,予曰:未也燥热,已多血伤,亦深须淡食以养胃,内观以养神,则水可生而火可降,彼方勇于仕进,一切务外,不守禁忌。予曰:若多与补血凉药亦可稍安,内外不静,肾水不生,附毒必受病,安之后官于婺城巡夜,胃寒非附子不可疗,而性怕生姜,只得猪腰子作片,煮附子三帖愈。予曰:可急归,知其附毒易发,彼以为愈。半年后,果疽发背而死。(《丹溪治法心要·卷四·寒热第五十七》)

吕亲善饮不固,且好色,年半百,一日大恶寒,发战,渴不多饮,脉大而弱,右关稍实略数,重按涩,盖酒热内郁,由表实而下虚也。以黄芪倍干葛煎汤与之,尽五六帖,大汗而安。(《丹溪治法心要·卷四·寒热第五十七》)

一妇人恶寒,用苦参、赤小豆各一钱为末,齑水调服。探吐之后,用川芎、南星、苍术、黄芩为末,曲糊丸桐子大。服五六十丸,白汤下(《丹溪治法心要·卷三·卷四·寒热第五十七》中也录有本案。——编者注)。(《丹溪逸书·丹溪心法类集·卷之三·秋集·恶寒七十一》)

一妇人恶寒,用苦参、赤小豆各一钱为末,齑水调服。探吐之后,用川芎、南星、苍术、酒炒黄芩,为末,曲糊丸,服五六十丸,白汤下。冬月,芩减半,加姜汁调,曲煮糊丸。(《丹溪心法·卷三·恶寒四十八》)

一妇人虚羸盗汗,恶寒,用吴茱萸鸡子大,酒三升浸半日,煮服。(《丹溪治法心要·卷三·卷四·寒热第五十七》)

一老妇肥厚,夏恶寒战栗。咳热御绵,大汗。已得附子三十余,浑身痒甚。脉沉涩,重取稍大。知其热甚而血虚也。以四物汤去芎,倍地黄加白术、黄芪、炒檗、生甘草,人参,每帖二两。腹大泄,目无视,口无言,知其热

深,药无反佐之过也。以前药熟炒,与一帖,利止。四帖精神回,十帖全愈。(《丹溪纂要·卷之二·第三十二恶寒》)

一男子因气有痰,恶寒。南星三分、香附一斤、砂仁八分、乌药六两、茯苓一钱,上锉,水、姜五片煎。(《丹溪摘玄·卷十五·恶寒门》)

一女子恶寒,用苦参一钱,赤小豆一钱,水探吐。后用川芎、苍术、南星、黄芩酒糊丸服。(《丹溪纂要·卷之二·第三十二恶寒》)

一女子恶寒,用苦参一钱、赤小豆一钱,末之,畜汁水调,吐之。后用川芎、苍术、南星、酒黄芩,上末之,酒面糊丸。(《丹溪摘玄·卷十五·恶寒门》)

一人患伤寒,冷到膝,补中益气汤加五味子,倍用人参服之,愈。(《丹溪治法心要·附:医案拾遗》)

一人六月得患恶寒,大便燥结,不敢见风,人肥实,起居如常,大承气汤。(《丹溪治法心要·卷四·寒热第五十七》)

一人形瘦色黑,素多酒,不困。年半百有别馆。一日大恶寒,岁战,口渴不饮,脉大而弱,右关稍实略数,重则涩。此酒热内郁,不得外泄,由表热而虚也。黄芪二两,干葛一两,煎饮之,大汗而愈。有阳虚而恶寒者,用参芪之类,甚者少加附子。(《丹溪纂要·卷之二·第三十二恶寒》)

一壮年患恶寒,多服附子,病甚。以江茶入姜汁,香油些少,吐痰一升。减绵衣大半。又与通圣散去麻黄、大黄、芒硝,加地黄、当归,百帖而安。知其躁热已多,血伤亦深,须淡食以养胃,内观以养神,则水可生,火可降,必多服补血凉药乃可,否则附毒必发。彼以为迂,后果发背而死。(《丹溪纂要·卷之二·第三十二恶寒》)

咳嗽医案

一妇人积嗽,腹有块,内蒸热。贝母、瓜蒌、南星、香附各一两,姜黄、兰实各二钱五分,白术一两。(《丹溪治法心要·卷一·咳嗽第十八》)

一妇人积痰嗽：黄芩、黄连、香附、贝母、瓜蒌、生甘草、陈皮、茯苓、白术、知母、杏仁、桑白皮。（《丹溪治法心要·卷一·咳嗽第十八》）

一男子，年二十岁，因连夜劳倦不得睡，感寒嗽痰，痰如黄白脓，嗽声不出，时初春大寒，与小青龙汤四帖，觉咽喉有丝，血腥气逆上，血线自口中左边一条，顷遂止。如此每昼夜十余次，其脉弦大散弱，左大为甚，人倦而苦于嗽，予作劳倦感寒。盖始因强与甘辛燥热之剂，以动其血，不急治恐成肺痿，遂与人参、黄芪、当归身、白术、芍药、陈皮、炙甘草、生甘草、不去节麻黄，煎熟又藕汁治之。两月而病减嗽止。却于前药去麻黄，又与四帖而血止。脉大散尚未收敛，人亦倦甚食少，遂于前药去藕汁，加黄芩、缩砂、半夏，至半月而安。（《丹溪治法心要·卷一·咳嗽第十八》）

一人患干咳嗽、声哑，用人参、橘红各一钱半，白术二钱半，夏曲一钱，茯苓、桑白皮、天门冬各七分、甘草、青皮各三分五帖后去青皮、五味二十五粒，知母、地骨皮、瓜蒌子、桔梗各五分，作一帖，入姜煎。夏加黄芩五分仍与四物入童便、竹沥、姜汁并炒、黄柏二药昼夜相间服，两月声出而愈。（《丹溪纂要·卷之一·第十咳嗽》）

一人患咳嗽、恶风寒、胸痞满、口稍干、心微痛、脉浮紧而数，左大于右。盖表盛里虚，闻其素嗜酒肉有积，后因行房涉寒，冒雨忍饥，继以饱食。先以人参四钱、麻黄连根节一钱半或云此丹溪神方与二三帖，嗽止寒除。改用厚朴、枳实、青陈皮、瓜蒌、半夏为丸与二十服，参汤送下，痞除。（《丹溪纂要·卷之一·第十咳嗽》）

一人久嗽吐红、发热消瘦，众以为瘵，百方不应。予视之脉弦数日轻夜重，用倒仓法而愈，次年生子。（《丹溪纂要·卷之二·第三十劳瘵》）

一人痰积郁嗽。贝母、黄芩、香附、瓜蒌、青皮（各一两半）。（《丹溪治法心要·卷一·咳嗽第十八》）

一人体肥膏粱饮酒，当劳倦发，咽痛鼻塞痰嗽，凉膈散加桔梗、荆芥、南星、枳实。（《丹溪治法心要·卷一·咳嗽第十八》）

一壮年患嗽而咯血，发热肌瘦。医用补药数年而病甚，脉涩。此因好色而多怒，精神耗少，又补塞药，多荣卫不行，瘀血内积，肺气壅遏，不能下降。治肺壅非吐不可，精血耗非补不可，唯倒仓法二者兼备。但使吐多于得耳。兼灸肺俞二穴在三椎骨下，横过各一寸半。（《丹溪纂要·卷之三·第五十三吐血咳血唾血咯血》）

一壮年因劳倦不得睡，患嗽痰如脓，声不出。时春寒，医与小青龙汤。喉中有血丝，腥气逆上，渐多，有血线自口右边出，昼夜十余次，脉弦大散弱，左大。为其此劳倦感寒，强以辛甘燥热之剂动其血，不治恐成肺痿。以参、芪、归身、白术、芍药、陈皮、生甘草带节、麻黄煎，入藕汁服之，二日而嗽止。乃去麻黄，与四日而血除。但脉散未收，食少，倦甚。前药除藕汁加黄芩、砂仁、半夏，半月而愈。（《丹溪纂要·卷之三·第五十三吐血咳血、唾血、咯血》）

喘证医案

一妇人，六七个月痰嗽喘急不卧，专主肺：北柴胡三钱，麻黄二钱，石膏二钱，桑白皮一钱，甘草半钱，黄芩钱半，一汗而愈。后服五味子、甘草、桑皮、人参、黄芩。（《丹溪治法心要·卷二·喘第二十》）

一老人久喘，新秋患痢。数日咳逆作，脉豁大。以其形瘦可治。用参术汤下大补丸，以补血而安。（《丹溪纂要·卷之二·第十九咳逆》）

一女子性躁、味厚。暑月因大怒而咳逆作。举身跳动，神昏。视其形气实，一云膈上有痰，怒气连郁，痰热相搏，气不得降，非吐不可。以人参芦煎饮，大吐顽痰数碗，大汗昏睡，一日而安。人参入手太阴，补阳中之阴。芦则反是，大泻太阴之阳。女子暴怒气上，肝主怒，肺主气，怒则气逆，肝木乘火侮肺，故咳逆而神昏。今痰尽、气降、火衰，金气复位，胃气得和而解。（《丹溪纂要·卷之二·第十九咳逆膈》）

一人喘。南星、半夏、杏仁、瓜蒌仁、香附、陈皮、青黛、萝卜子，皂角灰酒丸。（《海外回归中医善本古籍丛书·第五册·丹溪秘传方诀·卷之

十·杂录用药科》)

一人因久病心痛、咽酸,治愈后,至春中脘微胀,面青、气喘。意谓久病衰弱,木气凌脾,以索矩三和汤而安。(《丹溪纂要·卷之二·第二十五肿胀》)

肺痨医案

一妇人劳瘵:四物汤加参、芪、柴胡、黄芩、鳖甲、地骨、干葛、五味、甘草,水煎服。虚劳大热之人,服芩、连寒药不得者,用参、芪、归、术、柴胡、地骨、麦冬、五味、秦艽、芍药、青蒿、半夏、甘草、胡连,上用生姜、乌梅煎服。(《丹溪治法心要·卷四·劳瘵第五十五》)

一男子劳弱,潮热往来,咳嗽痰血,日轻夜重,形容枯瘦,饮食不美,肾脏虚甚:参、芪、白术、鳖甲(各一钱),当归、五味、炒芩、炒柏、软柴、地骨、秦艽、炒连、茯苓、半夏(各五分),麦冬(七分半),姜煎服,就送下三补丸。(《丹溪治法心要·卷三·卷四·劳瘵第五十五》)

一人年三十五,患虚损,朝寒暮热,四君子汤加软柴胡、黄芩、当归、芍药、川芎、地骨皮、秦艽。(《丹溪治法心要·卷四·劳瘵第五十五》)

一人气血两虚,骨蒸寒热交作,大便如常,脉细数,少食,八物汤加柴胡、知母、黄柏。(《丹溪治法心要·卷三·卷四·劳瘵第五十五》)

肺痿医案

曾治一妇人,二十余岁,胸膺间一窍,口中所咳脓血,与窍相应而出,以人参、黄芪、当归,补气血之剂,加退热排脓等药而愈(其指出,肺痿治法,在乎养血、养肺、养气、清金。——编者注)。(《丹溪心法·卷二·咳嗽十六·千缗汤坠痰丸》)

心悸医案

一人形质俱实,因大怒患心不自安,如人将捕之,夜卧亦不安,耳后火光炎上,食虽进而不知味,口干而不欲饮。以人参、白术、归身为君,陈皮少加盐炒为佐,炙黄柏、玄参煎服,半月而安。(《丹溪纂要·卷之三·第六十怔忡》)

胸痹医案

一人脉涩,心脾常痛:白术、半夏、苍术、枳实、神曲、香附、茯苓、台芎。右末之,神曲糊丸服。(《丹溪治法心要·卷三·心痛第四十二》)

一人心痛、疝痛:炒山栀、香附各一两,苍术、神曲、麦芽各五钱,半夏七钱,乌梅、石碱各三钱,桂枝一钱五分。上末之,姜汁炊饼为丸,每服百丸,姜汤下,冬去桂枝。(《丹溪治法心要·卷三·心痛第四十二》)

一人以酒饮牛乳,患心疼年久,身无汗,医多以丁香治之。羸弱食减,每痛以物拄之,脉迟弦涩,又苦吞酸,以二陈汤加芩、连、白术、桃仁、郁李仁、泽泻,每日服之。屡涌出酸苦黑水并如烂木耳者,眼至二百余帖,脉涩退至添纯弦而渐充满,时冬暖,意其欲汗而血气未充,以参、芪、归、芍、陈皮、半夏、甘草服之,痛缓。与麻黄、苍术、芎、归等才下咽忽晕厥,须臾而苏,大汗,痛止。(《丹溪纂要·卷之三·第三十六心痛》)

一人因心痛服热药。兼患吞酸。以二陈汤加芩、连、白术、桃仁、郁李仁、泽泻,服之。涌出酸苦黑水及如烂木耳者。服久心痛即愈,酸仍频作。有酸块自胸筑上咽喉其恶以黄连浓煎,冷,矣酸块欲上,与数滴,饮之即下,数次而愈。(《丹溪纂要·卷之二·第二十一吞酸》)

一人饮热酒食物,梗塞胸痛,有死血:用白术、贝母、麦芽、香附、瓜蒌、桃仁、杏仁、牡丹皮、生甘草、葛根、山栀、黄芩、红花、荜澄茄。右为末,或丸

或散,任意服。其余治法详见《医要》。(《丹溪治法心要·卷三·心痛第四十二》)

心风痴医案

一人年壮肥实,心风痴,吐后与此。贝母、瓜蒌、南星、黄连各一两,郁金、天麻、青子、生甘草、枳实、连翘、苦参各半两,白矾、皂角各二钱,上作丸,服后用:蜈蚣、黄赤各一条,香油炙黄,芎、防、南星、白附、白矾、牙皂(各一两)、郁金(半两)、右丸,朱砂为衣。(《丹溪治法心要·卷五·心病第七十九》)

神昏医案

一人发斑面赤,昏愦、谵语,脉洪而虚,按之无力,用人参、生地各半两,附子一钱,大黄一钱半,煎服之。不甚泻,夏月用之。(《丹溪治法心要·卷一·斑疹第十四》)

一人患滞下,一夕昏仆。目上视、溲注、汗泄,脉大无伦,此阴虚阳暴绝也。盖得之病后酒色,急灸气海穴在脐下一寸半,渐苏,服人参膏数斤而愈(《丹溪治法心要·卷二·泄泻第二十二》中也录有本案。——编者注)。(《丹溪纂要·卷之一·第一中风》)

谵语医案

一人本内伤,汗下后,谵语,初能认人,后三五日,语后更妄言,此神不守舍,慎勿攻战,脉多细数,不得睡,足冷气促,面褐青色,口干燥,用补中益气汤加人参半两,竹叶三十片,煎服,效。(《丹溪治法心要·卷一·时病第十三》)

言语失伦医案

一妇暑月赴筵,坐次失序,自愧而成病,言语失伦,脉弦数。法当导痰、清热、补脾,其家不信,用巫治之,旬余而死。此妇痰热殆甚,乃以法尺惊其神,使血不宁。法水密其肤,使汗不得泄,不死何矣?(《丹溪纂要·卷之三·第五十九邪祟》)

厥证医案

一妇人十九岁,气实,多怒事不发。一日,忽大叫而欲厥,盖痰闭于上,火起于下而上冲。始用香附五钱,生甘草三钱,川芎七钱,童便姜汁煎服;又用青黛、人中白、香附末为丸。稍愈,不除。后用大吐乃安。吐后用导痰汤加姜炒黄连、香附、生姜煎,下龙荟丸(《丹溪治法心要·卷六·厥第九十》《海外回归中医善本古籍丛书·第五册·丹溪秘传方诀·卷之十·杂录用药科》《丹溪心法类集·卷之四·冬集·拾遗一百六》中也录有本案。——编者注)。(《丹溪心法·卷五·拾遗杂论九十九》)

痫证医案

一妇久积怒与酒,病痫,目上视,扬手掷足,筋牵,喉响,流涎,定则昏昧,腹胀痛冲心,头至脚大汗,痫与痛间作。此肝有怒邪,因血少而气独行,脾受刑肺,胃间犹有酒痰为肝气所侮而为痛。酒性喜动,出入升降,入内则痛,出外则痫。用竹沥、姜汁、参术膏等药甚多。痫痛间作无度,乘痛时灸大敦在足大指甲后一韭叶三毛中、行间在足大指、次指岐缝间动脉、中脘在脐上四寸,间以陈皮、芍药、甘草、川芎汤调膏,与竹沥服之无数。又灸太冲在足大指本节后三寸,或云一寸半动脉陷中、然谷在足内踝前大骨下陷中、巨阙在脐上六寸及大指半甲肉,且言鬼怪怒骂巫者。予曰:邪乘虚而入,理或有之,与前药佐以荆沥防痰。又用秦承祖灸鬼法即鬼哭穴,以两手大指相并缚定,用大艾灶骑缝灸之,务令两甲角及甲后肉四处着火,一不着则不效,哀告我自去,余证调理而安。(《丹溪纂要·卷之三·第五十七厥》)

一少妇气实多怒,事不如意,忽大叫而欲厥。盖痰闭于上,火起于下而上冲。用香附五钱、生甘草三钱、川芎七钱、童便姜汁炒,煎服,又用青黛、人中白、香附丸服,稍愈后用吐法乃安。再用导痰汤加姜炒黄连、香附、生姜下龙会丸。癫狂脉虚者可治,实者难治。(《丹溪纂要·卷之三·第五十七厥》)

一少年夏间因羞怒发昏,手搐如狂,面黑,睾丸能动。左右相过,医与金铂镇心丸,抱龙丸、妙香散、定志丸,不效。脉微弦六至,此素有湿热,因激起厥阴相火与令火,不宜麝香之药,况肝病先当救脾,诸药多燥血坏脾者。遂以黄连为君,人参为臣,酒浸芍药和白陈皮为佐,甘草为使,生姜一片。服八帖而安。(《丹溪纂要·卷之三·第五十七厥》)

抽搐医案

卢孺人因怒手足强直,十指如束,左脉弦虚,右脉弦大而强,稍坚。此风木治脾土,宜速泻肝气,助肺金,补脾土之阴。黄连二钱,南星、白术一钱,人参、黄等、天麻、川芎、木通、陈皮、青皮半钱,甘草二钱。右作一帖,煎取一盏,入姜汁令辣,再沸热饮。(《丹溪遗书·丹溪医按·风痫一》)

某孙女胎中受湿热,午后发搐,唇黑面青,每小作一次未半周,难与药,且酿乳饮之。白术八钱,陈皮、半夏、芍药、青皮五钱,人参、川芎、木通三钱,黄连二钱,甘草一钱,黄芩三钱。右分作八帖服,效。(《丹溪遗书·丹溪医按·风痫一》)

一男子,年二十余患痘疮靥谢后,忽口噤不开,四肢强直,不能舒屈,时绕脐痛,痛一阵则冷汗出如雨,痛定则汗止,时止时作,其脉弦紧而急,如直状,询知此子极劳苦,意其因劳倦伤血,且山居多风寒乘虚而感,之后,因痘出其血又虚,当用温药养血,辛凉散风,遂以当归身、白芍药为君,以川芎、青皮、钩藤为臣,白术、陈皮为佐,甘草、桂皮、南木香、黄芩为使,加以红花少许,煎服而愈。予从子,六七岁时出痘,身热,微渴,自利,医用木香散加丁香十粒。予观其出迟,固因自利而气弱,然其所下皆臭滞,盖因热蒸而下,恐未必寒,急止之,已投一帖矣,与黄连解毒汤加白术,近十帖以解之,利止,痘亦出。其肌常微热,手足生肿,又与凉补一月,安。(《丹溪治法心要·卷八·小儿科·痘疹第四》)

胃脘痛医案

一人脾痛,二陈汤加酒浸黄芩、苍术、羌活,用凤仙叶捣贴痛处。(《丹溪治法心要·卷三·卷四·背项痛第四十七》)

一中年人,中脘作痛,食已则吐,面紫霜色,关脉涩涩,乃血病也,因跌仆后中脘即痛,投以生新推陈血剂,吐片血椀许而愈。(《丹溪治法心要·卷三·翻胃第二十七》)

有人饱过患此(指心腹痛久成郁而生火。——编者注),以火毒治,遂以黄连六钱、甘草一两,一服而安矣。(朱震亨《脉因证治·卷上·心腹痛》)

痞满医案

一妇人痞结,膨胀不通,坐卧不安,用麦芽末酒调服,良久自通。(《丹溪治法心要·卷三·卷四·痞第五十一》)

一妇因哭子后,胸痞有块如杯。食减面淡黄黔黑,惫甚。脉弦细虚涩,日晡发寒热。知其势危,补泻兼用,以补中益气汤随时令加减与痞气丸相间服之。食前用汤,食后用丸,必汤多于丸也。一月寒热退、食稍进,仍服前药。二月后忽夜大寒热,天明退,其块如失。至晚手足下半节皆肿,遂停药数日。忽夜肿如失,天明复块有而小。二陈汤加白术、桔梗、枳实服半月而安,次年生子。(《丹溪纂要·卷之二·第二十六积块》)

一女子患胸腹胀满,自利十数行,脉大散无力。予曰:此表证反功里,当死。赖质厚,时又在室,可救,但寿损矣。以四物汤加参、术、陈皮、炙甘草煎服,半月未退。自用萝卜种煎浴二度,又虚其表,肿稍增。事急矣!前方去芍药、地黄,加黄芪,倍白术,大剂浓煎饮之。又以参术为丸吞之。又食难化物,自利,以参术少加陈皮佐煎汤。肉豆蔻、诃子为君,山楂为使,粥丸吞之。四五十贴而安。(《丹溪纂要·卷之二·第二十五肿胀》)

一人肥大苍厚,因厚味致消渴。治愈后以黄雌鸡滋补,食至千数。患膈满呕吐,医用丁、沉之药百数而愈。后值大热中恶风、怕地气,乃堆糠铺肇蔽风而处。动止、呼吸、言语皆不能,脉四至,浮大而虚。此内有湿痰、多得燥热药成气散血耗,夏令当死。赖色苍厚、胃气尚存,以参、术、黄芪熬膏,煎淡五味汤。以竹沥调饮之,三月痊愈。(《丹溪纂要·卷之二·第二十九虚损》)

一人食必屈曲下膈硬涩微痛,脉右甚涩而关沉,左却和。此污血在胃脘之口,气因郁而为痰,必食物所致。询其去腊日饮剁酒三盏,遂以韭汁半盏,冷饮细呷之,尽半斤而愈。(《丹溪纂要·卷之二·第十八噎膈》)

一饮酒人,胃大满发热,夜谵语,类伤寒,右脉不如左大:补中益气汤去芪、柴胡、升麻,加半夏。以芪补气作满,柴胡、升麻又升,故去之,服后病愈。因食凉物心痛,于前药加草豆蔻数粒。(《丹溪治法心要·卷三·卷四·痞第五十一》)

恶心医案

一人吃犬肉致饱恶心。二陈汤加葛根、藿香、香附、砂仁、白术、厚朴、芦眼汁,如恶心不止,加青芦叶。上锉。(《丹溪摘玄·卷十一·脾胃门》)

呕吐医案

一人,老年,呕吐痰饮,胸大满,寒热,因伤食起:半夏、陈皮、茯苓导饮,白术补脾,柴胡、生甘草、黄芩退寒热,加苍术散表寒,缩砂仁定呕下气。(《丹溪治法心要·卷三·卷四·伤食第五十》)

一人饥饱劳役成呕吐病,时作时止,吐清水,大便或秘或溏,腹痛上攻心背,脉弦:白术一两半;山栀一两,用茱萸炒,二钱,去茱萸不用;黄连一两,用茱萸二钱,炒,去茱萸不用;神曲、麦芽、桃仁各一两,去皮,用巴豆二十粒,炒,去巴豆不用;姜黄、杏仁各一两去皮,用巴豆二十粒,炒,去巴豆不用;香附一两,三棱一两,用巴豆二十粒,炒,去巴豆不用;蓬术一两,用巴豆二十粒,炒,去巴豆不用;白豆蔻、砂仁、木香、莱菔子、陈皮以上各五钱;南星一两,姜制;山楂一两,大黄一两,蒸;青皮五钱。上末之,姜汁饮饼丸,每服二三十丸。(《丹溪治法心要·卷二·呕吐哕第二十五》)

一人数年呕吐酸水,时作时止,便涩肠鸣;白术、枳实、吴萸、苍术、缩砂、陈皮、茯苓、香附、贝母、生甘草、白豆蔻、滑石,右煎服。(《丹溪治法心要·卷三·卷四·吞酸第五十三》)

一人早呕酒,以瓜蒌、贝母、山栀、石膏、香附、南星、姜制神曲、炒山楂子各一两,枳实、姜黄、莱菔子、连翘、石碱各半两,升麻二钱半。上末之,姜汁炊饼丸。(《丹溪治法心要·卷二·呕吐哕第二十五》)

有一匠者,年近三十,勤于工作而爱妻嗜酒,其面白,脉涩重著则大而弱,乃令谢去工作,卧于牛家,取新温牛乳饮之,每夜一杯,昼夜可饮五六次,尽却食物,以渐而至七八次,半月大便润,月余而安。然口渴未正,乃酒毒未解,间饮甘蔗汁少许,当噎时鸬鹚啣之即可。以后常以细糠蜜丸服之,即效。(《丹溪摘玄·卷十二·翻胃门》)

不食医案

一人不能饮食，约一月余，诸药不效，服此（二陈汤加连、荷、干葛、白术、白芍、香附、砂仁、厚朴、枳壳，上锉，每八钱，姜五片，水煎服。——编者注）遂得饮食。（《丹溪摘玄·卷十一·脾胃门》）

食积医案

一人，内多食积，心腹常膨胀：南星（姜制一两），半夏（瓜蒌制，一两半），其法以瓜蒌仁研和润之，香附（便浸，一两），青礞石（硝煅，一两），萝卜子（蒸，五钱），连翘（五钱），橘红（五钱），麝香（少许）。右末之，曲糊丸。（《丹溪治法心要·卷三·卷四·痞第五十一》）

一人食积，痰气脾弱：贝母、连翘、麦芽、陈皮各半两，南星、黄芩、白术各一两，莱菔子二钱半。上末之，炊饼丸。（《丹溪治法心要·卷二·痰第十九》）

呃逆医案

一女子暑月因大怒而发呃逆。（《丹溪治法心要·卷三·呃逆第三十四》）

一人年近七十，患滞下后发呃逆。（《丹溪治法心要·卷三·呃逆第三十四》）

一人年近五十，因怒得滞下病后发呃逆（治法俱见《医要》）。（《丹溪治法心要·卷三·呃逆第三十四》）

一人七月炎暑，口干渴，滞下吃逆，以参术煎汤，调益元散服，滞下吃逆止。不足者，以参术煎汤，下大补丸，有余并痰者吐之，人参芦之类。内伤

吃逆,补中益气汤加丁香。(《丹溪摘玄·卷四·咳逆门》)

噎膈医案

人年四十,病反胃二月。不喜饮食,或不吐,或吐涎裹食出。得吐则快,脉涩,重取弦大。因多服金石房中药所致。时秋热,以竹沥、御米为粥,二三啜而止。频与之,遂不吐。后以流水煮粥,少入竹沥与之。间以四物汤加陈皮,益其血。(《丹溪纂要·卷之二·第十八噎膈》)

一男子壮年,食后必吐出数口,不尽出,胃肠上时作声,面色如平人,病不在脾胃而在膈间。询得病人由,乃大怒未止辄吃面,即成此证,料之以怒甚则血苑于上,积在膈间,有得气之升降,津液因聚为痰为饮,与血相搏而动,故作声也。以二陈汤加香附、莱菔子、韭汁,服之二日,以瓜蒂散、酸浆吐之,再一日又吐痰中儿血一盏,次日再吐,见血一钟。其病得愈。夫噎病生于血干,血阴气也。阴生静,内外两静,则脏腑之火不起,而金水二气有养。阴血自生,肠胃津液传化合宜,何噎之有,触类而长。(《丹溪摘玄·卷十二·翻胃门》)

一人不能顿食,喜频食。一日忽咽膈壅塞,大便燥结。脉涩,似真藏脉。喜其形瘦,面色紫黑,病见乎冬却有生意。以四物汤加白术、陈皮,浓煎,入桃仁十二粒,研,再煎沸,饮之。更多食诸般血以助药。三十帖而知,至五十帖而便润,七十帖而食进,百帖而愈。(《丹溪纂要·卷之二·第十八噎膈》)

一人勤劳而有艾妻,且喜酒。病反胃半年,脉涩不均,重取大而无力。便燥,面白形瘦,精血耗故也。取新温牛乳细饮之,每次尽一杯。昼夜五七次,渐至八九次。半月便润,月余而安。然或口干,盖酒毒未解,间饮以甘蔗汁少许。(《丹溪纂要·卷之二·第十八噎膈》)

一人咽膈间常觉有物闭闷,饮食妨碍。脉涩稍沉,形色如常。予作曾饮热酒所致,遂以生韭汁每服半盏,日三服,至二斤而愈。(《丹溪纂要·

卷之二·第十八噎膈》）

一人咽塞，因痰火胸膈不宽。橘红、茯苓、半夏、甘草、香附、砂仁、木香、吴茱萸五七粒、白豆蔻、紫苏、厚朴、槟榔、黄连姜炒，上锉，姜五片，水煎。（《丹溪摘玄·卷十二·翻胃门》）

一中年妇人反胃，以四物汤加带白陈皮、留尖桃仁、生甘草、酒红花，浓煎，入驴尿，以防生虫。数十帖而安。（《丹溪纂要·卷之二·第十八噎膈》）

翻胃医案

一老人翻胃，瓜蒌、贝母、白术、陈皮、吴茱萸、黄连、生甘草、人参、茯苓、枳实。年少者，以四物汤清胃脘。血燥不润便，故涩，《格致余论》甚详。（《丹溪治法心要·卷三·翻胃第二十七》）

一男子壮年，食后必吐出数口，却不尽出，膈上时作声，面色如平人。病不在脾胃，而在膈间。问其得病之由，乃因大怒未止，辄吃面，即有此证。盖怒甚，则血郁于上，积在膈间，有碍气之升降，津液因聚而为痰、为饮，与血相搏而动，故作声也。用二陈加香附、莱菔、韭汁，服一日，以瓜蒂散、酸浆吐之，再一日，又吐。痰中见血一盏，次日复吐，见血一钟乃愈。（《丹溪治法心要·卷三·翻胃第二十七》）

一人但能食粥一匙，吃下，膈有一菜杂于其间，便连粥俱不能下，鱼肉俱不可咽，只能食稀粥，此人起居如常，用凉膈散加桔梗。若面常觉发热，大便结，此咽膈燥痰所碍，加白蜜饮之。治翻胃，未致于胃脘干槁者。（《丹溪治法心要·卷三·翻胃第二十七》）

一人年壮病反胃，益元散加陈皮、半夏、生姜自然汁浸，晒干为末，竹沥甘蔗汁调服。（《丹溪治法心要·卷三·翻胃第二十七》）

一人痰火噎塞，胸膈不宽，二陈加紫苏、厚朴、香附、砂仁、丁香、藿香、白术、白豆蔻、枳壳、姜连；心腹痛及咽酸去枳壳加吴萸；发热去枳壳、吴萸，

加干葛、竹茹、枇杷叶须用生姜汁炒;热盛者,加连翘仁、姜。煎服。(《丹溪治法心要·卷三·翻胃第二十七》)

一人先因膈噎,后食羊肉,前痰大作及咽酸,用二陈皮加苍术、白术、香附、砂仁、枳壳、吴萸、黄连、神曲、生姜,煎服。里急后重加木香、槟榔,痰气结核在咽。(《丹溪治法心要·卷三·翻胃第二十七》)

腹胀医案

一人因久疟,腹胀、脉微弦、重取涩,皆无力。与三和汤倍术入姜汁,数贴而疟愈。小便利,腹稍减。随又小便短,此血气两虚。于前方入人参、牛膝、归身尾,大剂,百贴而安。(《丹溪纂要·卷之二·第二十五肿胀》)

一少年勤于农作,忽劳倦大热而渴,恣饮泉水,次日热退,言视谬妄。自言腹胀,不能转侧,不食、战掉,脉涩而大右为甚。灸气海三十壮,用白术、黄芪各二钱,附煮过五分,与十帖不效。又增发热而渴,但少进稀粥。予曰:此气欲利而血未应也。于前药去附、加酒当归以和血,有热、加人参一钱半,与三十帖而安。(《丹溪纂要·卷之一·第四内伤》)

腹痛医案

一妇患腹隐痛,常烧砖瓦熨之面胸,畏火气、六脉和,皆微弦,苦夜不寐,悲忧一年,众作心痛治,遂觉气复自下冲上,形不痛。予谓肝受病,与防风通圣散吐之,时春寒,加桂、入姜汁调之,日三四次,夏稍热,与当归龙胆丸间枳术丸,一月安。(《丹溪纂要·卷之三·第三十七腹痛》)

一老人,心腹大痛,而脉洪大,虚痛昏厥,不食,不胜攻击者:四君子汤加当归、麻黄、沉香。(《丹溪治法心要·卷三·卷四·腹痛第四十五》)

一老人腹痛,年高不禁下者,用川芎、苍术、香附、白芷、干姜、茯苓、滑石之类(《丹溪纂要·卷之三·第三十七腹痛》《丹溪心法类集·卷之三·

秋集·腹痛七十七》《丹溪摘玄·卷十三·腹痛门》中也录有本案。——编者注)。(《丹溪心法·卷三·腹痛七十二》)

一人于六月投渊取鱼,至秋雨凉,半夜小腹痛甚,大汗,脉沉弦细实,重取如循刀责责然。与大承气汤加桂二服微利,痛止,仍连日于酉时复痛,每服前药得微利痛哲止。于前药加桃仁泥,下紫黑血升余,依时复痛,脉虽减而责责然。犹在于前药加附子,下紫黑血如破絮者二升而愈。又伤食,于酉时复痛在脐腹间,脉和,与小建中汤一服而愈。(《丹溪纂要·卷之三·第三十七腹痛》)

一少年自小面微黄,夏间腹大痛,医与小建中汤加丁香二帖,不效,加呕吐清汁。又与丁沉透膈汤二帖,不食,困卧,痛无休止,不可按。又与阿魏丸百粒,夜发热不寐,脉左沉弦而数,关尤甚,右沉滑数实。与大柴胡加甘草四帖下之,痛呕虽减,食未进。与小柴胡去参、芩加芍药、陈皮、黄连、生甘草二十帖而愈。(《丹溪纂要·卷之三·第三十七腹痛》)

有一女子腹痛,百方不治,脉滑数,腹皮急,脉当沉细,今反滑数,以此(云母膏。——编者注)下之。云母膏丸梧桐大,百丸,阿胶烊入,酒下之,下脓血为度。(《金元四大家医学全书·丹溪手镜·卷之下·肺痿肺痈肠痈二十二》)

泄泻医案

一老人,奉养太过饮食伤脾,常常泄泻,亦是脾泄:炒白术二两、酒炒白芍药一两、炒神曲二两、山楂一两半、半夏一两、炒黄芩半两,上为末,青荷叶烧饭为丸。(《丹溪治法心要·卷二·泄泻第二十二》)

一老人禀厚形瘦,夏末患泄痢,至秋深治不愈。神不悴,溺涩少不赤,脉涩颇弦,膈微闷,食减。因悟曰,必多年沉积僻在肠胃。询之,嗜鲤鱼三年,无一日缺。予曰:此痰积在肺,肺为大肠之藏,宜大肠之不周也。当澄其源而流自清,以茱萸、陈皮、青芩、鹿茸根、生姜浓煎,和砂糖饮一碗,探吐

痰半升如胶,痢减半,又饮之痢止。与平胃散加白术、黄连调理。(《丹溪纂要·卷之二·第十五泄》)

一老人奉养伤脾,俱受饮食太过,常常作泄。炒白术二两,妙神曲、炒山楂各一两半,炒半夏、酒炒白芍各一两,炒黄芩五钱,上末之,荷叶包饭,火煨,捣细丸。(《丹溪摘玄·卷四·泄泻门》)

一老人奉养太过,饮食伤脾,常常泄泻,亦是脾泄。炒黄芩半两,炒白术二两,白芍酒拌炒、半夏各一两,泡神曲炒、炒山楂各一两半,上为末,青荷叶包饭烧熟,研,丸如梧子大。食前白汤下。(《丹溪心法·卷二·泄泻十》)

一老人奉养太过,饮食伤脾,常常泄泻,亦是脾泄。黄芩半两炒,白术二两炒,白芍药酒拌炒、半夏各一两,神曲炒、山楂各一两半。右为末,青荷叶包饭烧熟,研,丸如桐子大,食前服。(《丹溪逸书·丹溪心法类集·卷之二·夏集·泄泻十五》)

一老人味厚伤脾,常脾泄。芍药酒炒,白术各二两,神曲、山楂各一两五钱,黄芩五钱片炒,半夏一两为末,荷叶煨饭丸。(《丹溪纂要·卷之二·第十五泄》)

一老人右手风挛,患泄泻,百药不效。左手脉浮滑洪数,此太阴有积痰,肺气壅遏不能下降,大肠虚而作泻。当治上焦,用萝卜子擂,和浆水蜜探吐大块胶痰碗许,随愈。(《丹溪纂要·卷之二·第十五泄》)

一男子,因辛苦发热,腰脚痛,吐泻交作:以白术二钱,人参一钱,滑石二钱,木通一钱半,甘草半钱,陈皮二钱,柴胡一钱。(《丹溪治法心要·卷二·泄泻第二十二》)

一人大便虽不泻,日夜行五六度,溏薄粪,乃热极而虚也。四君子汤加黄柏、白芍、炒曲、升麻、泽泻、苍术、陈皮,上锉。伐肝补脾,加防风。奉养太过,常常作泻,加山楂、砂仁。(《丹溪摘玄·卷四·泄泻门》)

一人患泄泻,手足如冰,身如火,四君子加附子、干姜、芍药、泽泻,六帖愈。(《丹溪治法心要·附:医案拾遗》)

一人患泄泻，四肢强直，昏不知人，呼不回顾，四君子汤加木香、附子、干姜、乌药，服之愈。(《丹溪治法心要·附:医案拾遗》)

一人泄泻，辛苦劳役，下痢白积，滑石末炒陈皮、芍药、白术、茯苓、甘草。右煎，食前服。(《丹溪治法心要·卷二·痢第二十四》)

一人泻如小粉泔，肺白色之脓水，乃痰湿证也，南星、半夏、茯苓、陈皮、甘草、白芍、泽泻、苍术、厚朴、白术、妙曲、砂仁、滑石，上锉，水一钟、姜五片煎。(《丹溪摘玄·卷四·泄泻门》)

孙郎中因饮食过多，腹膨泻痢，带白，用:白术、苍术、厚朴、茯苓，下保和丸。(《海外回归中医善本古籍丛书·第五册·丹溪秘传方诀·卷之一·痢》)

一人胸满泄泻不止，当消食补脾，则泻止;若积病亦有胃壮而泄不止，当下其积，则泄止。凡内外之邪，有伤于生化之用，则明阳失其居处之常，脏腑失其所司之政，以致肠胃腐熟而传化之职不修，所以泻也。(《丹溪治法心要·卷二·泄泻第二十二》)

一人因肠风后泄泻，日夜无度，少定，经一年余，大便常糟粕不实，元气大脱，胸满不食，用大剂参、术，佐以白芍、神曲、陈皮、半夏、甘草、茯苓。服此觉胸满，加砂仁、芎劳，小水不利加泽泻。有时亦加之里急后重，加木香、槟榔。大便了而不了，有血虚，加当归调之。(《丹溪摘玄·卷四·泄泻门》)

痢疾医案

东易胡兄年四十余，患痢病已百日，百药治不效。时九月初，其六脉急促，沉弦细弱，左手为甚，日夜数十行，视瘀物甚少，惟下清滞，有紫黑血丝，食全不进，此非痢，当作瘀血治之。间瘀血何由而致? 如饱后急走，极力叫骂，殴打颠扑，多受疼痛，一怒不泄，补塞太过，大酒大肉，皆能致之。盖此人去年枉受杖责，经涉两年，有此瘀血，服药后，得瘀血则生矣。遂以乳香、没药、桃仁、滑石,佐以木香、槟榔,以曲糊为丸,米汤下百余粒,夜半又不动,又依前法下二百粒,至天明大下秽物,如烂鱼肠,约一二升,困顿终日,渐与粥而安。(《丹溪治法心要·卷二·痢第二十四》)

孙郎中因饮食过多,腹膨满,痢带白色,用苍术、白术、浓朴、甘草、茯苓、滑石,煎下保和丸三十粒。又方,有炒神曲。(《丹溪治法心要·卷二·痢第二十四》)

一妇秋患痢,腹隐痛,夜重于日,不睡,食减,口干不饮,已得灵砂二帖矣。脉皆涩不均,惫甚。用四物汤倍白术为君,陈皮佐之,十帖愈。(《丹溪纂要·卷之二·第十六痢》)

一妇人痢后,血少腹痛,以川芎、当归、陈皮、芍药,上煎,调六一散服。一方治久痢,樱粟壳半两,樗白皮一钱,黑豆二十粒。(《丹溪治法心要·卷二·痢第二十四》)

一老人面白,脉弦数,独胃脉沉滑,因饮白酒作痢,下淡水脓血,腹痛,小便不利,里急后重,参术为君,甘草、滑石、槟榔、木香、苍术为佐使,下保和丸二十粒。次日,前证俱减,独小便未利,以益元散服之。(《丹溪纂要·卷之二·第十六痢》)

一老人面白,脉弦数,独胃脉沉滑,因饮白酒作痢,下血淡脓水,腹痛,小便不利,以益元散数服之。(《(丹溪逸书·丹溪心法类集·卷之二·夏集·泄泻十五》)

一老人年七十,面白,脉弦数,独胃脉沉滑,因饮白酒作痢,下血淡脓水,腹痛,小便不利,里急后重。参、术为君,甘草、滑石、槟榔、木香、苍术为佐,下保和丸二十五丸,第二日前证俱减,独小便不利。以益元散与之,安。(《丹溪心法·卷二·泄泻十》)

一老人年七十,面白脉弦数,独胃脉沉滑,因饮白酒,作痢下血,淡水脓后,腹痛,小便不利,里急后重,以参、术为君,甘草、槟榔、木香、滑石、苍术为佐,下保和丸二十五丸。第一日前证得减,独小便不利。只以益元散服之。(《海外回归中医善本古籍丛书·第五册·丹溪秘传方诀·卷之二·

脾泄》)

一老人因饮白酒,作痢下,淡血水浓,腹痛,小便不通,里急后重,人参、白术、滑石、苍术、槟榔、木香、甘草。右煎下保和丸二十五丸。第二日前证俱减,惟小便不利,用益元散。(《丹溪治法心要·卷二·痢第二十四》)

一人,年七十,面白,脉弦数,独胃脉沉滑,因饮白酒作痢下血,淡水浓、腹痛、小便不利,里急后重;以人参、白术为君,甘草、滑石、槟榔、木香、苍术为佐、下保和丸二十五丸。第二日证减,独小便不利,只以益元散服之效。(《丹溪治法心要·卷二·泄泻第二十二》)

一人患利不进饮食,四君子加芎、归、药、陈皮、炒曲、黄连、砂仁、半夏、生姜,煎服。(《丹溪治法心要·卷二·痢第二十四》)

一人患痢,腹微痛,所下褐色,后重频并,食减,或微热,脉弦涩,似数而长,喜不浮大,神气大减。予曰:此忧虑所致,心血亏、脾气弱耳。以参术为君,归身、陈皮为臣,川芎、白芍药、茯苓为佐使。时热,少加黄连,二日安此太虚者也。(《丹溪纂要·卷之二·第十六痢》)

一人患痢,善食易饥。予日,当调补自养,岂可悠味找贼? 令用熟萝卜吃粥调理而安。原论宜守势忌及此。(《丹溪纂要·卷之二·第十六痢》)

一人患痢后甚逼迫,正合承气证。予曰:气口脉虚,形虽实而面黄白,必平昔过饱胃伤,遂与参、术、陈皮、芍药十余帖。三日后胃气稍完,与承气汤二帖而安。(《丹溪纂要·卷之二·第十六痢》)

一人患痢久不愈,脉沉细弦促,右为甚,下清涕有紫黑血丝。予曰:此瘀血痢也。凡饱食后疾走,或极力叫号,驱跌多受疼痛,大怒不泄,补塞太过,火酒火肉皆致此病。此人以非罪受责故也。乃以乳香、没药、桃仁、滑石,佐以木香、槟榔、神曲糊丸,米汤下百丸,再服。大下秽物如烂鱼肠二三升,愈。此方每用之不加大黄则难下。

一人年五十,质弱多怒,暑月因大怒,后患痢。口渴,自饮蜜水病缓,数日后脉稍大不数。予令以参术汤调益元散饮之,痢减。数日后疲甚,发咳逆,知其久下阴虚,令守前药,痢尚未止,以炼蜜与之。众欲用姜附,予谓阴

虚服之必死,待前药力到自愈。又四日咳逆止,痢除。(《丹溪纂要·卷之二·第十六痢》)

一人血痢,以涩药取效,任息作劳,心中昏迷惠痛,似于肉起动刻更甚,以污流于经,坠久不治,恐成偏枯,以四物汤加桃仁、牛膝、红花、茯苓、陈皮、生甘草,煎入姜汁,再入少酒顷之,委中出黑血半合许。一方无茯苓,有枳壳、木通,即通草。(《丹溪摘玄·卷二·鹤膝风门》)

一人因醉后吃寒太过,作虚寒治之。当归、川芎、芍药、人参、白术、红花、茯苓、桃仁、陈皮、姜煎,入汁饮之。(《丹溪摘玄·卷八·痢疾》)

一人饮水过多,腹胀泻痢带白,用苍、白术、厚朴、茯苓、滑石,煎汤下保和丸。(《丹溪纂要·卷之二·第十六痢》)

一人滞下,腹微痛,所下褐色,后重濒,并谷食大减,因忧思心血亏脾气弱所至,人参、白术为君,当归、川芎、陈皮为臣,炒芍药、茯苓为佐,时热或加黄连为使。(《丹溪摘玄·卷八·痢疾》)

一壮年,奉养厚,夏秋患痢,腹大痛,或令单煮干姜与一帖,痛定。屡痛屡与屡定,八日服干姜三斤。脉弦而稍大,似数。予曰:必醉饱后吃寒凉太过,当作虚寒治之。因干姜多,以四物汤去地黄,加参、术、陈皮、酒红花、茯苓、桃仁,煎入姜汁,饮之,一月安。(《丹溪纂要·卷之二·第十六痢》)

有一人,年六十。忧患滞下褐色,腹微痛,后重频并,食大减,身微热,脉弦而涩,似数稍长。非滞下,乃忧患所致,心血亏脾弱也。以四物、四君合而治之愈。(朱震亨《脉因证治·卷上·下利》)

有一人,年三十,奉养浓。秋间患滞下,腹大痛,左脉弦大似数,右脉亦然,稍减,重取似紧。此乃醉饱后吃寒凉,当做虚寒治之,遂以四物,桃仁、红花,去地黄,加参、术、干姜,煎入姜汁、茯苓,一月而安。(朱震亨《脉因证治·卷上·下利》)

便秘医案

一老人因内伤挟外感,自误汗,后以补药治愈,脉尚洪数。予谓洪当作大，证非高，误汗后必有虚证，乃与参、术、归、芪、陈皮、甘草等药。自从病不曾更衣，今虚努进痛不堪，欲用利药。予谓非实秘，为气困，误汗而虚，不得充腹，无力可努，仍用前药，间以肉汁粥及锁阳粥与之，《丹溪本草》谓锁阳味甘可食，煮粥尤佳。补阴气、治虚而大便燥结。又谓肉苁蓉峻补精血，骤用动火便滑。浓煎葱椒汤浸下体，下软块五六枚。脉大未敛，此血气未复，又与前药二日小便不通，小腹满闷烦苦，仰卧则点滴而出。予曰：补药未至、倍参、芪。服二日、小便通。至半月而愈。（《丹溪纂要·卷之四·第六十七秘结》）

胁痛医案

一人脾疼带胁痛，口微干。问已多年，时尚秋热：以二陈汤加干葛、川芎、青皮、木通。煎下龙荟丸。（《丹溪治法心要·卷四·胁痛第四十四》）

一人脾疼带胁痛，口微干闷，已多年时。二陈汤加干姜、川芎、青皮、木通煎，下龙荟丸，每次二十丸。（《丹溪摘玄·卷十七·胁痛门》）

一人胁痛，每日至晚发热，乃阴虚也；用小柴胡汤合四物汤，加龙胆、青皮、干葛；阴虚甚，加黄柏、知母。（《丹溪治法心要·卷三·卷四·胁痛第四十四》）

一人胁下痰气攻痛，以控涎丹下；如面之状，用白芥子下痰，辛以散痛。（《丹溪治法心要·卷四·胁痛第四十四》）

一人胸右一点刺痛虚肿，自觉内热攻外，口觉流涎不止，怨成肺痈：贝母、瓜蒌、南星去痰；紫苏梗泻肺气；芩、连姜炒、陈皮、茯苓，导而下行；香附、枳壳宽膈痛；皂角刺解结痛；桔梗浮上。不食加白术，凡吐水饮不用瓜蒌，恐泥用苍术之类。（《丹溪治法心要·卷三·卷四·胁痛第四十四》）

一人元气极之，胁略痛。补中益气汤加白芍药、草龙胆、青皮、枳壳、香附、川芎，上锉，水二钟、姜三片煎。（《丹溪摘玄·卷十七·胁痛门》）

一人元气虚乏，两胁微痛，补中益气加白芍、龙胆、青皮、枳壳、香附、川

芎。(《丹溪治法心要·卷四·胁痛第四十四》)

一人左胁应胸气痛:瓜蒌一两,贝母一两,南星一两,当归五钱,桃仁五钱,川芎五钱,柴胡五钱,炒黄连五钱,炒黄芩五钱,炒山栀五钱,炒香附五钱,炒姜黄五钱,芦荟三钱,青皮三钱,陈皮三钱,青黛一钱五分,炒草龙胆五钱。(《丹溪治法心要·卷三·卷四·胁痛第四十四》)

有人性急味浓,在胁下一点痛,每服热燥之药,脉轻则弦,重则芤,知其痛处有脓,因作内疽病治之(用四物汤加减。——编者注)。(朱震亨《脉因证治·卷下·痈疽》)

治一妇人胸膈满胁肋疼。二陈汤加柴胡:青皮、芍药、干葛、枳壳、桔梗、香附、砂仁、黄连姜汁炒、防风。(《丹溪摘玄·卷十七·胁痛门》)

治一妇人右胁疼,胀满,似有一块,按之不见,因气而得,时或喘急。二陈汤加枳壳、桔梗、南星、青皮、柴胡、香附、厚朴、泽泻、川芎、姜黄。上锉,水二钟、姜二片煎。(《丹溪摘玄·卷十七·胁痛门》)

治一妇右胁痛,月经行时得气肋生块。当归、川芎、赤芍药、陈皮、半夏、茯苓、甘草、柴胡、青皮、泽泻、木通、香附、枳壳。上锉,水二钟、姜三片煎,汁就吞下后丸。(《丹溪摘玄·卷十七·胁痛门》)

治一人肥白胁疼,胸膈不宽。二陈汤加枳壳、香附、砂仁炒黑、白芍药、青皮、川芎、苍术。上锉,水二钟、姜三片煎。(《丹溪摘玄·卷十七·胁痛门》)

治一人胁疼,每日至夜身发热,乃阴虚发热,(小柴胡汤、四物汤相和)加龙胆草,青皮、干葛。上锉,水二钟、姜三片煎。阴虚甚加黄柏、知母。(《丹溪摘玄·卷十七·胁痛门》)

积聚医案

尝记先生治一妇人,小腹中块,其脉涩,服攻药后脉见大,以四物汤倍白术、陈皮、甘草为佐使,脉充实,间与硝石丸,两月块消尽。[《丹溪治法

心要·卷五·块(一名积聚)第八十》]

一妇人,年四十余,面白形瘦性急,因有大不如意,三月后,乳房下肋骨作一块,渐渐长掩心,微痛膈闷,饮食减四分之三,每早觉口苦,两手脉微而短涩,予知其月经不来矣,为之甚惧,勿与治。思至夜半,其妇尚能出外见医,梳妆言语如旧,料其尚有胃气,遂以人参、术、归、芎,佐以气药,作一大服,尽夜与四次,外以大琥珀膏贴块上,防其块长。得一月余,服补药百余帖,食及平时之半,仍用前药。又过一月,脉渐充,又与前药吞润下丸百余粒,月经行不及两日而止,涩脉减五分之四,时天气热意,其经行时必带,紫色,仍与前药加三棱,吞润下丸,以抑青丸十五粒佐之。又经一月,忽块已消及一半,月经及期,尚欠平时半日,饮食甘美如常,但食肉不觉爽快,予令止药,且待来春木旺时,再为区处。至次年六月,忽报,一夜其块又作,比旧又加指半,脉略弦,左略怯于右,至数平和。自言饱食后,则块微闷,食行却自平,予意必有动心事激之,问而果然。仍以前药加炒芩、炒连,以少木通、生姜佐之,去三棱,煎汤吞润下丸,外以琥珀膏贴之,半月经行,气块散。此是肺金,因火所烁,木稍胜土,土不能运,清浊相干,旧块轮廓尚在,皆由血气未尽复也。浊气稍留,旧块复起,补其血气,使肺不受邪,木气伏而土气正,浊气行而块散矣。(《丹溪治法心要·卷七·妇人科·血气为病第四》)

一妇人,死血食积痰饮成块,或在两胁间动,或作腹鸣嘈杂,眩晕身热,时发时止(方见第五卷块条下)。治妇人血海疼痛:当归一钱,甘草、木香各五钱,香附二钱,乌药一钱半,作一帖,水煎食前服。(《丹溪治法心要·卷七·妇人科·血气为病第四》)

一妇人腹中癥瘕作痛者,或气攻塞用:醋煮香附一两,当归一两,炮三棱一两,炮黑三棱一两,黑莪术一两,没药、乳香、川芎各五钱,昆布、海藻各一两,槟榔五钱,青皮一两,干漆五钱炒尽烟,木香、沉香、缩砂各五钱;上为末,米醋打糊为丸,如桐子大,每服六七十丸,空心白汤、盐汤随下,忌生冷油腻。(《丹溪治法心要·卷七·妇人科·血气为病第四》)

一妇人患食积痰饮成块在内,助动则腹鸣,胃杂,眩晕,身热时作时止。黄连五钱用吴茱萸炒,益智炒,山栀炒,台芎、蓬术醋煮,青皮、桃仁去皮尖、神曲各五钱,香附三两童便浸,萝卜子炒、白附子各一两五分,九龙子一两醋锻,山茶、三棱各二两;上末之,醋煮曲糊丸。(《丹溪摘玄·卷八·积聚门》)

一妇人死血食积,痰饮成块在两胁,或作腹鸣嘈杂,眩晕身热,时作时止。黄连一两,半吴茱炒,去吴茱,半两用益智炒,去益智,山栀炒、台芎、三棱、广莪醋煮、麸皮曲、桃仁去皮各半两,香附童便浸一两,莱菔子炒一两半,山楂子一两。右为末,醋糊为丸服。(《丹溪逸书·丹溪心法类集·卷之四·冬集·产前一百一》)

一妇素好酒。因冒暑忽足冷过膝,上脘有块,引胁痛不可眠,食减不渴。已服生料五积散,脉沉涩数小而右甚,便赤,用大承气汤大黄减半而熟炒,加黄连、芍药、川芎、干葛、甘草作汤,以瓜蒌仁、半夏、黄连、贝母为丸吞之。至十二帖,足冷退,块减半,遂止药,半月而愈。(《丹溪纂要·卷之二·第二十六积块》)

一妇性急多劳,经断一月。小腹有块偏左,块起痛减,腹渐肿胀,夜发热,食减。其脉冬间得虚微短涩,左尤甚。初与白术一斤和白陈皮半斤作二十帖煎服,以三圣膏贴块上。经宿块软,再宿近下一寸,旬日食进痛减。又与前药一料加木通三两,每帖加桃仁九个,病除。(《丹溪纂要·卷之二·第二十六积块》)

一人年六十,素好酒,因行暑中得疾,冷膝上,上脘有块如掌,牵引胁痛,不得眠,饮食减,不渴,已自服生料五积散三帖,六脉俱沉涩而小,按之不为弱,皆数,右甚,大便如常,小便赤,遂用大承气汤减大黄之半而熟炒,加黄连、芍药、川芎、干葛、甘草作汤,瓜蒌仁、半夏、黄连、贝母为丸,至十二帖,足冷退,块减半,遂止药,至半月病悉除。[《丹溪治法心要·卷五·块(一名积聚)第八十》]

一人小腹块:瓜蒌、贝母、黄芩、南星、白术各一两,一作各半两,香附醋煮一两,熟地黄、当归、玄胡索、桃仁各五钱,三棱、蓬术各五钱,上末之,曲丸。[《丹溪治法心要·卷五·块(一名积聚)第八十》]

一人心胸痰满如一块,攻塞不开:白术一两,南星、贝母、神曲、山楂、姜黄、陈皮、茯苓各五钱,山栀半两,香附一两,萝卜子、皂角刺各三钱,上末之,姜饼丸。[《丹溪治法心要·卷五·块(一名积聚)第八十》]

一人作劳,冷酒醉卧。膈痛,饥而过饱,遂成左肋痛。一块如掌,按之痛甚。倦怠不食,脉细涩沉溺不数。此阴滞于阳也,以韭汁研桃仁七枚服之。三次,块如失。痛在小腹,块如鸡卵,以童便研桃仁二十余粒,又以韭饼置痛处熨之。半日,前后通而安。(《丹溪纂要·卷之二·第二十六积块》)

臌胀医案

一妇,气虚单胀面带肿,参、术、茯苓、厚朴、大腹皮、芎、归、白芍、生甘草、滑石。(《丹溪治法心要·卷三·臌胀第三十一》)

一妇人,腹久虚胀单胀者,因气馁不能运,但面肿,手足或肿,气上行,阳分来应,尚可治:参、术、芎、归为主,佐以白芍药之酸敛胀,滑石燥湿兼利水,大腹皮敛气,紫苏梗、莱菔子、陈皮泄满,海金砂、木通利水,木香运行,生甘草调诸药。(《丹溪治法心要·卷三·臌胀第三十一》)

一妇人年四十以上五十以下,因气得肚腹膨胀,大小便秘结,此乃盘结鼓胀之证。洽当用开鼓利尿散。陈皮、半夏、茯苓、甘草、木通、腹皮、芍药、枳壳、人参、香附、砂仁、车前、篇蓄、滑石、王不留行、苏梗、龙骨、葶苈、海金沙,用之须审脉色流迟紧缓,加减量用,不可误。(《丹溪摘玄·卷十六·水肿门》)

一人,气弱腹膨浮肿,用参、归、茯苓、芍药各一钱,白术二钱,川芎七分半,陈皮、腹皮、木通、厚朴、海金砂各五分,紫苏梗、木香各三分,数服后浮肿尽去。余头面未消,此阳明气虚,故难得退,再用白术、茯苓。(《丹溪治

法心要·卷三·臌胀第三十一》）

一人，嗜酒，便血后患胀，色黑而腹大形如鬼吠（俱见《医要》）。（《丹溪治法心要·卷三·臌胀第三十一》）

一人，嗜酒，病疟半年，患胀，腹如蜘蛛。（《丹溪治法心要·卷三·臌胀第三十一》）

一人嗜酒，大便见血，春患胀。色黑而生，遂成胀满，《经》曰鼓胀是也。以其外腹大，形如鬼，脉涩而数，重似弦。以四物汤加芩连、木通、白术、陈皮、厚朴、生甘草，作汤服之。近一年而安。（《丹溪纂要·卷之二·第二十五肿胀》）

一人嗜酒病疟半年，患胀满，脉弦而涩，重取则大，手足瘦，腹如蜘蛛。以参术为君，当归、芍药、川芎为臣，黄连、陈皮、茯苓、厚朴为佐，生甘草些少。日三次饮之，严守戒忌。一月后汗而疟愈。（《丹溪纂要·卷之二·第二十五肿胀》）

头昏医案

一老人头自昏重，手足无力，吐痰相续，脉左散火而缓，右缓大不及左重，皆无力，饮食略减而微渴，大便三四日一行。医与风药，予曰：若然，至春深必死。此大虚证，当大补之。以参、芪、归身、芍药、白术、陈皮浓煎，下连檗丸三十九，服一年后而精力如少壮。连檗丸，姜汁炒姜糊丸，冬加干姜少许。（《丹溪纂要·卷之二·第二十九虚损》）

一男子，年七十九岁，头目昏而重，手足无力，吐痰口口相续，左手脉散大而缓，右手脉缓而大不及，于左重按皆无力，饮食稍减而微渴，大便三四日一行，若与风药至春深必死，此大虚证，当以补药作大剂服之。与黄芪、人参、当归身、芍药、白术、陈皮，浓煎作汤，使下连柏丸三十丸，服一年半，精力如少壮时。连柏丸冬加干姜少许，作令药，余三时皆根据本法。连柏皆以姜汁炒为末，用姜汁糊丸。（《丹溪治法心要·卷二·痰第十九》）

头痛医案

一膏粱人,头风发即眩重酸痛:二陈加荆芥、南星、酒芩、防风、苍术、台芎,姜,水煎服。后复以酒芩、南星、半夏各一两,皂角炭一钱,乌梅二十个。用巴豆十粒同梅煮过,去巴豆不用,将梅同前药为末,姜曲丸,津咽下。(《丹溪治法心要·卷三·头风第三十五》)

一人筋稍露,体稍长,本虚又作劳,头痛甚,脉弦而数:以人参为君,川芎、陈皮为佐治之。六日未减,更两日当自安,忽自言病退,脉之,似稍充,又半日膈满其腹,文已隐询之,乃第自于前方加黄芪三帖矣,遂以二陈汤加厚朴、枳壳、黄连泻其卫三帖而安。(《丹溪治法心要·卷三·头痛第三十六》)

一人躯长露筋骨,患体虚而劳。头痛甚,自分为死矣。脉弦大带数。以人参、白术为君,川芎、陈皮为佐,服至五六日未减,乃药力未至也。自欲加黄芪,予不许,明日头痛顿愈,但脉稍盛,又膈满不饥而腹胀。审知其皆加黄芪也,遂以二陈加厚朴、枳壳、黄连,以泻其卫,三帖而安。(《丹溪纂要·卷之二·第二十九虚损》)

一人头风鼻塞涕下,南星、苍术、酒芩、辛夷、川芎。(《丹溪治法心要·卷三·头风第三十五》)

一人头疼,有风痰、热痰:酒芩、连翘、南星、川芎、荆芥、防风、甘草。夫用芎带芩者,芎一升而芩便降,头痛非芎不开。荆芥清凉之剂,头痛用川芎,脑痛用台芎。(《丹溪治法心要·卷三·头痛第三十六》)

一人形实而瘦,有痰头痛:黄芩、黄连、山栀、贝母、瓜蒌、南星、香附。(《丹溪治法心要·卷三·头痛第三十六》)

一人因吃面内伤吐血,热头痛:以白术一钱半,白芍药一钱,陈皮一钱,苍术一钱,茯苓五分,黄连五分,黄芩五分,人参五分,甘草五分。上作一服,姜三片煎。如口渴加干葛二钱。再调理:白术一钱半,牛膝二钱半,陈皮一钱半,人参一钱,白芍药一钱,甘草二分,茯苓五分。又复调胃:白术二钱,白芍药一钱半,人参一钱,当归一钱,炒陈皮一钱,黄芩五分,柴胡三分,升麻二分,甘草少许。(《丹溪治法心要·卷三·卷四·伤食第五十》)

一人有头风,鼻涕下有白带,用南星、苍术、酒芩、辛夷、川芎、黄柏炒焦、滑石、半夏、牡蛎粉。(《丹溪纂要·卷之四·第七十七妇人证》)

一人元气惫之极,睑命门脉绝无,头痛久不得愈,难服药,因气血久羸,一时不能平复,宜补气生血,用后药(人参、黄芪各一钱半,当归、白术、川芎、沉香、蔓荆子各一钱,附子一片,羌活一钱,炙甘草七分,姜五片,煎服。——编者注)服。(《丹溪摘玄·卷一·头风头痛》)

头重医案

一妇人,产后惊忧得病,头重,心胸觉一物重坠,惊怕,身如在波浪中恍惚不宁,用:枳实、麦芽、神曲、贝母、侯莎各一钱半,姜黄一钱半,半夏二钱,桃仁牡丹皮、瓜蒌子各一钱,红花五分,右末之,姜饼丸。服后胸物消,惊恍未除,后用:辰砂、郁金、黄连各三钱,当归、远志、茯神各二钱,真珠、人参、生甘草、菖蒲各一钱半,牛黄、熊胆、沉香各一钱,红花五钱,金箔一片,胆星三钱,右末之,猪心血丸。服后惊恍减,后用:枳实、半夏、姜黄、山楂、神曲、麦芽、陈皮、山栀各五钱,白术一两,右末之,姜饼丸,服此助胃消食痰,后用:牛黄二钱,菖蒲二钱半,朱砂、郁金各三钱,远志、琥珀各二钱半,珍珠、红花、沉香各一钱,黄连、人参、胆星各五钱,当归右末之,猪心血丸。服此镇心安神,后用:干漆三钱炒烟尽,三棱、莪术各七钱半,苍术、青皮、陈皮、针沙各一两,厚朴、当归各半两,生香附二两,右末之,炊饼丸。设此方不曾服,倒仓后服煎药:白术四钱,陈皮、黄芩、白芍、药香、附子各二钱,茯苓一钱半,当归、麦门冬、青皮各一钱,枳壳六分,沉香、生甘草各五分,上分作六帖,除胸满、清热、淡渗。(《丹溪治法心要·卷七·妇人科·产后第三》)

眩晕医案

一妇人，体肥气郁，舌麻、眩晕、手足麻，气塞有痰，便结，凉膈散加南星、香附、川芎开之（《丹溪治法心要·卷六·手足麻木第八十九》也录有本案。——编者注）。（《丹溪治法心要·卷一·火第十》）

中风医案

一肥人，口㖞，手瘫，脉有力：南星、半夏、薄桂、威灵仙、酒芩、酒柏、天花粉、贝母、荆芥、瓜蒌、白术、陈皮、生姜、甘草、防风、羌活、竹沥。（《丹溪治法心要·卷一·中风第一》）

一肥人，忧思气郁，右手瘫□，□补中益气汤。有痰，加半夏、竹沥□□。（□为原书缺字，以下同。——编者注）（《丹溪治法心要·卷一·中风第一》）

一肥人中风，口㖞，手足麻木，左右俱废，作痰治；贝母、瓜蒌、南星、半夏、陈皮、白术、黄琴、黄柏、羌活、防风、荆芥、威灵仙、薄桂、甘草、天花粉。多食面，加白附子、竹沥、姜汁、酒一匙行经。

一妇人，年六十余，左瘫手足，不语、健唉，防风、荆芥、羌活、南星、没药、乳香、木通、茯苓、厚朴、桔梗、甘草、麻黄、全蝎、红花。右末之，温酒调下，效。时春脉状微，以淡盐汤、姜汁、每早一碗，吐之。至五日，仍以白术、陈皮、茯苓、甘草、厚朴、菖蒲，日进二帖。后以川芎、山栀、豆豉、瓜蒂、绿豆粉、姜汁、盐汤吐之，甚快。不食，后以四君子汤服之，复以当归、酒芩、红花、木通、厚朴、鼠粘子、苍术、姜南星、牛膝、茯苓，酒糊丸，如桐子大，服十日后，夜间微汗，手足动而言。（《丹溪治法心要·卷一·中风第一》）

一妇手足左瘫，口不能语，健唉。防风、荆芥、羌活、南星、没药、乳香、木通、茯苓、厚朴、桔梗、麻黄、甘草、全蝎，上为末，汤酒调下，不效。时春脉伏,渐以淡盐汤、齑汁每早一碗,吐五日。仍以白术、陈皮、茯苓、甘草、厚朴、菖蒲,日二帖。后以川芎、山栀、豆豉、瓜蒂、绿豆粉、齑汁、盐汤吐之,吐甚快。不食,后以四君子汤服之,以当归、酒芩、红花、木通、粘子、苍术、姜南星、牛膝、茯苓为末,酒糊丸。服十日后,夜间微汗,手足动而能言。(《丹溪心法·卷一·中风一》)

一人,年二十九,患中风,四肢麻木,双足难行,二陈加参、术、当归、黄柏、杜仲、牛膝、麦冬。(《丹溪治法心要·附:医案拾遗》)

一人好色,有四妾,患中风,四肢麻木无力,半身不遂,四物汤加参、术、天麻、苦参、黄柏、知母、麦冬、僵蚕、地龙、全蝎。(《丹溪治法心要·附:医案拾遗》)

一人患中风,满身如刺疼,四物加荆芥、防风、蝉蜕、蔓荆子、麦门冬。(《丹溪治法心要·附:医案拾遗》)

一人患中风,双眼合闭,晕倒不知人,四君子汤加竹沥、姜汁服之愈。(《丹溪治法心要·附:医案拾遗》)

一人患中风,四肢麻木,不知痛痒,乃气虚也。大剂四君子汤加天麻、麦冬、黄、当归。(《丹溪治法心要·附:医案拾遗》)

一人年近六十,奉养高粱,仲夏,久患滞下,而又犯房劳,忽一日如厕,两手舒撒,两目开而无光,尿自出,汗下如雨,喉如曳锯,呼吸甚微,其脉大而无伦次,部位可畏之甚,此阴先亏,而阳暴绝也。急令煎人参膏,且与灸气海穴,艾柱如小指,至十八壮,右手能动,又三壮,唇微动,所煎膏亦成,遂与一盏,至半夜后,尽三盏眼能动,尽二斤,方能言而索粥,尽五斤而利止,至十数斤而安。(《丹溪治法心要·卷一·中风第一》)

一人年三十六,平日好饮酒,大醉一时晕倒,手足俱麻痹,用黄芪一两,天麻五钱,水煎加甘蔗汁半盏,服。(《丹溪治法心要·附:医案拾遗》)

一人瘫左。酒连、酒芩、酒柏、防风、羌活、川芎、当归各半两,南星、苍术、人参各一两,麻黄、甘草各三钱,附子三片,上丸如弹子大,酒化下。(《丹溪心法·卷一·中风一》)

一人体肥中风,先吐,后以苍术、口口、酒芩、酒柏、木通、茯苓、牛膝、红花、升麻、厚朴、甘草。(《丹溪治法心要·卷一·中风第一》)

一人体肥中风,先吐,后以药。苍术、南星、酒芩、酒柏、木通、牛膝、红花、升麻、厚朴、甘草。(《丹溪治法心要·卷一·中风一》)

一人右瘫,酒连、酒柏、防风各半两,半夏一钱,羌活五钱,酒芩、人参、苍术各一两,川芎、当归各五钱,麻黄三钱,甘草一钱,南星一两,附子三片。右丸如弹子大,酒化服。(《丹溪治法心要·卷一·中风第一》)

一人中风,贝母、瓜蒌、南星、半夏、酒连、酒芩、酒柏、防风、荆芥、羌活、薄桂、威灵仙。(《丹溪治法心要·卷一·中风第一》)

颤证医案

一人痰火发作,战摇头,手动掉,状如中风相似。南星、枳实、陈皮、半夏、茯苓、甘草、瓜蒌、白术、酒黄芩、酒黄连、防风、羌活、天麻、蔓荆子,上锉,水、姜五片煎。(《丹溪摘玄·卷一·中风门》)

郁证医案

一室女因事忤意,郁结在脾,半年不食。但日食熟菱、枣数枚,遇喜食馒头弹子大,深恶粥饭。予意脾气实,非枳实不能散,以温胆汤去竹茹与之,数十帖而安。(《丹溪纂要·卷之一·第八郁》)

一室女素强健,六月发烦闷、困惫、不食,时欲入井。脉沉细数弱,口渐渴。医作暑病治不效。又加呕、手心热,喜暗处,脉渐伏、妄语。予制《局方》妙香丸,水下一丸,半日大便,药已出矣。遂以麝香水洗药,以针穿三孔,水吞。半日下稠痰数升,得睡,渐愈。(《丹溪纂要·卷之一·第八郁》)

一少妇因大不如意事,膈满不食累月,急甚,巳午间发热、面赤、酉戌退。夜小便数而点滴。脉沉涩而短,重取皆有。经水极少。此气不遂而郁于胃口,血亦虚,中官却因食郁而生痰。遂补泻兼施。以参、术各二钱、侠苦一钱、红花一豆大,带白陈皮一钱,浓煎,食前饮之。少顷药行,与粥半匙。少顷与神佑丸减轻粉、牵牛、细丸,津咽十五丸。昼夜二药各进四服,食稍进,热退而不赤,七日而愈。(《丹溪纂要·卷之一·第八郁》)

一女许婚后夫经商二年不归,因不食,困卧如痴、无他病、多向里床坐。此思想气结也,药难独治,得喜可解,不然令其怒。脾主思、过思则脾气结而不食。怒属肝木,怒则木气升发而冲开脾气矣。予自往激之,大怒而哭。至三时许,令父母解之。与药一帖即求食矣。予曰:病虽愈,必得喜方已。乃给以夫回,既而果然病不举。(《丹溪纂要·卷之一·第八郁》)

水肿医案

一妇素多怒,因食烧肉,面肿。不食,身倦,脉沉涩,左豁大。此体虚有痰气,为痰所隔不得下降,当补虚利痰为主。每早以二陈汤加参术大剂与之,后探吐出药。辰时后用三和汤三倍术。睡后以神佑丸七丸挠其痰。一月而安。(《丹溪纂要·卷之二·第二十五肿胀》)

一人面目肢体浮肿,大便塘,多腹胀,肠鸣时痛,饮食减少,脉弦细而缓。其人壮时常服大黄、牵牛之药,今因阴雨,其病大发。脉弦,无胃气也。知服大黄、牵牛为一时之快,不知为终身之害。遂以平胃散共白术、茯苓、半夏、草豆蔻、泽泻数服,前证摘减,只有肢体浮,以导滞通经汤之。导滞通经汤:治脾湿有余及气不宣通、面目手足浮。木香、白术、桑皮、陈皮、茯苓去皮,淋加泽泻。上锉,每五钱,水煎,加大腹皮、生姜皮。诗曰:凡观诸鼓要先知,且看脐间亚似黎。肚中青筋休闭问,阴囊无缝定难医。眼黑鼻黑终须死,掌上无纹在片时。有命只消三四日,项垂头转二朝危。仲景云:水肿本在中宫。腰以上肿者,气肿也。经亦发汗,此开鬼门也。以下肿者,血肿也。经亦利小便,此洁净府也。上下肿者,气血俱病也。经亦通大便,此去

菀陈历也。水疆之疾,切忌食猪肝及猪禽兽之类。(《丹溪摘玄·卷十六·水肿门》)

一人能大食,食肉必泄。忽遍身肿,头面甚,目不可开,膈满如筑,足麻至膝,恶风,阴器挺前,脉左沉,重取不应,右短小,却和滑。令单煮白术汤空心服,探吐之。食后以白术二钱,麻黄、川芎各半钱,防风三分,作汤,下保和丸五十粒。吐中得汗,上截居多,肿遂退。眼开,气顺、食进,前方去麻黄、防风,加白术三钱,木通、通草各半钱,下保和五十丸,五日而安。(《丹溪纂要·卷之二·第二十五肿胀》)

淋证医案

一老人因疝疼,多服乌、附,患淋十余年。又服硝、黄诸淋药、不效。项发一大疽,淋痛愈甚,叫号困惫,脉短涩,左微似弦。皆药毒所致,凝积滞血满膀胱,脉涩为败血,短为血耗,忍痛伤血,叫号伤气。知其溺后有如败脓者,询验果然。多取土牛膝浓煎汤并四物汤大剂,与三日后,痛与败脓渐减,淋止,疮势亦定。盖四物能生血也。(《丹溪纂要·卷之三·第六十五淋闭》)

一少年自生七个月患淋,五七日一发,大痛,下如膝如粟者一盏,乃定。脉轻涩重弦,形瘦长,色苍。意其父必多服下部药,遗热在胎留于子之命门而然。以紫雪和黄柏末丸,晒极干,与二百丸作一服,热汤下。经二日又与三百丸作一服,以食物压之。又半日,大痛,连腰腹。下漆粟者一大碗,病减八分。一人以陈皮一两、桔梗、木通各五钱作一帖与之,又下漆粟者一合愈。(《丹溪纂要·卷之三·第六十五淋闭》)

白浊医案

一妇近年六十,形肥味厚,中焦不清,浊气流入膀胱,下注白浊。浊气即是湿痰,用二陈汤加升麻、柴胡、苍白术四帖,浊减大半。觉胸满,因升动胃气,痰阻满闷,用二陈加炒曲、白术。素无痰者,升动不闷。(《丹溪纂要·卷之三·第六十三·便浊》)

一妇人年近六十,形肥,奉养膏粱,饮食肥美,中焦不清,浊气流入膀胱,下注白浊。用二陈去痰,加升麻、柴胡清胃中气,加苍术去浊、白术补胃,全在活法。服四帖后,浊减大半,却觉胸满,因柴胡、升麻升动胃气,痰阻满闷,又用本汤加炒曲、白术。素无痰者,虽升动不满也。(《丹溪逸书·丹溪心法类集·卷之三·秋集·赤白浊六十四》)

一妇人年近六十,形肥,奉养膏粱,饮食肥美,中焦不清,浊气流入膀胱,下注白浊。用二陈去痰,加升麻、柴胡升胃中之清气,加苍术去湿,白术补胃,全在活法。服四帖汤(《丹溪摘玄·卷十五·赤白浊门》中"汤"作"后"。——编者注),浊减半。觉胸满,因升麻、柴胡升动胃气,痰阻满闷,用二陈加炒曲、白术。素无痰者,升动胃气不满。凡浊气只是湿步痰,截断。丸药用:青黛、椿皮末、蛤粉、滑石、干姜炒、黄柏炒、神曲炒、为糊丸,仍用前燥痰丸,亦能治带下病。又云:滑石利窍,黄柏治湿热,青黛解热,蛤粉咸寒,入肾。干姜炒,味苦,敛肺气,下降,使阴血生,干姜监制。(《海外回归中医善本古籍丛书·第五册·丹溪秘传方诀·卷之一·浊》)

一妇人年近六十,形肥奉养膏粱,饮食肥美,中焦不清,浊气流入膀胱,下注白浊,白浊即湿痰也,用二陈去痰,加升麻、柴胡升胃中清气,加苍术去湿,白术补胃,全在活法。服四帖后,浊减大半,却觉胸满。因柴胡、升麻升动胃气,痰阻满闷。又用本汤加炒曲、白术、香附。素无痰者,虽升动不满也。(《丹溪心法·卷三·赤白浊四十四》)

一妇人年近六十,形体肥大,膏粱肥养,中焦不得清浊,气流入膀胱,下注白浊。多气是胃中湿痰,或以二陈汤去湿痰,内加升麻、柴胡,升引胃中之清气;加苍术去漾、白术补胃,全在活法。服四帖后,浊减半,但觉胃满,用升麻、柴胡升动胃气。痰阻喘闷,用二陈汤加炒面(《海外回归中医善本古籍丛书·第五册·丹溪秘传方诀·卷之一·浊》中"面"为"曲"。——

编者注)、白术。素无疼者,升动胃气亦白浊。酒炙龟板二两,苁蓉二两,锁阳二两,当归二两,炒知母二两,黄柏、山药各一两,川芎、炒杜仲各一两,菟丝子、沉香各五钱,牛膝一两,上末之,以生地、熟地、人参、白术各四两,熬膏丸,每百丸,空心盐酒下,或虎潜丸尤佳。(《丹溪摘玄·卷十五·赤白浊门》)

一妇人气血两虚有痰,痛风时作,阴火间起,小便白浊,或带下,亦同。青黛、蛤粉、椿末、滑石、干姜炒、黄柏炒褐色,右为末,神曲糊丸,仍用前燥湿痰丸子,亦治带下病。(《丹溪逸书·丹溪心法类集·卷之三·秋集·赤白浊六十四》)

一人便浊,常有半年,或时梦遗,形瘦作心虚治:珍珠粉丸和定志丸服。(《海外回归中医善本古籍丛书·第五册·丹溪秘传方诀·卷之一·浊》)

一人便浊当有半年,或时梦遗。其人形体瘦损,以珍珠,常以糯稻草浓煎汤,露一宿服之。宽膈,清上凉下。白茯一两、难豆粉二两、加五倍二钱半上末之,洗,黄蜡入炼蜜丸,空心盐汤米任下。(《丹溪摘玄·卷十五·赤白浊门》)

一人便浊经年,或时梦遗,作心虚主治,形瘦,用珍珠粉丸和定制丸(定志丸方:远志、菖蒲各一两,人参、茯苓各三两,为末,蜜丸桐子大。每服七丸,加至二十丸,空心米汤送下。——编者注)服,效。(《(丹溪逸书·丹溪心法类集·卷之三·秋集·赤白浊六十四》)

一人健忘、白浊,治法同。(《丹溪治法心要·卷五·浊第六十八》)

一人虚损白浊,梦遗无度,足膝酸软无力,诊命门脉绝无。人参一两、白术二钱、甘草七钱、当归一钱半、黄芪一钱、熟地黄一钱、五味二十二粒、白芍、黄柏各一钱、知母五钱、草薢二两、益智七钱、沉香八钱、粉丸,和定志丸合服。定志丸:远志二两、人参二两、菖蒲一两、白茯苓二两。上末之,蜜丸,朱砂为衣。每二三十丸,米饮下。(《丹溪摘玄·卷十五·赤白浊门》)

张子原,气血两虚,有痰痛风时作,阴火间起,小便白浊,方在前痛风中。(《丹溪治法心要·卷五·浊第六十八》)

癃闭医案

一妇人年五十，患小便涩，与八正散，则小腹转急胀，小便不通，身如芒刺，余以所感淋淫雨湿邪，右上表，因用苍术为君，附子佐之，发其表，一服即汗，小便实时便通。（《丹溪治法心要·卷五·小便不通第七十一》）

一妇人脾痛后，患大小便不通，此是痰隔中焦，气聚下焦，用二陈汤加木通，初服，渣煎服探吐。气壮实热之人：八正散，大便动，小便自通。小便因热郁不通，赤茯苓、黄芩、泽泻、车前子、麦冬、桂、滑石、木通、甘草梢。气虚痛者，加木香、黄芪；淋痛者，加黄柏、生地黄，夏月，调益元散。痰隔中焦，二陈汤煎大碗，顿服，调其真气而吐之。否则，用沙糖汤调牵牛头末二钱，服之。伤寒后，脱泪，而小便不通，茴香调生姜自然汁，敷小腹上，服益志茴香丸并益元散服之（《丹溪摘玄·卷七·小便不通门》《丹溪心法类集·卷之三·秋集·小便不通四十一》《海外回归中医善本古籍丛书·第五册·丹溪秘传方诀·卷之一·小便不通》中也录有本案。——编者注）。（《丹溪治法心要·卷五·小便不通第七十一》）

一妇人忧思得水水不利，遗而涩滞，浊泻微疼，邪热在血分也。川芎、当归、生地黄、芍药、木通、草薢、玄参，上锉，水煎，调琥珀屑服之效。（《丹溪摘玄·卷七·小便不通门》）

一男子年八十，患小便短涩，因服分利药太过，遂致闭塞，点滴不出。余以饮食太过伤胃，其气陷于下焦，用补中益气汤，一服，小便即通，因先服多利药损其肾气，遂至通后，遗溺一夜不止息，补其肾，然后已。（《丹溪治法心要·卷五·小便不通第七十一》）

一人小便不通，医用利药益甚。脉右寸弦滑，此积痰在肺。肺为上焦，膀胱为下焦。上焦闭则下焦塞，如滴水之器必上窍通面后下窍之水出焉。以药大吐之，病如失。（《丹溪纂要·卷之三·第六十五淋闭》）

一人燥热伤下焦，致小便不利，当养阴，当归、地黄、知母、黄柏、牛膝、

茯苓、生甘草、白术、陈皮之类。(《丹溪治法心要·卷五·小便不通第七十一》)

阳痿医案

九月间,一病人诊得六脉俱洪缓相合,按之无力、弦,在其上是风热一下陷入阴中,阳道不行,是证合目则浑身麻,昼减而夜甚,开目则麻木渐退,久则绝止,常开其目,此证不作怕,其麻木不敢合眼致不得眠,身体沉重,有痰嗽。用补气升阳和中汤:黄芪五钱、人参三钱、炙甘草四钱、陈皮三钱、白术二钱、白芍药五钱、生甘草一两、草豆蔻一钱半、升麻一钱、白茯苓一钱、酒制黄柏各一钱,佛耳草四两,当归身三钱,泽泻、柴胡各一钱半。上锉,每约八钱,煎。治身体麻木。(《丹溪摘玄·卷二·鹤膝风门·补气升阳和中汤》)

一人年二十余,前阴玉茎挺长,肿而痿,皮塌常润,摩股不能行,两胁气上,手足倦弱。先以小柴胡大剂,加黄连,行其湿热,次略与黄柏,降其逆上之气,其肿收减及半,但茎中有一块硬未消,遂以青皮一味为君,少加散气(一作散风)之剂,未,服,外以丝瓜汁调五倍末敷之而愈。(《丹溪治法心要·卷六·痿第八十六》)

一人阳痿,炒知母、炒黄柏各一两,枸杞一两,酒浸牛膝一两,姜炒杜仲一两,人参一两,山药一两,炙龟板一两,酒洗续断一两,锁阳二两,当归二两,菟丝子、五味子、陈皮各五钱,白术一两,一方有苁蓉二两,去白术、陈皮上末之,糊丸。(《丹溪治法心要·卷六·痿第八十六》)

遗精医案

劳心太过者,郑叔鲁,年二十余,攻举业,夜读书,每四鼓犹未已,忽发病,卧间但阴着物,便梦交接脱精,悬空则无梦,饮食日减,倦怠少气。盖以用心太过,二火俱起,夜不得眠,血不归肾,肾水不足,火乘阴虚,入客下焦,鼓其精房,则精不得聚藏而欲走,故于睡卧之间,因阴着物,由厥气客之,遂作接内之梦,于是,上补心安神,中调脾胃升举其阳,下用益精生阴固阳之剂,不三月而病安矣。(《丹溪治法心要·卷五·梦遗第六十六》)

一人便浊,常有半年,或时梦遗,形瘦作心虚主治:定志丸与珍珠粉丸同服。(《丹溪治法心要·卷五·浊第六十八》)

一人便浊半年,或时梦遗,形瘦,作心虚治。珍珠粉丸合定志丸服。(《丹溪纂要·卷之三·第六十三·便浊》)

一人便浊而精不禁,用倒仓法有效。(《丹溪纂要·卷之三·第六十三·便浊》)

一人便浊经年,或时梦遗,形瘦,作心虚主治,用珍珠粉丸(珍珠粉丸:珍珠粉一斤、黄柏一斤,新瓦上炒赤,为末滴水丸梧子大。每服一百丸,空心温酒送下;法曰:阳盛阴虚,故精泄也。黄柏降心火,蛤粉咸而补肾阴。主治白浊梦泄遗精及滑出而不收。——编者注),和定志丸(定志丸方:远志、菖蒲各二两,人参、茯苓各三两,为末蜜丸梧子大,朱砂为衣。每服七丸,加至二十丸,空心米汤送下。——编者注)服。(《丹心法·卷三·赤白浊四十四》)

一人患虚损,发热盗汗梦遗,四物汤加参、术、黄、地骨皮、防风。(《丹溪治法心要·附:医案拾遗》)

有阴邪所著者,蒋右丞子,每夜有梦,招予视之,连二日诊脉,观其动止,终不举头,但俯视不正当人,此盖阴邪相感,叩之不肯言其所交之鬼状,因问随出入之仆,乃言一日至庙中,见一塑侍女,以手于其身摩之,三五日遂闻病此,于是即令人入庙,毁其像,小腹中泥土皆湿,其病即安。(《丹溪治法心要·卷五·梦遗第六十六》)

血证医案

一人因忧患病咳吐血,面黧黑色,药之十日不效,谓其兄陈状元曰:此病得之失志而伤肾,必用喜解乃可愈,即求一足衣食地处之,于是大喜,即时色退,不药而愈,所以言治病必求其本,虽药得其所病之气宜,苟不得其致病之情,则方终不效也。(《丹溪治法心要·卷五·咳血第五十八》)

一老妇性沉怒,大便下血十余年,食减形困,心摇动或如烟熏。早起面微浮。血或暂止则神思清,忤意则复作,百法不治。脉左浮大虚甚,久取带涩而不匀,右沉涩细弱,寸沉绝。此气郁生涎,涎郁胸中,清气不升,经脉壅遏不降,心血绝少不能自养故也。非开涎不足以行气,非气升则血不归隧道。以壮脾药为君,诸药佐之。二陈汤加酒红花、升麻、归身、酒黄连、青皮、贝母、泽泻、黄芪、参、术、酒芍药,每帖加附一片,煎服四帖后,血止。去附加干葛、牡丹皮、栀子,而烟熏除。乃去所加药,再加砂仁、炒曲、熟地黄、木香、倍参、芪、术。服半月全愈。(《丹溪纂要·卷之三·第五十四便血下血溺血》)

一人嗜酒,因逃难下血而痔痛,脉沉涩似数。此阳滞于阴也。以郁金、芎、芷、苍术、香附、白芍药、干葛、炒曲,以生姜半夏汤调服,愈。(《丹溪纂要·卷之三·第五十四便血下血溺血》)

痰饮医案

傅宪幕子,暑月因劳而渴,悠饮梅水,又连大惊三四次,妄言妄见,病似鬼邪。两脉皆虚弦而沉数,于曰:数为有热,虚弦是大惊,又酸浆停于中脘,补虚清热,导去痰滞,病可安。与参、术、陈皮、芩、连、茯苓,浓煎汤,入竹沥、姜汁与服,浃旬未效,众尤药之未对,予知其虚未回,痰未导,仍与前方加荆沥,又旬而安。(《丹溪治法心要·卷二·痰第十九》)

金氏妇,壮年暑月赴筵回,乃姑询其坐次失序,自愧因成病,言语失伦,又多自责之言,两脉皆弦数,予曰:非鬼邪乃病也,但与补脾导痰清热,数日当自安。其家不信,以数巫者喷水而恐之,旬余而死。(《丹溪治法心要·卷二·痰第十九》)

一妇年五十余,夜多怒,因食烧猪肉,次早面胀不食身倦,六脉沉涩而豁大,此体虚,痰膈不降,当补虚利痰。每早服二陈加参术大剂,服后探吐,令药出,辰时后与三和汤三倍加术二帖,至睡后服神丸七丸,逐其痰去牵牛,服至一月而安。傅宪幕子,暑月因劳而渴,恣饮梅水,又连得大惊三四次,妄言妄见,病似鬼邪,两脉皆虚弦而沉数,予曰:数为有热,虚弦是大惊,又酸浆停于中脘,补虚清热,导去痰滞,病可安,与参、术、陈皮、芩、连、茯苓,浓煎汤,入竹沥姜汁与服,浃旬未效,众尤药之未对,予知其虚未回,痰未导,仍与前方加荆沥,又旬而安。(《丹溪治法心要·卷二·痰第十九》)

一老人,呕痰、胸满、寒热,因伤食起,用二陈导饮,白术补脾,柴胡、黄芩退寒热,苍术解表寒,砂仁定呕下气。(《丹溪治法心要·卷二·痰第十九》)

一男子,年近三十,厚味多怒,秋间于髀枢左右发痛,一点延及骭,昼静夜剧,痛处恶寒,口或渴或否。医与治风,并补血药,至次春,膝渐肿痛甚,食渐减,形羸瘦,至春末膝渐肿如碗,不可曲伸,其脉弦大颇实,率皆数短,遂作饮食痰积右太阴、阳明治之。半夏五钱,酒炒黄柏一两,生甘草梢三钱,盐炒苍术三钱,川芎三钱,陈皮、牛膝、木通、芍药各五钱,遇喧热加条芩二钱。右为末,每服三钱重,与姜汁同研细适中,以水汤顿令沸,带热食前服之,一日夜四次与之,半月后,数脉渐减,痛缓,去犀角加牛膝、败龟板半两,当归身片半两,如前服之。又与半月余,肿渐减,食渐进,不恶寒,惟膝痿软,未能久立久行,去苍术、黄芩,时夏月,加炒柏至一两半,余以本方内加牛膝,春夏用梗,秋冬用根,惟叶汁用尤效,须绝肉酒、湿面、胡椒,中年人加生地半两,冬加茱萸、桂枝。(《丹溪治法心要·卷二·痰第十九》)

一人面上才见些少风,如刀刮者,身背皆不怕冷,能食。脉弦,起居如常,先以川芎、桔梗、生姜、山栀、细茶。吐痰后,服黄连导痰汤。外弟一日醉饱后,乱言妄见,且言伊亡兄生前事甚的。乃叔叱之曰:食鱼腥与酒太过,痰所为耳。灌盐汤一大碗,吐痰一升,汗因大作,困睡一宵而安。(《丹溪治法心要·卷二·痰第十九》)

一人气实形壮,常觉胸膈气不舒,三一承气汤下之,及与导痰之类。(《丹溪治法心要·卷二·痰第十九》)

一人湿热劳倦,新婚胸膈不快,觉有冷冻饮料脉涩大,先多得辛温导散药,血气俱伤。苍术、半夏、白术、陈皮各五钱,白芍药六钱,龟板七钱半,炒柏一钱半,黄芩三钱,砂仁、甘草各一钱;上末之,炊饼丸,食前姜汤下,四五十丸。服后膈间冷痰未除,用小陷胸汤加少茱萸作向导为丸服。(《丹溪治法心要·卷二·痰第十九》)

一人痰饮心腹疼痛,时或呕吐酸水,成块。痰饮除宜行气,则痰自消,导痰汤加:瓜蒌、黄芩、黄连、木香、槟榔,上锉,姜煎。(《丹溪摘玄·卷八·痰饮》)

一人阴虚有痰,神曲、麦芽、黄连、白术各一两、川芎七钱、瓜蒌仁、青黛、人中白各半两。上末之,姜汁摛,炊饼丸。(《丹溪治法心要·卷二·痰第十九》)

一人有痰,脊背拘急,胸滞恶心,头皮浮肿,持似中风之状。南星、枳实、陈皮、半夏、茯苓、甘草、羌活、苍术、香附、砂仁、酒黄芩、川芎、防风、白芷、天麻、上锉,水、姜五片煎。(《丹溪摘玄·卷一·中风门》)

汗证医案

一人因斋素,饥寒作劳,发热、头疼,医与小柴胡。自汗、神昏,视听不能,脉大如指,似有力,与参、术、黄芪、熟附、炙甘草作大剂服之。一日汗少,二日热减。能视,加苍术与二帖。再得汗热除,乃去苍术,作小剂服,三日而安。(《丹溪纂要·卷之一·第四内伤》)

虚损医案

罗太无治一病僧。黄瘦倦怠,因念母所致。令以牛肉、猪肚肥甘等煮糜烂食之。旦慰谕之,半月察其形稍苏,与桃仁承气。曰:三帖下之皆是血块痰积。以蔬粥调理半月如故。(《丹溪纂要·卷之二·第二十九虚损》)

一老人,口极渴,午后躁热起,此阴虚,老人忌天花粉,恐损胃。四物去芎加知、柏、五味、参、术、麦冬、陈皮、甘草。(《丹溪治法心要·附:医案拾遗》)

一人,年六十,患虚损症,身若麻木,足心如火,以参、归、术、柴胡、白芍药、防风、荆芥、羌活、升麻、牛膝、牛蒡子。(《丹溪治法心要·附:医案拾遗》)

一人,年四十六,能饮酒,患虚损症,连夜发热不止,四物汤加甘蔗汁、鸡距子、甘葛、白豆蔻、青皮。(《丹溪治法心要·附:医案拾遗》)

一人,五十一岁,患虚损,咳嗽吐血如红缕,四物汤换生地加黄柏、知母、黄芩、贝母、桑皮、杏仁、款冬花、天冬、麦冬、五味、紫花、小蓟汁一合,白蜡(七分)。(《丹溪治法心要·附:医案拾遗》)

一人患虚损,大吐血,四物汤换生地黄,加大黄、人参、山茶花、青黛。(《丹溪治法心要·附:医案拾遗》)

一人患虚损,咳嗽吐血,四物汤加参、术、黄芩、款冬花、五味、黄柏、知母、贝母、天冬、麦冬、桑皮、杏仁。(《丹溪治法心要·附:医案拾遗》)

一人患虚损,身发潮热,四肢无力,小柴胡合四物加术、麦冬、五味。(《丹溪治法心要·附:医案拾遗》)

一人患虚损,手足心发热不可当,小柴胡汤加前胡、香附、黄连。(《丹溪治法心要·附:医案拾遗》)

一人患虚损,四肢如冰冷,补中益气汤加桂心、干姜各一钱。(《丹溪治法心要·附:医案拾遗》)

一人患虚损,一身俱是块,乃一身俱是痰也。二陈汤加白芥子研入,并姜炒黄连同煎服之。

一人虚损吐臭痰,四君子加白芷、天冬、麦冬、五味、知母、贝母。(《丹溪治法心要·附:医案拾遗》)

痹证医案

一妇人，性急味厚，病痛风数月。（《丹溪治法心要·卷三·卷四·痛风第四十九》）

一妇性急味厚，痛风挛数月，此挟痰与气，当和血疏气导痰，以潜行散入生甘草、牛膝、炒枳壳、通草、陈皮、桃仁、姜汁煎服半年而安。（《丹溪纂要·卷之三·第四十三痛风》）

一老人性急作劳，两腿痛甚，此兼虚证，宜温补。与四物汤加桃仁、陈皮、牛膝、生甘草，入生姜研潜行散，热饮，三四十帖而安（本案见于朱震亨《格致余论·痛风论》。——编者注）。（《丹溪纂要·卷之三·第四十三痛风》）

一男子，年三十六，业农而贫，秋深忽浑身发热，两臂膊及腕，两足及髀皆痛如煅，日轻夜重。医加风药则愈痛，血药则不效。以待死而已，两手脉皆涩而数，右甚于左，其饮食如平日，因痛而形瘦如削：用苍术一钱半，生附一片，生甘草二钱，麻黄五分，桃仁研九个，酒黄柏一钱半。上作一帖煎，入姜汁些少，令辣，服至四帖后去附子，加牛膝一钱重。八帖后气上喘促，不得睡，痛却减意，其血虚必服麻黄过剂，阳虚祛发动而上奔，当补血而镇之；遂以四物汤减芎加人参（五钱）、五味子十二粒，以其味酸，收敛逆上之气，作一帖服，至二帖喘定而安。后三日脉之，数减大半，涩如归，问其痛，则曰不减，然呻吟之声却无，察其气似无力，自谓不弱，遂以四物汤加牛膝、白术、人参、桃仁、陈皮、甘草、槟榔、生姜三片，煎服至五十帖而安复。因举重痛复作，饮食亦少，亦以此药加黄芪三钱，又十帖方痊愈。大率痛风，因血受热。（《丹溪治法心要·卷三·卷四·痛风第四十九》）

一人患背胛缝一线痛起，上胻骨至胸前侧胁而止，昼夜不住、脉数，重取左豁大于右。意其背胛小肠经，胸胁胆经也，必思虑伤心，心脏未病而小肠腑先病，故痛从背胛起，及虑不能决，乃归之胆，故痛至胸胁，乃小肠火乘胆木。子来乘母,是为实邪。果因谋事不遂。用人参四分、木通二分煎汤为使,吞龙胆丸数服而愈。(《丹溪纂要·卷之三·第四十三痛风》)

一人贫劳,秋深浑身发热,手足皆疼如煅,昼轻夜重,服风药愈痛,气药不效,脉涩而数,右甚于左,饮食如常,形瘦,盖大痛而瘦非病也。用苍术、酒黄柏各一钱半,生附一片,生甘草三分,麻黄五分,研桃仁九个,煎入姜汁,令辣热服四帖,去附加牛膝一钱,八帖后气喘痛略减。意其血虚,因多服麻黄,阳虚被发动而上奔,当补血镇硾,以酸收之。以四物倍川芎、芍药,加人参三钱,五味十二粒,与二帖,喘定。三日后脉减大半,涩如旧、仍痛。以四物加牛膝、参、术、桃仁、陈皮、甘草、槟榔、生姜五十贴而安。后因负重复痛、食少,前药加黄芪三分二,十帖愈。(《丹溪纂要·卷之三·第四十三痛风》)

一人十二月间,忽冒风气,恭至诊,脉得六脉俱弦,甚按之泛实有力,手挛急,大便闭涩,面赤,主患乃当风,始加于身也。四肢者脾也,因风寒之伤则搐而挛缩,乃风淫末,疾而寒,在外乃麻木也。用滋血通经汤:升麻、葛根各一钱,桂枝二钱,当归、人参、炙甘草各一钱,芍药五分,酒黄柏二钱。上锉,作一服,水煎,热暖房内近火摩搓其手,一服立效。(《丹溪摘玄·卷二·鹤膝风门·滋血通经汤》)

一人足跟痛有痰,有血热,治用四物汤加黄柏、知母、牛膝之类。(《丹溪治法心要·卷四·痛风第四十九》)

一少年患痢,服涩药效,致痛风(俱见《医要》)。(《丹溪治法心要·卷三·卷四·痛风第四十九》)

一少年患痢用涩药取效致痛风叫号,此恶血入经络也。血受湿热凝浊,所下未尽,留滞隧道,久则必成枯。与四物汤加桃仁、红花、牛膝、黄芩、陈皮、生甘草煎入生姜研,潜行散入少酒饮之数十帖,又刺委中出黑血三合而安。(《丹溪纂要·卷之三·第四十三痛风》)

一壮年味厚多怒,秋间于髀枢左右发痛一点延及膝肝,痛处恶寒,昼静夜剧,口或渴,膈或痞。医用补血及风药。至春痛甚,食减,形瘦、膝肿如碗,脉弦大颇实数,寸涩甚大,作饮食、痰积在太阴阳明治之。以炒柏一两、生甘草梢、生犀角屑,盐炒苍术各三钱,川芎二钱,陈皮、牛膝、木通、芍药各五钱,遇口热加黄芩二钱为末。每三钱与姜汁同研细煎令带热食前服之,日夜四次,半月后脉减,病轻,去犀角加牛膝春夏用叶,秋冬用根,叶汁尤妙,龟板、归身尾各五钱,如前服。又半月肿减食增,不恶寒,惟脚痿软。去苍术、黄芩。夏加炒檗一两半,中年人加生地黄五钱,冬加桂、茱萸,病愈。(《丹溪纂要·卷之三·第四十三痛风》)

张子元,气血虚,有痰浊,阴火痛风。人参一两、白术二两、熟地黄一两、川柏二两(炒黑色)、山药二两、滑石一两、锁阳五钱、南星一两、干姜(烧灰)半两、败龟板(酒)三两,上用粥丸。(《海外回归中医善本古籍丛书·第五册·丹溪秘传方诀·卷之二·痛风》)

张子元治患气血两虚,有痰浊,阴火痛风。人参一两,白术一两,熟地黄三两,黄柏二两,山药一两,海溪石一两,锁阳五钱,天南星一两,干姜五钱,败龟板二两。上末之,粥丸。(《丹溪摘玄·卷二·痛风门》)

张子原气血两虚,有痰便浊,阴火痛风方:人参一两,白术二两,熟地黄二两,山药一两,海石一两,川黄柏炒黑二两,锁阳五钱,南星一两,酒炙败龟板二两,干姜炒灰,五钱,取其不走。上为末,粥丸服之。(《丹溪治法心要·卷四·痛风第四十九》)

项强医案

一人项强,动则微痛,脉弦而数实,右为甚。予作痰热客太即经治之,用二陈汤加酒浴黄芩、羌活、红花,愈。(《丹溪纂要·卷之三·第四十三痛风》)

一男子项强,不能回顾,动则微痛,诊其脉弦而数实,右手为甚,作痰热客太阳经治:以二陈汤加黄芩、羌活、红花服之,后二日愈。(《丹溪治法心要·卷四·背项痛第四十七》)

一男子,忽患背胛缝有一线痛起,上跨肩至胸前侧胁而止,其痛昼夜不歇,不可忍。其脉弦而数,重取大豁,左大于右。夫胛小肠经也,胸胁胆也,此必思虑伤心,心上未病,而腑先病也,故痛从背胛起,及虑不能决,又归之胆,故痛上胸胁而止,乃小肠火乘胆木,子来乘母,是为实邪。询之,果因谋事不遂而病。以人参四钱,木通二钱,煎汤下龙荟丸,数服而愈。(《丹溪治法心要·卷三·卷四·背项痛第四十七》)

臂痛医案

一人臂痛。半夏、陈皮、茯苓、苍术。补药:人参、白术、山药、枸杞子、锁阳,酒糊丸。(《海外回归中医善本古籍丛书·第五册·丹溪秘传方诀·卷之十·杂录用药科》)

治一人臂痛麻木及耳面上常发红。升麻、干葛、白芍、甘草、酒芩、酒连、连翘、羌活、天南星、防风、鼠粘、白芷、威灵仙。(《丹溪摘玄·卷二·痛风门》)

背伛医案

一村夫背伛偻,足弯(孙一奎《赤水玄珠·第十二卷·痹门·虚挛》"弯"字作"挛"。——编者注)成废疾,脉沉弦而涩,以煨肾散甘遂末一钱入猪腰内煨食之与之,上吐下泻,过一月又使吐泻交作,凡三四帖而愈。(《丹溪纂要·卷之三·第四十三痛风》)

背沉医案

丹溪治一人,患湿气,背如负二百斤重,以肾着汤加桂心、猪苓、泽泻、酒芩、木通、苍术,服之而愈。(张璐《张璐医学全书·张氏医通·卷二·

诸伤门·湿》）

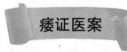

许文懿公白云先生因饮食作痰成心脾疼，后触冒风雪，腿骨痛，医以黄牙、岁丹、乌、附治十余年，艾灸万计。又冒风而病，加胯难开合，脾疼时胯稍轻，胯痛则脾疼止。予谓初因院有食积痰饮。续胃寒湿抑遏经络、血气不行，津液不通，痰饮注入骨节，往来如潮涌，上则为脾痛，降下则为胯痛，须涌泄之。以甘遂末一钱，入猪腰子内煨名煨肾散。食之，连泄七行，足便能步。

一人十月四肢痛，无力痿厥，湿热在下焦也。浊气不降，欲为满也。合目麻木不作，阳道不行故也。恶风寒，上焦之分，皮肤中气不行也。开目不麻助阳道通行，阴寒之气少退也。故头自眩晕，气药不陷于血分，不得伸越而作也。近火则有也。用冲和补气汤：羌活七分、独活三分、柴胡二分、人参一钱、炙甘草五分、白芍药五分、黄芪二钱、白术一钱、苍术二钱、陈皮二钱、黄柏三分、黄连一分、泽泻一钱、猪苓一钱、曲米二分、木香二分、豆蔻二分、麻黄二钱、当归三分、升麻五分。上锉，作二服，水煎。（《丹溪摘玄·卷二·鹤膝风门·冲和补气汤》）

一人形肥、味厚、忧怒，脉常沉涩，春病痰气，医用燥热香窜之药。至夏足弱、气上冲，食减。此热郁而脾虚痿厥，虽形肥脉沉，未当死，但药邪并火旺，难治。且与竹沥下白术膏，尽二斤，气降、食进，至一月后，仍大汗而死。（《丹溪纂要·卷之三·第四十四痿》）

腰痛医案

一老人坠马，腰痛不可转侧，脉散大、重取则弦小而长。予谓恶血虽有，不可驱逐、且补接为先。用苏木、参、芪、芎、归、陈皮、甘草。服半月，脉

散渐收。食前以前药调下自然铜等药，一月愈。(《丹溪纂要·卷之四·第七十六损伤》)

一人年六十，因坠马腰疼不可忍，六脉散大，重取则弦小而长稍坚，此有恶血未可逐之，且以补接为先：以苏木煎参、归、芎、陈皮、甘草服之。半月后，脉渐敛，食渐进，遂以前药调下自然铜等药，一旦而安。(《丹溪治法心要·卷三·腰痛第四十三》)

又治一人，腰似折，胯如冰，用除湿汤加附子、半夏、厚朴、苍术而愈。(张璐《张璐医学全书·张氏医通·卷二·诸伤门·湿》)

疟病医案

一妇病疟，三日一发，食少，经不行，已三月，脉无。时冬寒，议作虚寒治，以四物汤加附茱萸、神曲丸服。疑误。再诊见其梳洗言动如常，知果误也。经不行非无血，为痰所脉无，非血气衰，乃积痰生热结伏其脉而不见耳。当作实热治，与三花丸。旬日后食进、脉出带微弦。予谓胃气既全，不用药，疟当自愈，而经行也。令其淡滋味，果应。(《丹溪纂要·卷之二·第十三疟》)

一妇人病疟，间两日一发，饮食绝少，经脉不行已三月矣。诊其脉，两手俱无，见其梳妆不异平时，言语行步并无倦怠。因悟经不行非无血也，乃痰所碍而不行也；无脉者，非血衰少而脉绝，实由积痰生热结伏，而脉不见耳。当作实热治之，遂以三花神祐丸与之。旬日后食稍进，脉亦稍出，一月后六脉俱出，但带微弦，疟犹未愈。盖胃气既全，春深经血自旺，便自可愈，不必服药。教以淡滋味，节饮食之法，半月，疟愈而经亦行矣。(《丹溪治法心要·卷一·疟第十七》)

一富人年壮病疟，自卯时寒，至酉时热，至寅初休，一日一夜止苏一时，因思必为入房感寒所致。用参、术大补，附子行经，加散寒以取汗。数日不得汗，病如前。因误足腑之道远，药力难及，用苍术、芎、桃枝煎汤以器盛

之，扶坐浸足至膝，一食顷以前，所服之药饮之，其汗通身大出，病即愈。（《丹溪治法心要·卷一·疟第十七》）

一老人患疟半载，脉之两尺俱数而有力，色稍枯，盖因服四兽饮等剂，中焦湿热下流，伏结于肾，以致肾火上运于肺，故疟嗽俱作，用参、术、芩、连、升麻、柴胡调中，一二日与黄柏丸服之，两夜梦交通，此肾中热解无忧，次日疟嗽顿止。（《丹溪治法心要·卷一·疟第十七》）

一人多疟腹胀，脉不数而微弦，重取则来不滑利，轻取则无力，遂与三和汤索氏者三倍，加白术入姜汁服之，数服，而小便利一二行，腹胀稍减。又随小便短少，作血气两虚治，于药中入人参、牛膝、当归身，作大剂，服四十余帖而愈。（《丹溪治法心要·卷一·疟第十七》）

一人年六十，禀壮厚味，春病疟，先生教以却欲食淡，不听。医欲截药三五帖而安，旬后又作又与，绵延至冬求治，先生知其久得汗，惟胃气未充，时天大寒，又触冒寒热，非补不可。以一味白术为末，粥丸，与二斤令其饥时，且未与食，取一二百丸热汤下，只以白糜粥调养，尽此药，当大汗而安，已而果然如此者多，但药略有加减耳。（《丹溪治法心要·卷一·疟第十七》）

一人形色俱实，感痎疟而且痢。自恃强健能食，但苦汗出。予曰：疟非汗不愈，可虑能食耳。此非痢也，胃热善消，脾病不化，食积与病势甚矣！宜谨，即以养胃气、避风寒、佚汗透而安。（《丹溪纂要·卷之二·第十三疟》）

一人形壮味厚，得痎疟。用劫药屡止屡作，仅一年。知其痰少，惟胃气未完，天寒欠汗，以白术粥丸，空腹热汤下二百丸，尽二斤，大汗而愈。（《丹溪纂要·卷之二·第十三疟》）

一人性急，酒色味厚，适多忧怒，患久疟。忽大热，下臭积，大孔痛，陷下，此大虚也，脉弦大而浮。以瓦磨如钱圆，烧红，童泉淬，急取以纸裹于痛处，恐外寒乘虚而入也。理参、归、陈皮煎服，淡味，半月而安。（《丹溪纂要·卷之二·第十三疟》）

一人作劳发疟,医与疟药,三发变为发热、舌短、痰吼、脉洪数似滑。与独参汤加竹沥,二服。吐膏痰三块,语清。服参芪汤半日全愈。(《丹溪纂要·卷之二·第十三疟》)

一少妇身小味厚,痎疟月余。间日,发于申酉头与身痛,寒多,喜极热辣汤,脉浮,面惨晦。作实热痰治之;以十枣汤为末,粥丸黍米大,服十粒,津咽,日三次,令淡饭。半月后大汗而愈。(《丹溪纂要·卷之二·第十三疟》)

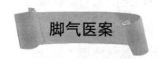

一妇人足痛肿者,生地、炒柏、南星、川芎、苍术、牛膝、龙胆草、红花,酒洗。(《丹溪治法心要·卷五·脚气第八十五》)

一妇人足肿,生地黄、黄柏、苍术、南星、红花酒洗、牛膝酒洗、草龙胆、川芎。(《海外回归中医善本古籍丛书·第五册·丹溪秘传方诀·卷之六·脚气》)

一妇人足肿。红花、牛膝俱酒浸,生苄、黄柏、苍术、南星、草龙胆。(《丹溪逸书·丹溪心法类集·卷之二·夏集·脚气十八》)

一妇足肿,用生地黄、黄柏、苍术、南星、红花、牛膝、龙胆草、川芎治之。(《丹溪纂要·卷之三·第四十二脚气》)

一男子年近三十,厚味多怒,□□□脾枢左右发痛一点,□静□□□处,恶寒,或渴或不渴,膈或□□□风药无血补药,至次春,膝□□□甚,食减形瘦,至春末,膝肿□□□可屈伸,脉弦大颇实,寸涩,□□□皆数短,其小便数少,遂作□□□积在太阴阳明,治之其详□□□条下。(《丹溪治法心要·卷五·脚气第八十五》)

一人筋动于足大指,渐渐上至大腿,至近腰结了,奉养后,因饮□□□,湿热伤血,四物加黄芩、红花、□□。(《丹溪治法心要·卷五·脚气第八十五》)

一人年三十患湿气，四肢疼痛，两足难移，补中益气加牛膝、杜仲、黄柏、知母。五味子。(《丹溪治法心要·附:医案拾遗》)

麻木医案

一妇人两手麻，其妇身躯肥大。黄芪一钱二分、人参一钱、当归一两、芍药一钱、苍术一钱、川芎一钱、防风八分、荆花八分、羌活八分、连翘八分、甘草八分、天麻五分、香附一钱、白芷五分，上作一服，先用无灰酒拌湿，次用水二钟、姜五片煎八钱、食远服。(《丹溪摘玄·卷二·鹤膝风门》)

一人年四十二，指尽麻木，面赤麻，乃气虚证，补中益气汤加木香、附子各半钱，服之愈。又加麦冬、羌活、防风、乌药，服之全愈。(《丹溪治法心要·附:医案拾遗》)

一人气血两虚，元气羸之，足膝无力，阴虚发热，麻太甚，时下白浊。补中益气汤加黄柏、知母、黄芩、龙胆草、川芎、白芍药。上锉，水煎。热加连翘、酒黄连，麻甚加独活，浊加草薢、五味子。(《丹溪摘玄·卷二·鹤膝风门》)

一人五月间，两手指麻木，四肢不用，倦怠嗜卧，引弓，热伤元气也。方用人参益母汤:黄芪八钱、炙甘草二钱、人参五钱、升麻、白芍药三钱，五味子四钱，柴胡二钱半。上锉，分作四服，水煎。治暑热伤气。(《丹溪摘玄·卷二·鹤膝风门·人参益母汤》)

铅丹中毒医案

曾见中年一妇人因多子，于月内服铅丹二两，四肢冰冷强直，食不入口。时正仲冬，急服理中汤加附子，数十贴而安。《(丹溪逸书·丹溪心法类集·卷之一·春集·本草衍义补遗一百四十九种新补增四十五种·铅丹》)

二、妇科医案

月经量多医案

一妇因经水过多，每用涩药致气痛，胸腹有块十三枚，遇夜甚，脉涩而弱。此因涩药致败血不行，用蜀葵根煎汤、再煎参、术、青皮、陈皮、甘草梢、牛膝，入玄明粉少许，研桃仁调服二帖，连下块二枚。以其病久血耗不敢顿下，乃去葵根、玄明粉服之，块渐消而愈。（《丹溪纂要·卷之二·第二十六积块》）

闭经医案

一人阴虚，经脉久不通，小便短涩，身体疼痛，以四物汤加苍术、牛膝、陈皮、生甘草，又用苍莎丸加苍耳、酒芍为丸，煎前药吞之。因热经候先行于常时，用四物汤加芩连、香附。经行之先作痛者，小乌沉汤加枳壳、青皮、黄芩、川芎，气实者用之，上煎空心服。（《丹溪治法心要·卷七·妇人科·经病第一》）

一妇人两月经不行，腹痛发热，行血凉血，经行病自愈。四物汤加黄芩、红花、桃仁、香附、玄胡索之类。（《丹溪治法心要·卷七·妇人科·血气为病第四》）

一妇人寡居，经事久不行，腹满少食，小腹时痛，形弱身热，用当归一钱，熟地黄一钱，香附一钱，川芎一钱半，白芍药一钱半，陈皮一钱半，黄柏五分，生甘草三钱，知母五分，姜制厚朴五分，玄胡索五分，白术二钱，大腹皮三钱，红花头火酒浸九个，桃仁研九个。上咬咀水煎。（《丹溪治法心要·卷三·卷四·腹痛第四十五》）

一人积痰，伤经不行，夜则妄语，以瓜蒌子(一钱)黄连(半钱)吴茱萸(十粒)桃仁(五个)红曲(少许)砂仁(三钱)山楂(一钱)，右末之，以生姜汁炊饼丸。(《丹溪治法心要·卷七·妇人科·经病第一》)

崩漏医案

一妇人血崩脉绝，用之大效。(《丹溪摘玄·卷十八·霍乱门》)

一妇血崩，用白芷、香附，等分为末，作丸服。又方：用生狗头骨烧灰存性，酒调(《丹溪治法心要·卷七·妇人科·崩漏第五》)

带下病医案

一妇人白带，兼痛风：半夏、茯苓、芎、陈皮、甘草、苍术泔浸、黄柏酒洗晒干炒、南星、牛膝酒洗。(《海外回归中医善本古籍丛书·第五册·丹溪秘传方诀·卷之一·带下赤白》)

一妇人白带急痛。半夏、茯苓、川芎、陈皮、甘草、苍术、黄柏酒炒、南星、牛膝酒洗。(《丹溪逸书·丹溪心法类集·卷之四·冬集·带下一百》)

一妇人白带兼痛风，半夏、茯苓、川芎、陈皮、甘草、苍术、米泔浸南星、黄柏，酒洗晒干，牛膝(酒洗)。(《丹溪治法心要·卷七·妇人科·带下赤白第八》)

一妇人气血两虚，有痰，痛风时作，阴火间起，小便白浊或赤，带下。用青黛、蛤粉、椿木、滑石、干姜炒、黄柏妙，为末，神曲糊丸，仍用燥药。(《丹溪纂要·卷之三·第六十三·便浊》)

一妇人上有头风鼻涕，南星、苍术、酒芩、辛夷、川芎；下有白带，南星、苍术、黄柏(炒焦)、白术、滑石、半夏、牡蛎粉。(《丹溪治法心要·卷七·妇人科·带下赤白第八》)

一妇人体肥带下：海石四两，南星、黄芩、苍术、香附各三两，白术、椿皮、神曲各一两半，当归二两，白芷一两二钱，川芎一两二钱半，茯苓一两半，白芍药、黄柏各一两，滑石一两半，上末之，神曲糊丸。（《丹溪治法心要·卷七·妇人科·带下赤白第八》）

一老妇患赤白带一年半，只是头眩，坐，立不久，睡之则安。治带愈其眩自止。（《丹溪纂要·卷之二·第三十四眩晕》）

一老妇患赤白带一年半，只是头眩，坐立不久，睡之则安，专治带，带病愈，其眩亦愈。（《丹溪治法心要·卷三·头眩第三十七》）

一人上有头风，鼻涕下，有白带：南星、苍术、酒芩、辛夷、川芎、黄柏炒焦、滑石、半夏、牡蛎粉。（《海外回归中医善本古籍丛书·第五册·丹溪秘传方诀·卷之一·带下赤白》）

不孕证医案

肥者不孕，因躯脂闭塞子宫而致，而致经事不行：用导痰之类；瘦者不孕，因子宫无血，精气不聚故也，用四物养血、养阴等药。予侄女形气俱实，得子之迟，服神仙聚宝丹，背发痈疽，证候甚危。诊其脉数大而涩，急以四物汤加减，百余帖补其阴血，幸其质浓，易于收救，质之薄者，悔将何及！（《丹溪治法心要·卷七·妇人科·子嗣第九》）

昔神宗黄帝，臣有一药方（神效丸：杜仲酒浸三钱、桂心五钱、炮附子一钱、茯苓二钱、白薇酒浸一两、牛膝一钱、地黄酒浸五钱、人参一钱、山茱萸五两、柏子仁一钱、肉苁蓉酒浸一钱半、花椒一钱、白术一两、覆盆子一钱、丁香一钱、菊花一钱、何首乌一钱、枸杞子一两，为末蜜丸，如梧子大。每服三十丸，空心温酒送下，干物压之。——编者注），老幼妇人服之有孕，服五十日无子诛臣一家。臣有妻三十九岁无子，服此药十七日果有孕。名门李贵之妻四十断产，服之三十日有孕。（《丹溪摘玄·卷十一·诸风门》）

妊娠恶阻医案

一妇人，形瘦性急，体本无热，怀孕三月，当盛夏，渴思水，因与四物汤加黄芩、陈皮、生甘草、木通，数帖而安。其后得子，二岁，顿疲疟，盖孕中药少，胎毒未消，若生疮疥，其病自痊已而验。黄芩乃安胎之圣药也，俗人不知以为寒，而不敢用，谓温药可养胎，殊不知以为产前当清热，清热则血循经不妄行，故能养胎。（《丹溪治法心要·卷七·妇人科·胎孕第二》）

一妇人年近三十，怀孕两月，病呕吐，头眩目晕，不可禁持，以参、术、芎、陈皮、茯苓之药，五七日愈沉重，脉弦，左为甚而且弱，此是恶阻病。因怒气所激，肝气既逆，又挟胎气，参术之补，大非所宜。只以茯苓汤下抑青丸二十四粒，五帖稍安，其脉略有数状，口干苦，稍食少粥则口酸，盖因膈间滞气未尽行，教以川芎、陈皮、山栀、生姜、茯苓，煎汤下抑青丸五十粒，十余帖，余证皆平，食及常时之半，食后觉易饥，盖由肝热未平，则以白汤下抑青丸二十粒，至二十日而安。脉之，两手虽平和而左弱甚，此胎必堕，此时肝气既平，参、术可用矣，遂以始之参、术等兼补之，预防堕胎以后之虚，服之一日，其胎自堕，却得平稳无事。（《丹溪治法心要·卷七·妇人科·胎孕第二》）

一妇孕两月，呕吐、头眩，医与参、术、川芎、陈皮、茯苓，服之愈重。脉弦、左为甚。此恶阻病，必怒气所激，问之果然肝气即逆，又挟胎气。参、术之补大非所宜。以茯苓汤下抑青丸二十四粒，五服稍安，脉略数，口干苦，食则口酸。意其膈间滞气未尽，行以川芎、陈皮、山栀、生姜、茯苓，煎汤下抑青丸十五粒而愈。但口酸易饥，此肝热未平，以热汤下抑青丸二十粒愈。后两手脉平和而右其弱，其胎必堕，此时肝气既平，可用参、术以防之。服一日而胎自堕矣。（《丹溪纂要·卷之四·第七十七妇人证》）

滑胎医案

一妇人，但有孕至三个月左右必堕，其脉左手大而无力，重则涩，知其血少也。以其妙年，只补中气，使血自荣，时初夏，教以浓煎白术汤下黄芩末一钱，与数十帖得保全而生。因思之堕于内热而虚者，于理为多，日热日虚，当分轻重，盖孕至三月，上属相火，所以易堕，不然何以黄芩、熟艾、阿胶等为安胎药邪？（《丹溪治法心要·卷七·妇人科·胎孕第二》）

一妇有胎即堕，其脉左大无力，重取则涩，乃血少也。以其妖年，只补中气，使血自荣。浓煎白术汤调黄芩末一钱服之，至三四两得保全而生。（《丹溪纂要·卷之四·第七十七妇人证》）

子肿医案

一妇孕九月，转胕，小便闭，脚肿形瘁，脉左稍和而右涩。此必饱食，气伤胎系，弱不能自举面压膀胱偏一边，气急为其所闭，当补血养气。以参、术、归、芍药、陈皮、炙甘草、半夏，服四帖。次旱以渣作一服，顿饮探吐之。小便大通，皆黑水。（《丹溪纂要·卷之三·第六十五淋闭》）

转胞医案

一妇人怀胎，患转胞病，两脉似涩，重则弦，左稍和，此得之忧患，涩为血少气多，弦为饮。血少则胎弱，而不能自举，气多有饮，中焦不清而隘，则胎知所避而就下，故喜坠。以四物汤加参、术、半夏、陈皮、生甘草、生姜煎，空心饮，随以指探喉中出药汁，候少顷气定又与一帖，次早亦然，至八帖安。此法恐不中，后又治数人，亦效，未知果何如也。（《丹溪治法心要·卷七·妇人科·转胞第七》）

一妇人年四十,怀妊九个月转胞,小便不出三日矣。下脚急肿,不堪存活,其脉悴,右涩而左稍和,盖由鲍食,而气伤胎系,弱不能自举,而下遂压着膀胱,转在一偏,气急为其所闭,所以窍不能出也。转胞之病,大率如此,予遂制一方补血养气,既正胎系自举而不坠,方有可安之理。用人参、当归身尾、白芍药、白术、带白陈皮、炙甘草、半夏、生姜,浓煎汤,与四帖,至次早天明,以四帖药滓作一服煎,强令顿饮之,探喉令吐此药汤,小便大通黑水后,遂以此方加大腹皮、枳壳、青葱叶、缩砂仁,作二十帖与之,以防产前、产后之虚,果得就蓐平安,产后亦健。(《丹溪治法心要·卷七·妇人科·转胞第七》)

一孕妇小便不通,脉细弱,乃气血虚弱,胎压膀胱下口,用补药升起恐迟,反加急满。令混婆以香油抹手入产户,托起其胎,溺出如注,却以参、芪,升麻,大剂服之。或少有急满,再托如前予闻一法,将孕妇倒竖起,胎自坠转,其溺溅出,胜于手托远矣。(《丹溪纂要·卷之三·第六十五淋闭》)

子痫医案

一妇有孕六个月,发痫,手扬直,面紫黑,合眼,流涎,昏聩而苏。医与震灵丹五十帖,时作时止,至产自愈。其夫疑丹毒发,未治。脉举弦按涩,至骨则沉带数。予意其痫必于五月复发,至则果作,皆巳午时,乃制通圣散,其甘草生用,加桃仁、红花,或服或吐,四五剂渐轻,发疥而愈(《丹溪遗书·丹溪医按·风痫一》中也录有本案:一妇人怀妊六月,发痫,手足扬直,面紫黑色,合眼涎出,昏愦不省人事,半时而省。医与镇灵丹五十余帖,其疾而作而止并无减,证直至临产方自愈。产一女,蓐中子母皆安。次年其夫疑其丹毒必作,求论治。脉浮取弦,重取滑,按至骨则沉实带数。时正二月,因未见痫证发,此未敢用药,意其旧年痫发时乃是五月,欲待其时,度此疾必作,当谛审施治。至五月半后,其疾果作。皆是巳、午两时。遂教以防风通圣散自制,去甘草中加桃仁,多红花,二服或吐,至四剂,疾发渐疏而

轻,为疥而愈。——编者注)。(《丹溪纂要·卷之三·第五十七厥》)

妊娠消渴医案

一孕妇当盛夏渴思水,与四物汤加黄芩、陈皮、生甘草、木通。数帖愈。(《丹溪治法心要·卷三·消渴第二十九》)

妊娠梅核气医案

一妇人因七情,咽喉有核如绵,吐不出,咽不下,及两胁心口作痛,饮食少,胎已三月矣。用香附、砂仁、茯苓、陈皮各二钱,麦冬、厚朴、白术、人参、甘草各五分,枳壳、芍药、白豆蔻各八分,竹茹二钱,姜五片,煎服。心痛不止加草豆蔻。(《丹溪治法心要·卷三·翻胃第二十七》)

妊娠积聚医案

一妇人血块如盘,有孕难服峻剂。香附四两,醋煮桃仁一两,醋煮海石二两,白术一两,神曲糊为丸。女人血气刺心痛不可忍,木香末,酒调服。血气入脑头,旋闷不知人,苍耳嫩心,阴干为末,酒调服之(《海外回归中医善本古籍丛书·第五册·丹溪秘传方诀·卷之六·产后》《丹溪逸书·丹溪心法类集·卷之四·冬集·产前一百一》中也录有本案。——编者注)。(《丹溪治法心要·卷七·妇人科·血气为病第四》)

产后血晕医案

一妇面白形长,心郁,半夜生产,侵晨晕厥,急于气海脐下一寸五分灸十五壮而苏,后以参、术等药服两日而安。(《丹溪纂要·卷之四·第七十

七妇人证》）

一妇人，年三十余，面白形长，心中常有不平事。忽半夜诞子，才分娩晕厥不知人，遂急于气海灼火十五壮而苏，后以参、术等药两月而安。（《丹溪治法心要·卷六·厥第九十》）

堕胎后出血医案

一妇堕胎后血不止、食少、中满、倦怠、烦躁、脉沉大而数，重取渐弦。予作怒气伤肝、感动胃气，以二陈汤加川芎、白术、砂仁，二十帖而安。（《丹溪纂要·卷之四·第七十七妇人证》）

小产后恶露不下医案

一人小产，有形物未下，四物汤加硝。（《丹溪治法心要·卷七·妇人科·产后第三》）

产后小便失禁医案

尝见尿胞因收生者之不谨，以致破损，而小便淋漓病，徐氏妇壮年得此，因思肌骨破伤在外者，且可补完，胞虽在腹，恐亦可治。诊其脉虚甚，因悟曰：难产之人多是血虚，难产之后，气血尤虚，因用峻补之药，以术、参为君，桃仁、陈皮、黄、茯苓为佐，而煎以猪、羊胞中汤，于极饥时与之，每剂用一两，至一月而安。（《丹溪治法心要·卷七·妇人科·产后第三》）

产后喘证医案

一妇人年近三十余，正月间新产，左腿右手发搐，气喘不得眠，口鼻、面部黑气起，脉浮弦而沉涩，右手为甚，意其脾受湿证遂。问：怀胎时曾大渴思水否？彼云：胎三月时，尝喜汤茶水。遂以黄芩、荆芥、木香、滑石、白术、槟榔、陈皮、苍术、甘草、芍药，至四服，后加桃仁，又四服，腹有漉漉声，大便下者，视皆水晶块，大者，如鸡子黄，小者，如科斗数十枚，遂撺定喘止。遂于药中，去荆芥、槟榔、滑石，加当归身、茯苓，与其调理血脉，服至十帖而安。（《丹溪治法心要·卷七·妇人科·产后第三》）

产后泄泻医案

一妇人产后泄泻不禁，用人参五钱，白术七钱，附子一钱半，二服而愈。（《丹溪治法心要·附：医案拾遗》）

一妇人，年十八难产，七日后产，大便泄，口渴气喘，面红有紫斑，小腹胀，小便不通，用牛膝、桃仁、当归、红花、木通、滑石、甘草、白术、陈皮、茯苓，煎汤，调益母草膏，不减后以杜牛膝，煎浓膏一碗，饮之，至一更许，大下利一桶，小便通，而愈。口渴，四君子汤加当归、牛膝，调益母膏。（《丹溪治法心要·卷七·妇人科·产后第三》）

产后抽搐医案

一产妇左脚左手发搐，气喘，面起黑气，脉浮弦而沉涩，右为甚。予意其受湿，询之产前喜羹汤茶水。遂以黄芩、荆芥、木香、滑石、苍白术、槟榔、陈皮、川芎、甘草、芍药。四服后加桃仁。又四服而漉漉有声，大下水晶块，大小如鸡子黄与蝌蚪者数十而愈。乃去荆芥、槟榔、滑石，加当归、茯苓调理。（《丹溪纂要·卷之四·第七十七妇人证》）

产后子宫脱垂医案

一妇产二日，产户下一物如帊，有尖，约重一斤余。此胎前因劳役伤气、肝痿所致,却喜血不甚虚。急与黄芪、白术、升麻各五分,参、归各一钱,连与三帖即收,上得汗,其黏席,冻干者,落一片约五六两,盖脂膜也。脉涩,左略弦,形实。与白术、芍药、当归各一钱半,陈皮一钱,姜一片,二三帖养之。(《丹溪纂要·卷之四·第七十七妇人证》)

一妇产后阴户下一物,如合钵状,有二岐,此子宫也,气血弱而下。用升麻、当归、黄芪,大剂服二次后,觉一响而收入。但经宿着席破落一片如掌心,甚沈惧。予曰:非肠胃此也,肌肉尚可复完,以四物加人参数十帖。三年后复生子。(《丹溪纂要·卷之四·第七十七妇人证》)

乳痈医案

予侄妇年十八时得此证,性急、脉实,所难者,后故耳。遂以青皮单煮汤与之,间以加减四物汤,两月而安。(《丹溪治法心要·卷六·乳痈第一百二》)

乳癖医案

一妇形脉稍实,性躁,难于后姑,乳生隐核,以《本草》单味青皮汤、间以加减四物汤加行经络之剂治两月而安。(《丹溪纂要·卷之四·第七十四疮疡》)

一妇因忤意,乳房下结一块。长掩心微痛,膈闷食减,口苦,脉微短涩。知其经亦不行。思其举动如常,尚有胃气,以琥珀膏贴块。以参、术、芎、归佐以气药二百余贴。并吞润下丸,脉涩减渐克,经行紫色,用前汤丸加醋炒三棱佐以抑青丸,块消大半,食进,止药。待来春木旺区处,次年夏,块复作大于旧。脉平和略弦,知其事激也,以前补药加炒芩,佐以木通、生姜,去三棱,吞润下丸,贴琥珀膏,经行块散。此是肺金为火所烁,木邪胜土,土不能运,清浊相干。旧块轮廓因气血未尽复,浊气稍留而复起也。补血气使肺

不受邪,木气平而土气正,浊气行而块散矣。(《丹溪纂要·卷之二·第二十六积块》)

三、儿科医案

喘证医案

一小儿二岁满头有疮,一日疮忽自平,遂患痰喘,知其为胎毒也。询其母孕时,食辛热物。遂以人参、连翘、黄连、甘草、陈皮、川芎、芍药、木通浓煎,入竹沥与之,数日而安。(《丹溪纂要·卷之四·第七十八小儿证》)

一子二岁患痰喘,见其精神昏倦,病气深,决非外感,此胎毒也。盖其母孕时,喜辛辣热物所致,勿与解利药,因处以人参、连翘、芎、连、生甘草、陈皮、芍药、木通,煎,入竹沥,数日安。(《丹溪治法心要·卷二·喘第二十》)

泄泻医案

一富儿面黄,善哕易饥,非肉不食。泄泻一月,脉大,以为湿热,当脾困而食少,今反形健而多食,不渴,此必疳虫也。大便果有蚘,令其治虫而愈。至次年夏初复泻,不痛而口干。予曰:昔治虫不洽治疳,故也。以去疳热之药白术汤下,三日而愈。后用白术为君,芍药为臣,川芎、陈皮、黄连、胡黄连入芦荟为丸,白术汤下。禁肉与甜瓜,防再举。(《丹溪纂要·卷之二·第十五泄》)

一富家子年十四岁,面黄善哕,易饥,非肉不食,泄泻一月,脉之两手皆大,惟其不甚疲倦,以为湿热当疲困而食少,今反形瘦而多食,且不渴,此必病虫作痢也,视大便果蛔虫所为,予教去虫之药,勿用去积之药当愈。次年春夏之交,泻腹不痛,口干,此去年治虫不治疳故也,遂以去疳热之剂,浓煎白术汤之三日而泻止半。复见其人甚瘦,教以白术为君,芍药为臣,川芎、陈皮、黄连、胡黄连,入少芦荟为丸,煎白术汤下之,禁食肉与甜物,三年当自愈。(《丹溪治法心要·卷八·小儿科·疳病第三》)

腹痛医案

一小儿吃粽子及糯米,食或腹痛,以白药丸末之,入黄连末、砂糖,汤调服,或丸亦可,大半则烂,或浆。(《丹溪摘玄·卷八·积聚门》)

一小儿好吃粽成腹痛,用黄连、白酒,药,为末,服之而愈。(《丹溪纂要·卷之四·第七十八小儿证》)

痢疾医案

一小儿八岁下痢纯血,以食积治之。苍术、白术、黄芩、滑石、芍药、茯苓、甘草、陈皮,上煎,吞下保和丸(《丹溪纂要·卷之二·第十六痢》中也录有本案。——编者注)。(《丹溪摘玄·卷八·痢疾》)

惊风医案

一少年痘疮魇谢后忽口噤不开,四肢强直,时绕脐痛一阵,则冷汗如雨,痛定汗止,脉极强紧如直弦。知其极勤苦,因劳倦伤血,疮后血愈虚,感风寒,当用温药养血,辛凉散风。芍药、当归为君,川芎、青皮、钩藤为臣,白术、甘草为佐,桂枝、木香、黄连为使,加红花煎服,十二帖而安。(《丹溪纂要·卷之三·第五十六痉》)

痫证医案

一女八岁患痫,遇阴雨乃惊,则作羊鸣,吐涎。知其胎受惊也,但病深难愈,乃以烧丹丸,继以四物汤入黄连,随时令加减,且令淡味以助药功,半年而愈。(《丹溪纂要·卷之三·第五十七厥》)

痘疮医案

从子七岁,痘疮发热,微渴,自利。医用木香散加丁香。予以出迟,固因自利气弱也,所下皆臭滞陈积,乃肠胃热蒸而下也。以黄连解毒汤加白术,与十帖利止,疮出后肌热,手足生痈疖,与凉剂调补而安。(《丹溪纂要·卷之四·第七十八小儿证》)

疹医案

一乳孩因胎毒两腋生疖,后腹胀,发赤疹如霞片。取剪刀草汁调原蚕沙敷愈。(《丹溪纂要·卷之四·第七十一 斑》)

口疮痢疾医案

一小儿口疮,不下食,众以狐惑治之,必死。后以矾汤于脚上浸半日,顿宽,以黄柏蜜炙、僵蚕炒为末,敷,立下乳而安。(《丹溪纂要·卷之三·第四十八口病》)

四、外科医案

疮疡医案

一妇年七十,形实性急而好酒,脑生疽,才五日,脉紧急且涩,急用大黄酒煨细切,酒拌炒为末。又酒拌人参炒,入姜煎,调一钱重。又两时再与。得睡而上半身汗,睡觉病已失。此内托之意。(《丹溪心法·卷五·痈疽八十五》)

一人左丝竹空穴壅出一角,如鸡距。此少阳经气多血少。予成其断酒肉、解食毒,须针灸以开发壅滞。他工以大黄、硝,脑等冷药贴之,一夜裂开如蚶,肉血溅出,长尺余而死。此冷药外逼、热不得发故也(《丹溪手镜·卷之下·疮疡二十》《脉因证治·卷下·痈疽》也录有本案。——编者注)。(《丹溪纂要·卷之四·第七十四疮疡》)

有人五十,形实,背生红肿,近骨下痛甚,脉浮数而洪紧,呕食。正冬月。(《金元四大家医学全书·丹溪手镜·卷之下·疮疡二十》)

尝治一妇人,年二十余,胸膺间溃一窍,于口中所咳脓血与窍相应而出,以人参、黄芪、当归补气血剂,加退热排脓等药。(《丹溪治法心要·卷六·肺痈第一百》)

一后生骨疼,以风药饮酒一年。予以防风通圣散去硝黄、加生犀角、浮萍,与百余帖。成一疽,近皮革脓出而愈。后石六年其处再痛,予曰:旧病作,无能为矣。盖发于新娶之后,多得香辣肉味,若能茹淡远房劳,犹可生也。出脓血四五年,沿及腰背皆空,又三年而死。此纯乎病热者。(《丹溪纂要·卷之四·第七十四疮疡》)

一老妇形实性急嗜酒,胸生疽、方五日,脉紧急且涩,用大黄细切酒炒,为末,以人参酒炒,入姜煎汤,调末一钱服,少时再服,得睡,上身汗出而愈。

（《丹溪纂要·卷之四·第七十四疮疡》）

一老人背发疽径尺，已与五香十宣散数十帖，呕逆、不睡。素有淋病。急以参芪归术膏以牛膝汤入竹沥饮之，淋止思食。尽药四斤，脓自涌出而愈。（《丹溪纂要·卷之四·第七十四疮疡》）

一男子，年五十，形实色黑，背生红肿，及胛骨下痛，其脉浮数而洪紧，食亦呕。正冬月，与麻黄桂枝汤加酒黄柏、生附、瓜蒌子、甘草节、羌活、青皮、人参、黄芩、半夏、生姜，六帖而消。（《丹溪心法·卷五·痈疽八十五》）

一人背痈径尺，穴深而黑。急作参芪归术膏饮之三日，略以艾芎汤洗之。气息奄奄，然可饮食。每日作多肉馄饨，大碗与之。尽药膏五斤，馄饨三十碗，疮渐合。肉与馄饨，补气之有益者也。（《丹溪纂要·卷之四·第七十四疮疡》）

一人发背疽，得内托十宣多矣。见脓、呕逆、发热，又用嘉禾散加丁香。时天热，脉洪数有力，此溃疡尤所忌。然形气实，只与参膏竹沥饮之，尽药十五六斤，竹百余竿而安。后不戒口味、夏月醉坐水池中。经年余，左胁旁生软块，二年后成疽。自见脉证呕逆如前，仍服参膏等而安。若与十宣，其能然乎？（《丹溪纂要·卷之四·第七十四疮疡》）

一人形实色黑。背生红肿。近髀骨下痛甚，脉浮数而洪紧。正冬月，与麻黄桂枝汤加酒柏、生附子、瓜蒌子、甘草节、人参、羌活、青皮、黄芪、半夏、生姜，六帖而消。（《丹溪纂要·卷之四·第七十四疮疡》）

一少妇，胸膺间溃一窍，脓血与口中所咳相应而出。以参、芪、当归加退热排脓等药而愈。一云：此因肺痿所致。（《丹溪纂要·卷之四·第七十四疮疡》）

一少年天寒极劳，骨痛。两月后生疽，深入骨边，卧二年，取剩骨而安。此寒搏热者也。（《丹溪纂要·卷之四·第七十四疮疡》）

有人年五十，形实色黑，背生红肿，近骨下痛甚，脉浮数而洪紧，食亦大呕，时冬月。麻黄、桂枝冬月用之、生附脉紧用之、黄柏酒炒、瓜蒌、甘草节、

羌活、青皮、半夏、人参、黄芪，姜煎。（朱震亨《脉因证治·卷下·痛疽》）

姪妇因得子迟服神仙聚宝丹，背生痈甚危。脉散大而涩。急以加减四物汤百余帖补其阴血。幸其质厚，易于收效。（《丹溪纂要·卷之四·第七十四疮疡》）

一妇人年四十余，面白形瘦，性急，因有大不如意，三月后乳房下胁骨作一块，渐渐长掩心，微痛，膈闷，饮食减四分之三，每早觉口苦，两手脉微而短涩（详见血气为病）。（《丹溪治法心要·卷六·结核第一百六》）

一人连年病疟，后生一子，三月病热，右腋下阳明、少阳之分生一疖。甫平，左腋下相对又一疖，脓血淋漓几死。医以四物汤、败毒散数倍人参、以香附为佐、犀角为使，大料饮乳母，两月而愈。逾三月忽腹胀，生赤疹如霞片。取剪刀草汁调原蚕砂敷，随消。又半月移胀入囊为肿，黄莹裂开，两丸显露水出。以紫苏叶盛麸炭末托之，旬余而合。此胎毒证也。（《丹溪纂要·卷之四·第七十四疮疡》）

一女子腹痛，百方不治，脉滑数、时作热、腹微急。孙曰：痛病脉当沉细，今滑数此肠痈也。以云母膏一两，为丸梧子大。以牛皮胶溶入酒中，并水吞之。响时服尽，下脓血愈。（《丹溪纂要·卷之四·第七十四疮疡》）

一人面白神劳，胁下生一红肿如桃，或教用补剂。不信，乃用流气饮、十宣散，血气俱惫而死。以上二证乃少阳经多气少血之部分也。（《丹溪纂要·卷之四·第七十四疮疡》）

一人性急厚味，尝服热燥之药，左胁一点痛。诊之轻弦重芤，知其痛处有脓。作内疽治，与四物汤加桔梗、香附、生姜。煎十余帖，痛处微肿，如指大。令针之，少时屈身而脓出。与四物调理而安。（《丹溪纂要·卷之四·第七十四疮疡》）

有人性急味浓，左胁下一点痛，每服热燥之药，脉轻则弦，重则芤，知其痛处有脓，因作内疽治。（《金元四大家医学全书·丹溪手镜·卷之下·肺痿肺痈肠痈二十二》）

一妇肠中痛甚，大便自小便出。李生诊之曰：芤脉见于肠部，此肠痈也。以云母膏作百十丸、煎黄芪汤吞之。利脓数升而安。李曰：寸芤积血在胸，关芤为肠痈。此引《王氏余话》。(《丹溪纂要·卷之四·第七十四疮疡》)

一女髀枢穴生附骨疽，在外侧廉少阳之分，始末悉用五香汤、十宣散。一日恶寒发热、膈满犹大，服五香汤，一夕喘死。此升散太多，阴血已绝、孤阳发越于上也。(《丹溪纂要·卷之四·第七十四疮疡》)

一士人于背臀腿节次生疽，用五香连翘汤、十宣散而愈。后脚弱懒语、肌起白屑、脉洪浮稍鼓。予以极虚处治，作参芪归术膏以二陈汤化下，尽药一斤半，白屑没大半，呼吸有力。其家嫌缓，自作风病治之而死。(《丹溪纂要·卷之四·第七十四疮疡》)

予之从叔，多虑神劳，年近五十，左膊外侧红肿如栗，予曰：勿轻视，且先与人参浓汤，得微汗乃佳，与数十帖而止。旬余，值大风拔木，疮上起一红线，绕背抵右肋，予曰：必大料人参汤加芎术补剂，与之，两月而安。(《丹溪治法心要·卷六·肿毒第一百五》)

一人质弱忧患，右一作左膊外侧生核，脉浮大弦数，重似涩。此忧患伤血，宜用补以防变证。以人参膏下竹沥。他工以十宣、五香间与，后值大风，核高大有胀，中起红线过肩脊及左一作右胁下。急作参膏入芎汤、姜汁饮之。尽参三斤，疮溃。又多与四物加参、术、芎、归、陈皮、甘草、半夏、生姜，服之而愈。(《丹溪纂要·卷之四·第七十四疮疡》)

一人形瘦肤厚、忧患作劳、好色。左腿外侧廉上一红肿，大如栗。医以大腑实，用承气汤二帖下之。又一医与大黄、朱砂、甘草、麒麟竭二帖。事去矣。此证乃厥明经多气少血之部分也。(《丹溪纂要·卷之四·第七十四疮疡》)

李兄子年三十，连得忧患，且好色，又有劳，左腿外侧廉一红肿如栗。一医与承气汤两帖下之矣，又一医教以解毒汤下之，予乃视之曰脉大实，后果死。(《丹溪治法心要·卷六·肿毒第一百五》)

疝气医案

一人疝，痛作腹内块，痛止则块止：三棱醋煮，一两；蓬术醋煮，一两；神曲、麦芽以上炒各一两；姜黄一两；南星姜制，一两；白术二两；木香、沉香各三钱；黄连一两，同吴茱萸炒，去茱萸不用；山栀、枳核，以上炒，各五钱；上末之，姜饼丸。（《丹溪治法心要·卷五·疝第八十二》）

一人疝：山栀、山楂、枳实、香附、南星、川楝（以上各一两），海藻、桃仁各七钱半，吴茱萸二钱半，上末之，姜饼丸。（《丹溪治法心要·卷五·疝第八十二》）

一人疝痛心痛：炒山栀二两，香附一两，苍术、神曲、麦芽各五钱，半夏七钱，乌头、石碱各三钱，桂枝一钱半，上末之，炊饼丸，如绿豆大，每服百丸，姜汁盐汤下。（《丹溪治法心要·卷五·疝第八十二》）

一人疝痛作，腹内块痛止；疝痛止，块痛作。三棱、莪术醋煮、炒神曲、姜黄、南星各一两，山楂二两，木香、沉香、香附各三钱，茱萸炒黄连用茱萸炒，去茱萸，用五钱净，萝卜子、桃仁、栀子、炒枳核各半两；上为末，姜汁浸，蒸饼为丸。（《丹溪心法·卷四·疝痛七十四》）

予尝治一人，病后饮水，患左丸痛甚。灸大敦穴，适有摩腰膏，内有乌附、丁香、麝香，将与摩其囊上横骨端，火温帛覆之，痛即止。一宿，肿亦消。予旧有柑橘积，后因山行饿甚，遇橘芋食之，橘动旧积，芋复滞气，即时右丸肿大，寒热。先服调胃剂一二帖。次早注神思，气至下焦呕逆，觉积动吐复，吐后和胃气，疏通经络而愈。（《丹溪心法·卷四·疝痛七十四》）

予旧有柑橘积后，山行饥甚，遇橘、芋食之，橘动旧积，芋复滞气，即时右丸肿大，寒热。先服调胃药一二帖，次早注神，使气至下焦，呕逆觉积动，吐复吐后，和胃气疏通经络乃愈。（《丹溪治法心要·卷五·疝第八十二》）

治一人病后饮水，患左丸痛甚，灸大敦，适有摩腰膏，内用乌、附子、射

香,将以摩其囊上抵横骨端,多湿帛覆之,痛即止,一宿肿亦消。(《丹溪治法心要·卷五·疝第八十二》)

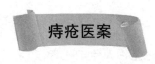

痔疮医案

一人肛门生痔疮后不收口,有针窍三孔,劳力有脓,黄芪、条芩、连翘、秦艽,右末之,曲丸。(《丹溪治法心要·卷五·痔漏第六十五》)

下疳医案

一人旧患下疳疮,夏初患自痢,膈微闷,得治中汤,遂昏闷若死,两脉皆涩重,略弦似数,此下疳之重者,与当归龙荟丸五帖,利减,又与小柴胡去半夏,加黄连、芍药、川芎,煎五六帖而安。(《丹溪治法心要·卷六·下疳疮第一百十四》)

一人性狡操,素患下疳疮,或作或止。夏初患白痢,服微闷,医与理中汤,闷厥而苏。脉涩,重取略弦而数。予日,此下疮之深重者,与当归龙会丸去射,四贴而痢减。又与小柴胡汤去半又加黄连、芍药、川芎、生姜,数枯而安。(《丹溪纂要·卷之二·第十五泄》)

阴茎肿胀医案

一少年玉茎挺长,肿而萎、皮塌常润、磨股难行,两胁气冲上,手足倦弱。先以小柴胡加黄连大剂行其湿热,少加黄柏降其逆上之气。肿渐收、茎中有坚块未消。以青皮为君,少佐以散风之药,末服之。以丝瓜子汁调五倍子末敷愈。(《丹溪纂要·卷之四·第七十四疮疡》)

疠风医案

　　某曾治五人矣。中间唯一妇人以其贫甚，无物可吃，得保终全。余四人三四年后皆再发。孙真人云：吾尝治四五百人，终无一人免于死者，非是孙真人不能治也，盖无一人能守禁忌耳。此一妇人本病外又是千余帖加减四物汤，半年之上方得月经行，十分安愈。（《海外回归中医善本古籍丛书·第五册·丹溪秘传方诀·卷之二·癞》）

　　予治五人矣，其不死者唯一妇人，因贫甚无物可吃也。余者皆三四年后再发。孙真人云：尝治四五百人，终无一人免于死。非真人不能治，盖无一人能守禁忌耳。其妇于本病外又是百余帖加减四物汤，半年之上月经行，十分安愈。按《内经》以风成为疠用刺法，刺肌肉骨髓出汗以泄荣卫之怫热。《灵枢》以锐针刺肿上，按出恶气恶血。张子和用吐汗下之法。河间用疏泄火热之剂。至于《三因》乃谓多因内伤而受邪淫，且亦有传染者，当推所因，不可例以风药治之。大抵此疾必外受之邪与内积之毒所致。古人治法盖相为用而不可偏废者。丹溪于此又分在上在下、气血妥病多少而施者，用药殆无余绝矣。（《丹溪纂要·卷之四·第七十五疠风》）

囊痈医案

　　一人上嗽，下肾痈破，玄参、黄柏炒、青黛、犀角、山楂、甘草节、神曲、麦、桃仁、连翘。右末之，作丸。（《丹溪治法心要·卷六·骑马痈第一百三》）

乳癖医案

　　一后生作劳，风寒，夜发热、左乳痛、有核如掌，脉细涩而数，此阴滞于阳也。询之已得酒,遂以瓜蒌子、石膏、干葛、台芎、白芷、蜂房生姜同研,入酒饮之,四帖而安。(《丹溪纂要·卷之四·第七十四疮疡》)

五、五官科医案

失明医案

一男子,三十五岁,九月间,早晨起,忽目无光,视物不见,急欲视,片时才见,人物竟不能辨,饮食减平时之半,神思极倦,已病五日,脉之缓大,四至之上,作受湿处治。询之,果因卧湿地半月而得,以白术为君,黄芪、陈皮为臣,附子为佐,十余帖而安。(《丹溪治法心要·卷一·湿第九》)

一人形实好热酒,忽目盲,脉涩,此热酒所伤胃气,汗浊血死其中而然也。以苏木作汤调人参末,服二日鼻及两掌皆紫黑。予曰:滞血行矣,以四物加苏木、桃仁、红花、陈皮煎调人参末,服数日而愈。(《丹溪纂要·卷之三·第四十七目病》)

一壮年人早起忽视物不见,就睡片时,略见而不明,食减,倦甚,脉缓大,重则散大而无力。意其受湿所致,询之果卧湿地半月,遂以白术为君,黄芪、茯苓、陈皮为臣,附子为使,十余帖而安。(《丹溪纂要·卷之三·第四十七目病》)

眼内陷医案

一人眼内陷:生地、熟地各一斤,杏仁四两,石斛、牛膝各半斤,防风六两,枳壳五两,蜜丸,服之。(《丹溪治法心要·卷六·诸目疾第九十一》)

眼病医案

一人病眼,至春夏便发,当作郁治:黄芩二两酒浸,南星二两,香附、苍术二两,连翘二两,山栀一两,川芎一两半,酒浸陈皮半两,酒蒸草龙胆半两,萝卜半两,青黛半两,柴胡三钱,上末,曲糊丸(《丹溪心法·卷四·眼目七十七》也录有本案。——编者注)。(《丹溪治法心要·卷六·诸目疾第九十一》)

舌痛医案

一妇人,舌上长起厚苔,并痛,心下时坚阳明痰热:黄柏、知母(俱蜜炙)、贝母各(二两),瓜蒌、枳实、麦芽、姜黄、牛膝(各半两)。为末,可留于舌上,再用白术(二两),荜澄茄、莱菔子、连翘、石膏(各半两),青子、风硝、升麻(各三钱),右末,炊饼丸服。二陈治痰要药,世多忽之,且平胃散为常服之药,二陈汤反不可服乎?但能随证加减,用之无不验。世人贵耳贱目不特此也。(《丹溪治法心要·卷二·痰第十九》)

舌上出血医案

一人舌上无故出血,仍有尔穴,名活衄:槐花不以多少、上为末,敷之而愈。(《丹溪摘玄·卷十九·齿门》)

口唇疮疡医案

一人唇上生疮,以白荷丛瓣贴之。治重舌,用好胆矾研细,贴之。(《丹溪治法心要·卷六·口疮第九十四》)

喉痹医案

一人体肥,膏粱饮酒,常劳倦发咽痛,鼻塞痰嗽,凉膈散加桔梗、荆芥、南星、枳实。杜清碧通神散,治喉痹吐出风痰甚效方,见风条下。喉风吐剂,僵蚕、牙皂、白矾为末,黄齑汁调,探吐。针法,以三棱针于少商穴刺之,出血立愈。(《丹溪治法心要·卷六·咽喉第九十三》)

六、其他医案

小腹下有声医案

一人,小腹下常唧唧如蟹声,作阴虚外治。用敢龟板酥炙,盐酒炙亦得、侧柏用酒九蒸九焙,酒黄柏、酒知母、酒川芎、酒当归各等分糊丸,每服八十丸,淡盐汤送下。(《丹溪治法心要·卷一·火第十》)

妄语医案

一人醉饱后病妄语、妄见。家人知其痰所为也,灌盐汤一大碗,吐痰一二升,大汗而愈。(《丹溪纂要·卷之三·第五十九邪祟》)

茶癖医案

一人爱吃茶,用白术、软石膏并片芩、白芍、薄荷、胆星,研末,沙糖调作膏,食后津液化下(《丹溪纂要·卷之二·第二十六积块》《丹溪治法心要·卷五·茶癖第八十一》《(丹溪心法类集·卷之三·秋集·积聚成块八十》《海外回归中医善本古籍丛书·第五册·丹溪秘传方诀·卷之十·杂录用药科》中也录有本案。——编者注）。（《丹溪逸书·丹溪心法类集·卷之四·冬集·拾遗一百六》）

交肠医案

一人嗜酒，痛饮不醉。忽糟粕出前窍，尿溺出后窍，脉沉涩。与四物汤，加海金砂、木香、槟榔、木通、桃仁，八帖而安。（《丹溪纂要·卷之二·第二十三伤饮食》）

服尿养生医案

尝见一老妇年逾八十，貌似四十。询之，有恶病，人教之服人尿，此妇服之四十余年，且老健无他病。《（丹溪逸书·丹溪心法类集·卷之一·春集·本草衍义补遗一百四十九种新补增四十五种·人尿》）

一妇人八十余，貌似四十。询之曾有恶病，服人尿至此四十余年。老健无他病。（《丹溪纂要·卷之二·第二十九虚损》）

七、死亡医案

脚常觉热医案

一人脚常觉热，冬不可加棉，自夸禀质壮。予知其足三阴之虚，教其早断欲事，以补阴血，笑而不答，年近五十患痿而死。（《丹溪纂要·卷之二·第三十三恶热》）

臌胀医案

一友人得胀疾，自制此药服之。余曰：温热药多且煅炼，火邪尚存，宜自加减。彼不听，服之一月，口鼻出血，骨立而死。（《丹溪纂要·卷之二·第二十五肿胀》）

疹医案

一小儿二岁，赤疹，取七八大蜞吮其血，疹消。予曰：非其治也。三日大热而死。（《丹溪纂要·卷之四·第七十四疮疡》）

失明医案

一老人忽盲，他无所苦，予以大虚治之，急煎人参膏二斤。服二日，一医与青磁石药，予曰：今夜死矣，果然。（《丹溪纂要·卷之三·第四十七目病》）

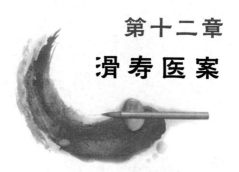

第十二章
滑寿医案

　　滑寿(约 1304—1386),字伯仁,晚号樱宁生,元代襄城(今河南襄城)人。滑氏治学主张精通《素问》《难经》,融会张仲景、刘守真、李明之三家学说。编纂《读素问钞》《难经本义》《十四经发挥》《诊家枢要》。

　　滑氏医案多见于江瓘《名医类案》、张璐《张氏医通》、魏之琇《续名医类案》、俞震《古今医案按》,以及徐衡之、姚若琴《宋元明清名医类案》等。

第一节　内科医案

感冒医案

潘子庸,得感冒证,已汗而愈数日,复又发热恶寒,头痛眩晕,呕吐却食,烦满咳而多汗。滑诊其脉,两手皆浮而紧。在仲景法:劳复证,浮以汗解,沉以下解。为作麻黄葛根汤,三进更汗,旋调理数日愈。其时众医以病后虚惫,且图温补。伯仁曰:法当如是。因违众用之(俞震《古今医案按·卷第一》也录有本案。——编者注)。(徐衡之、姚若琴《宋元明清名医类案·滑伯仁医案·伤寒》)

伤寒医案

滑伯仁治一人,病伤寒,已经汗下,病去而背独恶寒,脉细如线,汤熨不应。伯仁以理中汤,加姜、桂、附子,大作服。外以荜拨、良姜、吴茱、桂、椒诸品大辛热药为末,姜汁调敷满背,以纸覆之,稍干即易。如是半月,竟平复不寒矣。此治法之变者也。俞震按:此以热药外敷,又开一法(徐衡之、姚若琴《宋元明清名医类案·滑伯仁医案·伤寒》也录有本案。——编者注)。(俞震《古今医案按·卷第一》)

滑伯仁治一人,七月,病发热,或令服小柴胡汤,升发太过,多汗亡阳,恶寒甚,筋惕肉𥅠。视其脉微欲绝,以真武汤七八服,稍愈,服附子八枚而痊(徐衡之、姚若琴《宋元明清名医类案·滑伯仁医案·伤寒》也录有本案,并有张山雷评议:小柴胡汤而谓必连服二十余剂,可见医学黑暗,自昔已然。无怪乡曲庸愚,止知发汗,古方连用十余帖,而不知变计也。此案筋惕肉而更寒甚,则非真武一剂可愈,以视上条症情轻重固自不侔。——编者注)。(江瓘《名医类案·卷五·恶中》)

咳嗽医案

滑伯仁治一妇,体肥而气盛,自以无子,尝多服暖宫药,积久火盛,迫血上行为衄,衄必数升余,面赤,脉躁疾,神恍恍如痴。医者犹以上盛下虚丹剂镇坠之。伯仁曰:经云:上者下之,今血气俱盛,溢而上行,法当下导,奈何实实耶? 即与桃仁承气汤,三四下,积瘀既去,继服既济汤,二十剂而愈。(江瓘《名医类案·卷八·血症》)

喘证医案

滑伯仁治一人肺气焦满,病得之多欲善饮,且殚营虑,中积痰涎,外受风邪,发则喘喝痰咳不自安。为制清肺泄满,降火润燥,苦辛之剂,遂安。(江瓘《名医类案·卷三·喘》)

心悸医案

滑伯仁治一人病怔忡善忘,口澹、舌燥、多汗、四肢疲软、发热、小便白而浊(有形,有形作血论),众医以内伤不足,拟进茸、附等药未决。脉之,虚大而数(数则为火)。曰:是出思虑过度,厥阴之火为害耳,夫君火以名,相火以位,相火,代君火行事者也。相火一扰,能为百病,百端之起。皆由心生。越人云:忧愁思虑则伤心,其人平生志大心高,所谋不远,抑郁积久,致内伤也。服补中益气汤、朱砂安神丸,空心进小坎离丸,月余而安(徐衡之、姚若琴《宋元明清名医类案·滑伯仁医案·怔忡》也录有本案,并有俞震按:怔忡本非重病,而居官者多患之,因劳心太过,或兼惊忧所致。治法不外养血安神、补元镇怯,然亦难效。莫若抛弃一切,淡然漠然,病自肯去。老子曰:内观其心,心无其心。广成子曰:毋劳尔形,毋摇尔精,毋使尔思虑营营,岂惟却病,并可长生。——编者注)。(江瓘《名医类案·卷八·怔忡》)

神昏医案

一少妇气实多怒,事不如意,忽大叫而欲厥,盖痰闭于上,火起于下而上冲,滑伯仁乃用香附五钱,生甘草三钱,川芎七钱,童便、姜汁炒,煎服,又用青黛、人中白、香附丸服,稍愈,后用吐法,乃安。再用导痰汤,加姜汁、黄连、香附、生姜,下龙会丸,安。(江瓘《名医类案·卷三·厥》)

狂证医案

滑伯仁治一僧,病发狂谵语,视人皆为鬼,诊其脉累累如薏苡子,且喘且抟,曰:此得之阳明胃实。《素问》云:阳明主肉,其经血气并盛,甚则弃衣升高,逾垣妄詈。遂以三化汤三四下,复进以火剂乃愈。魏玉璜按:火剂子和谓是黄连解毒汤(俞震《古今医案按·卷第六》,徐衡之、姚若琴《宋元明清名医类案·滑伯仁医案·痫》均录有本案。——编者注)。(江瓘《名医类案·卷八·癫狂心疾》)

胃脘痛医案

滑伯仁治一妇人,盛暑洞泄,厥逆恶寒,胃脘当心而痛,自腹引胁,转为滞下,呕哕不食。医以中暑霍乱疗之,益剧。脉三部俱微短沉弱,不应呼吸,曰:此阴寒极矣。不亟温之,则无生理。《内经》虽曰用热远热,又曰有假其气,则无禁也。于是以姜、附温药,服之一七日,诸证悉去。再以丸药,除其滞下而安。(俞震《古今医案按·卷第七》)

痞满狂证医案

滑伯仁治一人,苦胸中痞满,愦愦若怔忡状,头目昏痛,欲吐不吐,忽忽善忘,时一臂偏痹。脉之,关以上溜而滑,按之沉而有力,曰:积饮滞痰,横于胸膈。盖得之浓味醇酒,肥腻炙爆,蓄热而生湿,湿聚而痰涎宿饮皆上甚也。王冰云:上甚不已,吐而夺之。但冬月降沉之令,未可行此法。乃候至春日晴朗,以药探吐之,大吐异色痰如胶饴者三四升,一二日更吐之,三四次则胸中洞爽矣。俞震按:此病认为痰饮,皆人所能。惟冬月降沉之令,未可涌吐,乃先圣成法,守得极是(徐衡之、姚若琴《宋元明清名医类案·滑伯仁医案·痞满》也录有本案。——编者注)。(俞震《古今医案按·卷第五》)

反胃医案

滑伯仁治一妇病反胃,每隔夜食饮,至明日中昃皆出,不消化。他医悉试以暖胃之药,罔效。滑视脉在肌肉下(即沉),且甚微而弱,窃揆众医用药,于病无远,何至罔效,心歉然未决。一日读东垣书,谓吐证有三,气、积、寒也。上焦吐者从于气,中焦吐者从于积,下焦从于寒。脉沉而迟,朝食暮吐,暮食朝吐,小溲利,大便秘,为下焦吐也。法当通其秘,温其寒,复以中焦药和之。滑得此说,遂复往视,但大便不秘,专治下焦。散寒,以吴萸、茴香为君。丁桂、半夏为佐,服至二三十剂,而饮食晏如。所谓寒淫所胜,平以辛热是也(张璐《张氏医通·卷四·诸呕逆门·反胃》也录有本案。——编者注)。(江瓘《名医类案·卷四·呕吐》)

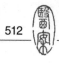

泄泻医案

滑伯仁治一妇,盛暑洞泄,厥逆恶寒,胃脘当心而痛,引腹引胠,转为滞下,呕哕不食,医以中暑霍乱治之益剧,脉三部俱微短沉弱,不应呼吸,曰:此阴寒极矣,不亟温之,则无生理,内经虽曰用热远热,又曰有假其气,则无禁也,于是以姜、附温剂三四进,间与来复丹,脉稍有力,厥逆渐退,更与姜、附七日,诸证悉去,遂以丸药除其滞下而安。(张璐《张氏医通·卷五·诸痛门·诸痛·心痛胃脘痛》)

滑伯仁治一人,暑月患中满泄泻,小便赤,四肢疲困不欲举,自汗微热,口渴,且素羸瘠,众医以虚劳,将峻补之。伯仁诊视六脉虚微,曰:此东垣所谓夏月中暑饮食劳倦,法宜服清暑益气汤,投三剂而病如失(俞震《古今医案按·卷第二》也录有本案:滑伯仁治一人,暑月泄泻,小便赤,四肢疲困不欲举,自汗,微热口渴,且素羸瘠。医以虚劳,将峻补之。伯仁诊视六脉虚微,曰:此东垣所谓夏月中暑,饮食劳倦,法宜服清暑益气汤。投二剂而病如失。俞震按:自汗微热,口渴溺赤,在暑月自属中暑形象。四肢困倦不欲举,固虚也,亦即暑伤气也。法本宜补而峻补,则暑不能清。仍未入彀,故清暑益气汤效最速。徐衡之、姚若琴《宋元明清名医类案·滑伯仁医案·暑证》也录有本案。——编者注)。(江瓘《名医类案·卷四·泻》)

滑伯仁治一人年老色苍,夏月与人争辩,冒雨劳役受饥,且犯房事,夜半忽病发热恶寒,上吐下泻,昏闷烦躁,头身俱痛,因自发汗,汗遂不止,脉皆洪数,盖吐泻内虚,汗多表虚,兼之脉不为汗衰泻减,法在不治,姑以大剂参、芪,兼白术、干姜、甘草、茯苓、陈皮,水煎不时服,至七剂见面赤,四肢发出红斑,凡斑证自吐泻者吉,谓邪从上下出也,但伤寒发斑,胃热所致,今之发斑,由胃虚而无根之火游行于外,可补不可泄,可温不可凉,若用化斑、升麻、黑参之类,则死生反掌矣,仍服前方十余剂而愈。(张璐《张氏医通·卷七·大小府门·泄泻》)

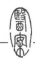

　　治一人,每日早起大泻,或时腹痛,或不痛,空心服热药不效,令至晚食前服即效,以暖药一夜在腹,可胜阴气也,与酒客湿泄,服汤药不效,服丸散即效同意。(张璐《张氏医通·卷七·大小府门·泄泻》)

痢疾医案

　　滑伯仁治二婢子,七八月间,同患滞下,诊视一婢脉鼓急,大热喘闷,曰:此婢不可疗。一婢脉洪大而虚软,虚热(热虽微,亦当解表),且小便利。滑曰:此婢可治,即下之,已而调以苦坚之剂。果一死一愈。(江瓘《名医类案·卷四·痢》)

胁痛医案

　　滑伯仁治一妇,病寒为疝,自脐下上至心,皆胀满攻痛,而胁疼尤甚,呕吐烦懑,不进饮食,脉两手沉结不调。此由寒在下焦,宜亟攻其下,毋攻其上,为灸章门、气海、中脘,服元胡、桂、椒,佐以茱朮诸香,茯苓、青皮等,十日一服温利丸药,聚而散之也,果效(俞震《古今医案按·卷第三》,徐衡之、姚若琴《宋元明清名医类案·滑伯仁医案·疝》也录有本案。——编者注)。(江瓘《名医类案·卷六·疝》)

淋证医案

　　滑伯仁治一妇病,难于小溲,中满喘渴,一医投以瞿麦、栀、苓诸滑利药,而秘益甚。诊其脉,三部皆弦而涩,曰:经云,膀胱者,州都之官,津液藏焉,气化则能出矣。谓水出高源者也,膻中之气不化,则水液不行,病因于气,徒行水无益也。法当治上焦。乃制朱雀汤(朱雀汤:雄雀肉一只,赤小豆一合,人参一两,赤茯苓一两,大枣肉一两,小麦一两,紫石英一两,紫菀五钱,远志五钱,丹参五钱,甘草三钱,和匀为粗末,每服三钱,水煎,食远温服。河间朱雀丸:茯神二两,沉香五钱,朱砂五钱,参汤下。——编者注),倍以枳、桔,煎用长流水,一饮而溲,再饮气平,数服病已。东垣案渴,此案不渴,分在气在血。合前东垣案看之,方知其妙。(江瓘《名医类案·卷九·淋闭》)

血证吐血医案

滑伯仁治一人,盛暑出门,途中吐血数口,亟还则吐甚,胸拒痛,体热头眩,病且殆。或以为劳心焦思所致,与茯苓补心汤(出自《医统》卷七十引《局方》,由白茯苓、白茯神、麦门冬、生地黄、陈皮、半夏曲、当归各一钱,甘草五分组成;加竹叶、灯心,水煎服;主治思虑过多,心神溃乱,烦躁不寐。——编者注)仁至,诊其脉洪而滑,曰:是大醉饱,胃血壅遏,为暑迫血上行。先与犀角地黄汤,继以桃仁承气汤去瘀血宿积,后治暑即安。俞震按:此条为孙东宿二案之祖,可以并看(徐衡之、姚若琴《宋元明清名医类案·滑伯仁医案·血证》也录有本案。——编者注)。(俞震《古今医案按·卷第四》)

血证衄血医案

滑伯仁治一妇,体肥气盛,因无子,常服暖子宫药,积久火盛迫血,上行为衄,衄必升余,医者犹以为上实下虚,用丹剂镇坠之,经云:上者下之,今血气俱盛,溢而上行,法当下导,奈何实实耶,即与桃核承气三四下,瘀积既去,继服既济汤二十余剂而愈(徐衡之、姚若琴《宋元明清名医类案·滑伯仁医案·衄血》、俞震《古今医案按·卷第四》也录有本案。——编者注)。[张璐《张氏医通·卷五·血门·衄血(衄舌衄、齿衄、耳衄、眼衄、肌衄)》]

消渴医案

滑伯仁治一人病肺气焦满，视之曰：病得之多欲善饮，且殚营虑，中积痰涎，外受风邪，发为消渴痰咳，不能自安。为制清肺泄满，降火润燥，苦辛等剂而愈。（江瓘《名医类案·卷四·痞满》）

滑伯仁治一妇，始病疟，当夏月，医以脾寒胃弱，久服桂、附等药，后疟虽退，而积火燔炽，致消得善饥，日数十饭犹不足，终日端坐如常人，第目昏不能视，足弱不能履，腰胯困软，肌肉虚肥。至初冬伯仁诊之，脉洪大而虚濡，曰：此痿证也，长夏过服热药所致。盖夏令湿当权，刚剂太过，火湿俱甚，肺热叶焦，故两足痿易而不为用也。遂以东垣长夏湿热成痿之法治之，日食益减，目渐能视。至冬末，忽下榻行步如故。俞震按：东垣长夏湿热成痿法，即清燥汤也，用于此证最妥。合上案观之，可为喜用辛燥热药者戒！（《古今医案按·卷第八》）

滑伯仁治一人，患消渴，众医以为肾虚水渴，津不能上升，合附子大丸服之。既服，渴甚，旧有目疾兼作。其人素丰肥，因是顿瘦损，仓惶请滑视之。曰：阴阳之道，相为损益，水不足则济之以水，未闻水不足而以火济之，不焦则枯。乃令屏去前药，更寒剂下之，荡去火毒，继以苦寒清润之剂，竟月平复。（江瓘《名医类案·卷二·消渴》）

中暑医案

滑伯仁治一人，病自汗如雨，至赤身热，口燥心烦，盛暑中，宜帷幕周密，自以至虚亡阳，服术、附数剂，脉虚而洪数，舌上苔黄（脉虚、身热、苔黄、自汗、口燥、心烦，亦难别阴阳，但汗如雨而不畏寒，暑可知。若阴有汗则死。——编者注）。伯仁曰：前药误矣，轻病重治，医者死之。《素问》云：必先岁气，毋伐天和。术、附其可轻用，以犯时令。又云：脉虚身热，得之伤暑。暑家本多汗，加之刚剂，脉洪数而汗甚。乃令撤幔开窗，少顷，渐觉清爽，以黄连、人参、白虎，三进而汗止大半，诸症亦减，兼以既济汤，渴用冰水调天水散，七日而愈[张璐《张氏医通·卷二·诸伤门·暑》及俞震《古今医案按·卷第二》也录有本案：滑伯仁治临安沈君彰，自汗如雨不止，面赤身热，口燥心烦。居楼中，当盛暑，帷幕周密。自云至虚亡阳，服术、附药已数剂。伯仁诊其脉，虚而洪数，视其舌上苔黄，曰：前药误矣。轻病重治，医者死之。《素问》曰：必先岁气，毋伐天和。术、附之热，其可轻用以犯时令耶？又曰：脉虚身热，得之伤暑。暑家本多汗，加以刚剂，脉洪数则病益甚。悉令撤幔开窗，初亦难之。少顷，渐觉清爽。为制黄连、人参白虎等汤，三进而汗止大半，诸证稍解。又兼以既济汤，渴用冰水调天水散。服七日，而病悉去。从遍身发瘾疹，更服防风通圣散，乃已。徐衡之、姚若琴《宋元明清名医类案·滑伯仁医案·暑证》也录有本案，并有张山雷评议：此是阳明热证。自汗面赤，烦热燥渴，舌黄而脉洪数，何以谓是亡阳，且服术、附。此病家粗知医书，而全不识症之咎，妄投药饵，宁不自杀而有余。凡绅衿家案有数册医书，往往蹈此习气，可笑亦最可怕。伯仁人参白虎之法，对症发药，亦是平平无奇。但三进之后，何以反用竹叶石膏加附子三五分之既济汤（方见石顽《医通》十六卷白虎汤条），岂仍迎合病家之意耶？后发疮疡，则附子之毒，尤其确据。然热毒外泄，尚是此人之幸，设内攻变证，祸必更剧。防风通圣，泄热下夺，犹为正治。然方中防风、麻黄，亦非夏秋热病所宜。——编者注]。（江瓘《名医类案·卷二·暑》）

汗证医案

滑伯仁治一妇暑月身冷（身不发热），自汗，口干，烦躁，欲卧泥水中，伯仁诊其脉，浮而数，沉之豁然虚散（身冷脉当沉微，今浮而数，沉取散，当温救，所谓舍脉从症）。曰：《素问》云：脉至而从，按之不鼓，诸阳皆然，此为阴盛隔阳，得之饮食生冷，坐卧风露。煎真武汤冷饮之，一进汗止。再进烦躁去,三进平复如初(张璐《张氏医通·卷九·杂门》及徐衡之、姚若琴《宋元明清名医类案·滑伯仁医案·暑证》均录有本案。——编者注。)(江瓘《名医类案·卷一·伤寒》)

滑伯仁治一人,病自汗如雨,目赤身热,口燥心烦,盛暑中帷幕周密,以至亡阳,服术附数剂,脉虚而洪数,舌上胎黄,曰:前药误矣,令撤幔开窗,以黄连解毒、人参白虎,三进而汗止,渴,用冰水调益元散,七日而愈。(张璐《张氏医通·卷二·诸伤门·暑》)

痿证医案

滑伯仁治一妇,始病疟,当夏月,医以脾寒胃弱,久服桂附等药(久服则偏胜),后疟虽退,而积火燔炽,致消谷善饥,日数十饭犹不足,终日端坐如常人,第目昏不能视,足弱不能履,腰胯困软,肌肉虚肥。至初冬,伯仁诊之,脉洪大而虚濡,曰:此痿症也,长夏过服热药所致,盖夏今湿当权,刚剂太过,火湿俱甚,肺热叶焦,故两足痿易而不为用也。遂以东垣长夏湿热成痿之法治之。日食益减,目渐能视,至冬末,忽下榻行步如故(徐衡之、姚若琴《宋元明清名医类案·滑伯仁医案·痿》也录有本案,且有俞震按:东垣长夏湿热成痿法,即清燥汤也,用于此证最妥,可谓喜用辛燥热药者戒。——编者注)。(江瓘《名医类案·卷八·痿》)

疟病医案

滑伯仁治一人病疟瘠损,饘粥难下咽,六十余日,殆甚。脉数,两关尤弦,疾久体瘠而神完,曰:是积热居脾,且滞于饮食,法当下,药再进,疾去其半,复投甘露饮、柴胡、白虎等剂,浃旬而愈(孙一奎《赤水玄珠·第十卷·虚怯虚损痨瘵门·总论》也录有本案:滑伯仁治宋无逸病疟,瘠损,饘粥难下咽者六十余日,殆甚,脉数,关上尤弦。疾久,体瘠而神完,是积热居脾,

且滞于饮食。法当下,众疑而难之,药再进而疾去其半,继以甘露饮、白虎汤而安。——编者注)。(江瓘《名医类案·卷三·疟》)

　　滑伯仁治一妇,年五十余,患疟,寒热涌呕,中满而痛,下利不食,殊困顿,医药不效。伯仁诊其脉,沉而迟,曰:是积暑与食、伏痰在中,当下之。或曰:人疲倦若是,且下利不食,焉可下? 方拟进参、附。滑曰:脉虽沉迟,按之有力,虽利而后重下迫。不下则积不能去,病必不已。乃以消滞丸,微得通利,觉少快。明日,再服之,宿积肠垢尽去,向午即思食。旋以姜、橘、参、苓淡渗,和平饮子调之,旬余乃复。俞震按:此条疟痢兼呕,竟以消导药愈,较之专以发散药愈者,可作两大局。但须着眼中满而痛,脉沉有力,知其病在里不在表也(徐衡之、姚若琴《宋元明清名医类案·滑伯仁医案·疟痢》也录有本案。——编者注)。(俞震《古今医案按·卷第三》)

第二节　妇科医案

痛经医案

　　滑伯仁治一妇年三十,每经水将来三五日前,脐下痛如刀刺状,寒热交作,下如黑豆汁,既而水下。因之无娠,脉二尺沉涩欲绝,余部皆弦急,曰:此由下焦寒湿(尺沉涩属下焦寒湿),邪气搏于冲任(冲任俱奇经),冲为血海,任主胞胎,为血室,故经事将来。邪与血争而作疞痛,寒气生浊,下如豆汁,宜治下焦。遂以辛散苦温理血药为剂。令先经期十日服之,凡三次而邪去经调,是年有孕。(江瓘《名医类案·卷十一·经水》)

闭经医案

滑伯仁治龙君泽室人，暑月中病，经事沉滞，寒热自汗，咳嗽有痰，体瘦痒，脐腹刺痛，脉弦数六至有余。曰：此二阳病也。《素问》云：二阳之病发心脾，女子得之则不月。二阳，阳明也，阳明为金，为燥化。今其所以不月者，因其所遭也。阳明本为燥金，适遭于暑，暑、火也，以火烁金则愈燥矣。血者水类，金为化源，宜月事沉滞不来也。他医方制归茸桂附丸、以温经而未进。滑曰：夫血得寒则止，得温则行，热则搏，搏则燥，复加燥药，血益干，则病必甚。亟令却之，更以当归柴胡饮子为清金泻火流湿润燥。三五进而经事通，余病悉除。龙君曰：微生几为人所误也。（魏之琇《续名医类案·卷二十三·经水》）

子嗽医案

滑伯仁治一妇妊五月，病嗽、痰气逆，恶寒，咽膈不利，不嗜食者浃旬。伯仁诊其脉浮弦，形体清癯，曰：此上受风寒也。越人云：形寒饮冷则伤肺。投以温剂与之，致津液，开腠理，散风寒而嗽自安矣。（江瓘《名医类案·卷三·咳嗽》）

产后恶露不行医案

滑伯仁治一产妇，恶露不行，脐腹痛，头疼身寒热。众皆以为感寒，温以姜、附，益大热，手足搐搦，语谵目窜。诊其脉弦而洪数，面赤目闭，语喃喃不可辨，舌黑如炲，燥无津润，胸腹按之不胜手。盖燥剂搏其血，内热而风生，血蓄而为痛也。曰：此产后热入血室，因而生风。即先为清热降火，治风凉血，两服颇爽。继以琥珀、牛黄等，稍解人事。从以张从正三和散，行血破瘀。三四服,恶露大下如初,时产已十日矣,于是诸证悉平。魏云:投姜、附后始搐搦,由燥剂搏血而风生,故此等案宜细心熟玩。若是虚寒,手足岂不厥冷?况证有舌黑腹不胜按,在三四日者耶?又况面赤洪数之脉耶(徐衡之、姚若琴《宋元明清名医类案·滑伯仁医案·产后》也录有本案。——编者注)。(《古今医案按·卷第九》)

难产医案

滑伯仁治一妇人产难,七日而不乳,且食甚少。伯仁视之,乃以凉粥一盂,擂碎枫叶煎汤,调啜之,旋乳,或诘其理,滑曰:此妇食甚少,未有无谷气而能生者。夫枫叶先生先落,后生后落,故以作汤饮也(《古今医案按·卷第九》也录有本案。——编者注)。(江瓘《名医类案·卷十一·难产》)

鬼胎医案

滑伯仁治仁孝庙庙祝杨天成一女,薄暮游庙中,见黄衣神,觉心动,是夕梦与之交,腹渐大而若孕。邀伯仁延医,诊之,曰:此鬼胎也。其母道其由,与破血堕胎之药,下如蝌蚪鱼目者二升许,遂安。(魏之琇《续名医类案·卷二十四·鬼胎》)

第三节 儿科医案

腹痛医案

滑伯仁治一女八岁，病伤食煎煿，内闷口干，唇舌煤黑，腹痛不可忍。或以刚燥丸药利之，而痛闷益甚。滑以牵牛、大黄清快药为丸，以伏其燥利而愈。（江瓘《名医类案·卷十二·腹痛》）

泄泻医案

滑伯仁治胡元望之女，生始六月，病泄泻不已，与灸百会穴愈。滁州赵使君云：其女年甫周岁，忽苦脏腑泄泻，每所下如鸡子黄者半盆许，数日之间，几至百行，渐作惊风症。有一士大夫，教以钟乳粉二钱，以枣肉和搜，令取意食之。不然以脓煎枣汤，调钟乳服亦可，以小儿只用一钱，已平复矣。传方者云：他日或作小疮疡不足虑。儿子清辉，年三岁，过镇江时病久，泻危甚，用此法服至半两遂安，亦不生疮。（《是斋方》）（魏之琇《续名医类案·卷二十九·泄泻》）

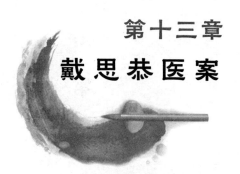

第十三章
戴思恭医案

　　戴思恭(1324—1405)，明代著名医学家，字原礼，号肃斋，是名医朱丹溪的优秀弟子，他颖悟绝伦，刻苦好学，最受丹溪的赏识，所以得到的医学传授也最为精深。

　　戴氏在理论上也颇有建树。他在学术上继承了丹溪学派"阳常有余，阴常不足"的观点，并有所发挥，提出"阳易亢，血易亏"的气血盛衰理论，强调顾护胃气，辨证精到，施治圆活。著作有《秘传证治要诀及类方》《推求师意》二卷；以及校补《金匮钩玄》三卷。

第一节　内科医案

发热医案

曾人发热畏寒,身疼头痛,医谓太阳证,以五积散表之。六日后,发渴谵语,大便自得病竟不通,用小柴胡汤,继以大柴胡汤。得利后,忽四肢逆冷,舌卷囊缩,气息喘急,面里睡卧,用真武汤。利不止,而病如故。遂用附子理中汤、四逆汤,方得利止,手足稍温。当夜帖然,次日忽又发热,谵语,口渴,小便赤痛。又经六七日,大便仍复不通,再用润肠丸,通得大便,而诸证不减。后来只用温胆汤加人参,及减桂五苓散,久而渐愈。此病用凉药则阴胜,随手辄变,皆是用之过也。若四逆之后,阳证仍复,医苟不审,再用大柴胡承气之属。必又复为阴。所以终收功于温胆汤、五苓散,以平稳故也。故出为用药太过之戒。(戴思恭《秘传证治要诀及类方·卷之二·诸伤门·伤风寒》)

曾治邻叟范家,身热,头略不痛,进小柴胡汤八服才愈。(戴思恭《秘传证治要诀及类方·卷之二·诸伤门·伤风寒》)

戴原礼治松江诸仲文,盛夏畏寒,常御重纩,饮食必令极热始下咽,微温即吐。他医投以胡椒煮伏雌之法,日啖鸡者三,病更剧。戴曰:脉数而大且不弱,刘守真云火极似水,此之谓也。椒发三阴之火,鸡能助痰,只益其病耳。乃以大承气汤下之,昼夜行二十余度,顿减纩之半,后以黄连导痰汤加竹沥饮之,竟瘥。(《两浙名贤录》)(《续名医类案·卷六·恶寒》)

一人每晨饮烧酒数杯,后终日饮常酒,至五六月,大发热,医用水摊心腹,消复增之,内饮以药,三日乃愈。(戴思恭《推求师意·卷之上·杂病

门·饮酒发热》)

一人年二十,于四月病发热,脉浮沉皆有,不足意,其间得洪数一种,随热进退,彼时知非伤寒也。因问必是过饮酒毒在内,今为房劳,气血虚乏而病作耶?曰:正月间,每晨饮烧酒,吃大肉近一月矣!予得病情,遂用补气血药,加干葛以解酒毒。服一帖,微汗,反懈怠,热如故。因思是病气血皆虚,不禁葛根之散,必得枸枸子方可解也。偶有一小枝在书册中,幸不腐烂而干,加前药内,煎服,一帖而愈。吁!孙真人云:医者意也。但患病情察之未到,药味思之未得,若病药两投,何患不痊!(戴思恭《推求师意·卷之上·杂病门·饮酒发热》)

愚曾治患人(指至晡时发热,五更复退,而大便自利,用姜附辛热剂而愈。戴思恭强调说,日晡潮热并非都是胃家实,按阳明证应用下法,还须参以他证。——编者注)沈其姓之子。乃所亲见而亲试者也。(戴思恭《秘传证治要诀及类方·卷之二·诸伤门·伤风寒》)

咳嗽医案

许先生论梁宽父病右胁肺部也,咳而唾血,举动喘逆者,肺胀也,发热,脉数,不能食者,火来刑金,肺与脾俱虚也。肺脾俱虚而火乘之,其病为逆。如此者,例不可补泻,若补金则虑金与火持而喘咳益增,泻火则虑火不退位而痎癖反盛,正宜补中益气汤先扶元气,少以治病药加之。闻已用药而未获效,必病势苦逆而药力未到也,远期秋凉庶可复耳!盖肺病恶春夏火气,至秋冬火退,只宜于益气汤中,随四时升降寒热及见有症增损服之。或觉气壅,间与加减枳术丸;或有饮,间服《局方》枳术汤。数日逆气少回,逆气回则治法可施,但恐今日已至色青、色赤及脉弦、脉洪,则无及矣!病后不见色、脉,不能悬料。以既愈复发言之,惟宜依准四时用药,以扶元气,庶他日既愈不复发也。其病初感必深,且所伤物恐当时消导尚未尽停滞,淹延变生他症,以至于今,宜少加消导药于益气汤中,庶可渐取效也。(戴思恭

《推求师意·卷之下·肺胗》）

一老人,六十岁,患疟而嗽,多服四兽饮,积成湿热,乘于下焦,几致危困。余诊尺脉数而有力,与补中益气加凉剂,三日,与黄柏丸,次早尺数顿减,因问:有夜梦否? 曰:然,幸不泄尔。余谓年老精衰,固无以泄。盖以大热结于精房,得泄火益阴之药,其火散走于阴器之窍,病可减矣。再服二日,又梦,其疟、嗽全愈。(戴思恭《推求师意·卷之上·杂病门·梦遗》)

一老人疟、嗽半载,两尺脉数有力,色稍枯,盖服四兽饮等剂,中焦湿热下流,伏结于肾,以致肾水上连于肺,故疟、嗽俱作。参、术、芩、连、升麻、柴胡调中一二日,与黄柏丸两日,夜梦交通。此肾热欲解,故从前阴精窍而走散。无忧也,次日疟、嗽顿止。(戴思恭《推求师意·卷之上·杂病门·疟》)

胃脘痛医案

一中年人,中脘作痛,食已乃吐,面紫霜色,两关脉涩,乃血病也。因跌仆后中脘即痛,投以生新推陈血剂,吐血片碗许而愈。(戴思恭《推求师意·卷之上·杂病门·膈噎》)

呕吐医案

又记人有初病具太阳证而呕,一家少长,患状悉类。进养胃汤八服,无不立效。此时行之气。适然如此。是为伤寒杂病,又非可以正经伤寒律之。(戴思恭《秘传证治要诀及类方·卷之二·诸伤门·伤风寒》)

一少年,食后必吐出数口,却不尽出,膈上时作声,面色如平人。病不在脾胃而在膈间,问其得病之由,乃因大怒未止辄吃曲,即有此症,想其怒甚则死血菀于上,积在膈间,碍气升降,津液因聚为痰为饮,与血相抟而动,故作声也。用二陈汤加香附、韭汁、莱菔子,服二日,以瓜蒂散、败酱吐之,

再一日又吐，痰中见血一盏，次日复吐见血一钟而愈。（戴思恭《推求师意·卷之上·杂病门·膈噎》）

腹痛医案

一人年十八，自小面带微黄，五月间腹大痛。医以小建中加丁香两帖，不效，加呕吐清汁；又与十八味丁香透膈汤两帖，食全不进，痛无休止，如此者五六日；又与阿魏丸百余粒，至夜发热不睡，口却不渴，脉左二部沉弦而数实，痛处不可按；遂与大柴胡汤四帖加甘草下之，痛呕虽减，食犹未进；遂与小柴胡汤去黄芩、人参，加芍药、陈皮、黄连、生甘草，二十帖而愈。（戴思恭《推求师意·卷之下·蛔虫》）

癃闭医案

一妇年五十，患小便涩，治以八正散等剂，小肠胀急不通，身如芒刺。余以所感霖淫雨，湿邪尚在表，因用苍术为君，附子佐之发表，一服即汗，小便随通。（戴思恭《推求师意·卷之上·杂病门·小便不通》）

一人年八旬，小便短涩，分利太过，致涓滴不出。盖饮食过伤，其胃气陷于下焦。用补中益气汤，一服即通。（戴思恭《推求师意·卷之上·杂病门·小便不通》）

多尿医案

有人每日从早至午前，定尿四次。一日之间，又自无事，此肾虚所致，亦由脾肾泄，早泄而晚愈。次日又复然者也。（戴思恭《秘传证治要诀及类方·卷之八·大小腑门·小便多》）

遗精医案

一人二十余岁,夜读书至四鼓犹未已,遂发此病(指遗精。——编者注)。卧间茎但着被与腿,便梦精遗,悬空则否,饮食日减,倦怠少气。余以用心太过,二火俱起,夜不得眠,血不归肝,则肾水不足,火乘阴虚,入客下焦,鼓其精房,则精不得聚脏而走失矣。因玉茎着物,犹厥气客之,故作接内之梦。于是上则补心安神;中则调理脾胃,升举其阴,下则益精生阴固阳。不三月而愈。(戴思恭《推求师意·卷之上·杂病门·梦遗》)

一人每夜有梦,余连诊二日脉,观其动静,终不举头,但俯视不正,必阴邪相着,叩之不言其状。遍问随其出入之仆,乃言至庙见侍女,以手抚摩其身久之,不三日遂病。令法师入庙毁其像,小腹中泥土皆湿,其病遂安。此则鬼魅相感耳!(戴思恭《推求师意·卷之上·杂病门·梦遗》)

血证医案

一人年十七,家贫多劳,十一月病恶寒而吐血两三日,六脉紧涩,一月后食减中痞。医投温胆汤、枳壳汤,三日后发热,口干不渴,口中有痰。予曰:此感寒也。询之,八日前曾于霜中渡水三四次,心下有悲泣事,腹亦饥。遂以小建中汤去芍药,加桔梗、陈皮、半夏,四帖而愈。(戴思恭《推求师意·卷之下·蛔虫》)

又治一人,因忧病咳唾血,面黧黑色,药之不效。曰:此必得喜可解。其兄求一足衣食地处之,于是大喜,实时色退,不药而瘥。经曰:治病必求其本。又曰:无失气宜。是知药之治病,必得其病之气宜,苟不察其得病之情,虽药亦不愈也。(戴思恭《推求师意·卷之上·杂病门·咳血》)

余尝治三人,不咳唾而血见口中,从齿缝舌下来者,每用滋肾水、泻相火治之,不旬日而愈。(戴思恭《推求师意·卷之上·杂病门·咳血》)

疟病医案

一富家子,年壮病疟,自卯足寒,至酉分方热,至寅初乃休,一日一夜止苏一时。因思必为入房感寒所致,问云:九月暴寒夜半,有盗急起,不着中衣,当时足即冷,十日后疟作。盖足阳明与冲脉合宗筋会于气街,入房太甚则足阳明与冲脉之气皆夺于所用,其寒乘虚而入,舍于二经;二经过胫,会足跗上,于是二经之阳气益损,不能渗荣其经络,故病作,卒不得休。因用参、术大补,附子行经,加散寒以取汗。数日不得汗,病如前。因思足跗道远,药力难及,再以苍术、川芎、桃枝煎汤,盛以高桶,扶坐,浸足至膝,食顷,以前所服药饮之,汗出通身病愈。(戴思恭《推求师意·卷之上·杂病门·疟》)

虫证医案

曾记一人,阳黄吐蛔,又大发斑,阳毒证。口疮咽痛,吐蛔,皆以冷剂取效,非亦有阳证矣。(戴思恭在论述吐蛔时说,胃中冷,必吐蛔。吐蛔,人能皆知为阴也。然亦有阳证吐蛔者。盖胃中空虚,既无谷气,故蛔上而求食,至咽而吐,又看别证如何,不可专以胃冷为说。——编者注)(戴思恭《秘传证治要诀及类方·卷之二·诸伤门·伤风寒》)

脚气医案

一人两足酸重,不任行动,发则肿痛。一日在不发中,诊脉二部皆大,两手加葱管无力,身半以上肥盛。予以其膏粱外家御,嗜恣无穷,精血皆不足,湿热太盛,因用益精血于其下,清湿热于其上。二方与之,或言脚气无补法,故不肯服。三月后痛作,一医用南法治不效,一医用北法泻之,即死

于溺器上。吁！不识病之虚实，执方误人多矣。（戴思恭《推求师意·卷之上·杂病门·脚气》）

第二节　妇科医案

滑胎医案

一妇年三十余，或经住，或成形未具，其胎必堕。察其性急多怒，色黑气实。此相火火盛，不能生气化胎，反食气伤精故也。因今住经第二月，用黄芩、白术、当归、甘草，服至三月尽止药，后得一子。（戴思恭《推求师意·卷之下·恶阻与胎化不成》）

不孕症医案

一妇经住三月后，尺脉或涩，或微弱，其妇却无病，知是子宫真气不全，故阳不施阴，不化精血，虽凝终不成形，至产血块，或产血胞。（戴思恭《推求师意·卷之下·恶阻与胎化不成》）

第三节　外科医案

疮疡医案

一人肩井后肿痛、身热且嗽,其肿按之不坚,此乃湿痰流结也。遂用南星、半夏、瓜蒌、葛根、芩、连、竹沥作煎饮之,烧葱根熁肿上;另用白芥子、白矾作小丸,用煎药吞二十丸。须臾痰随嗽出,半日约去三四碗而愈。(戴思恭《推求师意·卷之上·杂病门·肩痛》)

一妇以毒药去胎后,当脐右结块,块痛甚则寒热,块与脐高一寸,痛不可按,脉洪数,谓曰:止瘀血流溢于肠外肓膜之间,聚结为痈也。遂用补气血、行结滞、排脓之剂,三日决一锋针,脓血大出,内如粪状者臭甚。病妇惊怕,予谓气血生肌则内外之窍自合。不旬日而愈。(戴思恭《推求师意·卷之上·杂病门·肠痈》)

疝气医案

一人病后饮水,病左丸痛甚,灸大敦,以摩腰膏摩囊上,上抵横骨,灸温帛覆之,痛即止,一宿肿亦消。(戴思恭《推求师意·卷之下·疝》)

予旧有甘橘积,后山行饥甚,食橘、芋,橘动旧积,芋复滞气,实时寒热,右丸肿大。先服调胃剂一二帖,次早注神使气至下焦,觉积动,呕逆,吐之复吐,后和胃气、疏通经络而愈。(戴思恭《推求师意·卷之下·疝》)

疠风医案

一妇两足胫疮溃,眉落,与再造散(再造散:大黄、皂角刺、郁金、牵牛子,泄热解毒,祛血中风邪气。——编者注)一服愈。年少不能断欲、忌口,一年复发。(戴思恭《推求师意·卷之下·大风》)

一人面浮油光,微肿色变,眉脱,痒。二世疠风死者三人。与醉仙散(醉仙散:牛蒡子、胡麻仁、白蒺藜、防风、天花粉、枸杞子、蔓荆子、苦参、银粉。方中牛蒡子出风毒遍身恶疮,胡麻逐风、补肺、润皮肤,蒺藜主恶血、身体风痒、通鼻气,防风治诸风,天花粉治瘀血、足热胕肿,枸杞子消风毒热、散疮肿,蔓荆子主贼风,苦参治热毒风、皮肌烦躁生疮、赤癞眉脱;银粉为使,乃下膈通大肠要剂,用其驱药入阳经,开风热怫郁瘤结,逐出恶气臭秽之毒;此药伤齿,则以黄连末揩之,或先固济以解银粉之毒,银粉在醉仙散有夺旗斩将之功,遂成此方之妙用,非他方可及。余邪未除,但调和荣卫药中少加驱逐耳!——编者注),出涎水如盆而愈。(戴思恭《推求师意·卷之下·大风》)

一人面肿,色变黑,燥痒,眉须脱落,手足皮燥厚折,痛痒无全肤,有时痒入骨髓,抓至血出,稍止复作,昼夜不眠,与二药(醉仙散:牛蒡子、胡麻仁、白蒺藜、防风、天花粉、枸杞子、蔓荆子、苦参、银粉。方中牛蒡子出风毒遍身恶疮,胡麻逐风、补肺、润皮肤,蒺藜主恶血、身体风痒、通鼻气,防风治诸风,天花粉治瘀血、足热胕肿,枸杞子消风毒热、散疮肿,蔓荆子主贼风,苦参治热毒风、皮肌烦躁生疮、赤癞眉脱;银粉为使,乃下膈通大肠要剂,用其驱药入阳经,开风热怫郁瘤结,逐出恶气臭秽之毒;此药伤齿,则以黄连末揩之,或先固济以解银粉之毒,银粉在醉仙散有夺旗斩将之功,遂成此方之妙用,非他方可及。余邪未除,但调和荣卫药中少加驱逐耳!再造散:大黄、皂角刺、郁金、牵牛子,泄热解毒,祛血中风邪气。——编者注)则愈。(戴思恭《推求师意·卷之下·大风》)

第四节　其他医案

口疮医案

曾有舌上病疮,久蚀成穴,累服凉剂不效,后来有教服黑锡丹,遂得渐愈。此亦下虚,故上盛也。(戴思恭《秘传证治要诀及类方·卷之十·拾遗门·口舌》)

死亡医案

一妇腹渐大如怀子,至十月,求易产药。察其神色甚困难。与之药,不数日,产白虫半桶。盖由妇之元气大虚,精血虽凝不能成胎,而为秽腐蕴积之久,湿化为热,湿热生虫,理之所有。亦须周十月之气发动而产,终是不祥,其妇不及月死。湿热生虫,譬之沟渠污浊积久不流,则诸虫生于其中矣!(戴思恭《推求师意·卷之下·恶阻与胎化不成》)

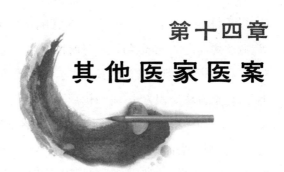

第十四章
其他医家医案

孙兆神昏医案

孙兆治一人，自汗，两足逆冷至膝下，腹痛不省人事，六脉小弱而急，问其所服之药，皆阳药也，此非受病重，药能重病耳，遂以五苓散、白虎汤十余剂而安，凡阴厥胫冷则臂亦冷，今胫冷臂不冷，则非下厥上行，所以知是阳厥也。（张璐《张璐医学全书·张氏医通·卷三·寒热门·厥》）

倪惟德喜笑不休

倪惟德治一妇，病气厥，笑哭不常，人以为鬼祟所凭，诊之，六脉俱沉，胃脘必有积，遂以二陈汤导之，吐痰升许而愈，此积痰类祟也。（张璐《张璐医学全书·张氏医通·卷五·诸痛门·诸痛·卷六·神志门·喜笑不休》）

罗知悌郁证医案

罗先生治一病僧，黄瘦倦怠，罗公诊其病，因乃蜀人，出家时其母在堂，及游浙右经七年。忽一日，念母之心不可遏，欲归无腰缠，而朝夕西望而泣,以是得病。时僧二十五岁,罗令其隔壁泊宿,每日以牛肉、猪肚、甘肥等,煮糜烂与之。凡经半月余,且时以慰谕之言劳之。又曰:我与钞十锭作路费,我不望报,但欲救汝之死命尔。察其形稍苏,与桃仁承气,一日三帖下之,皆是血块痰积方止。次日只与熟菜、稀粥,将息又半月,其人遂如故。又半月余,与钞十锭遂行。因大悟攻击之法,必其人充实,禀质本壮,乃可行也。否则邪去而正气伤,小病必重,重病必死。罗每日有求医者来,必令其诊视脉状回禀。罗但卧听,口授用某药治某病,以某药监其药,以某药为引经。往来一年半,并无一定之方。至于一方之中,自有攻补兼用者,亦有先攻后补者,有先补后攻者。又大悟古方治今病焉能吻合?随时取中,其此之谓乎。是时罗又言:用古方治今病,正如拆旧屋揍新屋,其材木非一,不再经匠氏之手,其可用乎?由是又思许学士释微论曰:予读仲景书,用仲景之法,然未尝守仲景之方,乃为得仲景之心也。遂取东垣方药,手自抄录。乃悟治病人,当如汉高祖踪秦暴,周武王踪商之后,自非发财散粟,与三章之法,其受伤之气,倦怠之人,何由而平复也?于是定为阴易乏,阳易亢,攻击宜详审,正气须保护,以《局方》为戒哉!(朱震亨《格致余论·张子和攻击注论》)

赵良仁中风医案

赵以德治陈学士敬,初因醮事跪拜间,就倒仆,汗注如雨。诊之脉大而空虚,年当五十,新娶少妇,今又从拜跪之劳役,故阳气暴散。急煎独参汤,连饮半日而汗止,神气稍定,手足俱疲,暗而无声。遂于独参汤中加竹沥,开上涌之痰,次早悲哭,一日不已。因以言慰之,遂笑,复笑五七日无已时。此哭笑为阴火动其精神魂魄之藏,相并故耳。在《内经》所谓五精相并者,心火并于肺则喜,肺火并于肝则悲是也,稍加连、柏之属泻其火,八日笑止手动,一月能步矣。(张璐《张璐医学全书·张氏医通·卷一·中风门·中风》)